KB065769

블루 드림스

블루 드림스

—

2020년 12월 9일 초판 1쇄 발행
2021년 1월 15일 초판 2쇄 발행

—

지은이 로렌 슬레이터
옮긴이 유혜인
펴낸이 이종주

—

총괄 김정수
책임편집 유형일
마케팅 배진경, 임혜솔, 송지유

—

펴낸곳 (주)로크미디어
출판등록 2003년 3월 24일
주소 서울시 마포구 성암로 330 DMC첨단산업센터 318호
전화 번호 02-3273-5135
팩스 번호 02-3273-5134
편집 070-7863-0333
홈페이지 http://rokmedia.com
이메일 rokmedia@empas.com

—

ISBN 979-11-354-9239-6 (03510)
책 값은 표지 뒷면에 있습니다.

—

- 브론스테인은 로크미디어의 과학도서 브랜드입니다.
- 잘못 만들어진 책은 구입하신 서점에서 교환해 드립니다.

약은
우리의 몸과 마음을
어떻게 바꾸는가

BLUE DREAMS

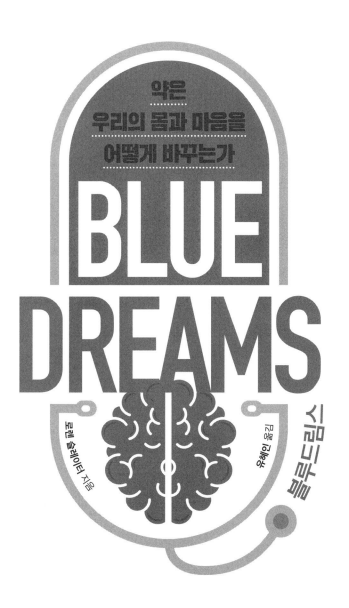

블루드림스

로렌 슬레이터 지음
유혜인 옮김

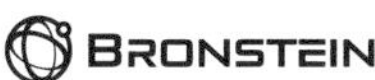

BRONSTEIN

일러두기

이 책에 나오는 내용은 전부 사실이다. 다만 인터뷰에 응한 사람이 따로 요청했거나 특별히 신상을 보호해야 할 경우에는 이름과 특징을 다르게 표현했다. 이름을 바꾸지 않은 경우도 있다. 어느 쪽이든 당사자의 의사에 따랐음을 밝혀둔다.

개인적인 경험담은 모두 그때의 기억을 토대로 했고 그중에는 40여 년 전에 겪은 일도 있다. 떠오르는 기억을 짜 맞추고 가능하다면 당시 곁에 있었던 가족에게 내 기억이 실제와 일치하는지 확인을 받았다. 최대한 정확히 쓰려고 노력했지만, 기억이라는 것이 본래 유약하다는 사실은 인정하고 넘어가야겠다. 기억은 인류가 아직 완벽하게 이해하지 못하는 신경세포망과 화학물질로 연결된 여린 거미줄 아니던가.

언젠가 찾아올

푸른 꿈을 기다리며

· 저자 · 로렌 슬레이터 Lauren Slater

로렌 슬레이터는 미국의 심리학자 겸 작가, 칼럼니스트이다. 하버드 대학과 보스턴 대학에서 심리학 석·박사 학위를 취득했으며, 정신과 진료소 에프터케어 서비스의 소장으로 활동했다. 그 외에도 심리학에 관한 책, 칼럼 등 다양한 글을 저술해왔으며, 1993년에는 '뉴레터 문학상' 논픽션 부문 창작상을, 1994년과 1997년에 '미국 최고 수필상'을 두 차례나 수상한 바 있다. 그녀는 국립예술기금NEA 연구원과 MIT 나이트 사이언스 저널리즘 프로그램 회원으로 선발되기도 했다. 신경심리학, 정신과 치료, 의료 기술 및 윤리를 연구한 그녀는《스키너의 심리상자 열기》,《나는 왜 거짓말을 하는가》,《웰컴 투 마이 컨트리》,《프로작 다이어리》,《루비 레드》등 인간 본성과 정신건강에 관한 도서를 썼다. 그녀의 최신작《블루 드림스》는 35년간 정신과 약을 복용해온 환자로서의 경험과 과학자로서의 관점을 매혹적인 필력으로 풀어낸다. 이 책은 우리가 모르는 미지의 세계로 안내하는 유용한 가이드북이자, 한 사람의 환자로서 진솔한 회고를 담은 특별한 책이라 할 수 있다.

· 역자 · 유혜인

경희대학교 사회과학부를 졸업했다. 글밥아카데미 수료 후 바른번역에서 전문 번역가로 활동 중이다. 옮긴책으로는 《나는 상처받지 않기로 했다》, 《나는 오늘부터 달라지기로 결심했다》, 《나는 스쿨버스 운전사입니다》, 《인 어 다크, 다크 우드》, 《우먼 인 캐빈 10》, 《위선자들》, 《악연》, 《봉제인형 살인사건》, 《우리는 아이들을 믿는다》 등이 있다.

프롤로그

내가 이 책을 쓴 이유는 나부터가 35년째 정신과 약을 먹는 사람이기 때문이다. 수십 년 동안 약 여러 개를 바꿔가며 먹었고 한 번에 몇 가지씩 섞어 먹기도 했다. 잠시나마 기적을 발휘한 약도 없지는 않았다. 하지만 나머지는 효과를 보이기는커녕 부작용만 남겼다. 땀이 비 오듯 흘렀고 심장박동이 빨라졌다. 입이 바짝 마르다 못해 잇몸 속에서 치아가 썩는 지경에 이르렀다. 정신과 의사에게 약을 처방받을 때마다 나는 같은 질문을 했다. "이게 어떻게 작용하는 건가요?" 다음은 존재론에 입각한 질문을 했다. "제가 이걸 왜 먹어야 하나요?"

두 번째 질문의 의미는 무엇이었을까? 그러니까 내가 이상하다는 증상은 많은데, 겉으로 드러나 보이는 증상은 하나도 없었다는 뜻이다. 예를 들어보자. 나는 성인이 된 후로 패혈성 인두염strep throat이 심해져 여러 차례 응급실 신세를 져야 했다. 갈 때마다 의사는 내게 입을 벌려 혀를 내밀어보라 하고는 플래시로 안을 들여다보며 붉어진 부위를 면봉으로 훑었다. 그런 다음 내 세포를 슬라이드에 묻히고 테스트를 해서 원인이 확인되면 확실한 치료법인 항생제를 처방해줬다. 1998년 9월 26일 아침도 선명하게 기억난다. 새벽에 일어나 배란 확인용 체온계를 입에 물었다. 삑삑. 체온이 아직 높았다. 내가 임신했을지도 모른다는 신호였다. 이미 전날 밤 나는 욕실에 임신 테스트기를 한 개도 아니고 세 개나 줄 세워놓았다. 소변을 담을 플라스틱 컵도 준비해둔 상태였다. 남편을 깨울까 봐 소리 죽여 침대에서 일어났다. 욕실은 캄캄했다. 이제 막 수평선에 닿은 태양이 하늘에 한 줄기 빛을 쏘고 있었다. 컵에 대고 소변을 본 후 스포이트로 테스트기의 흡수 부위에 소변을 떨어뜨렸다. 그리고 그대로 얼어붙은 채 테스트기가 흰색에서 파란색으로, 이어 빨간색으로 변하는 모습을 지켜봤다. 줄은 하나였다. 그러더니—맞나? 내가 제대로 본 걸까?—두 번째 줄이 나타나기 시작했다. 희미하지만 확실했다. 테스트는 그때까지 내 인생에서 가장 중요한 소식을 전해줬다. 나는 아이를 임신했다. 곧 있으면 엄마가 된다. 두려움과 기쁨으로 나를 가득 채우는 소식이었다. 천성적으로 강박이 심한 나는 일주일 동안 매일 테스트했고 두 번째 선, '임신입니다' 선이 점점 진해지는 모습을 봤다. 임신 초기에 분비되는 HCG[Human Chorionic Gonadotropin](사람 융모성 성선자극호르몬) 수치가 증가하고 있었다.

우울증 진단에는 이렇게 확실한 테스트가 없다. 현재 나와 있는 정신과 약이 수십 가지고, 보수적으로 추정해도 미국인 5명 중 1명이 정신과 약을 먹고 있지만, 특정한 정신 질환을 판단할 혈액·소변·조직검사는 아직도 존재하지 않는다. 심한 우울증 환자의 몸이나 뇌는 정상적인 기분을 가진 사람의 몸이나 뇌와 크게 다를 수 있다. 하지만 정신 질환의 신체적 소인이 정말로 존재한다면 지금까지의 정신의학은 그것을 명확하게 찾아내지 못했다. 그러다 보니 우리는 정신과 약을 먹을 때 믿음을 근거로 한다. 내 몸의 어느 부분에 문제가 있는지 의사가 확인할 방법이 없는데도 약을 먹다니 믿음도 보통 믿음이 아니다. 물론 평소보다 수면 시간이 늘었거나 줄었을 수 있다. 식욕이 늘었거나 줄었을지도 모른다. 하지만 이런 증상이 소변, 혈액, 피부조직에 특별히 화학적인 기능장애를 일으키지는 않는다.

내 경우 확실한 사실은 한 가지였다. 열아홉 살에 처음으로 정신과 약—우울증 치료제 이미프라민imipramine—을 먹었을 때 겉보기에 내 몸은 건강했다. 하지만 가슴은 고통으로 몸부림치고 있었다. 35년이 지나고 12가지 약을 써본 지금, 신장 기능이 약해지고 당뇨병이 생겼다. 몸은 비만이 됐으며, 기억에는 구멍이 숭숭 뚫렸다. 시간이 흐를수록 수명이 심각하게 단축된 기분을 느낀다. 범인은 정신 질환이 아니라 그것을 치료하기 위해 먹은 약들이었다. 당뇨병과 신부전은 자이프렉사Zyprexa라는 강력한 항우울제 겸 항정신병제의 입증된 부작용 중 일부에 불과했다. 나는 지팡이를 짚는 것처럼 자이프렉사에 의존해 살았다. 자이프렉사는 죽기 전 목표를 다 이루고 싶었던 내가 잠시도 쉬지 않고 하루하루를 무사히 통과할 수 있도록 지탱해줬다. 정신과 약은 나를 살렸지만, 한편으로는 내 생활과 건강을 앗아갔다. 내 인생을 망치고 죽음을 앞당겼다. 당뇨병으로 발에 염증이 생겼고 염증이 곪으며 생긴 궤양에서는 고름이 흐른다. 쉰넷의 나이에 내 몸은 병든 80대 노인의 몸이 됐다.

썩어가는 몸을 생각하면 끔찍이 두렵지만, 내 인생이 쪼그라졌다고 정신의학에 분노하지는 않는다. 처음 먹었던 약은 아무 효과가 없었지만, 두 번째 약을 먹었을 때는 천국으로 날아간 기분이었다. 그곳에서 나는 더없이 행복하게 살았다. 달콤하고 풍요로운 삶을 누리며 되도록 빠르게 책과 아기를 세상에 내보냈다. 프로작Prozac의 효과가 사라질 것을 알았기 때문이다. 예상은 현실이 됐다. 프로작 다음으로 먹은 항우울제 이팩사Effexor도 결국 약발이 떨어졌고 나는 정신과 약 여러 개를 동시에 먹기 시작했다. 현재는 죽음을 부를 수도 있는 혼합약으로 생명을 유지하고 있다. 나만의 혼합약에는 위험한 자이프렉사, 또 다른 항정신병제인 아빌리파이Abilify, 이팩사, 항불안제 클로노핀Klonopin, 자극제 바이반스Vyvanse가 들어간다. 한두 개 더 있을 텐데 약이 너무 많아서 기억도 나지 않는다. 이 약들이 있어 나는 생각을 하고 글을 쓰고 생산적으로 살 수 있다. 가끔 말을 하다가 단어가 생각나지 않아 답답할 때도 있다. 그래도 견딜 수 있는 강한 힘을 준다면 약간의 건망증이 대수일까?

얼마 전 20년의 결혼 생활에 종지부를 찍었지만, 여전히 나는 매일 일어나 살아 있다는 기쁨을 느낀다. 다 '견딜 수 있는 강한 힘' 덕분이다. 그것이야말로 약들이 잘 듣고 있다는 증거라 믿는다. 너무 잘 들어서 문제랄까. 내 입장이면 울어야 하지 않느냐고? 당연히 나도 운다. 단지 절망이라는 늪에 빠지지 않는다는 말이다. 나는 닭들에게 모이를 주고 조랑말을 탄다. 정원을 가꾼다. 따뜻한 초봄 날씨에 정원에는 꽃이 피고 있다. 땅 위로 나온 샐비어는 보라색 첨탑처럼 솟아오르고, 루핀은 색깔 입힌 옥수수 같은 형태로 쑥쑥 자란다. 족제비싸리도 푸르디푸른 꽃을 피우고 있다.

나는 정신과 약 덕분에 마음으로 주변의 아름다움에 감사할 수 있다. 하지만 정신과 약 탓에 남들보다 빠르게 죽어가고 있다. 무수한 부작용은 신진대사를 교란하고 포도당을 사정없이 파괴하고 소변을 오염시키며 내 몸을 망가뜨리는 중이다. 그래서 내 세계는 르네 데카르트René Descartes의 제1원칙에 따라 굴러간다. 이쪽에는 건강한 마음이 있고, 저쪽에는 허약한 몸이 있다. 몸과 마음이 각기 다른 존재라고 요약할 수 있는 데카르트의 주장이 내게 오면 소름 끼치는 진실이 된다.

나는 이 책을 쓰는 것이 내가 먹은 약과 먹어보지 않은 약을 조사할 기회라고 생각했다. 정신적 고통에 정말로 신체적 소인이 있음을 발견하고 싶은 마음도 있었다. 정신의학계가 정신 질환의 신체적 소인을 찾을 수만 있다면 문제의 근본을 바로잡도록 약을 체계적으로 만들 수 있다. 하지만 현재의 정신과 약은 대부분 어둠 속에서 만들어진다. 연구자들이 이거 조금, 저거 조금 시도하는 과정에서 우연히 발견되는 것이 부지기수다. 그래서 어떤 의미로 보면 우리가 먹는 약은 전부 깨끗하지 않다. 약은 뇌 전체에 한구석도 빠짐없이 작용하고, 약을 먹은 사람은 끔찍한 부작용에 시달린다. 최소한 정신 질환의 신체적 소인이라도 찾아낸다면 내 문제가 명확한 병인과 발병 과정이 있는 진짜 질병이라고 확신할 수 있지 않을까?

또 이 책을 쓰면서 장기적인 부작용에 대한 방대한 연구 자료를 찾고 싶었다. 일례로 SSRISelective Serotonin Reuptake Inhibitor(선택적 세로토닌 재흡수 억제제)의 역사는 30년이나 된다. 이 정도면 장기 연구를 하기 충분한 시간이다. 하지만 아무리 찾아봐도 자료가 몇 개 나오지 않았다. 대히트를 친 약이라면 오랜 시간과 노력을 들여 조사했을 것 같지만, 아무리 외쳐도 섬뜩한 침묵만이 나를 반겼다. 자료가 있어도 과학과 거리가 멀었다. 부작용에 관한 연구는 사실상 제약회사 일라이 릴리Eli Lilly가 프로작 승인을 받기 위해 실시한 최초 연구가 전부였다. 이후 다른 사람들이 단기로 진행한 연구 몇 가지가 보태질 뿐이었다. 나를 비롯해 많은 환자가 수십 년간 세로토닌 촉진제로 연명하고 있는데 이럴 수 있나? 장기적인 영향을 제대로 찾으려는 사람이 왜 없는 것일까? 대체 무엇을 두려워하고 있단 말인가? 나는 이런 의문으로 한참을 고민했고 이 책을 통해 몇 가지 답을 제시하려 했다.

미리 고백하자면 이 책은 편향된 관점에서 썼다. 나는 환자인 동시에 환자를 보는 사람이기에(심리학 박사로서) 아무 정보가 없는 상태로 조사를 시작하지 않았다. 개인적인 경험은 이야기의 초점을 선택하는 데 영향을 끼쳤고 조사 결과도 영향을 받았다. 하지만 다행히 맹목적인 편견은 아니라 뜻밖에 몇 가지 기분 좋은 사실도 발견할 수 있었다. 이 책을 쓰기 시작했을 때 나는 정신의학계에 새로운 약의 명맥이 끊어졌다고 가정했다. 빅파마Big Pharma(거대 글로벌 제약회사들을 일컫는 용어—옮긴이)가 부상하며 제약회사가 기존에 승인받은 약을 개량한 "미투 약물me-too drugs(유사 약품—옮긴이)"로 수익 올리기에 급급하다고, 줄기차게 내놓는 상품에 새로운 약이 하나도 없다고 생각했다. 하지만 조사 과정에서 정신의학계를 바꾸고 있는 연구자들을 만났다. 이들은 사이키델릭psychedelic(정신을 황홀하게 만드는 약으로 흔히 환각제로도 번역하지만 이 책에서는 환각제hallucinogen와 구분했다—옮긴이)을 부활시키고 새로운 방식으로 활용해 정신적 고통으로 힘들어하는 이들을 도우려 하고 있다. 아직은 정신의학의 변두리에서 일어나는 일이지만, 나는 여기서 화려한 결실이 맺어지리라 믿는다. 소수의 의사가 과거로 돌아가 개혁이 절실한 정신의학계의 미래를 바꾸고 있다. 사이키델릭 중에는 오래되고 구식이라 할 만한 약도 있지만, 참신하고 독특한 방법으로 활용하니 더 이상 듣는 약이 없어 벼랑 끝에 몰린 많은 환자가 고통을 덜었다. MDMA(엑스터시)는 자폐증 환자의 사회불안과 PTSD[Post-traumatic Stress Disorder](외상 후 스트레스 장애) 치료제로 가능성을 보인다. 실로사이빈[psilocybin](마술버섯이라 불리는 활성제)은 말기 암 진단을 받은 환자의 불안감을 완화해 죽음을 맞는 태도를 바꿔준다.

이 책에 나오는 약들은 내가 골랐지만, 사실은 약이 나를 선택했다고 봐도 무방하다. 포괄적으로 설명하기보다는 독자의 흥미를 유발하는 방향을 목표로 삼았고, 시간순으로 이야기를 구성했지만 사이사이 주제에 어긋나는 부분도 있다. 여기 나오는 약들은 정신의학에 렌즈를 들이대고 수 세기의 궤적을 보여준다. 이 렌즈를 통해 우리는 정신의학의 현실을 볼 수 있다. 생물학을 기초로 한 학문은 정신분석학의 희생양이 됐다가 다시 과학을 붙잡으며 운신의 폭이 좁아지는 동시에 더 넓어졌다. 그만큼 생물학은 정신 질환 치료제에 큰 영향을 미친다. 소용돌이치는 이 세상도 어차피 단 하나의 세포에 안겨 있지 않은가. 그러나 생물학을 바탕으로 한 이 시대의 정신의학에서는 환자가 삶의 구조와 단편을 이야기로 구성할 필요가 없다. 요즘에는 대화치료[talk therapy]를 받는 환자가 거의 없다. 보험사에서 보험 처리를 거부하기 때문이다. 그러다 보니 프로이트 학파와 그 밖의 이론가들이 지배하던 시기보다 그 규모가 축소될 수밖에 없었다. 정신분석학이 정신의학을 다시 이끌어야 한다는 말은 아니지만 의문이 남는다. 의사들이 점점 과학의 언어와 구조를 받아들인다면 환자의 이야기는 누가 들어줄 것인가? 어디를 가야 복잡하게 얽힌 인생의 줄거리를 빚고 창조하고 교정할 수 있단 말인가?

내가 이 책을 쓴 이유는 이야기를 사랑하기 때문이다. 특히 전말이 다 드러나지 않은 이야기를 좋아한다. 초기의 항정신병제가 발견된 상세한 과정은 쉽게 찾을 수 있었다. 하지만 메틸렌블루methylene blue라는 마법의 염료에 관한 재밌는 이야기는 보지 못했다. 메틸렌블루의 결말과 메틸렌블루가 만들어낸 푸른 꿈의 이야기는 아직 없었다. 언제나 그렇듯 나는 철저히 이야기를 중심으로 책을 쓰고자 했다. 21세기와 그 이전에 태어난 유망한 약에 대해 길이길이 말하고 읽을 수 있는 이야기를 원했다. 과학은 정확한 것이지만, 나는 예로부터 전해지는 이야기 작법을 과학에 적용하려 노력했다. 기승전결이 있고 승자와 패자를 비롯한 많은 등장인물이 성공을 위해 분투하는 모습을 그리려 했다.

사실 여기서 소개하는 이야기 다수는 내 안에 있다. 내 몸에는 정신약리학(인간의 정신에 영향을 미치는 약물과 그 작용을 연구하는 학문—옮긴이)의 역사가 담겼다. 지금까지 먹은 약들은 효과를 발휘했든 아니든 내 피부와 뇌에 리듬을 남겼다. 따라서 이 책은 내 몸의 기승전결을 찾기 시작하자는 의미이기도 했다. 그 시작과 중간, 끝을 알기 위해서였다.

차례

CHAPTER 4 SSRI: 프로작의 탄생

CHAPTER 5 플라세보: 춤추는 병

CHAPTER 6 실로사이빈(마술버섯): 신의 살점

CHAPTER 7 MDMA(엑스터시): 부부를 위한 약

CHAPTER 8 PKM제타/ZIP(기억이 좋아지는 약): 순백의 정신

CHAPTER 9 뇌심부자극술: 리모컨을 쥔 사람은?

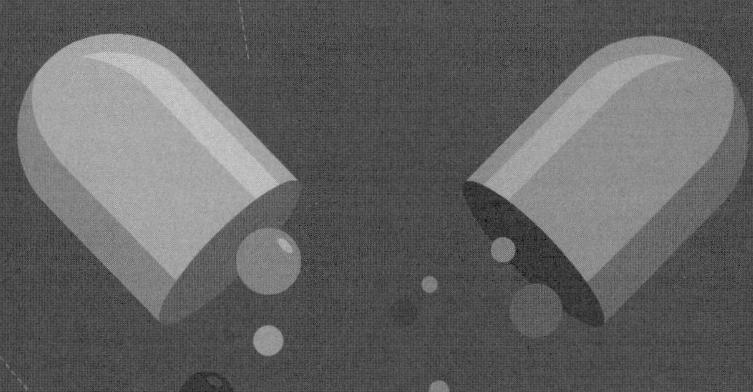

CHAPTER

소라진:
깨어나!

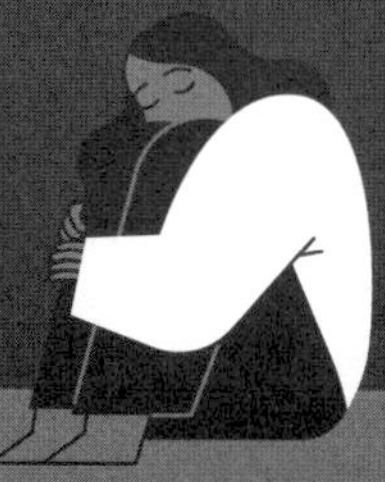

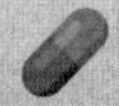

Thorazine: Awake!

어렵지 않다. 허물어져 가는 낮은 돌담을 기어올라 가시덤불 사이로 손을 뻗으니 열린 창문이 손끝에 닿는다. 금속 방충망은 다 뜯어졌고 창틀도 썩어서 망가진 상태다. 그나마 남은 방충망을 벌리자 기포가 올라온 하얀 페인트가 조각조각 떨어진다. 조심스럽게 균형을 잡으며 낡은 창문으로 한쪽 다리를 밀어 넣는다. 과거에는 빗장까지 걸려 있던 창문이지만, 오랜 세월이 흐른 지금은 슬쩍 밀기만 해도 순순히 길이 트인다. 무수한 역사와 꿈과 비명과 광기 어린 기억으로 가득한 이 낡은 건물이 그간 간직해온 공포를 전부 보여주려는 것일까? 이제는 역사가 된 시절의 목격자로 초대받는 기분이다. 그 시절 우리는 미친 사람을 미쳤다는 소리가 절로 나오는 방법으로 치료했다. 얼음장처럼 차가운 목욕물에 담그지를 않나 뼈만 남은 피부에 주삿바늘을 찔러 넣고 다량의 인슐린을 주입하지를 않나. 환자는 다시 정신을 차릴 때까지 마음이 굳어버린 채로 철제 침대에 누워 언제 끝날지 모를 혼수상태에 빠져 있었다. 인슐린으로도 괴물과 머리 두 개 달린 짐승의 환영이 사라지지 않으면 고통으로 깨질 듯한 머리의 뇌 섬유를 잘라 얌전한 인형으로 만들었다.

옛 정신병원의 내부는 전체적으로 캄캄하다. 여름밤이 아름다운 바깥에서는 낮은 돌담을 따라 자란 장미 향기가 흰 꽃 잡초와 분홍 토끼풀로 뒤덮인 위쪽 안뜰까지 퍼져나간다. 오래전 이곳에서는 풀을 모두 짧게 깎았다. 잔디를 잘 관리하면 병원에 입원한 미친 사람들의 뇌도 말을 들으리라 생각했던 것일까. 그때의 안뜰은 정말 아름다웠다. 바짝 깎은 잔디와 만발한 장미와 돌담은 전원 같은 풍경을 만들어 지금 내가 서 있는 병원 내부와 극명한 대조를 이뤘다. 6월의 해 질 녘 하늘은 보랏빛이 감도는 하늘색이다. 밖에서는 습한 여름 냄새가, 안에서는 방충제 냄새와 정체 모를 썩은 냄새가 난다.

창문을 기어 넘으며 나는 정부 소유 건물에 공식적으로 무단 침입했다. 하지만 그렇게 해서라도 이곳의 흉흉한 복도를 꼭 봐야 했다. 죽은 공간의 어둠에 익숙해지자 문이 보인다. 문 수십 개가 의약품 카트로 어지러운 복도를 따라 나 있다. 소란스럽고 번잡하던 공간이 한순간에 버려진 것만 같다. 배를 버리라는 상부의 지시에 따라 사람들이 하던 일을 멈추고 다 떠난 느낌. 카트가 여기저기 흩어져 있고 누렇게 변색돼 둥글게 말린 처방전이 바닥을 뒹군다. 뒤집어진 플라스크를 주워 바로 세우려다가 병을 집어 들고 저녁의 마지막 빛에 비추자 한때 그 안에 담겼던 액체의 희미한 금빛이 보인다. 플라스크를 내려놓고 어둠 속으로 나아가려다 높이 쌓인 책에 몸이 부딪힌다. 탑이 쓰러지자 꺅꺅거리는 새들이 날개를 퍼덕이며 나온다. 가슴팍이 노란색인 자그마한 새들이 책 더미 안에 둥지를 틀고 있었다.

바퀴 달린 철제 침대는 긴 복도의 한쪽을 채우고, 낡아서 뜯어진 리놀륨 장판은 곳곳이 접히고 밀렸다. 뱃멀미 난 사람의 안색 같은 초록색 벽에서는 페인트가 바스라졌다. 둥글게 만 수건을 보관하는 창고와 녹슨 약품 캐비닛도 보인다. 계단으로 5층까지 올라간 다음 복도의 간이침대를 지나 작은 병실로 들어간다. 긴 침대 위에는 전기경련치료Electroconvulsive Treatment, ECT를 할 때 빡빡 깎은 머리에 붙일 전선과 흡입관이 대롱대롱 매달려 있다. 어떤 이유에서인지 효과가 좋다고 여겨 두개골에 전류를 주입하는 장치였다.

맨 꼭대기 층인 6층 구석에는 비좁은 정사각형 공간이 있다. 휘어진 천장에 전등 하나가 나사로 박혀 있고 축축하고 지저분한 바닥에 대체 몇 명이 할퀴었는지 모를 자국이 있다. 이곳은 더는 행동을 통제하지 못하는 환자를 보내는 '격리실quiet room'이었을 것이다. 건물을 에워싼 정원 밖에서 도시의 거리가 낮은 소음을 낸다. 먼지 낀 창문 너머로 여자 둘이 유모차를 미는 모습이 어렴풋이 보인다. 옆구리에 바게트를 낀 남자도 길을 지나고 줄무늬, 소용돌이무늬, 물방울무늬의 밝은 파라솔 아래에서 노점상들이 호객 행위를 한다. 이렇게 완벽한 그림은 조만간 크레인에 달린 쇳덩이에 부서져 한 무더기의 벽돌로 변할 이 건물의 분위기를 한층 더 음침하게 만들어줄 뿐이다.

1833년 보스턴 서쪽으로 약 65킬로미터 떨어진 곳에 설립된 이 주립병원도 북적북적하던 시절이 있었다. 이곳은 1920~40년대 국내외에 무수히 세워졌던 수많은 정신병원(당시에는 정신이상자 수용소insane asylum라 불렀다) 중 하나로 미친 사람 그리고 '바보 같은idiotic' 사람을 보내는 시설이었다. 환각에 시달리며 비명을 지르고 땀을 흘리는 환자를 다루기 위해 요즘 기준으로는 그야말로 원시적인 도구를 갖추고 있었다. 체계적인 간호와 치료를 시작하기 한참 전의 이야기다. 100년 전, 아니 80년 전만 해도 약으로 사람의 마음을 고칠 수 있다고 확신하는 사람은 소수에 불과했다. 19세기까지는 문제의 원인이 뇌보다 약의 영향을 받지 않는 정신이나 영혼 어딘가에 있다고 믿었다. 중증 정신 질환—조현병, 조울증, 심한 우울증, 자폐증—으로 고생하던 사람 대부분은 죽을 때까지 이런 병원을 벗어나지 못하고 수상쩍은 치료를 받아야 했다. 환자를 해칠 의도는 없었다지만, 그렇다고 효과가 있지도 않았다.

이 병원도 설립된 지 150년이 넘은 1991년 문을 닫으며 탈시설화 운동deinstitutionalization movement(대형 수용 시설의 비인도적인 환경을 반대하며 장애인의 자립을 돕는 운동—옮긴이)으로 하나둘 먼저 떠난 다른 정신병원들과 같은 운명을 맞았다. 탈시설화 운동은 존 F. 케네디John F. Kennedy 대통령이 지역 정신건강센터에 자금을 지원한 1960년대부터 활발해졌는데, 거기에는 케네디 대통령의 여동생 로즈메리가 초기 전두엽 절제술prefrontal lobotomy의 피해자였다는 사연이 있었다. 이후 린든 존슨Lyndon Johnson 대통령의 메디케이드Medicaid(소득이 빈곤선 65퍼센트 이하인 극빈층에게 연방 정부와 주 정부가 공동으로 의료비 전액을 지원하는 제도—옮긴이)와 메디케어Medicare(주로 65세 이상의 노령 인구에게 제공되는 의료 서비스—옮긴이) 법안이 통과되며 탈시설화 운동은 더더욱 힘을 얻었다. 입원 환자가 가장 많았던 1955년 전국의 정신병원 환자 수는 20세기 초보다 2배 늘어난 56만 명이었다. 이 수치는 30년 후인 1988년에 12만 명으로 떨어진다.

이런 급격한 변화—이제는 지역 보건소나 가족과 함께 사는 집처럼 제약을 최소한으로 받는 환경에서 치료받을 수 있다—의 실질적 요인에는 1950년대 초 발견돼 대히트를 친 약 클로르프로마진chlorpromazine이 있었다. 미국에서 소라진Thorazine, 유럽에서 라각틸Largactil이라는 상품명으로 출시된 이 신약은 조현병 환자와 정신 질환자, 그 밖의 정신적으로 문제가 있는 이들 수천 명에게 안정을 찾아줬고 국내외 정신병원에서 끝없는 대탈출 행렬을 이끌었다.

위대하고 위험한 치료

소라진의 의미를 이해하려면 소라진 이전의 치료법, 그러니까 미시간대학교 심리학 교수였던 엘리엇 밸런스타인Elliot Valenstein이 "위대하고 위험한 치료great and desperate cures"라고 부른 것부터 알아봐야 한다. 그중에는 오스트리아 정신과 의사 만프레드 사켈Manfred Sakel이 1927년 처음 사용한 인슐린 혼수치료insulin coma therapy도 있었다. 원래 이 치료법은 소량의 인슐린으로 아편중독자의 금단증상을 치료하려는 방법이었다. 그런데 저혈당 쇼크로 혼수상태에 빠진 환자에게 급히 포도당을 투여했더니 의식을 차린 환자의 성격이 바뀌었다고 한다. 가시를 세우고 화를 내고 까다롭게 굴던 중독자가 "조용하고 말을 잘 듣는 환자"로 바뀐 것이다. 사켈은 궁금해졌다. 조현병 환자를 인위적인 혼수상태에 빠뜨렸을 때도 증상이 비슷하게 나아질까? 실험에 착수한 사켈은 조현병 환자를 대상으로 2개월 동안 최대 60번까지 혼수상태를 유도한 후 기적적인 결과가 나왔다고 주장했다. 예상했던 대로 혼수상태에서 깨어난 환자는 실제로 더 유순해졌다. 하지만 이 치료에는 심각한 위험이 따라서 환자가 죽거나 영영 의식을 차리지 못하는 경우도 있었다.

20세기 초·중반에는 경련요법convulsive therapy도 인기였다. 전기경련치료가 개발되기 전에는 환자에게 약물을 주입해 경련을 일으켰다. 부다페스트에서 활동한 정신과 의사 라디슬라스 메두나Ladislas Meduna는 조현병을 앓는 뇌전증 환자의 발작 횟수가 상대적으로 적다는 데 주목했다. 반대로 뇌전증을 앓는 조현병 환자 다수의 경우에도 발작 후 정신이상 증세가 자연히 완화됐다. 메두나는 처음에 장뇌camphor, 이어 호흡기나 순환기 자극제로 사용하는 하얗고 투명한 약물 메트라졸metrazol로 조현병 환자에게 발작을 유도했다. 첫 실험에 참여한 환자는 침대에서 일어나 완벽하게 또렷한 의식으로 언제 집에 갈 수 있냐고 물었다. "기뻤습니다. 새로운 치료법을 발견했구나 생각했죠." 메두나는 말했다. "이루 말할 수 없이 행복했어요."

메트라졸 치료는 어떤 이론으로 가능했던 것일까? 정신 질환 환자가 발작으로 죽을 고비를 경험해 발작이 끝난 후 정신을 차렸다는 주장도 있었다. 죽음이 두려워 다시 제대로 살아보기로 했다는 식의 사고였다. 메트라졸 쇼크에서 깨어난 환자는 대개 어머니를 찾거나 간호사에게 안아달라고 애원했다. 아이 같은 행동을 본 의사들은 발작을 계기로 환자의 성격이 좋은 쪽으로 바뀌었다고 생각했다. 목이 쉬도록 비명을 지르거나 환각의 마수에 사로잡혔던 환자가 메트라졸 치료를 계기로 붙임성 있게 굴며 말을 잘 듣기 시작하자 의사들은 치료를 계속하면 긍정적인 행동이 습관으로 굳어질 것이라 믿었다.

하지만 메트라졸 치료에는 문제가 많았다. 메두나 외에 다른 의사들이 약물로 환자의 발작을 유도하자 끔찍한 상황이 벌어졌다. 환자는 치료를 두려워했고 주사를 맞지 않게 해달라고 애걸복걸했다. 주사를 맞으면 온몸이 뒤틀리고 떨리는 경련이 일어났기 때문이었다. 심한 경련으로 툭하면 어깨가 탈구되고 대퇴골, 쇄골, 견갑골이 부러졌다. 한 환자는 이 치료를 "뜨거운 용광로에서 산 채로 구워지는 기분"에 비유했다. 그럼에도 환자들은 최대 40회씩 메트라졸 주사를 맞았다.

환자를 괴롭힌 치료법에는 동물의 피, 피마자유, 다량의 카페인을 주입하는 방법도 있었지만, 환자가 기록을 남기지 않았기 때문에 괴로움의 정도는 각자의 상상에 맡겨야 한다. 한동안은 조현병에 수면요법sleep therapy도 많이 쓰였다. 그나마 인도적이기는 해도 역시 위험한 방법이었다. 환자는 여러 가지 안정제가 섞인 약을 먹고 잠이 들었는데 2~3주가 지나도록 깨지 못하는 사례들이 있었다. 이 치료법의 이론은 깊이 잠이 든 상태에서 신경계가 불안정한 균형을 바로잡을 수 있다는 것이었다. 실제로 수면요법으로 효과를 본 조현병 환자도 있었지만, 사망자 수도 만만치 않았다. 환자의 폐에 물이 차 폐렴이 나타났고 기구로 토사물을 빨아서 제거해야 하는 경우도 있었다. 심지어 이때는 페니실린이 등장하기 이전이었다.

1938년 이탈리아 정신과 의사 루치오 비니Lucio Bini가 약물이 아닌 전기로 정신이상 환자에게 경련을 일으킬 수 있다는 사실을 발견했다. 긴장증(조현병 등 정신과 질환에 나타나는 증상으로 외부 자극에 반응하지 않고 말과 행동도 하지 않는다—옮긴이) 환자의 몸에 전류를 흘려보내 새로운 치료법을 시험하자 일부에게 효과가 나타났다. 긴장 상태에서 벗어나 주위 사람과 대화를 나누기 시작한 것이다. 하지만 나머지 환자는 차도를 보이기는커녕 침대에 누워 발작만 일으켰다. 높은 전압의 전류가 계속해서 들어오는 동안 환자의 몸이 물고기처럼 펄떡이고 또 펄떡이는 이 방법은 현대인의 시점에서는 왠지 야만적이다. (전류가 두뇌를 "재설정reset"한다는 이론의 전기경련치료는 항우울제에 반응하지 않는 중증 우울증에 효과가 커서 지금도 병원에서 쓰이고 있다. 하지만 전압이 훨씬 낮아졌고 보통 뇌의 한쪽 반구에만 치료를 실시한다. 사전에 근육이완제를 주기 때문에 환자가 격렬한 발작을 일으키지도 않는다.) 당시 병원에서는 얼음찜질, 냉각목욕freezing bath도 치료법으로 사용했고 환자를 구속하는 구시대적 방법도 여전히 썼다. 환자는 악몽과 환각으로 그저 괴로워하며 의자에 묶여 있었다.

이 시기의 정신과 의사들이 환자를 진정시키기 위해 바친 노력이 대단하다고 해야 할까? 아니면 단순히 잔인한 실험이었을까? 캐나다 의사 하인츠 레만Heinz Lehmann은 조현병 환자가 고열을 앓고 나면 정신이 훨씬 명료해진다고 봤다. 환자의 체온을 최대한 높일 방법을 찾던 그는 여성 환자의 복벽에 테레빈유turpentine(소나무 수액에서 얻은 기름으로 페인트 희석 등에 사용한다—옮긴이)를 주입하기에 이르렀다. 그는 염증이 곪으면서 열이 높아지면 환각이 사라지리라 기대했다. 잔인하다고 레만을 비난하는 사람도 있었다. 하지만 훗날 북미에서 소라진을 가장 먼저 처방한 의사 중 한 명인 레만에게 악의는 없었다. 정신이상 증세를 억제할 방법을 찾으려는 의욕이 과했을 뿐이다.

이처럼 정신 질환을 치료하려는, 최소한 완화하기라도 하려는 의사들의 열띤 노력은 1936년 포르투갈 의사 에가스 모니스Egas Moniz가 정신수술psychosurgery(정신 질환을 치료하기 위한 뇌수술—옮긴이)

을 실시하며 정점—어떻게 보면 바닥—을 찍었다. 지금은 그렇다고 말하기도 거북하지만, 한창때 정신수술은 환자의 병을 치유하는 선구적인 기법이었고 덕분에 많은 환자가 사회로 복귀했다. 심한 우울증을 앓던 의사가 정신수술을 받은 후 동료 9명과 함께 진료를 재개하고 덤으로 조종사가 된 사례도 있었다. 한 바이올리니스트는 실력이 출중했지만 조현병이 발병하고 나서는 끽끽거리며 신경을 긁는 소리 외에 아무것도 연주할 수 없었다. 상태가 너무 심해 10년 넘게 악기를 내려놨던 그도 전두엽 절제술을 받은 후 음악을 다시 시작했고 거의 20년이 지나고 나서도 음악가로 활동했다. 하지만 최악의 경우 이 수술은 조심성 없이 얼음송곳으로 눈을 찌르는 행위나 다름없었다. 실제로 월터 프리먼Walter Freeman이 워싱턴 D.C.의 가정주부를 집 주방 서랍에 있던 얼음송곳으로 수술한 악명 높은 사건이 미국 최초의 안와경유엽 절제술transorbital lobotomy이었다.

이렇듯 실험적인 치료가 이어졌으니 20세기와 그 이전에는 정신과 환자를 약으로 치료하는 사례가 적거나 아예 없었다고 생각하기 쉽지만, 반은 맞고 반은 틀리다. 물론 정신분석학과 여기서 파생된 정신역학이 미국인의 상상력을 사로잡으며 1950년대와 60년대, 심지어 70년대까지도 심리치료가 약물치료보다 낫다는 평을 받은 적이 있었다. 그렇다고 미국과 유럽에서 정신 질환이나 스트레스로 고생하는 환자에게 생물학적 치료를 시도하지 않았던 것은 아니다. 게다가 생물학적 치료는 일부지만 효과도 있었다. 지속 시간이 짧고 이유가 불명확할 뿐이었다. 심한 정서장애 환자에게는 인슐린, 장뇌, 관장, 얼음, 얼음송곳을 사용했고, 일상생활이 가능하지만 문제가 있는 환자에게는 고대부터 온갖 강장제와 혼합약을 썼다. 그때는 제약회사가 화학약품 유통을 장악하기 전이라 어떤 약이든 쉽게 구해 쓸 수 있었다.

20세기 초에는 온갖 질병에 아편을 사용해, 배앓이 하는 아기를 진정시키는 시럽에도 아편을 넣어 팔았다. 리튬목욕lithium bath도 유행했다. 거품이 이는 찬물에 몸을 담그면 고통에 찬 영혼을 달랠 수 있다고 했다. 독당근conium 추출물은 단독으로 또는 철이나 퀴닌quinine, 파울러 용액Fowler's solution과 섞어 우울증 치료제로 쓰였다. 식물 추출물인 마전자nux vomica도 마찬가지였다. 사리풀henbane의 사리풀잎Hyoscyamus은 불면증이나 극도의 흥분을 해소하는 데 쓰였다. 베라트린veratrine과 벨라도나belladonna의 팅크tincture(동식물 추출물을 알코올과 혼합한 것—옮긴이), 암모니아와 리타lytta 같은 자극제도 있었고 호박으로 만든 작은 병에 갖가지 향료를 넣어 라벤더, 로즈메리, 시나몬처럼 마음이 편안해지는 향을 코밑에 대고 맡기도 했다. 생물학적 치료는 과거뿐만 아니라 지금도 일반적으로 쓰이고 사용한 역사도 길어서, 오히려 정신분석학과 "말하는 치료" 같은 비신체적 치료법이 특이 케이스다. 질환을 치료하는 데 신체적으로 접근하는 주류 방법에서 그때만 잠시 벗어났다고 할 수 있다.

혼합약, 강장제, 거머리 흡혈, 전류, 얼음목욕, 리튬목욕은 꾸준히 계속 사용됐다. 정원에서 구한 수술과 잎사귀를 빻아 추출물을 만드는 방법, 경련과 혼수상태와 고열을 이용하는 치료법도 이어졌다. 하지만 소라진이 개발되기 전까지는 중증 정신 질환을 약으로 '치료'한다는 상상을 누구도 하지 못했다. 과거의 강장제와 혼합약은 그저 심한 증상을 다스리는 용도였다. 1903년 바르비투르산barbiturate이 합성돼 1904년 출시되고, 아편은 그보다 일찍 시장에 나왔지만, 대개 의사가 숙면치료deep-sleep therapy를 할 수 있도록 환자를 잠재우는 진정제 역할에 그쳤다. 어떻게든 뇌를 안정화할 약을 개발하려는 사람은 없었다. 상상력 바깥에 존재하는 개념이라 떠올리기조차 힘든 듯했다.

당시에 사람의 마음은 신화와도 같았다. 광대하며 지도에도 없는 미지의 영역, 남극대륙처럼 손에 닿지 않고 깊이를 헤아릴 수 없는 곳이었다. 마음은 신경전달neurotransmission과 화학 신호chemical signaling가 아니라 해독이 불가능한 전기 자극에서 비롯된다고 믿었다. 아니면 신이 사람마다 각기 다르게 내려준 정신에서 나온다며 더 추상적으로 보는 시각도 있었다. 그때는 시냅스에 신경 자극을 전하는 화학적 전달자인 신경전달물질neurotransmitter의 존재를 알지 못했다. 1921년 신경전달물질인 아세틸콜린acetylcholine이 발견됐지만, 연구자들 사이에서나 알려진 개념이었고, 학계에서 신경전달물질의 작용 방식과 이유를 알아내는 것은 수십 년 후의 일이기 때문이다. 세로토닌serotonin, 노르에피네프린norepinephrine, 엔도르핀endorphin 등 복합 화학물질은 시간이 더 많이 흐르고서 실험을 통해 연달아 발견된다.

이와 같이 예전부터 생물학적 치료를 중요히 여겼지만, 소라진과 두 번째 항정신병제 레세르핀reserpine이 나오기 전까지 대다수 생물학적 치료법은 모순적이었다. 다들 측정할 수 없다고 하는 영혼을 치료하는 데 측정 가능한 물질을 사용한다는 사실부터 앞뒤가 맞지 않았다. 19세기에, 아니면 20세기 초에라도 누군가 조현병의 원인을 뇌 안에 있는 화학물질의 "불균형"이라고 했다면 헛소리 말라는 반응이 나왔을 것이다. 영혼이 뒤틀려 조현병이 나타난다는 것이 당시의 통념이었기 때문이다. 의학계에서는 둘 중 하나를 원인으로 생각했다. 하나는 바꿀 수 없는 불운한 유전자, 그러니까 대대로 전해 내려오는 나쁜 혈통이었고, 다른 하나는 체액—피, 담즙, 가래—의 심각한 불균형이었다. 마침내 1950년대 항정신병제가 나왔을 때 발견된 것은 약만이 아니었다. 효능 강한 가루를 담은 캡슐과 함께 인류는 귀와 귀 사이에 있는 1.36킬로그램 무게의 물질 덩어리를 발견했고, 현재 우리는 여기서 인간성이 나온다고 믿고 있다. 이것은 많은 사람에게 완전히 새로운 믿음이었다.

다채로운 색

소라진은 오랜 세월이 걸려 세상에 나온 약이다. 실제로 1930~50년대에 항히스타민제를 전문으로 생산한 프랑스 제약회사 론풀랑크Rhône-Poulenc 연구소에서 항히스타민 프로마진을 염소로 처리해 클로르프로마진이라는 화학물질을 완성하기까지 거의 100년이 걸렸다. 훗날 소라진으로 알려지는 이 약은 1950년 론풀랑크 제약사들이 개발했다고 할 수 있지만, 역사는 그보다 전으로 거슬러 올라간다. 시작은 유기화학자들이 콜타르coal-tar를 증류하면 다채로운 색이 나온다는 사실을 발견하고 염료로 팔았던 19세기 중반이었다.

그중에서도 메틸렌블루라는 염료에서 약효 성분이 발견됐다. (메틸렌블루는 지금도 세계보건기구가 지정한 필수의약품 목록에 들어간다. 적절한 가격의 말라리아 예방약으로 사용되며 알츠하이머병 치료제로서의 가능성도 보이고 있다.) 메틸렌블루는 말라리아 치료에 효과가 있음이 증명됐고, 1886년 말라리아 치료제를 연구하던 독일 과학자이자 장차 노벨상을 수상하게 되는 파울 에를리히Paul Ehrlich는 이 기묘하고 강력한 푸른 용액이 해부된 개구리의 신경세포만 선택적으로 물들인다는 사실을 발견했다. 모든 감각과 존재의 고속도로이자 우회로인 신경에 친화력이 있다는 뜻이었다. 푸른 염료가 개구리의 다른 부위는 두고 신경세포에만 스며들자 에를리히는 메틸렌블루로 신경통을 치료해보려 했지만, 결과는 실패였다. 하지만 10년 후인 1899년 에를리히의 연구 내용을 알고 있던 이탈리아 의사 피에르토 보도니Pietro Bodoni가 정신병 환자의 광적인 흥분을 가라앉힐 목적으로 메틸렌블루를 사용했더니 효과가 상당했다. 완전히 증상이 사라진 경우도 있었다. 극도의 두려움으로 몸을 가만히 두지 못하고 쿵쿵거리던 행동이 잠잠해졌다. 지나고 보니 일리가 있는 반응이었다. 유기화학의 전성기에 발견된 염료 중 클로르프로마진으로 변환—증류해 최종적으로 합성한다—된 염료는 메틸렌블루가 유일했기 때문이다. 클로르프로마진, 일명 소라진은 보도니가 제노바에서 정신병 환자들 치료에 메틸렌블루를 사용한 지 50년이 지나 탄생했다.

메틸렌블루가 환자의 광적인 흥분을 잘 가라앉혔다고는 하지만 널리 보급될 기회는 없었다. 보도니가 제노바에서 메틸렌블루 치료를 시도하고 불과 5년 만인 1904년 바르비투르산이 나왔기 때문이다. 진정 효과가 강력한 바르비투르산은 빠르게 듣는 데다 작용 범위도 넓어서 유형을 불문하고 모든 정신 질환 환자의 상태를 안정시켰다. 효과가 더 뛰어날뿐더러 메틸렌블루와 달리 진정제로도 작용해 숙면치료에도 사용할 수 있었다.

흔히 소라진과 그 후발 주자들이 나오기 전까지는 정신과 의사들이 어둠의 시대에 "위대하고 위험한 치료"를 했다고 생각하기 쉽다. 대놓고 그렇다고 표현하지는 않아도 당시의 방식을 야만적으로 묘사할 때도 많다. 하지만 실상을 알고 보면 그리 단순하지 않다. 분명 과거의 대형 정신병원은 섬뜩한 곳이었다. 하지만 의료진과 치료법은 치료 환경과 분리해서 봐야 한다. 앞에서 이야기한 의사 겸 파일럿, 바이올리니스트 같은 환자가 정신수술로 효과를 봤듯 인슐린 혼수치료, 전기경련치료, 수면치료로 행복을 찾은 환자도 틀림없이 존재한다.

지금의 우리도 모든 사실이 밝혀진 가운데 치료를 한다고 할 수는 없다. 그렇듯 선배들의 시대도 모든 것에 무지한 시대라고 보기는 어렵다. 끝없는 혼돈 속에서 여러 의심스러운 치료법을 써보다가 간간이 홈런을 치는 것은 그때나 지금이나 변하지 않는 진리다. 메틸렌블루가 항정신병제로 홈런을 치고도 사라진 이유는 효과가 없거나 야만적이어서가 아니다. 영국 정신약리학자 데이비드 힐리 David Healy는 이렇게 이유를 설명했다. "새로운 약이 특허를 얻었고 제약회사 입장에서 효과가 있다 한들 한물간 약을 팔 이유가 없다." 메틸렌블루의 사정도 똑같았다. "메틸렌블루가 아닌 수단으로 돈을 더 많이 벌 치료법이나 이익 단체와 경쟁하고 있었다." 메틸렌블루는 1970년대 조울증 치료제로 다시 등장했다. 효과가 아주 좋았지만, 결국에는 치료 효과보다 이익을 추구하는 기업의 관심사가 우선이었다.

핵심은 과거를 보는 시각이다. 우리는 정신의학의 역사를 오로지 진보만 거듭한 과정으로 보는 경향이 있다. 새로운 치료법이 발견될 때마다 전보다 발전했고 소라진을 합성하며 어둠의 시대를 뒤로하고 승리했다고 생각한다. 하지만 메틸렌블루가 증명하듯 현실은 그렇지 않다. 메틸렌블루는 소라진보다 50년 먼저 나온 완벽한 항정신병제였지만 바르비투르산에 승기가 넘어가면서 일시적으로 쓰레기통에 버려지는 신세가 됐다. 당시에 축복이라 여겼던 바르비투르산은 나중에 심한 중독성이 있음이 밝혀졌다. 과거를 돌아보면 적당하고 경우에 따라서는 훌륭하기까지 한 치료법이 보인다. 현재를 가까이 들여다볼 때도 마찬가지다. 발전했다고 하지만 오늘날 개발된 무수한 치료법은 이전 세기의 치료법과 효과가 크게 다르지 않다. 암흑시대 따위는 애초에 없었고 어디서 갑자기 깨달음의 빛이 나타난 것도 아니다. 그보다는 인류가 치료법을 찾으려 부단히 노력했고 기술이 발전하며 근거가 뒷받침됐다고 봐야 한다. 하지만 아무리 기술이 발전했어도 정신약리학자들에게 솔직히 묻는다면 아직 어둠 속에서 연구를 하고 있다고 인정할 것이다. 여전히 병의 원인은 오리무중이고 연구의 기반이 되는 가설이 전 시대에 존재한 가설보다 특별히 더 타당하다고 볼 수 없기 때문이다.

다행히 메틸렌블루는 완전히 모습을 감추지 않았다. 당시 새로 발견됐던 이 푸른 염료의 중앙에 있는 고리 세 개짜리 분자 페노티아진 핵phenothiazine nucleus은 20세기까지 신약 개발의 발판이 됐다. 대표적인 나라가 프랑스였다. 연구해보니 페노티아진 핵에 제약회사 론풀랑크의 전문 분야인 항히스타민 효과가 있었던 것이다. 졸음을 유발했고 봄여름철 공기 중에 퍼지는 꽃가루로 눈물과 콧물이 나는 계절성 알레르기 증상도 완화했다. 론풀랑크는 페노티아진 핵을 이용해 베나드릴Benadryl처럼 오늘날까지 사람들이 복용하는 약을 만들었다. 뿐만 아니라 화합물 번호 '3277RP'처럼 이제는 사라진 약도 있었다. 프로메타진promethazine이라고도 하는 이 강력한 항히스타민제는 1947년 합성됐고 바로 이 약을 바탕으로 소라진이 탄생했다.

앙리 라보리

초창기부터 소라진을 옹호했던 프랑스 군의관 앙리 라보리Henri Laborit는 1914년 하노이에서 태어나 인도차이나에서 의무병으로 복무하며 의사 생활을 시작했다. 라보리는 모든 면에서 평범하지 않은 사람이었다. 과학에 열정을 바쳤지만 그 외 여러 학문도 깊이 파고들어 일생 동안 다수의 과학 논문뿐 아니라 소설, 극본, 시까지 발표했다. 연방 정부의 자금 지원을 받는 프로젝트보다는 개인적인 연구를 선호했고 자신에게 가장 흥미로운 문제를 자유롭게 탐구하기를 원했다. 본질적으로 혼자이기를 좋아했던 그는 연구를 하면서도 특정 인물이나 지역에 속하지 않아 남들과 입지도 달랐다. 라보리는 영혼이 자유롭고 마음이 열린 개인으로서 실험을 하며 소라진의 가능성을 발견했고 소라진이 다양한 분야에 도움이 되겠다고 생각했다.

제2차세계대전 당시 라보리는 구축함 '시로코Sirocco'에 탑승하고 있었다. 됭케르크 전투에서 독일 슈넬보트S-boat의 어뢰에 격침당한 시로코호는 수차례 폭발을 일으키며 곧장 가라앉기 시작했다. 한쪽으로 기울어 물에 잠긴 배는 결국 거친 파도가 치는 차디찬 바다 아래로 침몰했고 해군 수백 명이 목숨을 잃었다. 이후 라보리는 이 사건을 별로 언급하지 않았다. 바다로 빨려 들어갔다가 다시 수면 위로 올라와 침몰한 배에서 멀리 헤엄치기 시작했다는 이야기도, 매서운 파도 위로 간신히 턱을 든 채 얼음장 같은 바다에서 몇 시간을 보내다 겨우 해안에 닿았다는 이야기도 웬만해선 하지 않았다. 훗날 라보리는 파리 육군병원 발드그라스Val-de-Grâce에서 종신교수로 재직 중일 때 "동면요법artificial hibernation"을 연구하기 시작했다. 동면요법이란 환자를 저체온증으로 만들어 수술 중 절개, 히스타민 쇄도, 심장박동 증가에 대한 신체 반응을 늦추려는 방법이다. 라보리는 수술 부위를 가르고 꿰매는 동안 가사 상태처럼 모든 신체 반응이 멈추도록 환자를 얼음에 넣고 몸을 차갑게 식혔다. 이런 의문이 든다. 라보리는 바다에서 저체온증에 빠졌던 그때의 경험을 활용한 것일까? 환자를 얼음에 감싸고 체온을 최대한으로 떨어뜨림으로써 온몸의 작용을 늦추고 메스에 대한 스트레스 반응을 억제한다는 발상은 그래서 나온 것 아닐까?

하지만 환자에게 동면요법을 시도하기 전 그는 수술에 항히스타민제인 프로메타진을 애용했다. 전쟁이 끝난 직후 라보리는 튀니지에 주둔하며 시디압달라Sidi Abdallah 소재 해군병원에서 일했다. 전쟁이 끝난 후에도 폭발물이 대량으로 묻혀 있었고 수많은 젊은 군인이 폭발물 제거 작업 중 부상을 입고 쇼크 상태로 병원에 도착하기 일쑤였다. 라보리는 팔다리가 잘린 환자, 가슴이 찢겨 붉은 펌프 같은 심장이 다 드러난 환자를 수술했고 수술 중 프로메타진을 사용하기 시작했다. 그가 관찰한 결과 프로메타진은 환자에게 "행복한 고요euphoric quietude"를 심어줬다. 이 약의 독특한 작용으로 환자는 차분한, 때로는 무심한 태도를 보였고 피부나 팔다리에 메스를 대도 비명을 지르거나 고통을 호소하지 않았다. 항히스타민제가 "보강제potentiator" 역할을 해준 덕에 라보리는 모르핀, 바르비투르산 등 수면을 유도하는 약도 조금 쓸 수 있었다. 두 약 모두 통증을 줄이는 효과가 있었지만 투여량을 늘리면 인체의 신진대사 체계가 손상됐다. 마취 보강제로서 항히스타민제에 푹 빠진 라보리는 1951년부터 발드그라스에서 근무하며 동료들에게 수술을 참관해보라고 했다. "긴장하고 불안해하는 지중해계" 환자들은 전부 프로메타진의 힘에 굴복해 라보리가 피부를 베고 자르는 동안에도 멍한 눈으로 무기력하게 누워 있었다.

현대인의 관점으로 100년 전 우리 선배들이 직면했을 난관을 정확히 이해하기는 어렵다. 요즘에는 대부분의 수술을 복강경으로 한다. 최소한의 마취제를 투여하고 환자는 시술이 끝나는 즉시 몸을 일으키고 수술대에서 내려와 두 다리로 바닥을 굳게 딛는다. 물론 지금도 수술을 하려면 수술 중 잘못될 수 있다고 작은 글씨로 적힌 동의서에 서명해야 하지만, 오늘날 외래환자 수술은 동네 슈퍼에

운전하고 가는 것만큼이나 안전하다. 그러나 라보리가 의사 생활을 하고 모르핀과 바르비투르산을 주로 사용한 1930~50년대에는 병 자체가 아니라 수술 스트레스와 쇼크로 사망하는 환자가 많았다. 수술 쇼크surgical shock라고 하는 이 현상을 1942년 필라델피아 외과의 버질 H. 문Virgil H. Moon은 이렇게 묘사했다.

> 환자는 심히 우울한 상태다. 신진대사 속도는 느리다. 피부는 창백하고 식은땀을 흘린다. 눈이 퀭해졌고 핼쑥한 얼굴에 불안한 표정을 짓고 있다… 살은 생기 없는 반죽 느낌이며, 겉으로 드러난 정맥은 움푹 꺼지고 핏기가 사라졌다. 계속 목이 마르지만, 갈증을 해소하려 해도 구토가 그치지 않는 탓에 소용이 없다. 호흡은 얕고 깊은 한숨이 섞여 있다. 맥박은 빠르고 약하다… 환자는 좀처럼 안정을 취하지 못한다… 그러다 의식을 잃을 수도 있다. 혼미 혹은 혼수상태에 빠진 후에는 숨이 멎는다.

라보리는 이런 증상들에 관심을 보였고 걱정스러운 마음에 수술 쇼크와 그로 인한 사망을 피할 획기적인 방법을 찾아야겠다고 결심했다. 이미 동면요법—환자를 얼음으로 감싸는 방법—과 프로메타진을 보강제로 사용하는 방법이 존재했고 둘 다 가끔씩 효과가 있었지만, 라보리는 더 나은 방법, 더 빠르고 깔끔한 방법을 원했다. 문이 정확히 묘사한 치명적인 증상, 반드시 죽음을 예고하는 혼미·혼수와 심각한 섬망 증상을 단번에 없애줄 방법이 필요했다.

론풀랑크는 라보리가 자사의 항히스타민 프로메타진을 사용한다는 사실을 알았고, 라보리는 론풀랑크가 중추신경계에 작용하는 항히스타민제 신약 개발에 계속 관심을 보이고 있음을 알았다. 론풀랑크는 라보리가 관찰한 사실에 특히 주목했다. 동면요법과 상관없이 프로메타진을 투여하면 사람의 정신에서 고통이 분리되는 듯한 현상이 나타난다는 것이었다. 정보를 입수한 론풀랑크는 프로메타진을 바탕으로 그것을 능가할 더 강력한 항히스타민제를 만드는 작업에 착수했다. 목표는 신체를 안정시키고 메스에 대한 스트레스 반응을 억제해 수술 쇼크를 완전히 사라지게 할 항히스타민제였다.

그래서 1950년 화학자 폴 샤르팡티에Paul Charpentier는 프로메타진과 페노티아진 핵을 추가로 연구하기 시작했다. 론풀랑크는 무엇보다도 다른 마취제의 효과를 강화하는 약을 개발하고자 했다. 정신과 약을 만들 계획은 없었다. 정신과 약에 시장성이 없다고 생각해서가 아니다. 앞에서도 이야기했지만, 약으로 정신병을 치료한다는 발상 자체가 거의 없었기 때문이다. 론풀랑크와 라보리의 목표는 프로메타진보다 '강력'한 약이었다. 사람의 마음에서 고통을 분리해 환자는 약간의 의식을 유지하고, 의사는 모르핀과 바르비투르산의 위험과 단점을 피하게 해줄 그런 약을 원했다.

샤르팡티에는 1950년 가을과 겨울 동안 동료 시몬 쿠르부아지에Simone Courvoisier와 메틸렌블루의 페노티아진 핵으로 다양한 실험을 했다. 프로메타진과 연관된 항히스타민제인 프로마진을 염화 처리해 “완전히 다른 분자”를 생성한 두 화학자는 끝내 클로르프로마진이라는 더욱 강력한 약을 만들어냈다. 이 신약은 이후 미국으로 넘어가 오늘날 우리가 알고 있는 소라진이라는 이름을 얻게 된다.

샤르팡티에와 쿠르부아지에는 개가 종소리를 들으면 침을 흘리도록 훈련한 파블로프의 실험을 잘 알았다. 종이 울리면 밥이 나온다는 것을 학습한 파블로프의 개들은 시간이 지나자 쨍그랑하는 종소리만 들어도 침을 흘렸다. 파블로프의 실험은 인간을 포함한 동물에게 강력한 연상 작용을 훈련할 수 있다는 증거였다. 연상 작용이 학습과 기억을 구성하는 기본 요소라는 사실을 염두에 두고 쿠르부아지에는 버저 소리가 나면 전기충격에서 벗어나기 위해 밧줄을 기어오르도록 훈련받은 쥐에게 소라진을 실험했다. 우선 우리 바닥에 전기를 흐르게 하고 천장부터 바닥까지 밧줄을 늘어뜨리고 중간쯤에 전기가 통하지 않아 쥐가 안전하게 쉴 수 있는 판을 설치했다. 그런 다음 전기충격을 피해 밧줄을 기어오르도록 쥐를 훈련하자 한 마리도 빠짐없이 그 행동을 빠르게 학습했다.

일단 실험 대상인 쥐를 훈련한 후 쿠르부아지에는 당시 4560RP(여기서 RP는 론풀랑크의 약어다)라고만 불렸던 신약 소라진을 쥐에게 투여했다. 버저가 울렸다. 그러자 이상한 일이 벌어졌다. 4560RP의 약 기운에 빠진 쥐들은 전기충격을 피해 밧줄을 오르지 않았다. 우리에 쪼그리고 앉아 있을 뿐이었다. 자그마한 발이 찌릿찌릿한 전류를 흡수했고, 눈을 뜨고 있었지만 눈빛은 묘하게 무덤덤했다. 이전의 항히스타민제와 달리 이 신약에는 고전적 조건화의 근본인 연상 학습associative learning을 끊는 효과가 있었다. 그냥 간단히 없애버린 것이다. 약으로 쥐가 잠들었다고 하면 납득이 가는 결과다. 강력한 진정 효과 때문에 몸에 전기가 오르는 것을 느끼지 못했을 테니 말이다. 하지만 이 실험은 경우가 달랐다. 쥐들은 잠들지 않고 깨어 있는 상태였다. 전기충격에 반응하지 않고 탈출 수단인 밧줄에 관심이 없었을 뿐이다. 이는 메틸렌블루에서 유래한 4560RP가 프로메타진보다 더 강력하다는 뜻이었다. 얼마나 강력한지 뿌리 깊이 박힌 습관과 응답·반응·반사작용까지 바꿀 정도였다.

쿠르부아지에와 샤르팡티에는 1950년 겨울 내내 쥐, 토끼, 개에 소라진을 실험했고 다양한 영역에서 신약이 프로메타진을 능가한다는 사실을 확인했다. 항구토성이 강해 메스꺼운 느낌과 속이 메스꺼울 때 자주 나타나는 구토 증상을 없앨 수 있었다. 항콜린 효과도 있어 근육의 경련을 막아줬다. 동시에 프로메타진보다 훨씬 뛰어난 최면 및 진정 효과는 환자를 더욱더 무감각하게 만들었다.

론풀랑크는 쿠르부아지에와 샤르팡티에의 연구 중에서도 소라진이 조건반사 반응을 없앤다는 결과에 가장 큰 관심을 보였다. 근력과 민첩함은 전혀 손상되지 않았는데도 소라진을 투여한 실험 쥐들은 우리 바닥의 전기 격자에서 나오는 전류를 피해 밧줄에 오를 생각을 하지 않았다. 론풀랑크는 이를 두고 신약이 단순한 진정제가 아니며 중추신경계에 강력하게 작용한다는 뜻으로 해석했다.

그에 따라 론풀랑크는 1951년 봄 신약 앰풀 18개를 임상 시험용으로 보냈다. 이 대목에서 짐작하겠지만, 당시의 임상 시험은 현재의 방식과 많이 달랐다. 의사들은 두 가지 방법 중 하나로 신약을 '시험'했다. 직접 복용해 자신의 반응을 수첩에 기록하거나 소집단 환자에게 약을 주고 효과를 관찰하거나. 오늘날 신약 실험의 표준인 무작위 이중맹검 속임약대조군 실험randomized double-blind placebo-controlled trial은 최근에야 도입된 개념이다. (이중맹검 실험은 한쪽에 편향된 연구를 방지하고자 누가 진짜 약을 먹고 누가 가짜 약을 먹는지 환자와 연구자 모두 모르게 하는 실험이다.) 론풀랑크의 피에르 쿠체Pierre Koetschet는 이렇게 고백했다. "저희도 '소라진'이 사람에게 어떤 영향을 미칠지 확실하게는 몰랐습니다. 흥미로운 무독성 제품이고 유용하게 쓰이겠다는 느낌이 강하게 들었죠." 론풀랑크는 항정신병제가 아닌 마취 보강제 용도로 제품을 출시했다. 힐리는 이렇게 설명했다. "당시에 항정신병약이라는 개념은 상상조차 할 수 없었던 겁니다."

소라진을 가장 먼저 받은 의사 중에는 이전부터 론풀랑크와 긴밀히 일하며 프로메타진을 애용했던 라보리도 있었다. 샘플 다섯 개를 받은 라보리는 소라진을 "무기력 칵테일lytic cocktail"이라 부르는 혼합물에 넣어 바로 환자에게 실험해봤다. 무기력 칵테일은 졸음과 무감각을 유도하는 마취제로 다양한 약을 섞어 만들었다. 다섯 개의 샘플이 생긴 라보리는 칵테일에 프로메타진 대신 새로운 항히스타민제인 소라진을 넣기 시작했다. 심지어 소라진을 군인의 전투용품에 포함해야 한다는 건의도 했다. 부상을 입었을 경우 스트레스 반응과 히스타민 분비를 조절하기 위해 부상병이 직접 투여하는 구급약으로 쓰라는 뜻이었다. 미 육군은 정말로 라보리의 건의를 채택해 한국전쟁 중 병사들의 의료용품에 소라진을 넣었다. 그랬더니 소라진으로 감각이 사라지는 현상이 눈에 띄었다. 소라진을 복용한 군인들은 전장에 무기력하게 누워 있었다. 자기가 어떤 부상을 입었는지 관심이 없었고 주변 상황을 걱정하지도 않았으며 구조 기회를 놓쳐 결국에는 사망에 이른 이들도 있었다. 소라진은 곧바로 주요 전투용품 목록에서 빠지게 됐다.

이 신약은 사람의 신체 상태뿐만 아니라 정신 상태도 변화시켰다. 라보리의 임상 시험 기록을 보면 초반부터 소라진과 정신 질환의 연관성을 인식했던 것 같다. 그는 소라진의 가능성을 믿었다. "제품을 정신과에서도 사용할 수 있을 듯하다. 여러 효과 중에서도 강화 효과의 도움으로 안전성이 향상된 바르비투르산을 이용한 수면치료가 가능해질 것이다."

라보리는 논문에서도 소라진을 정신병에 사용해보라고 제안했다. 비공식적이기는 하나 발드그라스 구내식당에서 점심을 먹을 때도 동료 정신과 의사들에게 이 약을 이용하면 구속복, 얼음송곳, 격리 같은 방법이 필요 없어진다며 신약을 강력하게 추천했다. 그러나 이미 최면제와 바르비투르산을 자유롭게 이용하던 동료들은 미쳐 날뛰는 환자를 대상으로 약을 실험하는 일에 관심이 없었다. 동료들의 무관심에도 라보리는 굴하지 않았다. 라보리가 직접 클로르프로마진을 투여했다는 기록은 없지만, 그의 다음 실험 대상은 환자가 아닌 직접 약을 실험해보겠다고 나선 28세의 동료 정신과 의사 코닐리아 카르티[Cornelia Quarti]였다. 1951년 11월 9일 오전 11시 빌쥐프[Villejuif] 정신병원에서 라보리와 의사 셋이 지켜보는 가운데 카르티는 정맥주사로 소라진을 맞았고 이후 화장실로 정신없이 달려가 기절에 가까운 상태로 돌아왔다.

라보리는 약물을 주입한 실험 대상을 베개로 받쳐 침대에 앉히고 레옹 셰르토크Léon Chertok라는 의사와 함께 면밀하게 관찰했다. 비록 허약해졌어도 카르티는 여전히 의욕이 넘쳤고 소라진을 맞았을 때의 정신 상태를 전부 라보리에게 전했다. 약 일주일 후, 카르티는 실험 중 라보리가 녹음한 테이프를 바탕으로 약이 자신에게 어떤 영향을 미쳤는지 기록했다.

> 특별한 변화가 없다가 12:00부터 몸이 약해지고 있다는 느낌, 내가 죽어간다는 느낌을 받기 시작했다. 무척 괴롭고 고통스러웠다…
>
> 1:00시가 되자 정서적으로 강력한 변화가 나타났다… 곧 죽을 것 같다는 고통스러운 감각이 사라지고 행복하고 편안해졌다. 그 전까지는 줄곧 이러다 죽겠다고 생각했지만, 새로운 상태에 접어들자 무덤덤해졌다. 목소리는 아직 약하고 희미했지만 더 유창하게 말을 하기 시작했다. 농담도 시도했다. 어떤 일에도 화가 나지 않았다. 낙천적인 생각만 계속됐고 온 세상에 사랑을 느꼈다. 주변 사람들과 가까이서 소통하고 있었지만, 점점 나와 타인 사이가 아주 멀어지고 있다는 느낌에 휩싸였다. 지각은 정상이었으나 받아들이는 느낌이 달라졌다. 모든 것이 여과돼 들어왔고 고요했다…
>
> 목소리에 힘이 없고 말을 하는 데 어려움을 느끼던 증상은 며칠이 지나자 점차 사라졌다. 정서 변화는 일주일 정도 이어졌지만, 실험 도중과 실험 직후에 느꼈던 단순한 기능장애보다는 더 복합적이었다. 평소와 달리 성격이 아주 쾌활해진 기분이었고 말장난을 잘 쳤다… 주변에 무심하거나 소홀해졌고 특히 자제력이 줄어들었다. 기분은 더할 나위 없이 행복해 일상의 사소한 문제는 거슬리지도 않았다.

신약이 정신과 쪽에 효과가 있다는 믿음이 확고해진 라보리는 병원 구내식당에서 소라진 옹호론을 이어갔고, 마침내 1952년 1월 19일 신경정신과 과장 조제프 아몽Joseph Hamon 대령과 의사 2명은 심각한 조증으로 입원한 24세 환자 자크에게 소라진을 투여했다. 자크는 그간 몇 차례나 발드그라스에서 입원과 퇴원을 반복한 일명 '회전문' 환자였다. 1949년 9월 9일부터 10월 10일까지 전기경련치료 15회에 마취제 펜토탈pentothal을 이용한 조증 치료 4회를 받았고, 1951년 2월 6일부터 4월 6일까지는 전기경련치료 9회, 인슐린 혼수치료 15회를 받았다. 발드그라스 의료진은 어차피 가망이 없는 환자이니 베일에 싸인 약을 써도 딱히 손해가 아니라고 생각했던 것 같다. 자크는 베개를 베고 반듯이 누워 근육내주사로 소라진을 맞았고 돌로살Dolosal이라는 진정제도 다량 투여받았다. 바늘이 피부를 찔렀고 자크는 미동도 없이 누워 있었다. 흥미롭게 지켜보던 의사들이 말을 걸자 반응이 돌아왔다. 그와 동시에 자크는 혀를 빼물고 깊은 잠에 빠져들었다.

자크는 12일 내내 소라진과 돌로살을 섞은 주사를 맞았고 끝나면 잠이 들었다. 몇 시간 후 진정제의 효과가 떨어져 잠에서 깼을 때는 침대에서 일어나 한동안 그답지 않게 차분히 행동했다. 처음에는 5분만 지나도 평소의 정신이상 증상이 나타났지만, 날이 갈수록 멀쩡히 행동하는 시간이 늘어갔다. 얼마 후부터는 시트를 찢고 담요를 불태우려 하는 행동이 사라졌다. 이제는 머리에 화분을 뒤집어쓰지도 않았다. 명왕성에서 자유를 빼앗겼다는 등 두서없이 열변을 토하는 일도 없었다. 폭력 성향도 완전히 사라졌다. 회복할 가망이 없어 보였던 이 환자는 20일 동안 소라진 총 855밀리그램을 투약받은 후 발드그라스 의료진에게 "정상적인 생활을 할 수 있다"라는 진단을 받고 퇴원했다. 그에게서 소식을 들을 수는 없었다. 자크가 결국 어떤 운명을 맞았을지 아는 사람은 없다. 집으로 돌아갔는지, 돌아갈 집이 있는지도 몰랐다. 그를 괴롭히던 악몽과 번뇌는 어떻게 됐을까? 약을 끊었으니 병이 재발하지 않았다고 보기는 힘들다. 우리가 아는 사실은 자크가 다시는 발드그라스에 돌아오지 않았다는 것뿐이다.

소라진이 1차전을 치르던 1950년대 초에는 정신약리학에 대해 아는 의사, 과학자, 정신의학자, 연구자가 없었다. 사실 일반 사전에는 거의 존재하지도 않던 단어였다. 자크의 담당 의사들은 병이 치유되는 모습을 봤고 약이 아닌 다른 이유를 생각할 수 없었다. 페니실린으로 연쇄상구균을 치료할 때처럼 일단 병이 나으면 환자는 약을 끊어도 됐다. 자크는 자기 병이 다 나았다고 생각했을 것이다. 이 혼합약으로 명료해진 정신에 자크가 어떻게 반응했는지에 관한 기록은 따로 없지만, 아마 진심으로 후련함을 느꼈을 것이다. 정신병 환자는 끔찍한 증상에 시달리기 때문이다. 환각이 끊이지 않고 가파른 계단과 타오르는 불길이 나오는 꿈으로 만신창이가 된다. 무자비한 신은 아무도 볼 수 없는 제단에서 기이한 희생을 요구한다. 자크는 정신 질환으로 인한 머릿속의 잔인한 혼돈을 비우고 세상 밖으로 길을 떠났다. 머리가 "정상적으로" 차분해지며 잠시 행복을 누렸겠지만, 결국 재발했을 증상은 전보다 더 괴롭고 날카롭고 강렬하고 자극적이었을 것이다. 자신감이 넘치던 모습은 흐릿한 과거의 기억이 되거나 아예 기억하지 못했을 수도 있다.

생탄

라보리가 발드그라스에서 안전한 마취제를 찾으려 연구에 매진하는 동안 그로부터 약 1.5킬로미터 거리의 파리 최중심부에서는 또 다른 병원이 위용을 뽐내고 있었다. 장날이면 병원을 둘러싼 거리로 다양한 상인이 몰려들었다. 들통에는 화려한 꽃이 가득하고, 생선은 햇살에 은색 비늘을 반짝이며 얼음에 누워 있다. 오렌지는 완벽한 피라미드 형태로 쌓여 있고, 잘 익은 둥근 수박의 두꺼운 껍질에는 연한 초록빛 선이 줄줄이 그어져 있다. 여기가 파리 유일의 정신병원인 생탄병원Hôpital Sainte-Anne이었다. 1950년대 초반만 해도 5,000명이 넘는 입원 환자가 불빛 흐릿한 복도를 가득 메우던 곳이었다. 환자들은 구석에 쭈그리고 앉거나 눈에 보이지 않는 적과 대화하며 복도를 서성였다. 5,000명은 각자의 병동—폐쇄형, 개방형, 남성 전용, 여성 전용—에서 간호사를 비롯한 의료진 1,000명의 관리를 받았다. 간호사는 정신과 수련의가, 수련의는 전문의가 감독했다. 그 꼭대기에는 매우 영리하고 계층을 중시하는 장 들레Jean Delay가 있었다. 당대 가장 뛰어난 의사로 평가받는 인물이었다.

프랑스 남부에서 외과의로 존경받던 들레의 아버지는 아들이 자신의 뒤를 잇기를 바랐다. 들레는 아버지의 뜻을 따랐고 모든 시험을 만점 아니면 만점에 가까운 점수로 통과했지만, 의대를 다니던 중 자신이 수술보다는 인간의 머리에 훨씬 흥미를 느낀다는 사실을 깨달았다. 아버지가 다 깔아준 길을 포기하고 신경학으로 방향을 튼 들레는 소르본대학교에서 정신의학도 공부하며 기억과 기억의 병리학에 대한 논문을 썼다. 앞에 나온 라보리는 위계질서를 혐오했고 의사로 출세하려면 마땅히 응해야 하는 요구를 거부했다. 그래서 소라진을 발견한 공으로 1957년 래스커상Lasker Prize을 공동 수상한 후 개인적인 관심사에 집중할 수 있는 개인 연구소를 차린 것이다. 반대로 들레는 치열한 경쟁 사회에서 승승장구했다. 자신의 가치가 얼마나 대단한지 증명하려 애썼고 정상에 오르기를 원했다. 그러니 생탄 건물에 입주한 파리대학교의 전임 교수 겸 정신의학과 과장에 임명됐을 때 누구나 탐내는 그 자리를 들레가 거부할 리 없었다. 그는 먼발치에서 빽빽한 병동을 자애롭게 내려다봤고 조수인 피에르 드니케Pierre Deniker와 피에르 피쇼Pierre Pichot를 늘 옆에 달고 다녔다.

환자 상태가 좋지 않고 자원도 겨우 갖춘 생탄병원에 유능한 정신과 의사와 연구자가 여럿 들어온 것도 어떻게 보면 지식이 풍부하고 교양이 넘치는 들레 덕분이었을지 모른다(들레는 다양한 주제의 책을 심도 있게 읽었고 문학을 사랑했다). 한때 자크 라캉Jacques Lacan이 매주 세미나를 개최한 적도 있었는데 들레의 세미나보다 훨씬 많은 청중이 모이자 심기가 불편해진 들레는 다른 데서 연설을 하라며 라캉을 타지방으로 보내버렸다. 들레는 그런 사람이었다. 허세를 부리면서도 자애심이 깊었고 자신만만하고 자기 지위를 굳게 지켰지만 질투심이 강했다. 그래도 머리가 좋고 배운 것이 많아 그에게 불만을 표하기는 힘들었다.

하지만 아무리 들레가 높은 자리에 있고 사고가 넓고 깊으며 교육을 많이 받았다 한들 1950년대 초반의 생탄은 당시 존재하던 여타 정신이상자 수용소와 다를 바가 없었다. 환자는 전형적인 방법으로 치료받았다. 장의 독소를 제거하면 몸속에서 병이 빠져나간다며 관장을 했고 근육이완제도 없이 전기경련치료를 실시해 환자는 전기 고문을 받으며 온몸을 비틀었다. 전두엽 절제술을 한다고 눈구멍에 얼음송곳을 찌르거나 머리에 구멍 두 개를 내고 칼날이나 주걱을 넣었다. 재빨리 '휘휘' 저으면 수술이 끝났다. 미쳐 날뛰는 조증 환자에게는 목욕을 시켰다. 낡은 고양이발 욕조에 물을 받으면 타일 벽으로 둘러싸인 욕실이 뿌옇게 변했다. 습기 찬 거울에서 물방울이 떨어져 거울에 비친 모습이 화가 달리의 작품처럼 일그러졌다. 생탄의 한 여성 환자는 욕조에 묶여 있을 때 냉수관이 고장 나는 바람에 2도 화상을 입었다. 몸이 뜨거운 물에 익는 동안에도 간호사는 그의 비명을 무시했다. 그런 소리쯤이야 익숙했기 때문이었다.

생탄 아래의 번잡한 시내를 오가다 보면 벽돌담 안에서 미친 사람들이 울부짖고 뭔가를 두들기고 깔깔 웃어대는 소리가 들리기 십상이었다. 들레처럼 많이 배운 의사도 환자에게 별 도움이 되지 않았다. 어쩌면 그래서 들레가 환자와 철저히 거리를 지켰는지도 모른다. 그는 가장 상태가 심한 환자만 봤고 그마저도 가끔이었다. 위계질서를 중시하는 태도는 그가 이끌어야 하는 병원의 현실과 전혀 맞지 않았다. 들레는 권한을 위임하는 방식으로 병원을 운영했다.

멋지게 꾸민 사무실에 틀어박혀 정신의학계, 과학계, 예술계에서 최고로 잘나가는 사람들만 맞았다. 소설가 앙드레 지드André Gide와 무척이나 가까웠고 시인 앙리 미쇼Henri Michaux도 들레의 환자였다. 미쇼는 시상에 자극을 받기 위해 주기적으로 환각버섯을 복용했다.

그때는 론풀랑크가 의사들에게 소라진 샘플을 배포한 후였지만, 들레나 들레의 조수이자 남성 전용 폐쇄 병동을 관리하던 드니케는 소라진을 알지 못했다. 자크라는 환자에 대해서도 몰랐다. 이 약이 정신과에 유용하게 쓰일 것 같다고 제안한 라보리의 논문도 읽은 적이 없었다. 코닐리아 카르티는 물론이고 장 시그왈드Jean Sigwald, 다니엘 부티에Daniel Bouttier 같은 정신과 의사가 누군지도 몰랐다. 역시 파리에 있는 폴브루스병원Hôpital Paul Brousse에 근무하던 시그왈드와 부티에는 1951년 12월 소라진을 혼합약에 넣지 않고 단독으로 사용해 57세의 정신병 환자 고브 부인Madame Gob을 치료하는 데 성공했다. 최초로 소라진을 정신병 치료제로 사용한 두 사람이었지만(라보리는 수술 중 마취제로 사용했다), 연구 결과를 1953년에야 발표했다. 앞서 1952년 3월 아몽 대령 팀이 자크의 치료 결과를 공개했기 때문에 소라진을 바르비투르산과 함께 정신과 환자에 사용한 사례를 처음 발표한 의사는 이들로 역사에 남았다.

들레와 드니케는 1951년 말 소라진을 알게 됐다. 마취과 의사인 드니케의 매형—라보리가 환자를 인위적으로 잠재워 소라진을 시험했다는 이야기를 들었다고 한다—이 소라진에 진정 효과가 있다는데 관심이 가지 않느냐고 말한 것이다. 론풀랑크는 드니케의 요청을 받고 1952년 2월 2일 생탄병원에 소량의 소라진 샘플을 보냈다. 그간 신체적인 치료법을 시도하는 족족 실패했던 드니케는 크게 기대하지 않았을 것이다. 그는 남성 환자 6명을 실험 대상으로 선택했고 라보리처럼 환자에게 동면요법을 쓰는 동시에 소라진을 투여했다. 이때는 소라진이 출시되고 몇 달이 지난 후였다. 많은 정신과 의사가 소라진으로 대단하다고는 못해도 준수한 결과를 얻었지만, 시그왈드와 부티에 외에는 아무도 소라진을 단독으로 쓰지 않았고 다들 약물과 혼합해 사용했다. 드니케는 소라진만을 써보기로 했다. 그래도 일단 병원 약국에 요청해 얼음판과 얼음바구니를 받았다. 환자가 차가운 얼음으로 몸을 감싸고 팔이나 엉덩이에 주사를 맞는 동안 드니케는 옆을 지켰고 간호사들은 분주히 오가며 녹은 얼음을 더 많은 얼음으로 보충했다. 그러다 약국의 얼음이 바닥나 얼음은 포기하고 약물만 투여할 수밖에 없었다.

실험 결과는 이렇게 설명할 수 있다. 과학과 마법은 별개의 영역으로, 마법은 불가사의한 신비나 기적을 통해 이뤄지며, 과학은 물질계에서 타당성과 유효성이 증명된 반복 가능한 결과로 뒷받침된다. 하지만 미친 사람의 정신에 소라진이 가져온 효과는 분명 약리학에 기반을 뒀는데도 마법 같았다. 1952년에는 뇌의 생화학을 몰랐기 때문에 더더욱 그랬을 것이다. 세로토닌, 도파민dopamine, 노르에피네프린, 시냅스 틈synaptic cleft을 아는 사람은 어디에도 없었다. 그래서 소라진이 효과를 보이자—정말 놀라울 정도로 잘 들었다—약을 투여했다기보다는 요술봉을 휘두른 듯 보였다. 환자의 머리를 고통스럽게 채웠던 불필요한 생각, 소란, 잡음, 비명이 전부 단번에 사라진 것이다. 그 자리는 여리지만 아름답고 논리적인 생각, 따스한 언어, 온전한 기억, 열망, 사랑이 대신 채웠다. 이름이 없던 환자는 하루아침에 이름을 찾았다. 과거와 희망은 병에 짓눌려 있었을 뿐 사라진 것이 아니어서, 환자들은 다시 희망을 품었다. 그들에게는 의사들이 꿈에도 몰랐던 유머 감각과 능력도 있었다.

대표적인 예가 필리프 뷔르그Phillippe Burg다. 뷔르그는 몇 년 동안 심각한 정신병 증상에 빠져 걷지도, 말을 하지도 않던 환자였다. 그러던 그도 소라진을 맞고 몇 주가 지나자 광기에서 벗어나기 시작했다. 뷔르그를 옭매던 무기력증은 차츰 줄어들어 사라졌다. 몸을 이리저리 움직이고 스트레칭을 했고 발밑의 바닥이 진짜인지 시험하려는 듯 신중하고 조심스럽게 한 발씩 앞으로 내디뎠다. 바닥은 진짜였고 그는 몇 년 만에 처음으로 걸었다. 걷기 시작하자 말문도 트였다. 자신의 이름—필리프 뷔르그—을 말했고 의사들에게 이름을 물었다. 이전에는 짐짝 취급을 받았던 곳에서 금세 인간 대 인간으로 진정한 관계를 맺기 시작했다. 뷔르그는 소라진으로 빠르게 회복했고 마침내 어머니와 외출을 해도 좋다는 병원의 허락을 받아냈다. 모자는 헤밍웨이가 즐겨 찾던 클로즈리 데 릴라Closerie des Lilas에서 저녁을 먹었다.

프랑스 곳곳에서 정신병원 환자들이 빛을 찾으며 소라진은 입소문을 탔다. 긴장증 환자는 대개 즉시 회복했지만, 안정되기까지 며칠 혹은 몇 주가 필요한 환자도 있었다. 어느 쪽이든 놀라운 반응이었다. 리옹 근처 정신병원에도 몇 년 동안 흐릿한 정신으로 살다가 어둠을 벗어난 환자가 있었다. 소라진을 투여한 후 그는 담당의인 장 페랭Jean Perrin에게 자기가 누구인지, 여기가 어디인지 안다고 말했다. 리옹에서 이발사로 일했다는 그는 병이 다 나았으니 일터로 돌아가고 싶다고 했다. 의사는 이발사에게 도전장을 내밀었다. "나한테 면도를 해줘 봐요"라고 대담하게 제안한 것이다. 수년 동안 병으로 일을 못했으니 실력이 녹슬었을 터였다. 간호사는 대야에 따뜻한 물을 받아 오고 깨끗한 수건을 개어 옆에 쌓았다. 비누까지 준비한 후에는 칼집을 제거한 면도칼을 이발사의 손에 쥐여줬다. 갓 정신을 차린 환자는 자리에 앉은 의사에게 수건을 대고 턱과 뺨에 비누 거품을 발랐다. 그리고 떨림 없는 손에 면도칼을 쥐고 자연스러운 손길로 의사의 피부가 아주 매끈하고 깨끗해질 때까지 철가루 같은 수염을 깎았다.

론알프Rhône-Alpes에 있는 바상병원Bassens Hospital에도 무명의 환자가 있었다. 그도 리옹의 이발사처럼 긴장증으로 몸이 계속 경직돼 있었고 의사가 어떤 치료법을 써도 듣지 않았다. 그리고 이발사처럼 이 환자도 하루 만에 소라진에 반응했다. 근육내주사를 맞자마자 그는 간호사 한 명 한 명의 이름을 정확히 부르며 인사를 건넸다. 지난 몇 년 동안 눈처럼 머릿속을 뒤덮었던 정신병 아래로 현실의 정보가 스며들었던 것일까? 스며든 정보를 말로 표현하지 못하는 동안에도 현실 세계, 명목 세계는 뒤죽박죽이 된 정신에 용케 들어가 있었다. 그는 간호사들에게 인사를 한 후 묘한 부탁을 했다. 당구공 좀 가져다주세요. 당구공이라고요? 맞아요, 당구공. 의료진은 이제 걷고 말을 하는 환자에게 다소 불안한 마음으로 밝은색 당구공 세 개를 가져다줬다. 그러자 환자는 전문가의 솜씨로 저글링을 시작했다. 공은 일정한 속도로 공중에 떠올랐다가 동그랗게 말린 채 신중하게 움직이는 손안으로 떨어졌고, 환자는 내내 현란한 기교를 선보였다. 정신 질환을 앓기 전 저글링 곡예사였다는 그도 이발사처럼 일터로 돌아가기를 원했다.

전국의 병동에서 이런 장면이 펼쳐지며 논문이 출판됐고 정신의학계에 소문이 퍼져나갔다. 약이 나왔대! 드디어 약이 나왔어! 정말로 효과가 있다는데! 수년간 긴장증으로 굳어 있던 환자들이 몸에서 먼지를 털고 휘파람을 불며 세상 밖으로 걸어 나왔다고 했다. 프랑스의 정신과 의사들은 이런 이야기를 들으면서도 늘 그랬듯 깊은 의심을 했다. 오랜 세월 안 써본 치료법이 없었기 때문이었다. 환자의 두개골 옆면에 구멍을 뚫고 신경의 연결부를 끊는 짓까지도 했다. 그래도 비교적 젊은 의사들은 신약에 가치가 있다고 보고 빠르게 도전하는 편이었다. 실제로 생탄 같은 정신병원에서도 정신과의 젊은 의사들이 원무과를 찾아와 제일 골치 아프고 상태가 심각한 환자를 자기네 병동으로 보내라고 요청했다. 왜냐, 이제 약이 있으니까!

간호사가 소라진 캡슐을 으깨 환자의 음식에 섞어 먹이거나 의사가 가로무늬근striated muscle에 주사를 놓자 전국에서 환자들이 깨어나 주위를 둘러봤다. 그들은 대개 안도감을 느꼈지만 혼란도 컸다. 세상은 그들이 기억하는 모습이 아니었다. 환자 중에는 수십 년째 병을 앓으며 세상과 접촉하지 못한 부류도 있었다. 그들은 병동의 창살 너머로 거리를 가득 메운 자동차를 봤다. 말이 끄는 마차는 어디에도 없었다. 다 어디로 갔지? 번쩍번쩍 윤이 나고 화려한 색깔을 한 자동차는 경적을 울리며 쌩하니 지나갔다. 외출 허락을 받고 나가보면 물가가 한없이 높아져 있었다. 시간과 속도가 너무 빠르게 움직였다. 이 세계에서는 밤이 되면 거리에 전깃불이 켜져 입원실 바닥에 그림자를 드리웠다. 그들이 앓았던 정신병만큼이나 이상한 세계였다. 마치 왕자나 공주의 키스로 잠에서 깬 느낌이었다. 아니면 자기도 모르는 새 약의 마법에 걸린 것일까?

정신병원 안에서 수많은 환자가 깨어나며 비명 대신 논리적인 말소리가 들렸고 광기 어린 웃음은 사라졌다. 정신병원 주위의 거리도 고요해졌을 것이다. 생탄 밖에는 다양한 상품과 생선과 신선한 달걀과 크림을 파는 시장이 있었다. 뷔르그를 치료했던 장 틸리에Jean Thullier는 이따금씩 사무실을 나서 야외 시장을 돌아다니며 가족을 위해 장을 봤다. "봄여름에는 거리 쪽으로 병원 창문을 열어놔서 환자가 울부짖고 비명을 지르는 소리가 들렸습니다." 그가 말했다. "하지만 신경이완제를 사용한 첫해에 안면이 있던 생선 장수가 저를 한쪽으로 잡아끌더니 이렇게 질문했던 기억이 납니다. '선생님, 위에서 환자들한테 뭘 어떻게 하고 있는 겁니까? 이제는 소리가 안 들려요.' 그 말에 대답했죠. '죽이지는 않았어요'라고요." 갑자기 병동이 고요해졌음을 알아차린 사람은 생선 장수만이 아니었다. 툭하면 호출을 받고 깨진 유리를 교체하러 갔던 유리장이들도 일거리가 확연히 줄어들었다고 했다.

론풀랑크는 정신병을 성공적으로 치료한 사례들을 주시했고 약을 새로 유통할 때마다 '잠정 권고 사항provisional note'을 발표했다. 여기에는 이 약을 마취 보강제와 항구토제 외의 용도로도 사용할 수 있다는 내용이 담겼고 특히 정신과 약으로 추천했다. 라보리는 다양한 요구와 상태를 가리지 않는 이 약에 '두루 작용한다large action'라는 뜻의 라각틸Largactil이라는 이름을 제안했다. 그래서 소라진은 프랑스에서 라각틸이라는 이름을 얻게 됐다. "정신역학 작용이 매우 다양하다"라는 점을 표현하고자 선택된 이름이었다. 론풀랑크는 이 약을 정신과, 외과만이 아니라 마취과, 산부인과 의사에게도 판매하기로 결정했다.

미국에서의 소라진

프랑스를 시작으로 유럽 전역에서 정신 질환에 갇혀 있던 환자들이 깨어나자 이전까지 자괴감만 느끼던 정신과 의사들도 승리를 맛보기 시작했다. 의학계의 비주류에서 벗어나게 해줄(혹은 벗어나게 해줬으면 하는) 약이 마침내 손에 들어온 것이다. 론풀랑크는 유럽에 머물지 않고 전 세계로 뻗어나가 수익을 최대화할 방안을 생각했다. 1952년 론풀랑크는 미국 제약회사 스미스 클라인 앤드 프렌치Smith, Kline&French, SK&F에 소라진의 라이선스 계약을 제안했다. SK&F 회장은 론풀랑크의 제안에 편지로 답했다. "일단 아주 흥미로운 약으로 보입니다. 여기서 테스트할 수 있도록 순물질 500그램을 가급적 빨리 보내주시면 감사하겠습니다."

SK&F는 론풀랑크에서 "순물질" 200그램을 받고 자체 테스트를 실시했다. 미국의 정신과 치료는 유럽과 분위기가 사뭇 달랐다. 프랑스가 항상 신체적인 치료법을 중시한 반면 1952년의 미국은 정신분석학에 빠져 있었다. 증상이 아무리 심각해도 대부분의 정신 질환은 억압된 성욕이나 가슴에 맺힌 분노 때문에 정신이 어지럽게 망가져 생긴다고 봤다. 그래서 SK&F도 신약의 항구토성을 공략하기로 했다. 소라진이 항구토 작용을 한다는 임상 자료도 확실했고 항정신병제보다는 메스꺼움과 구토를 조절하는 약으로 승인받기가 훨씬 수월하리라 판단한 것이다. 판단은 정확했다. 항정신병제는 아예 존재하지 않던 개념이었기 때문이다. 하지만 회사는 승인이 나지 않은 용도로도 최대한 많은 분야에 소라진을 판매할 작정이었다. 대표적인 분야가 정신과였다. SK&F의 소라진 광고를 보면 그야말로 모든 질병에 '구토 억제' 작용을 한다고 홍보한다. 알코올 의존증부터 심한 화상 통증, 치매로 인한 지각 변화와 정신착란까지 모조리 치료하는 진정한 만병통치약이라 주장하고 있었다.

SK&F는 북미 정신과 의사들에게 열심히 소라진을 영업했지만, 소라진은 미국에 도착하자마자 반대와 논란의 대상이 됐다. "특히 심리학을 바탕으로 하는 치료법에 빠진 사람들이 그랬죠." 뉴욕 필그림주립병원Pilgrim State Hospital 원장이었던 헨리 브릴Henry Brill이 설명했다. 당시 전 세계에서 가장 큰 정신병원이었던 그곳의 입원 환자 수는 1954년 약 1만 4,000명으로 정점을 찍었다. "주로 정신분석학과 심리요법과 이런저런 정신역학적 방법을 지지하는 현직 의사들이었습니다. 말로 치료하는 방법들 말이에요. 불만이 가득해서는 현실을 받아들이지 못했습니다."

의사들이 새로운 치료약에 반발했다는 사실은 정신분석학이 종교 수준으로 발전했다는 증거였다. 외부에서 개입하지 못하도록 스

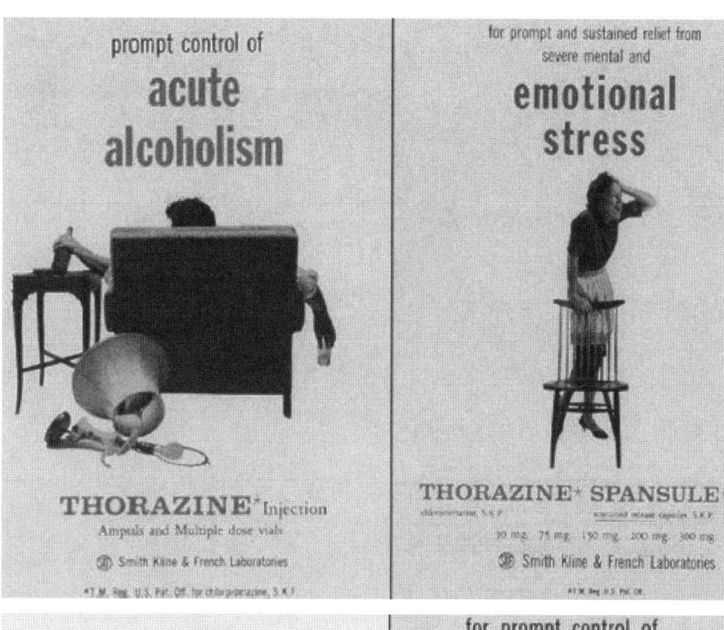

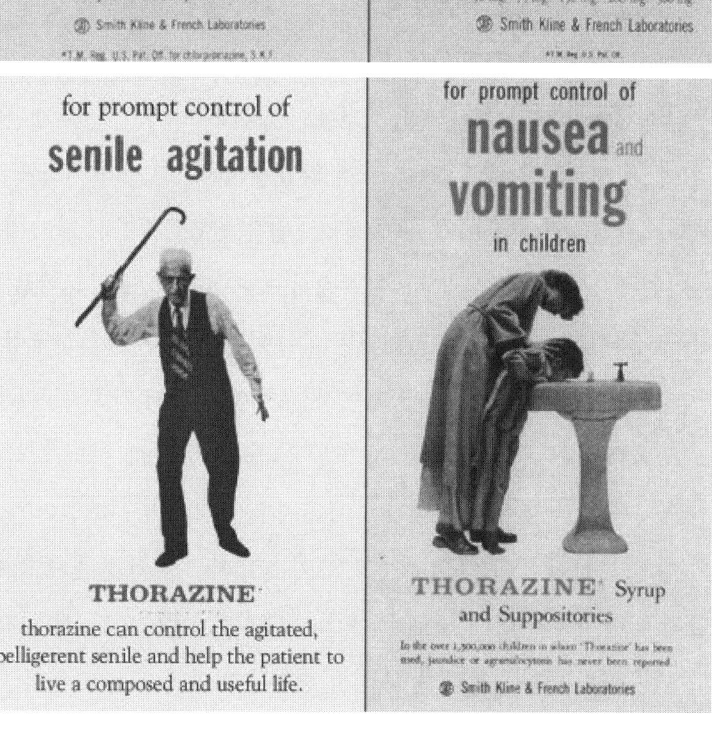

| 1950년대 SK&F의 소라진 광고 |

스로 가둔 탓에 의사들도 환자들도 광적인 집착을 버리지 못했다. 정신분석학과 거기서 파생된 정신역학은 실제 종교처럼 믿음과 확실한 신념 체계를 갖추고 있었다. 신약에 대한 반발은 소위 "깨인" 사람들조차 새로운 것을 접하면 내면의 보수성이 절로 튀어나온다는 사실을 증명한다. 물론 그들 입장에서 이 신약은 정신분석학의 근간을 위협하는 존재였다. 약으로 조현병을 치료할 수 있다면 엄마의 잘못된 양육과 억압된 성적 충동이 질병의 근원이라는 견고하게 확립된 이론을 버려야 했다.

정신분석학이 아니라 생물학을 바탕으로 치료하던 북미의 정신과 의사들조차 약을 취급하지 않았다. 북미에서 소라진을 처음 시도한 의사는 한때 환자의 체온을 올리기 위해 복벽에 테레빈유를 주입하기까지 했던 캐나다 몬트리올의 정신과 의사 하인츠 레만이었다. "제정신인 사람은 약을 쓰지 않았습니다." 그가 솔직하게 말했다. "전기충격이나 여러 가지 심리요법을 썼죠." 레만이 환자에게 소라진을 실험한 것은 SK&F가 권해서가 아니라 어느 일요일 오후 목욕탕에서 유럽의 논문을 읽었기 때문이었다. 베르됭개신교병원Verdun Protestant Hospital을 다니던 그는 정신병원 1층에서 가족과 생활하고 있었다. 1937년 독일에서 이민한 유대인으로 그때 퀘벡에 사는 친한 가족이 스키 여행 초대장을 보내지 않았더라면 꼼짝없이 나치의 실험 대상이 됐을 운명이었다. 스키 장비와 2주 치 짐만 들고 독일을 떠난 순간부터 독일로 돌아갈 계획은 없었다. 일단 캐나다에 도착한 그는 망명 허가와 임시 의사 면허를 받았다.

레만은 아주 헌신적인 임상의여서 그가 진료한 환자만 600명이 넘었다. 어떻게 하면 담당 환자가 정신을 차리고 현실로 돌아올까 갖가지 방법을 궁리했지만, 성공한 경우는 드물었다. 그러다 프랑스 논문을 읽고 SK&F에 샘플을 신청해 환자 70명에게 실험했는데 대부분이 약에 반응했다. "요즘이야 몇 년이 걸리지만, 당시에는 그리 오래 걸리지 않았습니다." 레만은 말했다. "무작위로 70명을 선택해 한두 달 사이 거의 동시에 테스트를 진행했어요. 병원장에게 허락을 구할 필요도 없었습니다. FDA U.S. Food and Drug Administration(미국 식품의약국)나 정부 승인을 받을 필요도 없었고요. 당시에는 윤리위원회 같은 게 없었거든요. 지침도 없고 법이나 규정도 그랬고… 환자의 동의를 구했는지 그것도 기억이 안 나네요. 1953년의 일이니까요."

레만도 리옹과 파리의 정신과 의사들처럼 결과를 보고 깜짝 놀랐다. 불과 4~5주 만에 조현병 환자 다수의 증상이 사라진 것이다. "우연이라고 생각했어요. 어쩌다 한번 일어나고 말 현상인 줄로만 알았죠." 그는 말했다. "1953년에는 이런 치료법이 없었거든요." 환자의 변화가 어찌나 극명했는지 레만은 "상상도 할 수 없는 일"이라고 했다. "알약 하나로 환각과 망상이 사라지다니요! '그러면 뭐해, 어차피 2년 후면 죽을 텐데'라는 말을 들었어도 그 사람들은 그럴 가치가 있다고 했을 겁니다. 정말 상상도 할 수 없는 일이었고 새롭고 경이롭고… 10년 동안 정신 질환을 앓아서 이혼당했던 만성 조현병 환자들이 하루아침에 증상에서 벗어나 배우자와 재혼했습니다. 아주 기묘한 시기였어요."

소라진을 환자에게 실험해 성공적인 결과를 얻은 레만과 다른 미국 의사들이 실험 결과를 발표하자 북미의 병원에서도 소라진을 받아들이게 됐다. 소라진은 조현병의 증상을 일시적으로 감추는 진정제와 달랐다. 연구를 진행한 의사들은 쿠르부아지에와 샤르팡티에가 실험 쥐로 했던 조건회피 실험을 주된 근거로 소라진에 뚜렷한 항정신병 성질이 있다고 믿었다. 또한 소라진은 독특하고 확실한 방식으로 그간 방향을 잃었던 뇌의 균형을 찾는 역할도 했다.

정신병원에 들어가다

항구토제로 북미에 건너온 소라진은 빠른 속도로 정신의학계에 진출했다. 프랑스에 이어 미국에서 발표된 연구 결과들 덕분이었다. 초기에는 정신분석가와 개업의의 반발에 밀려 주로 주립정신병원에 유통됐고, 이 병원들은 소라진이 조현병 치료제로 매우 효과적이라는 사실을 증명해냈다. 대표적인 곳이 필그림주립병원 같은 대형 정신병원이었다. 필그림병원의 원장 브릴은 소라진 이전의 병동을 어둡고 절망에 찬 장소로 묘사했다. 정신과 의사 1명당 환자 165명을 돌봐야 해서 어떤 형태로든 정신역동 심리치료는 불가능했다. 그곳의 의사였던 메리 홀트Mary Holt는 소라진이 등장하기 몇 년 전만 해도 그가 담당하는 병동 두 곳의 여성 환자들이 매우 "난폭"했다고 썼다. "깔끔한 모습으로도 만들 수가 없었다. 옷에 용변을 보고 옷을 찢고 창문을 깨고 벽의 회반죽을 도려냈다. 벽에서 라디에이터를 뜯어낸 환자도 있었다." 브릴과 동료들이 원한 것은 효과가 빠르고 깨끗하며 신체에 적용하는 치료약이었다. 다양한 병을 아우르고 여러 환자에게 사용하기 쉬운 방법이 있었으면 했다. 환자의 병이 낫지 않아도 좋았다. 어느 정도의 품위와 인간성만 지켜도 충분했다.

열악한 환경에서 중증 환자를 돌봐야 하는 입장에서 심층적인 심리학이나 정신분석학으로 치료할 엄두는 나지 않았다. 간단한 문장조차 연결하지 못하고 미쳐 날뛰는 정신병 환자가 수천 명이라 필그림 같은 정신병원 의사들에게는 소라진으로 얻을 이득이 손해보다 컸다. 그래서 1950년대 중반부터 병원은 소라진을 이용하기 시작했다. 신약에 대한 초기 논문을 읽고 용기가 생긴 브릴은 조심스러운 한편 희망을 느꼈다. "논문 내용과 일치하는 사례 몇 건을 확인한 후에는 남아 있는 의구심도 사라졌다." 브릴은 그렇게 썼다. "휴게실에 들어갔을 때가 가장 기억에 남는다. 환자 몇 명이 단정히 옷을 입고 조용히 협조하며 깜짝 놀랄 만큼 친근하게 행동하고 있었다. 정신이상 증상은 전혀 보이지 않았다. 이보다 훌륭한 증거가 또 있을까."

필그림은 변신했다. 이제 사회성을 되찾은 환자들은 공원 같은 병원 구내에서 서로 어울리며 대화를 나눴다. 브릴은 병상 위에 거는 약상자를 고안해 입원하기 전 압수했던 환자의 소지품을 각자 보관하게 했다. 안경, 주머니칼, 돈… 그 밖의 많은 물건이 주인 품으로 돌아갔다. 환자가 자기 물건을 잘 관리할 수 있다는 믿음이 생긴 것이다. 1950년대 말 필그림을 방문한 어느 정신과 의사는 한 무리의 환자들이 산책로를 행진하는 모습을 묘사했다. 그들이 탬버린과 트롬본을 연주하며 길을 지나는 동안 다른 사람들은 웃으며 박수를 쳤다. 병원의 분위기 자체가 바뀌었다고 할 수 있었다. 환자가 약을 먹기 전에는 도구가 위험해서 시도조차 못했던 작업요법 occupational therapy(가벼운 임무를 맡기며 장애의 치료를 꾀하는 방법—옮긴이)도 가능해졌다. 환자들은 톱과 드릴을 사용하며 기술을 익혔고 몇 년 만에 처음으로 인간만이 느끼는 창조의 즐거움을 만끽했다.

캘리포니아 정신과 의사 마틴 플라이슈먼Martin Fleischman이 근무하던 병원도 소라진으로 변화했다. "환자가 조용해지자 병동이 조용해졌고 간병인도 조용해졌다. 데시벨이 전부는 아니었다. 환자의 망상과 환각이 줄어들었고 이해력과 예측력이 높아졌다. 간단히 말해 다시 사람이 된 것이다. 무엇보다도 간병인의 눈에 어엿한 사람으로 비치게 됐다는 사실이 중요하다."

이렇게 놀라운 결과가 나타났는데 왜 개인 병원을 운영하는 수많은 정신과 의사들은 신약을 반대했을까? 미국은 예로부터 의학의 진보, 우수한 기술과 기량을 자랑하던 나라 아니던가? 상태가 심각한 환자를 약으로 고칠 수 있다는 사실을 개업의들이 그토록 오래 거부한 이유는 무엇일까? "그 시절에는 정신병을 치료한다는 게 말이 안 되는 개념이었습니다. 정신병을 치료할 수 없는 병으로 정의했기 때문입니다." 벨기에 과학자 폴 얀센Paul Janssen이 말했다. "약으로 치료할 수 있다고 하면 유치한 소리라는 조롱을 받았죠."

미국 정신과 의사와 정신분석가 중에 유대인이 많았던 것도 하나의 이유였다. 대부분 나치 독일을 피해 고국을 떠난 사람들로 강제수용소에 들어가지 않으려고 바다를 건너 망명했다. 이 유대인 의사들은 생체의학 기술에 대한 나치의 집착, 기술의 진보라는 미명하에 정신병 환자와 유대인을 대상으로 실시한 끔찍한 실험을 직접 목격했다. 그러니 어떤 종류든 화학적 치료법은 1935~45년의 독일 같은 느낌을 줬을 수 있다. 반면 말로 하는 치료는 유대인 의사들의 가치관에 맞게 온화하고 인도적이었다. 어쨌든 프로이트 사상을 고수하던 이들은 초반에 소라진을 강력히 거부했고, 소라진은 지하에 있는 뒷문을 통해 정신의학계에 들어왔다. 아니면 세상과 동떨어져 높은 언덕에 서 있는 가장 어두운 정신병원의 잠긴 문으로 들어왔다고 해야 할까? 적막함에 지친 그곳의 의사들은 의심스러워도 새로운 치료법이라면 뭐든 시도할 용의가 있었다.

하지만 소라진이 정신 질환을 치료한다는 소식이 퍼지자 정신병원만이 아니라 전국의 일반병원에서도 SK&F에 소라진 샘플을 요청했고 무수한 환자가 소라진을 투여하고 정신을 차렸다. 병동에 대변혁이 일어났다. 환자들은 멀쩡히 걷고 대화를 했다. 정신병원 분위기가 완전히 달라졌다는 보고서가 앨라배마, 메릴랜드, 캘리포니아, 아칸소, 애리조나, 콜로라도 등 여러 주에서 전해졌다. 소라진이 FDA 승인을 받은 다음 해인 1955년, SK&F는 7,500만 달러를 벌어들였다. (회사의 수익과 약의 효과에 감명을 받은 한 정신약리학자는 집을 이중으로 저당 잡히고 회사 주식을 구입했다.) 소라진이 얼마나 빨리 자리를 잡고 널리 퍼졌느냐면 처음 1년 안에 쓰인 처방전만 400만 개였을 정도였다. 10년도 되지 않아 5,000만 명이 소라진의 도움을 받았고 출시 15년 후 SF&F의 수익은 3배로 뛰었다.

모든 주립정신병원이 소라진으로 완전히 달라졌다 해도 과언이 아니었다. 다른 신체적 치료법의 사용 빈도는 줄어들었다. 구속복은 잠긴 벽장에서 먼지만 뒤집어썼다. 격리실은 환자들이 어울려 시간을 보내는 휴게실로 탈바꿈했다. 정신수술—과거 수천 명의 환자를 대상으로 다수의 인격을 말살하고 목소리를 완전히 빼앗았던—도 마침내 역사의 뒤안길로 사라지기 시작했다. 이 또한 소라진이 거둔 위대한 승리였다.

이후에는 당연한 현상이 벌어졌다. 괴로운 증상에서 벗어나 사고력과 기술을 기르자 환자들의 독립심이 점점 커진 것이다. 미시간주 트래버스시티Traverse City주립병원을 예로 들면 숟가락으로 밥을 먹여줘야 하는 환자 수가 1955년 72명에서 2명으로 줄어들었다. 식당에서 식사를 할 수 있는 환자 수는 150퍼센트까지 증가했고, 용변을 가리지 못하는 환자 수도 25명에서 5명으로 뚝 떨어졌다. 병원 한 곳에서 나타난 현상이지만, 전국의 정신병원에서 비슷한 통계를 보고했다. 이제 환자들은 사회로 돌아가 고향의 정신과 의사에게 치료받을 준비가 됐다. 아니면 곧 사라질 대형 정신병원에서 쏟아져 나오는 환자를 받기 위해 전국 각지에 우후죽순으로 생겨난 지역 정신건강센터에서 치료받을 수도 있었다. 정신병원에 입원한 환자 수는 소라진이 등장하기 이전보다 4분의 1로 줄어들었다.

환자들의 퇴원은 임상의 승리를 의미했지만, 문제가 없지는 않았다. 프랑스의 경우 몇 년간 정신 질환을 앓고 세상과 단절됐던 환자들이 180도 달라진 세계에 뚝 떨어진 느낌을 받았다. 달리 의지할 곳이 없는 환자도 있었다. 모든 가정이 갓 퇴원한 환자를 두 팔 벌려 받아주지는 않았기 때문이다. 직업 능력은 녹슬거나 아예 사라진 상태였다.

시련

소라진으로 끝없이 날아든 희소식에 안 좋은 소식이 섞이기 시작했지만, 어찌 보면 예상 가능한 일이었다. 조현병 치료에 소라진을 사용해도 좋다고 최초로 FDA 공식 승인을 받았던 볼티모어의 정신과 의사 프랭크 에이드Frank Ayd는 골치 아픈 부작용을 발견했다. 소라진을 사용한 지 6주 만에 환자 둘이 황달에 걸린 것이다. 한 명은 바이러스성 간염도 앓고 있어 소라진 때문에 황달이 나타났다고 확신할 수는 없었다. 하지만 에이드가 "만성 불안증 환자"라고 묘사한 두 번째 환자가 황달에 걸린 원인은 분명 소라진 처방이었다. 하지만 그는 약을 끊기를 거부했다. "정말 나아졌다고요. 노란색이 돼도 상관없어요." 에이드는 소라진을 투약한 여성이 젖을 분비하기 시작했다고도 보고했다. 호기심에 성분을 분석하자 평범한 모유와 정확히 일치한다는 결과가 나왔다. 에이드는 소라진 때문에 임신 테스트 결과에 오류가 생기는 현상도 처음 발견해 보고했다. 소라진은 분명 우리가 이해하지 못하는 방식으로 여성의 정상적인 호르몬 작용을 방해하고 있었다.

하지만 에이드를 가장 괴롭힌 문제는 따로 있었다. 환자에게 소라진을 다량으로 투여한 그는 긴장이상 반응dystonic reaction을 발견했다. 근육의 움직임이 경직되고 걸음걸이가 어색해졌으며 발을 땅에 끄는 것처럼 걸었고 증상이 더 심한 경우도 있었다. 1955년 에이드는 많은 양의 소라진을 투여한 환자의 영상을 촬영했다. 환자의 팔다리가 엉키더니 프레첼처럼 몸이 꼬여버렸다. 에이드는 걱정스러운 한편 이유가 궁금해 영상을 SK&F의 약리학자들에게 보여주고 신경학자들에게 조언을 구했다. 일부는 아직 미국을 장악한 정신분석학을 믿고 "히스테리성" 반응이라 일축했다. 도파민 결핍으로 운동조절 능력을 상실해 환자의 몸이 굳고 떨리는 파킨슨병조차 억압된 분노 때문에 몸을 움직이지 못한다고 보던 시절이었다.

그러나 에이드가 관찰한 긴장이상 반응은 간단히 넘길 수 없는 문제였다. 약의 효과를 한층 더 높이기 위해 의사가 투여량을 늘리자 환자들은 점점 해괴한 행동을 보였다. 혀를 내밀고 입술을 부딪치고 쉼 없이 몸을 들썩이고 상체와 팔다리를 무의식적으로 움직였다. 전부 지연성 운동장애tardive dyskinesia 증상이었다. 그래도 일부는 신경근 이음부neuromuscular junction에서 신경전달물질 아세틸콜린의 분비를 차단하는 항콜린성 약물로 근육수축을 막아 증상을 바로잡을 수 있었다. 결과적으로 신경이완제를 복용한 환자는 5년 후 32퍼센트, 15년 후 57퍼센트, 25년 후 68퍼센트가 지연성 운동장애를 경험했다. 이렇게 심각한 부작용으로 소라진의 열풍이 꺾였을 것이라 생각한다면 착각이다. SK&F는 계속해서 떼돈을 벌었고 퇴원한 환자들은 천천히, 조심스럽게 일상생활을 시작했다. 지금은 사라진 환각에 비하면 새로운 삶은 너무도 고요하고 차분했을 것이다.

마법이 일어나는 곳

약의 장단점과 별개로 소라진의 발명과 보급은 궁극적으로 여러 가지 의미를 남겼다. 일단 환자들을 오랜 세월 감옥에 가뒀던 심각한 정신 질환 증상을 치료했다. 그래서 탈시설화 운동을 촉발하고 지역 정신건강센터가 성장하게 도왔다. 그리고 마침내 정신분석학을 향한 미국의 깊은 사랑에 흠집을 냈다. 백날 가죽 소파에 앉아 대화를 해봤자 이 캡슐만큼 환자의 정신을 효과적이고 효율적으로 맑게 하지는 못했다. 제아무리 "말하는 치료"를 신봉하는 임상의들도 부정할 수 없는 사실이었다. 하지만 소라진이 도입된 초기에는 아무도 그 약이 '어떻게', '왜' 그렇게 잘 듣는지 묻지 않았다. 그저 효과가 '있다'는 사실이면 충분했다. 정신 질환이 최소한 어떤 면에서 뇌와 관련한 현상이라는 추측은 가능했지만, 그 이상을 짐작하려는 사람은 얼마 없었다.

물론 실제로 활용 가능한 이론이 나오기까지는 몇 년이 걸리는 법이다. DNA의 이중나선double-helix 모델도 그때 막 발견됐지만, 조현병에 미치는 역할은 오늘날까지도 완벽히 밝혀지지 않았다. 영국 학자 그레고리 베이트슨Gregory Bateson은 1950년대 중반 일명 "조현병의 이중구속 이론the double-bind theory of schizophrenia"을 세웠다. 부모가 자녀에게 모순되는 메시지를 전달할 때 조현병이 발발한다는 이론이었다. 예를 들어 말로는 칭찬을 하면서 행동으로 자주 벌을 줄 경우 아이가 조현병에 걸릴 수 있다는 것이다. (이 이론은 다른 학자들이 뇌의 형태론과 유전적 소인, 뒤에 가서 알아볼 신경전달물질 도파민과 관련해 더 설득력 있는 원인을 찾으면서 대부분 폐기됐다.)

그렇다면 어떻게, 왜 효과를 보이는지 이론은 고사하고 가설도 없으면서 약을 처방한 의사들이 무책임했던 것일까? 그렇다고 할 수도 있다. 하지만 반대의 경우를 생각해보자. 비밀이 밝혀지지 않았다는 이유로 한 생명을 살릴 수 있는 약을 사용하지 않는다? 소라진은 우리에게 경험론의 순수한 힘을 보여준다. 소라진은 이후 더 특정한 증상에 맞춘 다른 항정신병제가 출시될 수 있도록 여러 기반을 닦아줬다. 사실 우리는 소라진 뒤에 나온 약에 관해서도 기대만큼 많이 알지 못한다. 정신약리학은 대개 어둠 속에서 발전했다. 누군가는 그것이 치명적인 약점이라 할지도 모른다. 하지만 어둠 속에서도 믿음을 갖고 연구 결과를 동력 삼아 꿋꿋이 노력하는 의지를 높이 사는 사람이라면 그것이 학문의 본질을 규정하는 강점이라 말할 것이다.

그보다 앞선 1920년대 독일 그라츠대학교 약리학 교수 오토 뢰비Otto Loewi는 최초의 신경전달물질이 젖은 화학물질 그 이상도 이하도 아니라는 사실을 밝혔다. 신경전달물질은 뇌의 원시수프primordial soup(생명의 기원이 되는 유기물의 혼합액—옮긴이) 재료로 신경조직 내부에 존재한다는 것이다. 오늘날 과학자들은 인간의 뇌에서 40가지가 넘는 신경전달물질을 확인했지만, 그때만 해도 뢰비는 신경전달물질이 하나뿐이라고 생각했다. 그는 뇌 화학물질 아세틸콜린이 한 세포에서 다른 세포로 신경 신호를 전달한다는 사실을 발견한 업적으로 노벨상을 수상했다. 이처럼 새로운 정보를 접한 1930년대 정신과 의사들은 반복적으로 조현병 환자에게 아세틸콜린을 주고 증상이 완화되리라 기대했지만, 번번이 좌절했다. 그런데 아세틸콜린이 나온 1920년대와 정신의학계의 페니실린인 소라진이 열풍을 일으킨 1950년대 사이에 몇 가지 뇌 화학물질이 더 발견됐다. 사실 그때는 신경세포의 화학 신호 전달로 뇌가 작동한다는 사실을 인정하지 않는 학자도 많았다. 대부분 뇌에서 벌어지는 신호 전달이 본질적으로 화학작용이 아닌 전기작용이라 믿었기 때문이다.

그러니 소라진은 어떻게, 왜 효과를 보이는지 현실적으로 알아낼 방법이 없는 상황에서 출시된 셈이었다. 뇌엽 절제술은 논외로 치고 어쨌든 약의 이동 경로와 영향력을 추적한다며 환자의 두개골을 갈라 열고 머리를 헤집을 수도 없는 노릇이었다. 동물을 희생양 삼아 약을 투여하고 동물의 뇌를 연구하는 실험이 '가능'은 했지만, 소라진이 발견되기 전인 20세기 초반에는 연구에 사용할 항정신병제가 없었다. 지금도 마찬가지지만, 동물에게 조현병을 일으킬 방법도 없었다. 사정이 달라진 것은 두 번째 항정신병제인 레세르핀이 발견되고 도입된 이후였다.

레세르핀은 인도에서 수천 년 동안 발열, 구토를 가라앉히고 뱀에 물린 상처, 불면증, 정신이상 등을 치료하는 데 사용한 식물 인도사목rauwolfia에서 추출한 알칼로이드다. 미국에는 소라진과 거의 동시에 들어왔지만, 소라진이 병원 현장으로 간 반면 레세르핀은 실험실로 향했다. 1955년 미국 국립보건원National Institutes of Health의 연구원 로버트 보먼Robert Bowman이 형광분광광도계spectrophotofluorometer를 발명했다. 이 기계로 과학자들은 이제 동물의 뇌에서 다른 신경전달물질을 검출할 수 있었다. 보먼의 동료 연구원 버나드 브로디Bernard Brodie는 세로토닌(후에 나올 프로작이 조절하려는 바로 그 신경전달물질이다)을 연구하던 중 형광분광광도계를 사용했다. 알칼로이드로 잠재운 토끼에게 레세르핀을 투여했을 때 레세르핀이 뇌의 세로토닌 수치와 상관관계를 보이는지 확인하기 위해서였다. 실제로 레세르핀을 투여했더니 토끼의 신경조직에 있는 세로토닌 양이 줄어들었다는 결과가 나왔다. 그러자 토끼는 우울증 환자와 똑같은 증상을 보이며 기력과 관심을 잃었다.

형광분광광도계 기술은 신경과학이라는 신생 학문에 중대한 족적을 남겼고 정신의학을 더 과학적인 방향으로 이끌었다. 형광분광광도계가 나왔으니—이어 레세르핀을 주입한 토끼의 뇌에서 세로토닌 양이 줄어들어 토끼가 느리게 행동하고 우울증에 빠진다는 사실도 발견됐으니—이제는 학자들이 소라진의 캡슐을 열고 소라진의 화학적 비밀과 특징을 쥐어짤 차례였다. 소라진이 어떻게 작용하는지 이해한다면 정신 질환의 소인이 무엇인지 알아낼 수 있었다.

신체적 소인을 찾아서

소라진이 나온 초기 단계에는 이 약이 어떤 식으로 효과를 내는지 아무도 몰랐다지만, 소라진은 만성 조현병 환자의 정신을 치유하는 약 이상의 역할을 했다. 결과적으로 보면 소라진이 나왔기에 과학자들이 소라진 작용의 비밀을 밝히려 애썼고 그러다 신경의 결함을 발견했기 때문이다. 이것이 바로 조현병의 정체였다. 이로써 소라진은 정신과학에 생물학적 혁명을 일으켰다. 새로운 언어와 사고방식을 받아들이며 정신과학은 의학으로 발전했다. 히포크라테스의 사체액설(인체를 구성하는 혈액, 점액, 흑담즙, 황담즙의 균형이 깨지면 병이 생긴다는 이론—옮긴이)을 기초로 했던 학문이 이제는 "신경전달"과 "화학 신호" 같은 용어와 그 용어의 배경 논리에 따라 움직이게 됐다.

형광분광광도계로 시작된 혁명은 1957년에 이르러 속도가 더욱 빨라졌다. 런던 외곽에 있는 런웰병원Runwell Hospital 연구원 캐슬린 몬터규Kathleen Montagu가 인간의 뇌에 정말로 도파민이 존재한다는 사실을 증명한 것이다. 몬터규에 이어 스웨덴 신경약리학자(훗날 노벨상도 수상한다) 아르비드 칼손Arvid Carlsson은 노르에피네프린의 전구물질precursor(어떤 물질의 전 단계에 해당하는 물질—옮긴이)에 불과하다고 생각했던 도파민이 그 자체로 신경전달물질임을 증명했다. 소라진을 투약했을 때 도파민에 어떤 반응이 나타날지 의문을 품은 연구자들이 쥐에게 소라진을 주자 쥐의 도파민 수치가 낮아졌다. 이런 사실의 발견으로 도파민을 이용한 실험이 잇따라 진행되며 등장한 것이 "조현병의 도파민 가설dopamine hypothesis of schizophrenia"이다. 이 가설은 본질적으로 조현병 환자의 뇌가 도파민으로 뒤덮여 있다고 설명한다. 과도하게 분비된 도파민이 환청과 환영을 유발한다는 것이다. 항정신병제가 효과를 발휘하려면 뇌에서 D2(도파민) 수용체를 차단하거나 도파민을 다른 용도로 이용하게 만들어야 했다. 뇌의 도파민 분비를 촉진하는 암페타민이 조현병 증상을 악화한다는 사실이 밝혀지며 도파민 가설은 한층 더 힘을 얻었다. 이 가설은 소라진이 조현병 환자 뇌의 도파민 수치를 낮추기 때문에 약이 환자에게 잘 듣는다고 봤다.

소라진의 임상 시험이 성공을 거두자 같은 시기 정신약리학계도 연구를 진행해 뇌 안에 있는 내인성 화학물질과 수용체 부위를 찾아냈다. 정신과학이 다시 의학 영역으로 들어갈 수 있다는 전망이 나오며 신경약리학자들은 정신병을 해부학적으로 설명할 방법을 의욕적으로 찾아 나섰다. 당시 정신과 의사들 사이에서는 태어날 때부터 조현병을 앓은 환자의 경우 그렇지 않은 피험자에 비해 분만 시 트라우마가 훨씬 컸다고 보는 의견도 있었다. 그러나 조현병을 연구하던 신경병리학자들이 알아낸 바에 따르면 문제는 그 이전에 발생했을 가능성이 높았다. 즉, 태아가 자궁에 있을 때 태아의 뇌가 만들어지는 과정에서 오류가 발생했다는 것이다. 문제는 두 가지였다. 우선 조현병 환자의 뇌를 보니 뉴런이 뒤죽박죽 엉킨 영역이 있었다. 설령 적절하게 배열을 조정한다 해도 조현병을 앓지 않은 사람의 뇌와 비교했을 때 조현병 환자는 뉴런의 크기가 일정하지 않았다. 이 같은 패턴이 배아 형성기 외의 시점에 나타날 가능성은 매우 낮았다. 이제 연구자들은 PET Positron Emission Tomography(양전자 방출 단층촬영) 스캔과 fMRI functional Magnetic Resonance Imaging(기능적 자기공명영상) 기술—형광분광광도계의 뒤를 이어 나온 뇌 영상 촬영법들로 혈류와 관련한 변화를 포착해 뇌의 활동을 측정한다—을 이용해 조현병 환자와 그렇지 않은 집단의 뇌를 비교할 수 있었다. 확인해보니 조현병 환자의 뇌실(뇌에서 뇌척수액이 있는 방을 말한다)이 더 컸고 상태가 심각할수록 뇌실의 크기가 크다는 의미 있는 사실도 발견됐다.

조현병의 도파민 가설은 과도하게 분비된 도파민이 병의 근원이라고 인정했고, 연구진은 조현병 환자 다수(전부는 아니다)의 뇌에서 무질서한 뉴런과 비대해진 뇌실을 관찰했다. 하지만 현재도 둘 사이의 관계를 제대로 아는 사람이 없다. 넘치는 도파민이 뉴런을 뒤죽박죽으로 만들거나 뇌실을 부풀리는 것일까? 아니면 다면적인 증후군에 나타나는 별개의 증상일 뿐인가? 이를테면 똑같은 병이 있어도 일부는 긴장증을, 일부는 편집증을 보인다. 우리가 아는 여러 가지 유형 외에도 미묘하게 다른 유형이 몇 십 개 더 존재할지 모른다. 그렇다면 건강한 사람의 뇌와 마찬가지로 아픈 사람의 뇌도 저마다 크게 다를 수 있다. 조현병에 관한 통일된 이론이 아무리 설득력 있어도 잘못된 판단을 불러일으킬 여지가 있다는 뜻이다.

새로운 항정신병제

이런 신경학적 연구는 지난 60년 이상 항정신병제의 개선을 이끄는 힘이었다. 현재 우리 앞에는 다양한 약이 나와 있다. 소라진과 비슷하게 작용하는 약도 있고 근래의 항정신병제—아빌리파이, 지오돈Geodon, 자이프렉사, 쎄로켈Seroquel 등—는 세로토닌과 노르에피네프린처럼 완전히 다른 뇌 화학물질에 작용한다. 최근에 나온 항정신병제들은 미국 내에서 수십억 달러 규모의 산업으로 성장했고, 2011년부터는 스타틴statin—리피토Lipitor, 조코Zocor 등 콜레스테롤을 낮추는 약—을 뛰어넘고 가장 많이 팔리는 약이 됐다. 얼마 안 되는 정신병 환자 인구를 생각하면 도저히 믿기 힘든 현상이다. 조현병과 일반적인 정신 질환을 앓는 미국인은 약 300만 명으로 인구의

1퍼센트도 되지 않는다. 그런데 1퍼센트를 훨씬 초과하는 수가 항정신병제를 복용하고 있다. 예를 들어 비정형적 항정신병제(아빌리파이와 쎄로켈이 포함된다)에 1년간 쓰인 처방전 수가 2001년 2,800만 개에서 2011년에는 5,400만 개로 뛰었다. 10년 사이 거의 2배로 늘어난 것이다. 이는 정신과 전문 의사와 약사가 최신 항정신병제를 FDA 승인이 나지 않은 증상에도 처방했다고 해석할 수 있다. 새로 나온 항정신병제의 처방전 수가 충격적으로 증가한 현상은 어떤 믿음에서 비롯됐을지도 모른다. 정신약리학자들 사이에는 우울증 환자가 항우울제만 먹을 때보다 항정신병제를 추가 복용했을 때 우울감이 더 많이 줄어들고 환자를 옥죄던 절망감이 사라진다는 믿음이 있었기 때문이다.

소라진은 정신 질환을 위한 페니실린으로서 요란하게 등장해 약리학과 신경병리학에서 인간의 머리를 연구하는 계기가 됐지만, 이후 신약들이 나오며 세상의 관심에서 멀어졌다. 새로운 약들은 더 안전한 부작용과 효과적인 치료 작용을 자랑했다. 지연성 운동장애 등의 부작용으로 소라진의 평판은 추락했고, 토머스 새스Thomas Szasz의 《정신 질환의 신화Myth of Mental Illness》 같은 책이 나오고 인권 운동과 페미니즘 열풍이 불며 1960년대부터 걷잡을 수 없이 퍼진 반反정신의학 운동도 여기에 한몫했다. 인권 운동과 여성 운동 모두 정신병 환자도 억압받는 소수자라면서 "치료사에게 정신을 조종당했다"라고 주장했고 이후 반정신의학 운동에서도 같은 입장을 채택했다. 소라진은 한때 전 세계 수많은 정신이상 환자의 마음을 구원해 칭송받았던 약이지만, 이제는 유행이 지나 거의 쓰이지 않게 됐다. 예외도 있지만, 동물이나 쓰는 약으로 밀려났고 수의학계에서 아세프로마진acepromazine으로 통하는 이 약은 서커스 연기를 하기 전 긴장하는 코끼리나 주인이 꼭 우승해야 하는 경기를 앞두고 극도로 예민해진 말에게 투여된다.

아무리 일시적이었다고 하나 무슨 수를 써도 소용이 없었던 정신의 혼란을 효과적이고 깨끗하게 치유한 약이 구시대 유물처럼 버려졌다니 어쩐지 이해가 되지 않는다. 하지만 정신의학은 그만큼 유행과 열풍에 민감하다. 정신의학계는 꼭 해결하고자 하는 문제를 두고 오랜 세월 힘겹게 연구하다가 더 새롭고 화려한 존재 앞에 굴복한 경우가 너무도 많았다. 물론 정신과 의사들은 단순히 유행 때문에 새로운 항정신병제를 선호한다고 말하지 않는다. 그보다는 연구 결과와 환자의 안전이 최우선이라 주장할 것이다. 하지만 분명 새로운 항정신병제에도 무시하지 못할 위험이 따른다. 어떤 약들은 소라진 과용의 부작용인 운동기능 장애보다 훨씬 더 심각한 위험을 안고 있다. 일부 신약이 상당한 체중 증가를 유발한다는 증거도 한두 가지가 아니다. 체중이 증가하면 신진대사에 장애가 생기고 그로 인해 제2형 당뇨병에 걸릴 수도 있다. "항정신병제란 말입니다." 맥린병원McLean Hospital 정신약리학자 알렉산더 부코빅Alexander Vuckovic은 말한다. "자기에게 맞는 독을 고르는 겁니다. 2년 후에 뭐가 되고 싶은지 골라야 해요. 괴기 서커스단 단원이냐, 당뇨병 환자냐?"

물론 조현병 같은 정신 질환을 앓지 않는 사람이라면 부코빅의 말에서 세 번째 선택지를 고르고 "둘 다 싫은데요"라고 말할 수 있다. 하지만 항정신제를 먹지 않으면 똑바로 생각하지 못하는 사람,

환청이 들리거나 어렴풋한 환영이 보여 괴로워하는 사람에게 "둘 다 싫은데요"는 불가능한 답이다. 어느 쪽이든 불행한 선택을 할 수밖에 없다. 둘 중 하나를 선택해야 하는 냉혹한 현실은 정신의학이 그간 장족의 발전을 했지만, 아직 갈 길이 멀다는 증거다. 근본적인 사실들을 보면 정신의학은 지금도 힘겹게 나아가고 있고, 의사들은 약을 쓰면서도 그 원리를 완벽하게 이해하지 못한다. 수많은 의사가 한편으로는 환자를 돕지만, 한편으로는 해칠 수도 있다. 이처럼 태생적인 위험이 따르다 보니 많은 사람이 정신의학에 우려와 의구심을 느꼈고 이것도 반정신의학 운동을 촉발한 이유로 작용했다.

반정신의학 운동

1961년 지난 1년 동안 정신병원에서 보조원으로 일했던 켄 키지Ken Kesey라는 스탠퍼드대학교 학생이 책을 한 권 쓰기 시작했다. 키지가 실제 경험을 바탕으로 쓴 《뻐꾸기 둥지 위로 날아간 새》는 결국 수백 만 독자를 상상 속 정신병원으로 이끌었다. 이 뻐꾸기 둥지에서는 환자에게 무시무시한 전기경련치료를 하고 강제로 약을 먹였다. 그곳에는 환자를 혐오해 불법만 아니라면 채찍을 휘두를 랫체드Ratched라는 간호사도 있었다. 《뻐꾸기 둥지 위로 날아간 새》는 정신병원을 어둡고 모욕적인 공간으로 묘사했다. 사람들은 주기적으로 인간성을 빼앗겼고 눈이 공허해지고 만신창이가 될 때까지 차가운 철판에서 몇 번이고 전기충격을 받았다. 그러는 동안 보조원들은 언제 이 끔찍한 병동에서 나갈지 모르는 환자의 무기력한 몸을 무심하고 냉정하게 붙잡고 있었다.

키지의 소설과 토머스 새스, 미셸 푸코Michel Foucault, 어빙 고프먼Erving Goffman 등 여러 지식인의 작품은 1960년대 태어난 반정신의학 운동에 불을 붙였고, 이 운동은 미국뿐 아니라 해외로도 뻗어나갔다. 정신병은 남들보다 창의력이 넘치는 사람을 벌하기 위해 꾸며낸 근거 없는 말로 하루아침에 둔갑됐고, 정신병원은 사회의 경계선 가까이 있는 사람의 삐딱한 기질을 억누르는 감옥 취급을 받았다. 환각과 환영은 억압이 아니라 축하해야 할 재능이라고 했다. 희망이 보이지 않던 정신 질환의 수렁에서 환자를 해방해 구원해준 약은 구속복 역할을 하는 화학물질이 됐다. 이들은 저글링 곡예사와 이발사를 비롯해 소라진으로 현실에 복귀한 사람이 이상자가 아니라고, 처음부터 문제가 없었다고 주장했다. 광기는 단지 사회가 사람을 억제하고 탄압하기 위한 음모에 불과했다. 정신병동에 찾아온 침묵은 이제 축복이 아니라 억압의 증거가 됐다.

1969년 새스와 R. D. 랭R. D. Laing을 포함해 저명한 정신의학 반대론자들이 도쿄대학교를 방문해 그곳 학생들에게 혁명을 일으키라며 용기를 불어넣어 줬고 학생들은 정말 그렇게 했다. 정신과를 점거한 학생들은 1950년대 사람의 정신을 생물학적으로 연구한 정신과 교수 우테나 히로시Utena Hiroshi를 쫓아냈다. 꼬박 10년간 학생의 지배를 받으며 정신과의 모든 연구는 급브레이크를 밟듯 중단됐다. 유럽 전역에서도 비슷한 상황이 벌어졌다. 프랑스에서는 정신의학 반대론에 열광한 학생들이 유서 깊은 생탄정신병원에 침입해 들레의 사무실을 공격했다. 어린 대학생들이 으리으리한 책상을 뒤집고 창밖으로 도금한 펜을 던지고 서랍을 비우고 서류를 찢는 모습을 상상해보라. 정신의학의 거물과 그가 운영하던 대형 병원은 한순간에 약탈당했고 완전히 새로운 광기가 들레를 휘감았다. 이것만큼은 들레가 이해하지도, 치료하지도 못하는 종류였다.

도와줘

하지만 여기서 소라진의 이야기를 끝내면 안 될 것 같다. 조현병은 분명 끔찍한 질병이다. 어쩌면 모든 정신 질환 중에서 가장 끔찍한 병일지도 모른다. 그러니 원하는 대답을 다 얻지는 못했어도 우리는 소라진의 이야기에, 소라진이라는 존재 자체에 감사해야 한다. 소라진 덕분에 굴러가기 시작한 지식의 열차는 아직 멈추지 않고 있다. 그렇다면 이 이야기를 출발점인 메틸렌블루에서 끝내는 것은 어떨까. 카리브해같이 눈부시게 투명한 염료는 프로메타진을 세상에 내놓았고 이후 소라진에 길을 내줬다. 그리고 소라진은 예민한 머리로 정신의학의 세계를 바꿔놓았다.

최초의 정신과 약이 푸른색에서 탄생했다고 하니 왠지 잘 어울린다는 생각이 든다. 소라진의 이야기는 하늘과 바다, 소금과 물보라를 연상시키는 일종의 창조 신화다. 원시적인 요소 대신 말랑말랑한 알약이 광기 어린 환상의 불을 껐고 정신이 아픈 사람의 머리를 조용하고 맑게 만들어줬다. 깨끗해진 정신은 새로운 이야기를 맞을 준비가 됐다. 그 이야기들은 온전한 정신이 가져온 신선한 토양에서 새싹처럼 자라날 것이다. 문을 닫은 옛 정신병원을 돌아보며 나는 맑은 정신을 되찾은 이들의 새로운 이야기를 머릿속에 그려봤다. 해방되기 이전의 상황도 상상해보려 했다. 영원히 끝나지 않을 것 같은 잔인한 서커스에서 춤추는 악마와 조롱하는 광대에게 지배당하는 기분이 어땠을까? 불로 묘기를 부리는 사람이 내 목구멍에 억지로 불기둥을 밀어 넣는데 보고 구해줄 사람이 없다면? 나는 조현병 환자의 공포를 상상했다. 죽을 때까지 학대당하는 기분을, 너무도 강렬하고 선명해 정신을 갈기갈기 찢었던 피해망상을 떠올려봤다. 언제나처럼 오싹한 상상이었다.

나도 정신적 문제를 적잖게 경험한 사람이다. 말로 표현할 수 없을 만큼 우울해졌을 때는 눈앞에 보이는 세계에서 색이 사라졌다. 평면이 된 나무는 삭막했고, 한밤중에 희한하게 생긴 검은 모자가 도로 위를 굴러갔다. 이것이 내게는 광기와 가장 근접한 경험이었다. 너무 가까워서 불안했지만, 그렇다고 제대로 이해할 만큼 가까워지지는 못했다. 그래서 나는 탈시설화 운동으로 사라진 정신병원을 돌아다니며 단서를 찾고 있다. 한때 두피에 밀착돼 두개골로 곧장 전류를 쐈을 흡입관을 만진다. 환자의 뇌는 끝없는 발작을 일으켰으리라. 먼지 쌓인 도서실의 책을 넘겨보니 책 더미는 딱정벌레 같은 곤충들의 집이 돼 있었다. 환자가 떠난 지 오래인 방에서 거미가 집을 짓는 모습을 보자 한 가지 실험이 떠오른다. 거미에게 환각제를 투여했더니 전보다 더 복잡하고 화려한 거미줄을 지었더랬지. 비단으로 만든 예술품은 다시 만들 수도, 따라 만들 수도 없었다. 먼지 쌓인 침대에 납작하게 놓인 베개를 만지며 매일 밤 여기에 누였을 고통에 찬 머리를 그려본다. 땀에 젖은 이불 속에서 울부짖는 소리가 섞이고 언젠가 찾아올 푸른 꿈은 아직 미지의 존재였다.

3층에 있는 332호실의 창문 유리는 온통 금이 가 있다. 하루의 마지막 빛이 꺼지려 하는 시간이었다. 태양은 여름 하늘 끝자락에 주황빛 경계선으로 보일 뿐이다. 아래 거리에서는 이 병원의 방대한 역사를 잊은 사람들이 샌들과 치마 차림으로 오간다. 침대에서 베개를 들었다가 베개 밑에 있던 종이를 발견한다. 얇고 힘이 없는 종이는 손에 닿자마자 파사삭 부서지려 한다. 종이에는 단어 하나가 적혀 있었다. "도와줘HELP." 에일리언이 자신을 잔혹한 외계 행성으로 데려가려 한다고 믿는 환자의 망상에서 나온 말일까? 아니면 소라진으로 어지러운 정신이 맑아지고 마침내 비명과 마음의 파편을 비우고 난 후의 한마디인가? 알 방법은 없다. '도와줘.' 병의 신호일까? 아니면 회복의 신호? 도움. 사람이라면 누구나 어떤 식으로든 도움을 원한다. 종이를 집에 가져갈까 망설였지만, 원래 자리인 베개 밑에서 치우면 안 될 것 같다. 그래서 종이를 내려놓고 베개도 덮어놓는다. 지금까지 그랬던 것처럼 앞으로도 그 자리에 있을 것이다. 크레인에 달린 쇳덩이가 이 건물을 무너뜨릴 때까지는. 지금 이 건물이 서 있는 자리에는 무엇이 들어설까? 꽃밭, 아름다운 공원, 깊은 연못을 상상한다. 연못의 맑은 수면 아래로 등불처럼 떠 있는 물고기가 보인다. 연못 바닥에는 눈을 감고 소원을 비는 사람들이 던진 동전이 쌓여간다.

만일 한 가지 소원을 빌 수 있다면 나는 완벽한 약을 달라고 할 테다. 먹는 사람이 원하는 대로 정확히 작용할 궁극의 약을 원한다. 우울증을 없애고 조증을 행복으로 바꿔주고 조현병을 그저 창조력으로 바꿔줄 그런 약. 나라면 원하는 모든 사람에게 평온한 마음을 줄 수 있는 파란 약을 달라고 빌 것이다. 그 약을 원하지 않을 사람이 어디 있을까? 내 소원은 정신 건강을 최상의 상태로 끌어올리고 완벽하게 배열된 뉴런이 서로 원활하게 신호를 주고받는 튼튼한 뇌를 만들되, 다른 부작용은 없는 약이다. 이 궁극의 약으로 이 세상이 선의와 대의, '그 후로도 오래오래 행복하게 살았습니다' 하는 해피엔딩으로 가득 찼으면 한다. 하지만 지금 그런 약은 없다. 한마디 말—'도와줘'—이 보여주듯 우리가 가진 약은 완전하지 않다. 저글링 곡예사는 평생 약의 도움을 받았을까? 아니면 부작용 때문에 약을 계속 쓸 수 없었나? 리옹에서 온 이발사는 어떻게 됐을까? 얼마나 오래 약을 사용하고 나서 기이하고 무시무시한 운동장애가 그를 덮쳤을까? 심각한 부작용 없이 증상을 없애줄 항정신병제가 언젠가 나오기는 할까? 소라진은 정신의학이 크게 도약하도록 이끌어줬지만 결과적으로 힘이 부족했다. 우리는 아직 갈 길이 멀다.

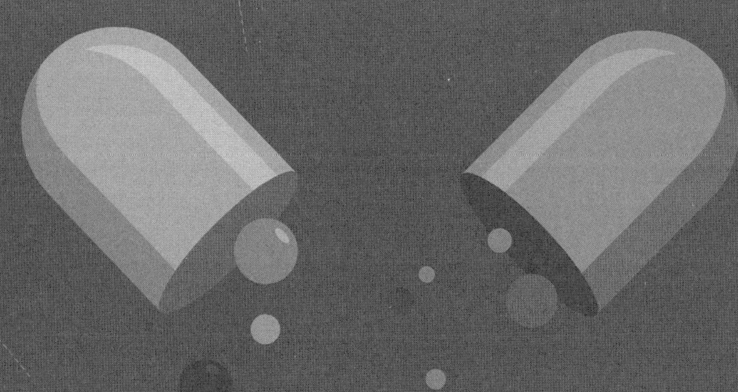

CHAPTER

리튬: 돌에서 나온 소금

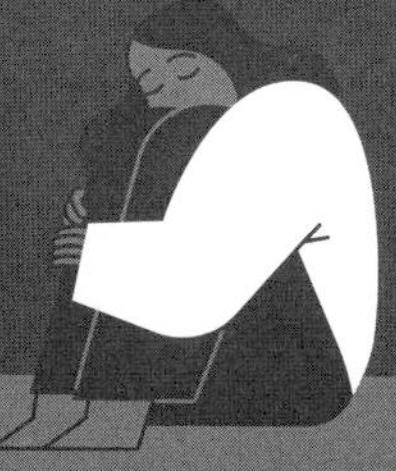

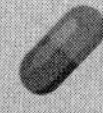

Lithium:
A Salted Stone

고대의 원소

다른 약과 달리 리튬은 인간보다 긴 역사를 자랑한다. 우주 대폭발 때 태어났기 때문이다. 유성, 별, 우주에서도 발견되는 리튬은 우주가 최초로 폭발하고 20분도 되지 않아 나타났다. 리튬은 아주 가벼운 원소로 공기와 접촉하면 원자화해 붉은 불꽃을 터뜨린다. 리튬이 지구에서 처음 발견된 것도 벌써 200년 전의 일이다. 1800년 당시 브라질 지질학자였던 조제 보니파시우 지 안드라다 이 실바José Bonifácio de Andrada e Silva는 스웨덴 앞바다에 있는 바위섬 우퇴Utö의 철광석 광산을 조사하고 있었다. 그곳에는 광물 자원이 풍부했고, 안드라다는 여기서 발견한 새로운 광물에 페탈라이트petalite라는 이름을 붙였다. 지금도 우퇴에 가면 울룩불룩하고 뾰족한 페탈라이트를 어렵지 않게 찾을 수 있다. 페탈라이트를 연구한 19세기 과학자들은 페탈라이트에서 이산화규소silica, 산화알루미늄alumina, 망간manganese, 물처럼 다른 돌에도 있는 원소뿐 아니라 생전 처음 보는 특이한 소금을 소량 발견했다. 호기심에 전류를 흘려보냈더니 소금은 붉게 타오르며 타닥 소리와 함께 녹아버렸다. 이 소금은 "돌"을 뜻하는 그리스어를 딴 리티온lithion이라는 이름을 얻었다.

요산성 체질

리튬은 가장 가벼운 금속이며 태양과 별, 유성, 혜성을 구성하는 위대하고도 영원한 원소다. 그런 리튬이 보잘것없는 우리 인간을 위해 쓰이고 있다. 리튬이라는 원소 자체의 성질은 불안정하지만, 모순적이게도 리튬은 사람에게 고요한 평정심을 줄 수 있다. 그러나 리튬이 정신과 약으로 흔하게 사용되는 것은 한참 후의 이야기다. 19세기만 해도 리튬은 소변의 과도한 산성을 알칼리화하는 능력으로 인정받았다. 과거 의사들은 산성뇨가 모든 중병의 원인이라고 했다. 실제로 통풍은 관절에 요산이 과도할 경우 발생하는 병이지만, 당시에는 방광결석, 신장결석, 현기증, 편두통도 요산 때문에 생긴다고 봤다. 널을 뛰는 감정과 축 처지는 분위기, 식욕부진, 극도의 슬픔이나 기쁨, 성마른 흥분, 간질 발작, 종양, 틱, 독감, 열병도 요산이 과다할 때 나타난다고 했다. 의사들은 기이한 흰색 소금이 요산을 제거할 수 있다고 믿었다. 리튬이 거의 모든 질병의 치료제로 쓰였다는 뜻이다.

하지만 대다수 주요 질병과 장애의 원인은 높은 요산 수치나 통풍이 아니다. 아예 이와는 무관한 경우도 많아서 19세기를 시작으로 리튬 치료를 받은 환자들의 병은 거의 낫지 않았다. 리튬염이 소변을 알칼리성으로 만드는 것은 사실이다. 그렇다고 인슐린 저항성으로 당뇨병을 앓는 환자가 소변의 대사 변화에 반응할 리는 만무하다. 그럼에도 갖가지 신체적·정신적 질병을 리튬염으로 치료하는 행위는 20세기까지 이어졌고, 1940년이 돼서야 《머크 인덱스The Merck Index》(제약회사 머크에서 발행하는 화학·약학·생물학 관련 백과사전—옮긴이), 《약전The Pharmacopoeia》 같은 교재에서도 리튬이 모습을 감췄다. 지금이야 대부분의 병에 아무 효과가 없음을 알지만, 이전에는 무수한 실패를 거듭했는데도 리튬 치료가 오랫동안 명맥을 이어 왔다는 뜻으로 풀이된다. 리튬을 투여해도 당뇨병 환자의 당뇨병은 사라지지 않았고, 편두통 환자는 여전히 머릿속의 망치질로 괴로워했다. 실패 사례가 점점 늘어나는데도 리튬 치료를 계속했다니 현대인인 우리 눈에는 참으로 단순하고 무식해 보인다. 그런데 왜 당시 의사들은 몸에서 흘려보내는 노폐물에 불과한 소변과 거기서 발견된 산에서 복잡하고 다양한 질병의 원인을 찾으려 했을까?

리튬 치료가 어떻게 오랜 세월 동안 끈질기게 살아남았는지 그럴듯하게 설명해주는 이유 한 가지는 요산성 체질uric acid diathesis이다. 다시 말해 리튬염을 투여했더니 환자의 기분이 좋아졌다는 것이다. 몸의 고통은 사라지지 않았지만, 환자의 마음은 차분히 진정됐다. 그도 그럴 것이 현재 알려진 바에 따르면 리튬은 강력한 정신작용제다. 텍사스주 27개 카운티의 수돗물을 분석한 연구진은 자연에서 발생하는 리튬의 양을 측정해 물에 함유된 리튬의 양과 자살률의 부적 관계성negative association을 발견했다. 즉, 리튬 수치가 높을수록 자살률이 낮아졌다. 다른 지역에서도 유사한 연구들이 진행됐다. 일본 연구진은 오이타현 18개 시의 수돗물을 조사해 수돗물에 리튬이 소량만 있어도 자살뿐 아니라 우울증도 예방할 수 있다는 사실을 밝혔다. 1948년까지는 인기 탄산음료 세븐업7Up에도 구연산리튬lithium citrate이 들어갔다. 음료수 한 캔에 소량의 촉진제가 들어간 셈이었다. 리튬 치료의 역사에 관한 책을 쓴 F. 닐 존슨F. Neil Johnson은 익명의 제보자에게 편지를 한 통 받았다고 한다. 우울증 환자인 어머니가 우울증이 아닌 병으로 리튬 처방을 받았다는 제보자는 어머니가 리튬으로 인해 어떻게 달라졌는지 회고했다.

> 저는 1917년에 태어났습니다. 어머니는 저를 낳자마자… 우울증에 걸려 [병원에] 입원하셨어요… 어머니는 제가 어릴 적에 "요로결석gravel"으로 구연산리튬을 처방받고 일평생 이 약을 드셨습니다… 73세부터는 요실금이 생겨… 수술 중에 비뇨기과 의사가 방광에서 진주알 크기의 돌을 제거했습니다… 수술 이후 어머니는 이제 필요가 없다 싶어 구연산리튬을 끊으셨어요. 6개월 후… 갑자기 초조우울증agitated depression이 발병했고 돌아가실 때까지 7년하고도 6개월을 그 병으로 고생하셨습니다.

리튬을 가장 먼저 약으로 사용한 사람은 스코틀랜드 외과의 알렉산더 우레Alexander Ure였다. 우레는 1843년 한 강연에서 리튬을 "이전까지 치료에 시도하지 않은 물질"이라 소개하며 리튬이 방광결석을 녹일 수 있다고 했다. 그리고 리튬이 든 대야에 실제 결석을 담그자 결석의 크기가 눈에 띄게 줄어들었다. 한때 빅토리아 여왕의 주치의였던 알프레드 개로드Alfred Garrod 경은 우레의 실험을 재현하는 대신 통풍으로 생겨난 침전물을 사용했다. 개로드 경은 체내에 요산이 과도하게 쌓이면 통풍이 생긴다고 추측했고 그의 추측은 정확했다. 이후 개로드 경은 요산 과다 분비가 그 밖의 많은 질병의 원인이라는 이론을 널리 퍼뜨렸으며 요산성 체질이라는 개념을 만들었다.

리튬 스파

리튬은 대개 탄산염 용액으로 환자에게 투여됐다. 그러다 19세기 중반부터 스파와 온천이 인기를 끌기 시작했다. 잉글랜드와 유럽 대륙 각지에서 우리 지역의 천연 온천에 리튬이 다량 농축돼 있다고 광고했고 의사는 환자에게 온천에 몸을 담그는 치료법을 "처방"했다. 부유한 환자들은 수백 킬로미터 거리도 마다하지 않고 찾아갔다. 사업가들은 이 기회를 놓치지 않았다. 19세기 말이 되자 수水치료 시설이 여기저기 생겨났다. 기업들은 투명한 녹색 유리병에 탈착이 용이한 금속 뚜껑을 달고 휴대용 리튬수를 팔기 시작했다. 유명 의사들이 리튬을 홍보하고 리튬 스파·온천과 음료가 몸에 좋다고 공개적으로 발언하면서 이런 사업은 국내외에서 번창했다. 전립선비대증, 임질, 방광염, 문맥 울혈, 황달, 간성 당뇨병hepatic diabetes, 비만, 이완성 소화불량 모두 리튬수가 치료할 수 있다고 소문난 질병들이었다. 이름 높은 의사들이 가세하며 리튬수의 효능이 강력하다는 여론이 형성됐고 물을 이용해 병을 치료했다는 연구 결과가 의학 저널에 쏟아져 나왔다.

그러나 스파 리조트와 리튬 음료 제조사가 돈을 갈퀴로 쓸어 담는 사이 리튬수의 정확한 성분에 의문을 제기하는 목소리가 들리기 시작했다. 리튬을 회의적으로 본 첫 번째 논문은 1889년에 발표됐다. 이 논문의 저자인 화학자는 상업 시설의 온천에 함유된 리튬의 양이 광고와 크게 차이가 난다고 폭로했다. 다른 논문들도 비슷한 사실을 이야기했다. 1896년에는 인기 리튬수 브랜드 셋을 분석했더니 두 브랜드의 상품에 리튬이 아예 없었다는 주장도 나왔다. 시간이 걸리긴 했지만, 버팔로 리티아 워터Buffalo Lithia Water에 제기된 소송은 1914년 워싱턴 D.C. 대법원까지 올라갔고 명백한 판결이 나왔다. "병을 치료할 수 있을 만큼의 리튬을 섭취하려면 버팔로 리티아 워터를 매일 15만~22만 5,000병을 마셔야 한다… 갤런당 리튬 함유량은 문제의 물보다 포토맥강이 5배 더 높다."

행복을 누리던 수치료 산업은 하향세를 탔고, 리튬 음료수는 1920년대 초 종적을 감췄다. 그러니 요산성 체질이라는 개념도 사라져야 마땅했다. 하지만 수치료 시설의 신뢰성이 추락한 상황에서도 요산성 체질의 영향력은 어느 때보다 강했다. 이제 리튬은 음료수가 아니라 알약으로 출시됐다. 환자 누구나 취향대로 약물을 혼합해 만들 수 있는 데다 농도 조절도 가능했다.

리튬과 우울증

19세기 리튬은 정신 질환뿐 아니라 다양한 질병의 치료제로 애용됐다. 그런데 메틸렌블루와 마찬가지로 리튬에 우울감이나 절망감을 달래는 효과가 있다고 기록한 의사들이 있었다. 영국 의사 알렉산더 헤이그Alexander Haig는 1888년 자신과 타인을 대상으로 여러 차례 실험한 후 높은 요산 수치와 특정 우울증 사이에 상관관계가 있다는 의견을 냈다. 그는 리튬처럼 요산 수치를 낮추는 약이라면 정신 질환 치료에 도움이 된다고 주장했다.

2년 후에는 헤이그의 연구를 잘 알고 있던 덴마크 내과의사 칼 랑게Carl Lange가 "주기적 우울증periodical depression"이라는 용어를 사용하며 이것이 어떤 병인지 설명했다. 랑게는 그를 찾아오는 환자 다수가 이 병을 앓고 있다고 봤다. 주기적 우울증은 바람과 같았다. 바람처럼 불어왔다가 사라지지만, 백이면 백 다시 돌아오기 때문이었다. 리튬을 예방약으로, 그것도 정신병 치료제로 사용한 의사는 랑게가 처음이었다.

비슷한 시기 필라델피아에서도 존 올드John Aulde라는 의사가 우울증이 재발하지 않은 환자에게 리튬을 처방하고 "예전의 병이 돌아오는 문제"를 막으려면 약을 끊지 말라고 권유했다.

우울증 예방약으로서의 리튬은 20세기 중·후반 뜨거운 감자로 다시 등장하지만, 랑게가 자신의 치료 계획을 설명하는 논문을 발표했을 때만 해도 학계는 별 관심을 보이지 않았다. 예외가 있다면 덴마크 미델파르트Middelfart에서 정신병원 책임자로 일하던 프릿츠 랑게Fritz Lange였을 것이다. 칼 랑게의 친동생인 프릿츠는 형의 뜻을 따라 우울증 환자 수백 명에게 리튬을 줬다. 양은 현재 병원에서 처방하는 양과 비슷했다. 1894년 프릿츠는 우울증 환자가 리튬 치료를 시작한 지 며칠 만에 효과를 봤다고 주장하는 책을 발표했다. 이후 출시될 소라진보다 더 빠르게 듣지는 않았지만, 분명 리튬은 당시 나와 있던 약 중 가장 빠르고 효과적인 정신작용제였다.

요산성 체질의 몰락

이처럼 리튬이 선풍적인 인기를 끌고 리튬을 사용해야 한다는 이론적 해석에 빈틈이 없었는데도 요산성 체질은 어떻게, 왜 사라지게 됐을까? 20세기 과학의 패러다임 전환에 대해 쓴 토머스 쿤 Thomas Khun은 어떤 믿음이 더 타당해 보이는 믿음 앞에 무너지는 과정을 묘사했다. 그러면서 이런 과정이 간헐적으로 나타날 때마다 학계는 조금씩 진보한다고 했다. 그러나 리튬과 요산성 체질의 경우 사람들에게 깊은 믿음을 주며 자리를 대신 차지한 하나의 패러다임이 없었다. 그보다는 일련의 중대한 사건들—항생제, 마취제가 발명되고 그로 인해 수술이 발달했다—이 조금씩 침투해 결국에는 스포트라이트를 독차지했다고 할 수 있다.

1930년대에는 박테리아를 억제하는 약물의 통칭인 설파제 sulfonamides가 등장했고, 10년 후에는 페니실린이 극적으로 발견되며 대량생산되기 시작했다. 1942년 보스턴 코코넛그로브 Cocoanut Grove라는 혼잡한 나이트클럽에서 화재가 발생해 탈출할 방법도 없이 사람들이 불길에 갇혀버렸다. 거의 500명이 죽었고 수백 명이 전신 화상을 입어 피부가 벗겨지고 검게 변했다. 살아남았지만 숯덩이가 된 사람들은 앰뷸런스 행렬에 실려 인근 병원으로 재빨리 옮겨졌다. 감염은 피할 수 없었다. 당시 항생제는 아직 시험 단계라 사용할 수 없었지만, 매사추세츠종합병원 Massachusetts General Hospital 측은 뉴저지의 제약회사 머크에 연락해 되도록 빨리 항생제를 보내달라고 특별히 요청했다. 머크는 항생제 앰풀 32리터를 얼음으로 감싼 후

트럭에 실어 보냈고, 트럭은 경찰 오토바이의 호위를 받으며 이동했다. 기나긴 행렬이 엄숙한 분위기를 풍기며 주의 경계를 넘었다. 테스트도 마치지 않은 항생제가 병원에 도착하자마자 의사들은 신약의 앰풀을 뜯고 화상 환자에게 주사를 놓았다. 환자들의 상처는 염증으로 곪아 있었고 고름이 터지는 상태였다. 이런 상처가 몇 시간도 되지 않아 가라앉았고 며칠 후 붕대를 풀어보니 입술 안쪽 살처럼 분홍빛인 새 살이 차오르고 있었다. 화상 흉터는 더 이상 곪지 않고 아물기 시작했다. 신약 페니실린은 이렇듯 눈부신 기적을 일으키며 신문·라디오에서 찬양받았고 전국으로 소문이 퍼져나갔다.

하지만 요산성 체질이 꼭 페니실린 때문에 없어졌다고 할 수는 없다. 그 전부터 수년째 세력이 약해지던 중 항생제가 나타나고 마취제가 개선되면서 아예 사라졌다고 해야 더 정확할 것이다. 스테로이드와 이뇨제, 혈압강하제, 혈당강하제도 나왔고 화학회사들이 제약회사로 간판을 바꾸며 약의 대량생산이 가능해졌다. 거기다 시장경제에 따라 움직이는 기업은 원시시대를 지배하던 소변이 아닌 다른 곳에 관심을 두기 시작했다.

결국 요산성 체질은 카고 바지와 컨트리풍 커튼처럼 유행에서 밀려나고 말았다. 최초의 심장이식이 성공한 시대에 인간의 모든 고통을 소변으로 설명할 수 있다는 것은 촌스러운 사고였다. 요산성 체질이 떠난 자리에는 온갖 새로운 발명과 발견이 쏟아져 들어왔다. 의학만이 아니라 천체물리학, 유전학, 생물학에서도 같은 현상이 나타났다. 세계는 넓어졌다. NASA가 로켓 연료를 개발하며 달은 한 걸음 더 가까워졌고, 언젠가 달을 여행할 수 있다는 꿈도 커졌다. 우리는 별에 수명이 있음을 알게 됐다. 별은 무질서한 가스 덩어리에서 태어나 블랙홀로 생애를 마감한다고 했다. 끝을 헤아릴 수 없는 깊은 구멍을 생각하면 인간의 우울은 한가한 공원 나들이나 다름없었다. 지금도 과학기술은 매일 더 넓고 깊어지고 있다. 그러니 과학에 짓밟혀 요산성 체질이 사라졌다는 게 놀라운 일이겠는가?

20세기는 단짝 친구인 체질 이론과 리튬을 떠나보냈다. 한때 인간은 미신에나 나오는 소금이 우리를 도울 수 있다고, 병을 치료할 수 있다고 믿었다. 낡은 생각의 바다에 빠진 리튬은 돌멩이와 쓰레기가 흩어진 해변으로 떠밀려 왔다. 1940년대부터는 구하려고 해도 정제 리튬을 구할 수 없었다. 그렇게 리튬은 오래전 우리 곁을 떠났다. 간간이 조제약에 들어가지만, 이 약을 아는 사람도, 이 약을 사용할 사람도 없었다.

그래도 다행스러운 소식이 있다. 요산성 체질 이론은 사라질 수 있고 실제로 사라지며 리튬을 데려갔지만, 리튬이라는 물질은 절대 소멸되지 않는다는 것이다. 정신의학에서 사용하는 의약품 가운데 인간의 손에서 태어나지 않은 약은 리튬이 유일하다. 리튬은 지구에 존재하고 지구를 구성한다. 더 나아가 태양계, 우주에 존재한다. 리튬은 인간보다 먼저 지구에 도착한 원소로서 사람들의 기호나 유행의 구애를 받지 않는다. 버팔로 리티아 워터는 사라졌고, 개인이 저마다 진정제를 혼합할 수 있는 리튬 알약도 사라졌다. 하지만 리튬의 뿌리는 절대 뽑히지 않는다. 그래서 인류가 다시 찾았을 때—정확히는 어느 특별하고 겸손한 인물이 1946년 다시 찾았을 때—리튬은 풍부한 양으로 눈부시게 하얀빛을 뿜으며 기다리고 있었다.

지구 반대편에서 시작된 이야기

리튬의 이야기는 호주 교외 지역에서 다시 시작한다. 존 케이드John Cade는 젊고 호기심 많은 의사였다. 제2차세계대전이 끝나고 일본 포로수용소에서 풀려난 그는 가족의 품으로 돌아가 제2의 삶을 살기 시작했다. 전쟁 포로로 생활하며 온갖 잔혹한 행위를 목격했지만, 케이드는 선한 마음으로 살아야 한다고 생각했다. 꽥꽥거리는 기니피그와 멜버른의 정신병원이 등장하는 이 이야기의 중심에는 케이드가 전쟁 포로로 붙잡혀 있는 동안 착안하고 개발한 한 가지 가설이 있었다.

케이드는 1912년 빅토리아의 작은 시골 마을에서 태어났다. 군에 입대한 후 제2/제9군단 의무醫務부대 소령이 됐고 전쟁 중에는 싱가포르에 주둔했다. 1942년 2월 호주가 일본에 넘어가면서 케이드는 일본군에 붙잡혔다. 적군은 그에게 족쇄를 채우고 눈을 가린 채로 목에 총검을 겨눴다. 이후 3년 반 동안 포로로 있던 케이드는 다른 포로들이 적군의 야만적 행위에 어떻게 반응하는지 가까이서 관찰할 수 있었다. 창이수용소Changi camp의 포로들은 늘 배고픔에 시달렸고, 식사는 밍밍한 수프가 전부였다. 사방은 해충과 오물로 뒤덮여 있었다.

3년 반 동안 케이드는 잦은 구타와 굶주림의 스트레스로 사람들이 무너지는 모습을 관찰하며 정신 질환과 정신 건강에 관한 가설을 세웠다. 정신이 흐트러진 포로들은 환청을 듣고 환각을 보기 시작했다. 극도로 흥분하는 사람이 있는가 하면 지독한 절망에 빠지는 사람도 있었다. 케이드는 수용소 생활을 심리학 및 인류학 연구로 바꾼 덕분에 두려움을 견디고 제정신을 유지할 수 있었다. 연구의 핵심은 이 질문에 있었다. 신경쇠약의 원인은 무엇이며, 신경쇠약에 걸리는 사람과 꿋꿋하게 버티는 사람의 차이는 무엇인가? 수용소 생활은 고됐다. 물 같은 수프를 숟가락으로 떠먹고 부스러진 나뭇잎과 나방이 붙은 침상에 몸을 누이고 수많은 사람의 신음을 들으며 케이드는 가설을 세웠다. 그는 신체에서 정상적인 대사 물질의 분비가 과도해지면 조증이 생기고 같은 대사 물질이 부족해지면 우울증이 생긴다고 봤다. 수용소에서는 가설을 시험할 방법이 없었기 때문에, 케이드는 여기서 나가는 즉시 고향으로 돌아가 "헛되이 보낸 세월을 애도하고 끝이 보이지 않던 기간에 싹틔운 아이디어를 연구하기로 결심했다."

해방된 케이드는 마침내 아내, 두 어린 아들과 재회했다. 첫째는 그가 싱가포르로 떠날 때 겨우 세 살이었다. 그리고 케이드는 1946년 새해 첫날 정신과 의사 생활을 다시 시작했다. 그가 일하던 곳은 참전 용사를 위한 대표적인 정신병원인 빅토리아의 분두라보훈정신병원Bundoora Repatriation Mental Hospital이었다. 포로수용소에서 잃어버린 세월을 잊지 못했고 언제나 그렇듯 호기심이 강했던 그는 이론의 핵심인 대사 물질을 찾기 위해 연구에 착수했다. 처음부터 초점은 병인에 맞춰져 있었다. 케이드는 인간을 괴롭히는 병의 원인을 찾으려는 의사였다. 그 점에서 타국의 동료 의사들과 달랐다. 생탄의 들레와 드니케는 환자가 앓는 병의 생리를 살피지 않았다. 조현병 환자의 망상과 환각을 고친다는 약을 받고 사용만 했지, 약이 잘 듣는 '이유'를 궁금해하지 않았다. 약이 효과적이라는 순수한 경험론적 사실에만 집중할 뿐이었다. 케이드는 두 사람보다 야심이 큰 연구자였다. 정신적 고통의 생화학적 소인부터 찾아 나섰고 직감에서 출발한 가설을 세상에 내놓을 의지도 있었다. 그는 머릿속 안테나를 분자의 세계로 기울였고, 인간의 몸짓과 언어가 보이는 미묘한 차이를 관찰하는 일도 게을리하지 않았다.

수년 후 케이드의 아내는 이야기를 하나 들려줬다. 언젠가 멜버른 근처 숲에서 남편과 함께 산책하는데 에메랄드빛 나뭇잎에 아직 축축한 대변이 묻어 있었다고 한다. 케이드는 쭈그리고 앉아 대변을 관찰했다. 곧이어 그는 허리를 곧추세우고 무릎을 털며 코끼리가 여기를 지났다고 말했다.

"존." 아내가 말했다. "당신 미쳤어? 여기는 호주야."

부부는 산책을 계속했다. 얼마나 걸었을까, 숲에서 공터로 빠져나왔더니 그곳에서 서커스가 열리고 있었다. 코끼리까지 갖춘 서커스였다. 깜짝 놀란 케이드의 아내는 남편을 돌아보며 어떻게 알았느냐고 물었다. 케이드는 동물원의 코끼리 사진에서 본 대변 형태를 기억하고 있었다고 설명했다.

이제 병원으로 돌아온 그는 이처럼 흡수력 높은 두뇌를 정신 질환의 문제와 가능성으로 돌릴 준비가 돼 있었다. 깊은 절망에 빠진 환자의 세계에서는 윤곽과 색깔이 사라진다. 미친 듯이 흥분하는 환자의 세계에서는 색깔이 하늘 높이 날아다니고 나무가 흔들리고 치마가 빙글빙글 돌고 비명이 들린다. 하지만 어디서부터 시작할 것인가? 넘치거나 부족한 이 대사 물질은 몸이나 뇌 어디든 존재할 수 있었다. 뇌에 가득한 뉴런만 수십억 개였다. 출발점에 서서 케이드는 이렇게 생각했다고 한다. "저는 몰랐습니다. 그 물질의 정체를 몰랐고 하등동물의 약리학에 대해서는 더더욱 아는 바가 없었죠. 그물을 최대한 넓게 던지고 간단한 동물실험으로 예비 조사를 하는 것이 최선으로 보였습니다."

케이드의 첫 번째 실험

이 무렵 케이드 부부는 아이를 여러 명 키우고 있었고—집으로 돌아와 셋을 더 낳았다—기니피그는 아이들의 반려동물이었다. 가족이 뒷마당 우리에서 키우던 기니피그는 자연히 케이드의 첫 번째 실험 대상이 됐다. 케이드는 선배들처럼 우선 소변에서 대사 물질을 찾아보기로 했다. 계획은 다음과 같았다. 보훈병원 병동에 있는 조증·우울증·조현병 환자에게 12~14시간 동안(야간) 수분 섭취를 금지하고 다음 날 아침 샘플을 모은다. 물을 마시지 않는 시간이 길어서 농축된 소변에는 침전물이 많았다. 케이드는 정신 질환이 없는 통제집단의 소변도 받았다.

훗날 케이드의 아들이 말하기를 케이드는 적절한 샘플을 확보한 후 가족이 쓰는 냉장고에 보관했다고 한다. 이후 소변—"깨끗한" 소변과 조현병·조증·우울증 환자의 소변—을 기니피그의 배에 주입했다. "조증 환자의 소변이 다른 집단에 비해 독성이 매우 강했지만 어쨌든 모든 샘플이 기니피그를 죽게 했다." 하지만 눈에 띄는 사실도 있었다. “지금까지 증명된 것은 농축된 소변을 다량 주입하면 기니피그가 죽는다는 사실뿐이지만, 대체로 정신병 환자의 소변을 주입한 동물이 훨씬 더 빨리 사망했다.”

동물을 죽게 한 소변에 요산이 있을 가능성을 고려한 케이드는 요산이 요소 중독urea toxicity에 미치는 영향을 알아보기 시작했다. 요산은 물에 용해되지 않기 때문에 요산을 녹일 생각으로 샘플에 리튬염을 첨가했다. 그런데 리튬염이 들어가자 요소의 독성이 줄어들었다. 케이드는 리튬만을 사용했을 때 기니피그가 어떻게 될지 궁금해졌고 다량의 리튬을 기니피그 복부에 주입했다. 다음 상황은 놀라웠다. 아니, 충격적이었다.

> 2시간 정도 잠복기가 지난 후 동물들은 의식이 또렷했지만, 극도의 무기력에 빠졌고 1~2시간은 아무 자극에도 반응하지 않았다… 기니피그로 실험해본 사람이라면 기니피그의 성향을 잘 알 것이다. 기니피그는 조금만 건드려도 깜짝 놀라는 동물이다. 이 실험을 한 연구자는 더욱 놀랐다. 탄산리튬 용액 주사를 맞은 기니피그가 뒤로 벌렁 드러눕더니 평소처럼 반사적으로 펄쩍 뛰는 대신 멍한 눈으로 그를 올려다보고만 있었던 것이다.

케이드는 새로운 발견을 예감했고, 예감은 적중했다. 선천적으로 겁이 많고 불안해하는 동물에게 용액을 주사하자 원래의 성향이 아니라 고요하고 침착한 태도를 보였다. 미쳐 날뛰는 환자로 붐비는 대형 정신병원의 의사로서 케이드는 궁금해졌다. 리튬이 환자들에게는 어떤 영향을 미칠 것인가? 하지만 실험을 하기 전 직접 리튬 주사를 맞아봤다. 케이드가 당시 느꼈을 감정이 두려움인지, 우려인지, 자신감인지는 알 길이 없다. 하지만 호기심만큼은 확실했다. 케이드는 주사를 다 놓은 후 약효가 나타나기를 기다리며 잠자코 앉아 있었을 것이다. 신경을 바짝 곤두세우고 만약 나무에 바람이 불었다면 바람 소리가 평소보다 날카롭게 들리는 이유가 약 때문인지, 단순히 감각이 예민해졌기 때문인지 궁금해했을 것이다. 몇 주 동안 여러 번 실험을 한 케이드는 가벼운 부작용 말고는 아무것도 느끼지 못했다. 잠시 속이 메스껍기는 했지만, 그게 전부였다. 그 시점에서 케이드는 분명 미소를 지었을 것이다.

생각이 엉키고 왜곡된 정신병 환자로 가득한 정신병원에 더없이 반가운 소식이었기 때문이다. 남자 환자들은 흰 벽에 스파이가 살고 있다며 밤이고 낮이고 그들에게 속삭였다. 복도를 내달리는 여자 환자들은 어디 가서 입술을 두들겨 맞고 온 것처럼 립스틱을 발랐다. 환자들은 잠을 이루지 못했고 꿈도 없이 절망에 휩싸여 있었다. 얼마나 고통스러운지 작은 움직임도 힘겨워 보였다. 오래전 잃어버린 삶에서 인생의 목적, 중심이 빠져나가고 없었다. 하지만 최악은 자기가 똑똑하다고 믿는 환자들이었다. 그들은 쉴 새 없이 입을 놀렸고 무의미한 소리와 단어를 쏟아냈다. 한 가지 아이디어가 떠올라 눈을 반짝거리는 것도 잠시, 곧장 다른 아이디어가 첫 번째를 밀어냈다. 카드로 만든 집이 계속해서 무너지는 형국이었다. 연극같이 과장된 이야기의 세계에 빠진 이들은 진정이 되지를 않아 주변 사람을 지치게 했다. 가장 큰 피해자는 간호사들이었다.

케이드는 그 환자들을 생각했을 것이다. 그러고는 긁어주고 만져달라는 듯 벌러덩 누운 기니피그를 생각했다. 대부분의 병원 조제실에는 19세기에 쓰다 남은 리튬이 통째로 보관돼 있었다. 따라서 이론상으로는 케이드도 그 약을 사용할 수 있었다. 양철통에 먼지가 수북하더라도 밀봉돼 있는 한 소금은 순수한 물질로 남아 있을 터였다.

한밤중의 드라이브

내가 케이드의 병원만큼 규모가 큰 정신병원에서 생활한 적은 없었다. 내가 있던 정신병원은 하나같이 평범했다. 종합병원의 한 층을 사용했고 바퀴 달린 배식 카트가 하루에 세 번 엘리베이터로 올라왔다. 포크와 나이프는 항상 플라스틱이었다. 열세 살이었던 나는 로즈메리를 지켜봤다. 가냘픈 로즈메리는 젊고 예쁜 여자였다. 눈에서 하염없이 흐르던 눈물은 얼굴을 따라 서서히 내려오다 턱 끝에 아슬아슬하게 매달렸고 마침내 소리를 내며 떨어졌다. 정말로 소리가 들렸다. 아주 고요하게 추락하는 소리였다. 게리는 복도를 달리며 큰 소리로 노래했다. "누군가는 엉덩이를 깔고 앉아 꿈을 꾸지만, 예, 용기는 없지."(뮤지컬 <집시Gypsy>에서 에설 머먼Ethel Merman이 부른 곡 <Some People>의 가사—옮긴이) 로즈메리가 조용히 움직이지 않는 환자였다면 게리는 정반대였다. 계속해서 지칠 줄 모르고 움직였고 항상 소리를 냈다. 셰익스피어의 희곡, 머먼의 노래, 책에 나오는 문장을 회전목마처럼 돌아가며 읊었다. 게리는 두꺼운 책을 들고 낑낑대며 휴게실에 들어와 책을 밟고 서거나 책을 읽었다. 제일 좋아하는 책은 《몬테크리스토 백작》이었다. 게리는 에너지가 넘쳐서 잠도 자지 않았다. 밤마다 약을 먹어도 소용없었다. 게리는 큼지막한 파란 알약을 삼키는 척만 하고 간호사가 등을 돌리는 즉시 손바닥에 뱉었다. 그러면서 내게 윙크를 했다. "꼬맹아." 게리는 나를 그렇게 불렀다. "나는 시인이야." 그는 자기가 하버드대학교 교수라고 주장했다. 누가 알겠는가, 한때는 정말 그랬을지도 모른다. 하지만 로즈메리가 우울증에 사로잡혔듯 게리도 조증의 덫에 빠졌고 둘 다 전혀 다른 형태로 꼼짝없이 병에 붙들려 있었다.

나는 어땠냐고? 나는 실비아 플라스Sylvia Plath를 우상으로 삼았던 정서가 불안정한 청소년일 뿐이었다. 적어도 초반에는 정신 질환이란 내게 드라마와 같았다. 위험한 연극이라고 할까? 날카로운 면도기는 고통도 없이 내 팔의 피부를 베었다. 내가 만든 상처에서 피가 솟구쳐 고였고 그럴 때마다 나는 그 모습에 매료됐다. 10대 시절에는 장난처럼 정신 질환과 놀아났다고 할 수 있다. 그러나 스무 살이 됐을 무렵 장난은 끝난 지 오래였고, 내 병은 심각해져 있었다. 20대, 30대, 40대를 보내는 동안 내 구원자는 프로작이었다. 그 약이 있어 나는 책을 쓰고 점잖은 남자와 결혼해 두 아이를 낳았다. 그러나 약을 많이 먹고 세로토닌을 쏟아낸다 해도 병은 잊을 만하면 돌아왔고 잔인한 카멜레온처럼 매번 모습을 바꿨다. 때로는 강박장애obsessive-compulsive disorder로, 때로는 범불안장애generalized anxiety disorder(특별한 원인 없이 여러 상황에서 불안감을 느끼는 병—옮긴이)로 나타났다. 지극히 평범하고 이론적인 병명은 환자가 느끼는 공포를 제대로 묘사하지 못한다. 그때 느끼는 공포는 아주 현실적이고 지독하다. 구석에 쭈그리고 앉아 울면서 변을 지릴 수도 있는 그런 감정이었다.

내가 마지막 신경쇠약을 겪은 것은 7년 전이었고, 이 이야기에도 리튬처럼 돌이 있었다. 처음에는 돌에 매력을 느꼈다. 돌은 어디를 가도 있었고 하나하나가 소중했다. 이 사실을 아는 사람은 나뿐이었다. 귀중한 돌이 넘쳐나는 행성에 살고 있었기에 나는 거리로 달려나가 주머니를 보석으로 채웠다. 이내 우리 집 서재에는 높은 탑이 쌓였고, 돌탑은 결국 복도로 쏟아져 나와 가파른 계단으로 우당탕 떨어졌다. 아이들과 남편은 겁에 질린 표정으로 그 모습을 지켜봤다. 나는 기뻤다. 행복했다. 우리는 이제 부자였기 때문이다. 돌이 있으니까. 특별한 것 없는 늙은 손으로 평범한 돌 하나를 쥐면 모든 인류의 역사가 손에 들어왔다. 이 진리를 남들이 알아차리는 것도 이제는 시간문제였다. 수백 년, 어쩌면 수십억 년을 살았을 돌의 결과 자취와 퇴적층은 노래와 깊은 우주를 암시했다. 어쩌면 빅뱅 그 자체를 의미하는지도 몰랐다. 돌에 홀딱 반한 나는 잠도 자지 않고 밤새도록 전기 그라인더로 보물들에 윤을 냈다. 지금은 제정신으로 하는 말이지만, 평범한 돌에서 티끌이 사라지는 모습은 어쩐지 아름다웠다. 반점과 얼룩이 흐려지고 푸르스름하거나 에메랄드빛을 띠는 결 자국이 드러난다. 맞다, 돌은 아름답게 보일 수 있다. 하지만 미쳐 있던 내게 돌은 세상의 전부였다. 나는 돌에서 특별한 사실을 발견할 수 있다고 생각했고 조만간 온 세상이 나와 뜻을 같이하리라 믿었다.

조증의 가장 큰 문제는 증상이 발현했을 때 필연적으로 따라오는 우울증이다. 조증이 심할수록 우울증은 더 깊어진다. 무슨 법칙이라도 있나? 아니면 신이 벌을 내리는 것일까? 감정이 너무 고조됐다는 이유로 같은 시간 동안 같은 높이로 감정을 추락시키다니. 물론 드물게 조증만 앓는 사람도 있다. 조울증을 반만 경험하는 축복과 저주를 동시에 받은 사람들이다. 단극성unipolar 환자라 불리는 이들은 대체로 자신의 상태에 만족한다. 비록 주변 사람은 짜증 나서 돌 지경이고, 자기 인생은 수렁에 완전히 처박히겠지만 말이다.

하지만 지금까지 조증 환자가 겪는 가장 흔한 결말은 우울증이 지나간 후에 찾아온다. 내 경우는 교묘하거나 조용히 다가오지 않았다. 마치 발밑에서 땅이 꺼진 기분이었다. '슉' 바닥이 사라지고 '으아아아' 비명을 외친다. 찰나의 끔찍한 순간이 지나간 후 눈을 떴을 때 나는 서재 곳곳에 흩어진 돌무더기 틈에 서 있는 40대 여자였다. 돌은 서재만이 아니라 온 집안을 정복했다. 옷장을 열면 돌이 발밑으로 와르르 쏟아졌다. 아무 힘이 나지 않았다. 다른 건 몰라도 돌을 치울 힘이 없었고 또 부끄러웠다. 완전히 새로운 빛이 나를 비췄다. 빛이 아니라 어둠이라 해야 옳을까? 나는 돌을 수집하는 정신 나간 아줌마였다. 그중에는 무게가 5~10킬로그램은 너끈히 나가는 석판도 있었다. 대체 뭐에 씌었던 것일까? 지금은 왜 이렇고? 이 불안, 공포, 절망, 슬픔은 대체 무엇이란 말인가. 나는 시간의 흐름을 이해하지 못하고 있었다. 시간은 두 눈으로 볼 수 있을 만큼 천천히 흘렀고 하얀 바탕에 금색 숫자가 달린 잔인한 시계에서 역시나 잔인한 초침이 째깍째깍 움직였다. 커다란 달덩이 같은 시계의 얼굴은 복도 벽에 걸린 채로 나를 조롱했다.

한 걸음 뒤로 물러났다. 뒷걸음질을 쳤다. 울고 싶은 심정이었다. 슬픔을 숨기지 않던 로즈메리를 떠올렸다. 울면 진정한 내 모습이 터져 나오고 다른 사람들에게 지금 내 감정을 보여줄 것이었다. 말로는 다 표현하지 못해도, 눈물은 내 마음을 전해줄 것이다. 그럴 수 있다. 하지만 눈물은 나오지 않았다. 내 눈은 두개골에 난 두 개의 작은 구멍 안에서 새카맣게 타들어 갈 뿐이었다. 눈을 감고 잠을 청했지만 집 안의 무거운 분위기가 사방에서 나를 압박했다. 전부 돌에서 나온 기운이었다. 간신히 업체에 전화해 돌을 가져가라고 했다. "이건 뭐에 쓰시던 거예요?" 마지막 짐을 문밖으로 내보내며 업체 사람이 물었다. "아이디어가 있었어요." 하지만 말을 이을 수는 없었다. 내 우스꽝스러운 수집벽을 설명할 방법이 없었기에 그냥 그의 손에 돈을 쥐여주고 돌아섰다.

조증이 사라지자 밤은 끔찍해졌다. 잠은 나를 피해 갔다. 그러기만 하면 다행이게. 잠은 잠깐씩 나를 덮치고 꿈을 흘려보내고는 순식간에 어둠 속으로 달아났다. 그럴 때는 드라이브를 했다. 침대에서 일어나 지저분한 슬리퍼에 발을 꿰고 차에 올라탔다. 내가 도로를 달리는 동안 양옆에 줄을 선 나무들은 바람에 몸을 떨었다. 은색 달은 너무나 작아서 사라질까 두려웠다. 자꾸만 이런 생각이 들었다. 어느 날 갑자기 해가 지지 않을 것이라고. 태양은 5시를 지나 6시가 돼도 뜨거운 빛을 내뿜을 것이다. 9시, 10시가 지나 노란 별이 반짝이는 동안에도 하늘의 밝은 빛은 사라지지 않는다. 밤은 뜨거운 열기에 밀려 이곳을 떠난다. 이제 이 세상에 캄캄한 밤은 없다. 땅거미도, 서늘한 날씨도 없다. 잔디는 바싹 마르고 모두가 이 비정상적인 환한 빛에 갇혀버린다.

나는 낮이 두려웠다. 내 속에서 흐르는 검은 고름과 너무도 달랐기 때문이다. 밤이라고 편안히 잠들지는 못했지만, 그래도 마음만큼은 편안했다. 그래서 나는 텅 빈 도로를 달리고 불을 꺼 창문까지 캄캄해진 상점과 주택을 지나쳤다. 간혹 소리가 들렸다. 고양이가 우는 소리, 새가 날개를 퍼덕이는 소리, 숲에서 나는 코요테 소리. 무엇이 진짜이고 무엇이 상상인지 혼란스러웠다. 쥐를 입에 물고 이끼 위를 지나가는 여우는 환영이었나? 저 멀리 교외 지역으로 차를 몰았다. 가로등이 없는 곳이었지만, 어째선지 나는 검은 모자를 봤다. 마술사의 모자 같은 검은 모자가 도로 위를 천천히 굴러 제방 아래로 사라졌다.

시동을 끄고 차에서 내렸다. 모자를 잡고 싶었지만 이미 사라지고 없었다. 어둠이 짙게 깔려 있었지만 확실히 모자였다. 은색 스카프가 끝없이 나오는 검은 중절모. 저 모자를 머리에 쓴다면 당장 병이 나을 것 같았다. 머리 위에서 커다란 매가 원을 그리며 날았다. 갑자기 시야가 밝아졌고 매의 부리에 토끼가 잡혀 있는 모습을 볼 수 있었다. 토끼의 가죽에 피가 보였다. 토끼는 미친 듯이 허공에서 발버둥 치고 있었다. 덜컥 겁이 나 다시 차를 타고 출발했다. 문제의 사건은 1초도 안 되는 틈에 일어났다. 그림자가 도로를 휩쓸었고 다리가 젓가락처럼 가는 여자아이가 나타났다. 소녀는 손바닥을 하늘을 향해 펼치고 각각의 손에 두꺼비를 한 마리씩 얹어놓았다. 두꺼비의 몸에서 빛이 뿜어져 나왔다. 운전대를 돌렸지만 너무 늦었다. 나는 소녀를 피하지 못했다. 하지만 내 차와 부딪힌 소녀는 쓰러지지 않았다. 유령 소녀는 스르르 녹아내렸고 두꺼비는 날개를 달고 하늘 높이 날아가 버렸다.

나는 아이를 차로 쳤다. 아니, 그런 느낌이었다. 하지만 소녀는 온데간데없었다. 물방울로 흩어져 증발한 것이다. 나는 계속 전진했다. 이제 소녀는 하늘을 나는 양탄자를 타고 노래를 부르며 내 차를 쫓아오고 있었다. 나를 비난하는 듯한 애절한 노래에 한껏 부푼 심장이 가슴을 할퀴었다. 조금 있으니 소녀의 노래는 눈물로 변했고 밤이 지나 태양이 하늘 높이 솟은 덩굴을 타고 올라갔다. 그날 나는 하루 종일 소녀의 울음소리를 들었다. 다음 날도, 그다음 날도. 소녀는 이후 몇 주 동안 내 귀에 대고 울었다.

그사이 정신과 의사가 내게 처방해준 약은 지오돈, 아빌리파이, 리스페달Risperdal이었다. 뭐든 지푸라기라도 잡고 싶은 심정이었다. 그러던 중 의사가 자이프렉사라는 약을 먹어보겠냐고 했다. 악기 이름 같다고 생각했다. 부드럽게 건반을 눌러 음악을 연주하는 아코디언 같지 않나? 그렇게 나는 자이프렉사를 처방받았다. 저녁에 한 알을 먹고 다음 날 아침 두 번째 알을 먹었다. 사흘째에 속에서 뭔가 '착' 맞아떨어졌고 금세 내 정신은 균형을 되찾았다. 그동안의 일을 전부 잊지는 않았다. 돌에 대한 광기, 비탄, 소녀의 구슬픈 울음소리. 하지만 무엇보다도 감사했다. 나는 정신적으로 어떤 일을 극복했을 때—솔직하게 말하자면 신경쇠약을 극복했을 때—면 늘 그랬다. 살면서 신경쇠약을 무수히 경험했는데 매번 나타나는 부작용 하나는 감사한 마음이었다. 왜냐하면 신경쇠약에서 벗어나면 평범한 세계로 돌아와 카레, 아스파라거스, 버터 바른 옥수수를 맛볼 수 있기 때문이다. 이보다 기분 좋은 일이 어디 있겠는가. 자이프렉사는 식욕을 높이는 동시에 대사 속도를 늦춘다. 눈 깜짝할 사이에 뚱뚱해졌지만, 상관없었다. 제정신을 유지할 수 있다면 이 정도 대가는 아무것도 아니었다. 그러더니 당뇨병에 걸렸다. 역시 자이프렉사의 부작용인 당뇨병마저도 내게는 당연한 대가였다.

예전으로 돌아가고 싶지 않았다. 물론 머지않아 그렇게 될 것이었다. 주기적으로 바보 같고 무의미한 조증을 앓다가 이어 우울증에 빠지는 패턴은 내 성인기에 흔적—얼룩—을 남겼다. 원하든 원하지 않든 이게 나였다.

21세기 약이 된 원소

케이드의 환자들은 나보다 상태가 심각했지만, 큰 차이는 없었다. 내가 지난 30년 동안 정신병원에 돌아가지 않은 이유는 편안한 내 집에서 신경쇠약을 감내하는 법을 배웠기 때문이었다. 반면 케이드의 환자 대부분은 정신병원의 장기 입원자였다. 그리고 케이드는 리튬 실험의 대상으로 이 같은 만성 질환 환자를 눈여겨보고 있었다. "그들이라면 병이 자연 치유될 가능성이 매우 낮다"라고 믿었기 때문이다.

케이드가 덴마크의 랑게 형제와 개로드 경처럼 이전 세기에 리튬으로 정신 질환을 치료해 어느 정도 성공을 거둔 의사들의 논문을 읽어봤을까? 답을 알 길은 없다. 하지만 케이드의 기록을 보면 왠지 그랬을 것 같다. 또 케이드는 리튬의 유해 작용과 19~20세기 초 논문에서 소개한 투여량 지침도 알고 있었다. 그럼에도 케이드는 공책에 “어떻게 진행할 것인가?”라고 적었다. “Primum non nocere(무엇보다도 해를 끼치지 말아야 한다는 히포크라테스의 말—옮긴이). 과거의 《약전》은 리튬염의 독성 효과를 언급하지 않았다. 하지만 그것으로 충분할까? 그럴 때 제격인 실험용 동물이 하나 있지. 나 자신.” 이 결론은 케이드 가족의 불만을 샀다. 아들 하나는 이렇게 회상했다. “우리 집 냉장고 첫 번째 선반에는 늘 미친 환자의 오줌 병이 있었어요. 혈액 샘플도 받침대에 들어 있었고요. 항상 그 모양이라 어머니가 많이 걱정하셨죠. 어머니가 제일 괴로워하셨을 때는 아버지가 환자에게 실험하기 몇 주 전 직접 탄산리튬을 드셨을 때였어요.”

다행히 케이드는 리튬의 부작용을 전혀 느끼지 못했다. 왜 다행이냐면 그 덕분에 정신의학의 역사와 수백 만 명의 운명이 완전히 달라졌기 때문이다. 만약 부작용이 나타났다면 전부 안 좋은 방향으로 바뀔 뻔했다. 케이드는 약이 안전하다고 판단하고 병원에 가져갔다. 투여량은 다른 의사들의 검증이 아니라 자신의 경험을 바탕으로 결정했다. 환자 총 19명이 치료 대상이었고 그중 10명이 조증 환자였다. 조현병 환자 몇 명과 우울증이 심한 환자 3명도 약을 받았다.

케이드에게 가장 의미 있는 환자는 W. B.였을 것이다. W. B.는 증상이 심하고 개선의 여지가 없는 만성 조증 환자로 오래전부터 “병동의 가장 큰 골칫거리”였다. 몸에 성한 곳이 하나도 없었고 정신도 탁했다. 케이드가 리튬 치료를 시작했을 당시 W. B.는 51세였다. "5년 전부터 전형적인 조증 환자의 흥분 상태를 보였다. 위생이 불결하고 자해를 했고 짓궂고 참견하기를 좋아했다." 케이드는 1948년 3월 29일부터 W. B.에게 리튬을 줬고 불결하고 차림새가 단정치 못한 망나니가 변화하는 모습을 관찰했다. "폐쇄 병동에서 제일 성가신 환자라는 평판을 즐기고, 죽기 전까지는 병원을 떠날 가능성이 낮다"라고 했던 남자는 서서히 안정을 찾아갔다. 신중한 과학자답게 케이드는 변화 요인이 정말로 리튬인지 확신하지 못했다. W. B.가 회복했다면 케이드 자신의 "기대감이 만든 상상" 때문은 아니었을까? 케이드는 치료를 시작하고 사흘 후가 만우절이었다는 사실도 언급했다.

하지만 불과 3주 만에 W. B.의 정신이 건강한 방향으로 바뀌는 모습은 누가 봐도 명백했다. 그는 예전처럼 병동 내 다른 사람들의 삶을 지옥으로 만들지 않았다. 예의를 갖추고 요점만을 말했다. W. B.의 뇌가 아직 멀쩡하다는 사실은 주목할 가치가 있었다. W. B.는 병이 도저히 낫지 않아 뇌엽 절제술 후보에 올라도 이상하지 않은 환자였기 때문이다. 리튬의 효과를 확신하게 된 케이드는 메스로 살을 가르는 대신 이 약을 사용할 수 있고, 그래야 한다고 주장했다.

차분해지고 이성적으로 변한 W. B.는 만성 환자 병동에서 회복 중인 환자 병동으로 옮겼다. 그곳에서 그는 새로운 환경에 적응하고 느려진 생활 속도에 자신을 맞추기 위해 노력했다. "그는 너무 오랫동안 병들어 있었다. 그러다 보니 처음에는 정상적인 환경에서 몸을 자유롭게 움직일 수 있는 현실이 어색할 따름이었다." 하지만 치료를 시작한 지 3개월 후인 1948년 7월 9일, 한때 가망이 없다고 생각했던 이 환자는 퇴원해도 좋을 만큼 건강해졌다. 단, 퇴원해서도 하루에 두 번 리튬 5그레인(약 0.3그램—옮긴이)을 먹어야 했다. 케이드는 환자의 변화에 "매우 만족했다." W. B.는 병에 걸리기 전에 했던 일을 다시 시작했고 삶의 안정을 찾았다. 어찌나 안정적이었는지 리튬에 소홀해질 정도였다. 처음에는 어쩌다 한 번 깜박하고 약을 빼먹었지만, 시간이 지나자 며칠씩 약을 먹지 않는 날도 있었고 나중에는 아예 약을 끊어버렸다. 결국 1949년 1월 20일 W. B.는 다시 입원했다. 케이드는 개인 노트에 적었다. "6개월 전보다 조증이 더 심해져 재입원시켜야 했다는 사실이 가장 실망스러웠다." W. B.는 전처럼 행색이 지저분해졌고 수다와 변덕도 과거로 돌아갔다. 그러다 리튬 치료를 재개하자 병이 다시 물러나고 마구 엉켜 있던 증상 뒤에 숨은 본모습이 보이기 시작했다. 현상할 사진을 액체에 담갔을 때 아무것도 없는 흰색 바탕에 형체와 윤곽과 디테일이 서서히 드러나는 것과 같았다.

케이드는 총 4쪽으로 구성된 첫 번째 논문에서 리튬이 환자들에게 미친 영향을 설명했다. 〈조증 치료제로서의 리튬염Lithium Salts in the Treatment of Psychotic Excitement〉이라는 단순한 제목의 논문은 1949년 9월 《호주 의학 저널Medical Journal of Australia》에 소리 소문 없이 발표됐다. 케이드의 문체는 간결하고 매우 건조하다. 문체에서도 겸손한 성격과 과학 용어에 대한 애착이 잘 드러난다고 하겠다. 정신의학자 배리 블랙웰Barry Blackwell은 케이드의 연구를 이렇게 묘사한다. "주요 정신장애를 약물로 치료할 수 있도록 생물학적 원인의 과학적 증거를 최초로 제시했다는 점에서 훌륭하다. 그의 논문은 조현병 치료제인 클로르프로마진[소라진]보다 대략 3년 먼저 나왔다."

케이드의 논문에서는 환자들이 광기 어린 어둠 속에서 하나둘 나오는 모습을 보며 그가 느꼈을 전율과 신비감을 찾아보기 힘들다. 두 번째 실험 대상에 대해 케이드는 이렇게 썼다.

> E. A.는 46세 남성으로 5년째 만성 조증을 앓고 있다. 1948년 5월 5일부터 1일 3회 구연산리튬 20그레인(약 1.3그램—옮긴이)을 먹기 시작했다. 2주가 지나자 증상이 완화됐고 일주일 후 회복 병동으로 이동했다. 상태는 지속적으로 개선돼, 1개월 후에는 시험적으로 무기한 퇴원해도 좋다는 허락을 받았다. 퇴원 시 1일 3회 구연산리튬 10그레인(약 0.6그램—옮긴이)을 먹어야 했다. 1개월 후 복용량을 1일 2회 10그레인으로 줄였고 2개월 후에는 1일 1회 10그레인으로 더 줄였다. 1949년 2월 13일에 봤을 때 여전히 건강했고 3개월 전 정직원으로 취업을 했다고 한다.

리튬에 관해 케이드가 첫 번째로 발표한 논문의 사례 연구는 모두 위에서 본 것처럼 핵심만을 설명하며, 전부는 아니어도 대체로 감정을 배제했다. 논문이라기보다 독후감 같지만, 사례 노트로 짐작해보면 케이드는 분명 환자에게 공감하는 의사이자 객관적인 연구자였다. 케이드의 사례 노트에는 그의 성격, 마음, 소망이 묻어 있다. 어찌 됐든 지극히 현실적인 사람이지만, 그에게는 포로수용소에서 보낸 세월이 있었다. 케이드는 강건한 정신에 가설을 세우며 다른 이들과 달리 감금과 고문을 겪고도 버틸 수 있었던 그런 남자였다.

리튬의 이면

연구자 케이드는 리튬이 어떤 환자에게 도움이 됐고 어떤 환자에게 효과가 없었는지 기록했다. 조현병 환자는 리튬에 반응했지만, 조증 환자의 반응과 크게 달랐다. 리튬을 먹었을 때 조증 환자가 빠르게 호전된 반면, 조현병 환자는 난동을 그만둘 뿐 나머지 증상은 예전과 같았다. 환청과 망상은 가라앉을 기미가 보이지 않았다. 이는 아주 의미 있는 현상이었다. 소라진(당시에는 존재하지 않았던 약)은 정신 질환을 치료하는 동시에 효과적인 신경안정제로 작용했다. 그래서 약이 특정 증상을 치료하는 것인지, 단순히 약을 먹어서 환자가 진정된 것인지 확실하지 않았다. 하지만 리튬은 소라진에 비해 선택적으로 작용하는 듯했다. 그러니까 뇌 전체를 바꾸기보다 특정 신경망에만 작용하는 듯했다는 이야기다. 케이드는 조증 환자의 경우 리튬이온이 부족하다는 가설을 세웠다. 그는 리튬이 리튬이온을 되살린 덕택에 중증 환자도 마침내 정상으로 돌아올 수 있었다고 봤다.

케이드의 실험에서 리튬의 효과를 보지 못한 유일한 집단은 우울증 환자였다. 이후 다른 연구자의 실험에서도 같은 결과가 나왔다. 잉글랜드 맨체스터 인근 지역인 매클스필드Macclesfield 파크사이드병원Parkside Hospital 부원장 R. M. 영R. M. Young은 1949년 리튬염이 "선천적인 우울증"을 악화할 수 있다는 사실을 발견했다. 하지만 케이드처럼 영도 조증 환자에 대한 리튬의 효과는 인정했다.

그러나 리튬의 어둡고 위험한 면모가 서서히 드러나기 시작했다. W. B.는 리튬 치료를 받을 때마다 속이 메스꺼웠고 두 번째로 퇴원한 후 심한 부작용으로 다시 입원해야 했다. 원인은 명백한 리튬 중독이었다. 소화불량, 발열 증상을 보였고 한밤중에 구토나 설사를 했다. 느린맥박도 나타났으며 심박동 수가 비정상적으로 줄어들었다. 느린맥박이 한 달 동안 지속되자 W. B.는 복용량을 줄여가다 리튬을 완전히 끊었다. 2개월 후 그는 "예전 모습으로 돌아가 있었다. 몸을 가만히 두지 못했고 지저분한 모습으로 말썽을 부리고 자해를 했다. 그러는 자신에게 대단히 만족스러워했다." 역사학자 F. 닐 존슨도 W. B.에 관해 썼다. "이 상태는 일주일 조금 넘게 지속됐다. 그러다 몸이 점점 쇠약해졌고 자해 상처에 감염이 생겼다." W. B.는 다시 리튬 치료를 받았고 이번에도 크게 진정됐다. 그러나 리튬 치료를 일주일 더 진행했을 때 그는 더 이상 견디지 못했다. 몸에 경련이 일어났고 의식이 흐려졌다. 리튬을 다시 끊었지만 너무 늦었다. 1950년 5월 22일 케이드는 W. B.의 피부가 "전부 부스러졌다"라고 기록했다. "죽음이 임박"한 환자는 "간대성근경련 수축 myoclonic twitch 증상이 멈추지 않았다." 다음 날 케이드는 사례 노트에 W. B.의 사망 사실을 적었다. 사인은 "치료 목적으로 투여한 리튬염이 독혈증toxaemia을 일으켰기 때문"이었다. 케이드의 첫 번째 리튬 환자였던 그는 충격적으로 약에 잘 반응해 5년을 앓았던 조증에서 벗어날 수 있었다. 다시 직장을 다니고 가족, 친구들과 어울리는 등 어느 모로 보나 견실한 시민이 됐다. 하지만 그는 자신에게 삶을 되돌려준 바로 그 약 때문에 죽고 말았다.

아무도 듣지 않았다

케이드는 1949년 논문에서 리튬의 위험성을 언급하지 않았다. 리튬에 독성이 있기는 하지만, 기적의 약이라는 사실은 변함없기 때문이다. 리튬은 미친 사람들을 붙잡아 정상 세계로 빠르게 돌려보냈다. 조증이 만들어낸 펄펄 끓는 흥분과 초현실적인 환상을 없애줬다. 케이드는 그의 발견을 세상이 인정해주길 바랐다. 전부 같은 방법—돌에서 나온 소금—으로 구원받고 평범한 시민이 된 사람들의 이야기를 정리한 4쪽짜리 개요서는 실로 혁명적인 논문이었다. 그런데 논문 발표 초기에는 별 관심을 얻지 못했다.

아까운 일이었다. 케이드의 논문은 중증 정신장애에 매우 탁월한 치료법을 제안했다. 게다가 리튬은 모든 환자를 완치하지는 못해도—우울증 환자처럼—다른 약들과 달리 특정 증상에 작용하는 능력이 있었다. 1940~50년대에는 정신과 의사가 쓸 수 있는 약이 많지 않았다. 1903년 발견된 바르비투르산은 분명히 증상을 완화했다. 모르핀도 그랬고 이후에 나온 소라진도 마찬가지였다. 그러나 이 약들이 광범위하게 작용하며 뇌 전체를 끈적끈적한 부작용으로 덮은 반면, 리튬은 "흥분"을 유발하는 영역으로 곧장 들어가 흥분을 진정시켰다. 다른 신경 기능과 그로 인한 행동은 웬만해서 건드리지 않는 듯했다. 한마디로 리튬은 최초로 등장한 "마법의 탄환magic bullet(특정한 병에 빠르게 효과를 발휘하는 특효약—옮긴이)"이었다. 리튬이 특정 영역, 최소한 특정 증상을 공격하는 약으로서의 가능성을 보여주지 않았더라면 이후 수십 년 사이 비슷한 약들은 나오지 못했을 것이다. 프로작과 졸로프트Zoloft 같은 SSRI(선택적 세로토닌 재흡수 억제제)는 과거의 "더러운" 약과 달리 뇌 전체를 건드리지 않고 단 하나의 신경전달물질 체계에만 작용한다고—추정하기로는 그렇다—인정받는다. 따라서 별개의 증상들을 수정할 뿐 퍼뜨리거나 전염시키지 않는 리튬은 정신의학 최초의 깨끗한 약이라 할 수 있다.

리튬은 삶을 잃어버렸던 이들에게 다시 삶을 찾아줬다. 그러나 마당의 기니피그와 한 남자가 포로수용소에서 조금씩 쌓아 올린 가설에서 시작된 이 이야기에 귀를 기울이는 사람은 많지 않았다. 만약 리튬이 합성약이고 화학회사가 이 제품에서 경쟁력을 발견했더라면 케이드는 그길로 유명해지고 돈방석에 앉았을 것이다. 하지만 현실은 달랐다. 이 약은 그냥 소금이었다. 돌에서 나왔고 해변만 가도 구할 수 있었다. 이를 감안하면 리튬은 조금도 특별한 약이 아니었다. 1다임(미국 은화 단위. 1다임은 1달러의 10분의 1이다—옮긴이)의 가치도 없었다. 연구소에서 복잡한 분자를 회전시켜 만드는 약이 아니었다. 특허를 얻을 방법이 없으니 큰돈이 되지 않았다.

케이드의 뒤를 이은 연구 수도 많지 않아서 호주에서 4건, 프랑스에서 10건이 전부였다. 케이드에게 주목한 소수의 연구자에는 앞서 언급한 영국 의사 R. M. 영도 있었다. 1949년 케이드의 논문 개요를 읽은 영은 "조제실 뒤쪽 선반에서 발포성 구연산리튬 재고를 발견했다." 케이드의 논문보다 2배 많은 용량으로 환자에게 구연산리튬을 준 영은 이렇게 적었다. "며칠 만에 조증 증상이 극적으로 사라지는 모습을 보고 곧바로 믿음이 생겼다." 하지만 이런 몇 가지 사례를 제외하면 케이드의 논문은 흔적 없이 묻힌 것이나 다름없었다.

유럽의 투사

하지만 케이드가 논문을 발표하고 3년이 지난 1952년 우연히 케이드의 사례 연구를 접한 의사가 있었다. 덴마크 정신의학자이자 리스코우Risskov 오르후스대학교Aarhus University 정신클리닉 원장이었던 에릭 스트룀그렌Erik Strömgren은 후배 정신의학자 모겐스 쇼우Mogens Schou에게 관심 있는 주제 아니냐며 한번 조사해보라고 제안했다. 쇼우는 어린 시절부터 정신 질환 및 뇌전증 환자 전문인 지방 정신병원을 운영했던 아버지에게서 정신의학을 "옮았다"고 말하는 의사였다. 쇼우는 아버지가 "신경요양소nervesanatorium"를 짓던 때를 떠올렸다. 신경증 환자를 치료하기 위한 공간으로 이곳에서는 대개 "가벼운 정신병"과 "약한 우울증"을 앓는 환자를 보살폈다. 어릴 때부터 타인의 절망에 관심이 있었던 쇼우는 환자의 "풀 죽은 태도"와 "쓸쓸한 얼굴"을 선명히 기억했다. 환자들은 푸르른 나무가 그림자를 드리우는 사이 병원 건물을 둘러싼 정원을 정처 없이 걸어 다녔다.

쇼우는 어렸을 때도, 커서 정신과 의사가 된 후에도 효과적인 정신병 치료제가 없다는 사실에 의문을 품었다. 그러니 W. B.가 정신병의 마수에서 벗어났다고 하는 케이드의 논문을 읽고 관심이 동할 수밖에 없었다. W. B. 외에도 환자 8명이 완치돼 정신병원 밖에서 멀쩡한 직장을 다니며 생활한다고 했다. 드디어 바르비투르산이나 아편보다 효과가 뛰어난 약이 나온 것일까? 바르비투르산은 환자를 잠재울 뿐이었고, 정제 아편은 환자의 절망감을 달래면서도 중독과 졸음을 유발했다. 수십 년 후 쇼우는 처음부터 확신이 있었다고 고백한다. "케이드의 논문은 곧 인정을 받을 것이다. 환자의 모습과 환자가 치료에 보인 반응을 생생히 묘사하는 내용에 병원 현장의 의료진들이 감탄하지 않을 리 없다."

케이드의 논문을 읽은 쇼우는 같은 병원에 다니는 동료 의사 몇 명과 함께 조증 치료제로서 리튬을 테스트하는 임상 시험을 개시했다. 그들의 방식은 케이드와 많이 달랐고 복잡한 설계로 유명하다. 조증을 오래 앓은 환자들이 리튬과 속임약을 바꿔 사용하는 이중맹검 실험에 참가했다. 다만 증상이 상대적으로 자주 발생하는 환자의 경우는 계속 리튬만 사용했다. 그렇게 총 38명이 이 실험으로 치료받았다. 쇼우의 연구는 정신약리학 최초의 속임약대조군 실험이었다.

1954년 쇼우는 케이드와 대체로 일치하는 연구 결과를 발표했다. 리튬은 치료 효과가 있었고 특히 양극성장애 환자의 조증에 강했다. 조증 환자가 리튬을 속임약으로 바꾸자 증상은 재발했다. 도중에 사망한 환자도 있었지만, 쇼우는 리튬 중독이 아니라 기존의 심장 질환 때문이었다고 주장했다. 쇼우의 논문과 실험은 케이드와 최소한 두 가지 부분에서 큰 차이를 보였다. 첫째는 이중맹검 속임약대조군 실험이었다는 점이고, 둘째는 최근 발명된 불꽃분광광도계flame spectrophotometer라는 기계를 사용했다는 점이다. 쇼우의 연구 팀은 이 기계를 이용해 참가자에게 나타나는 리튬의 혈청 수치를 모니터하고 혹시 모를 유해한 부작용과 이 수치를 연결 지어 생각할 수 있었다.

쇼우는 이후로도 몇 년간 리튬 실험을 계속했다. 1959년 발표한 논문을 보면 리튬으로 총 167명의 조울증 환자를 치료했으며 그중 77퍼센트의 상태가 크게 개선됐다고 한다. 다른 나라 학자들도 하나둘 리튬에 관심을 보였다. 케이드의 논문과 쇼우의 연구가 만나 드디어 빛을 발하기 시작한 것이다. 프랑스에서는 환자 35명에게 리튬 치료를 시도했다는 논문이 2건 나왔는데 치료율은 86퍼센트였다. 영국의 연구 팀은 환자 37명에게서 92퍼센트라는 치료율을 이끌어냈다. 케이드의 논문이 나오고 10년 후 기록상 718명의 조증 환자가 리튬 치료를 받았고 의사들에 따르면 그중 64퍼센트가 "눈에 띄게 좋아졌다."

어느 날 쇼우는 자신의 연구 자료를 검토하던 중 한 남자의 사례에 주목했다. 리튬 치료를 받은 이 남자는 조증이 완화됐을 뿐만 아니라 우울증도 발병하지 않았다. (케이드는 일단 우울증에 걸리면 리튬도 소용없다고 판단했지만, 쇼우는 리튬이 예방약으로 작용할 수 있다는 가설을 세웠다. 애초에 우울증이 발생하지 못하도록 막아준다는 추측이었다.) 쇼우는 생각했다. 혹시 리튬이 양극성장애의 울증기도 예방할 수 있을까? 진정한 의미의 양극성장애에서 조증과 울증은 떨어지지 않는 한 쌍이어서 하나가 오면 다른 하나가 뒤따르는 주기적인 패턴을 보였다. 그렇다면 울증과 조증이 "증상적으로 다르다" 해도 병을 유발하는 원인이나 소질은 같을 수 있다는 의미였다. 추측이 사실이라면 리튬이 조울증을 구성하는 양극의 감정 두 가지를 효과적으로 치료하는 약이라고 가정해도 무방하지 않을까?

바로 이 시점에 포울 크리스티안 보스트루프Poul Christian Baastrup라는 덴마크인이 등장한다. 쇼우의 논문을 읽은 그는 1957년 보르딩보르Vordingborg주립병원에서 독자적으로 임상 시험을 진행해 다른 연구자들과 같은 사실을 발견했다. 리튬에는 틀림없이 조증성 흥분을 무력화하는 힘이 있었고, 때에 따라서는 병을 완전히 제거하기도 했다. 보스트루프는 연구의 일환으로 퇴원 환자를 대상으로 추적 조사를 했다. 퇴원하기 전 모든 환자는 리튬을 끊으라는 지시를 받았다. 리튬이 이후에 부작용을 유발하는지 확인하고 싶었기 때문이다.

보스트루프는 "결과를 보고 소름이 돋았다"고 한다. 참가자 다수가 지시를 따르지 않았던 것이다. "양극성장애 환자 8명 전원이 리튬을 계속 복용했고 그중 2명은 조울증을 앓는 친척들에게 이 '기적 같은 약'을 나눠주기까지 했다. 당연히 약을 받은 사람들은 검사 비슷한 것조차 받지 않았다. 합의를 어기고 약을 계속 먹은 이유를 묻자 모두 같은 대답을 했다. 리튬 치료를 계속하니 '정신병이 재발하지 않게 예방해줬다'라는 이유였다."

보스트루프는 리튬이 진짜로 조증과 울증을 예방하는지 더 면밀히 살펴보고자 리튬 치료를 받은 환자를 대상으로 후향적 연구retrospective study(과거의 기록을 역추적하는 연구—옮긴이)를 진행했다. 그는 환자들이 리튬 치료를 받은 3년 동안의 기록을 다시 찾아보며 이때의 재발률과 리튬을 먹지 않았을 때의 재발률을 비교했다. 연구를 마치고 수년 후인 1964년 보스트루프가 발표한 증거는 무척 흥미로웠다. 정말 리튬은 양극성장애 환자의 울증을 예방하고 있었다.

비슷한 시기 영국 캔터베리 세인트오거스틴병원St. Augustine's Hospital에서도 정신의학자 제프리 P. 하티건Geoffrey P. Hartigan이 환자 20명에게 리튬을 줬다. 대부분 만성 조증 환자거나 간헐적으로 조증이 도지는 환자였다. 하지만 한 집단은 울증만 재발하는 환자 7명으로 이뤄져 있었다. 일단 리튬 치료를 시작하자 7명 중 5명의 울증이 사라졌고 재발하지도 않았다. 하티건은 따로 논문을 발표하지는 않고 1959년 한 회의에서 연구 결과를 이야기했다. 울증 치료제로서 리튬의 가능성을 뒷받침하는 논문이 많지 않고 울증이 심할 경우에는 약을 주의해서 사용해야 한다는 사실을 인정하면서도 그는 환자 5명의 고생과 성공담을 생생하게 전했다.

첫 번째는 47세 남성으로 늘 무기력하고 내성적인 환자였다. 얼굴색이 석고처럼 창백하며 소심하고 재미없는 이 남자는 "우울증의 마수"에 걸렸다. 가끔 병원에 와서 치료를 받았고 증상이 심해지면 전기경련치료를 받았다. 전기충격으로 발작을 하고 나면 안정을 찾았지만, 오래가지 못했다. 검은 개(우울증 환자였던 윈스턴 처칠이 우울증을 표현한 말—옮긴이)는 금세 다시 나타났고, 이 과정을 수없이 겪은 환자는 무기력하고 산만한 태도로 힘겹게 생활했다. 증상이 재발할 때마다 마음은 점점 무거워졌다. 우울하기 그지없는 삶이 이어지던 중 환자는 한 달 사이에 양친을 잃었고, 증상은 더욱 심각해졌다. 결국 병원에 입원했고 하티건과 의료진은 리튬을 주기적으로 먹어보라고 권유했다. 하티건은 말했다. "이 환자는 현재 투여량을 유지하는 중입니다. 18개월째 재발하지 않았고 환자의 아내 말로는 약을 먹으면서 남편에게 전에 없던 자신감이 생겼다고 합니다."

하티건은 48세인 조각가 환자의 사례도 소개했다. 아버지는 자살하고 어머니는 정체 모를 "신경 질환"을 앓는 환자였다. 1929년 이 남자는 가위로 자신의 목을 그어 자살을 시도했다. 입원 치료로 우울증을 극복하고 수년간 건강을 유지했지만, 1949년 심한 우울증이 재발해 다시 입원했고 전기충격치료를 13회 받았다. 정신이 돌아온 듯해 퇴원했으나, 5개월 만에 우울증이 재발하면서 또 병원에 입원하는 신세가 됐다. 전기충격치료를 12번 더 받아도 병이 낫지 않자 남자는 1950년 여름 수술대에서 뇌 섬유를 잘렸다. 전두엽 절제술을 받은 것이다. 극단적인 방법에도 정신은 평온해지지 않았다. 공포와 절망이 계속해서 그를 잡아끌다 보니 수도 없이 정신병원에 입원해야 했다.

하티건이 탄산리튬을 처방한 1958년에도 남자는 입원 치료를 받고 있었다. 약을 먹자 손이 떨리고 안면에 경련이 일어나기 시작했지만, 환자와 의사는 포기하지 않았다. 일단 투여량을 줄이고 상황을 지켜보기로 했다. 얼마 있으니 떨림이 멎고 경련도 사라졌다. 마침내 환자는 퇴원해 일터로 돌아갈 수 있었다. 하티건은 심한 우울증으로 갖가지 치료법을 시도했던 이 남자도 안정을 찾았다고 했다. "이후로도 건강하게 지내고 있고 이렇게 행복한 기분이 얼마 만인지 모르겠다고 합니다. 요즘 쾌활하게 외래 진료를 받으러 올 때 보면 소심하고 겁 많던 예전 모습이 전혀 다른 사람 같아요."

쇼우는 하티건 본인에게서 하티건의 연구에 관한 이야기를 접했다. 하티건이 강연 내용을 편지로 써서 쇼우에게 보냈기 때문이었다. 쇼우는 하티건에게 이 내용을 논문으로 발표하라고 권유했지만, 원래부터 부끄럼 많고 겸손한 성격이었던 하티건은 내키지 않았다. 1961년 쇼우는 하티건에게 임상 데이터가 더 있냐고 묻는 편지를 보냈다. "단지 환자를 리튬으로 치료하는 문제 때문만은 아닙니다." 쇼우가 사정을 고백했다. "남동생의 우울증이 재발하는 주기가 점점 짧아지고 있어서 그래요." 하티건은 쇼우에게 안쓰러움을 느꼈지만, 쇼우의 고백은 훗날 악의에 찬 무기가 돼 그에게 돌아온다.

사실 쇼우는 편지에서 현실을 축소해 표현했다. 쇼우의 남동생은 주기적으로 재발하는 우울증 때문에 살아도 살아 있는 게 아니었다. 이후 쇼우는 동생에게 리튬을 줬고 놀랍게도 그동안 우울감에 짓눌려 있던 한 남자의 인생이 새로운 꽃을 피워냈다. 쇼우의 동생을 괴롭히던 주기적인 우울증은 한순간에 사라졌다. 이제는 믿고 의지할 수 있는 사람이 됐다. 예전 같으면 상상도 못할 일이었다. 1981년 엑스마르세유대학교Aix-Marseille University에서 명예 학위를 받은 쇼우는 동생이 우울증을 앓았을 때, 우울증에서 벗어났을 때를 묘사했다.

제 동생은 스무 살 때부터 반복적으로 찾아오는 우울증으로 고생했습니다. 머리가 비상한 아이였지만, 자기가 선택한 진로도 한동안 포기해야 했어요. 우울증이 재발하면 보통 몇 개월 지속됐고 사라져도 다시 나타났습니다. 몇 번을 견뎌도, 몇 년이 지나도 끝나지 않았죠. 그러다 14년 전 리튬으로 유지 치료를 시작한 후로는 우울증이 단 한 차례도 재발하지 않았습니다. 지금도 병을 막기 위해 약을 먹어야 하지만, 현재 상태만 보면 동생의 병은 다 나았어요. 이 변화가 동생 본인에게, 동생 가족에게 어떤 의미일지 여러분도 이해하실 겁니다. 미래에 대한 두려움은 사라지고 확신과 새로운 희망을 찾은 거예요.

희망의 약

내게는 되풀이되는 악몽이 있었다. 꿈은 아주 단순하고 분명했다. 나는 우울증을 꿈꿨다. 꿈에서 검은 모자가 캄캄한 도로를 구르고 소녀가 설탕으로 변해 흩어진다. 꿈에서 나는 우주로 발사되는 로켓 안에 웅크리고 있다. 이미지가 뒤죽박죽 섞일 때도 있다. 사방에 득시글거리는 개미. 하루살이. 툭툭 끊어지는 것들. 채찍. 마술 지팡이. 속삭임.

밤마다 나는 그런 꿈을 꾼다. 침대 시트는 땀으로 축축하다. 꿈은 봄, 여름, 가을, 겨울을 가리지 않는다. 꿈에서 깰 때면 안도감으로 행복해지지만, 조금은 두려운 마음도 없지 않다. 내게 다가올 운명을 알기 때문이다. 언젠가는 꿈이 현실이 된다는 것을 안다. 나는 열 살부터 주기적으로 쓰러지고 다시 일어서기를 반복했다. 하지만 다시 일어났다고 해서 두려움이 약해지지는 않았다. 우울증은 여러 형태로 나타나지만, 내게는 무엇보다도 사랑의 상실—내 사람들이 나를 떠났다—이며 언어의 상실이다. 어휘력이 바닥으로 떨어지고 생각은 리듬이나 이유 없이 제멋대로 움직인다.

전에 리튬을 써봤지만, 큰 도움이 되지 않았다. 우울증이 사라지지도 않았고 기분이 안정되지도 않았다. 게다가 이 하얀 소금을 먹은 후로 나는 하티건의 환자처럼 손을 떨었다. 미세해서 모르는 사람은 알아차리지 못하지만, 글씨를 쓸 때는 티가 났고, 약을 먹을수록 떨림은 더 심해졌다. 흰색 타원형 알약은 커다랗고 두꺼워서 꼭 돌을 삼키는 느낌이었다. 조증 치료제가 아니라 항우울제의 보조약—프로작이 내 신경전달물질, 특히 세로토닌에 더 수월하게 작용하도록 도와준다—으로 처방받은 약이었지만, 결과적으로 리튬은 꽝이었다. 리튬이 "발판"을 내어주든 말든 내가 먹는 SSRI의 효력은 전혀 달라지지 않았다. 하지만 솔직히 말해서 리튬이 제 역할을 해내기 충분할 만큼 오래 먹지는 않았다. 손 떨림이 싫었기 때문이다. 글을 쓸 때 말이 떠오르지 않는 것도 싫었다. 나는 유치원 꼬마처럼 문장을 썼고 단어는 종이 위에서 미끄러져 바닥으로 떨어졌다.

내 담당 의사의 진료실은 맥린병원 지하층에 있다. 맥린병원은 매사추세츠주에서도 품격 높은 동네인 벨몬트에 있는 대형 정신병원이다. 역사 깊은 사립병원으로 나는 30년째 한 달에 한 번 이곳을 찾고 있다. 실비아 플라스, 앤 섹스턴Anne Sexton, 로버트 로웰Robert Lowell 등의 유명 시인들도 여기서 입원 치료를 받았다. 대부분 붉은 벽돌로 지은 건물에는 담쟁이덩굴이 수염처럼 매달려 있다. 자갈길이 건물 사이를 지나고 분수에서 물이 솟구친다. 고풍스러운 입구의 서까래에는 새 둥지가 쏟아질 듯 걸려 있다. 낡은 들보는 조각 장식이 달린 입구 지붕을 받치고 있다. 정신병원이라기보다 대학 캠퍼스 같은 이곳이 정신병원이라는 유일한 증거는 얼룩 묻은 치마를 입은 환자가 정처 없이 돌아다니며 머릿속의 목소리에 중얼중얼 대답하는 모습뿐이다.

낡은 엘리베이터를 타고 진료실이 있는 건물 지하로 내려가면 긴 복도가 나온다. 칙칙한 베이지색 천장에는 복잡한 무늬의 그물망과 물이 새는 파이프가 보인다. 부식된 구리 파이프는 녹색으로 변했고, 파이프에서 떨어진 물은 콘크리트 바닥에 작은 웅덩이를 만들거나 청소부가 놓아둔 플라스틱 양동이에 뚝뚝 떨어진다. 아무 무늬 없는 문은 전부 닫힌 채로 복도 양쪽에 줄을 짓고 있다. 식별할 수 있는 이름이나 숫자 하나 없는 문을 보면 어쩐지 마법 같다는 생각이 든다. 가끔씩 상상한다. 저 문을 열고 들어가면 낡은 구리 욕조, 구멍이 뚫린 해골, 이전 세기의 과학 실험실이 있지 않을까? 먼지 쌓인 시험관이 먼지 쌓인 선반에 보관돼 있지 않을까?

복도 끝으로 가면 진료실이 살짝 열려 있다. 의사가 나를 기다리고 있다는 뜻이었다. 내 담당의는 재밌고 유행에 둔감한 사람이다. 얼굴을 감싸듯 곱슬머리를 길렀지만 머리 중앙은 비어 있다. 마치 피에로처럼. 하지만 피에로와 달리 그는 무섭지 않다. 헐렁한 바지를 입고 책과 서류로 터지기 일보 직전인 배낭을 메고 다닌다. 하나의 세계 같은 진료실은 언제 봐도 질리지 않는 풍경이다. 거대한 마호가니 책상, 구석마다 마구잡이로 쌓여 있는 서류들, 거품이 퐁퐁 나오는 수족관, 지상 쪽으로 반쯤 뚫린 작은 창문. 그래서 창문을 봐도 먼지나 이따금씩 지나가는 사람의 발밖에 보이지 않는다. 물얼룩이 생긴 천장에 긴 형광등이 있지만, 내부는 어둑어둑하다.

의사의 취미는 전 세계의 보석과 크리스털을 수집하는 것이다. 칼로 반을 벤 거대한 정동석이 선반을 장식하고 있다. 소용돌이치는 무늬의 중심이 보이고 작은 반점은 우주에 박힌 별처럼 생겼다.

남아메리카에서 구한 보석들은 푸른 바다색, 짙은 청록색, 선명한 보라색이다. 여기저기 흩어져 있는 작은 조약돌은 화성이나 달에서 가져온 것만 같다. 울퉁불퉁 묘하게 생긴 이 돌들은 소름 돋는 역사를 지니고 있다. 보기만 해도 알 수 있다. 한때 하늘을 가르는 유성의 일부분이었던 돌은 조각조각 부서져 지구로 떨어졌다. 돌에 광적으로 집착한 전적이 있는 나는 의사의 수집품에 흥미를 느낀다. 그래서 우리는 매번 상담을 시작하기 전 의사가 벨리즈, 칠레, 심지어 남극에서까지 새로 구해온 보물들에 대해 이야기한다. 보라색이나 청록색인 돌의 속살은 어디가 끝인지 모를 만큼 깊고 사람의 마음을 홀린다.

하지만 오늘은 다르다. 오늘 내게는 반드시 해야 할 일이 있었다. 진료실로 들어간 나는 엄청난 크기의 진열 선반에 눈길도 주지 않고 의사의 책상 앞에 일부러 다리를 꼬고 앉았다. 평소라면 의사가 "어떻게 지냈어요?"라는 기계적인 말로 상담을 시작하겠지만, 이번은 아니었다. 오늘은 선명한 파란색 눈을 똑바로 쳐다보며 내가 먼저 말을 꺼냈다. "저 리튬을 먹어야 할 것 같아요."

"리튬이라고요?" 의사가 말했다. "리튬 좋죠. 리튬은 아주 훌륭한 약입니다."

"왜요?" 내가 물었다.

"연구로 증명됐거든요." 의사가 말했다. "리튬을 먹으면 자살 생각이 들지 않는답니다. 대단하지 않아요? 자살 위험이 있는 환자한테 리튬을 먹이면 그 생각이 그냥 사라진다는 거예요."

"저는 자살할 생각 같은 거 없어요." 그러면서 나는 최근 읽은 책

내용을 설명했다. 우울증이 재발하거나 나처럼 주기적으로 우울증에 걸리는 사람이 리튬을 먹으면 병을 예방할 수 있다고 했다.

"지금 드시는 자이프렉사도 똑같아요." 의사는 양손을 얼굴 쪽으로 올리고 투명 수염을 쓰다듬는 것처럼 턱을 매만졌다.

"그럴지도 모르죠." 하지만 나는 체중 증가, 당뇨병, 위험 수준까지 치솟은 중성지방으로 반박했다. 전부 자이프렉사의 부작용이었다. "리튬은 왜 안 돼요?"

"전에 리튬 써보셨잖아요." 의사가 상기시켰다. "그때 싫다고 하셨고요."

"기간이 너무 짧았어요. 이번에는 제대로 먹어볼래요."

의사는 딱 봐도 내 생각에 동의하지 않는 모양이었다. 나는 쇼우의 연구를 아느냐고 물었다. 그리고 1950~60년대 연구에 리튬이 우울증 재발을 막는다는 증거가 있다고 설명했다. 특히 양극성장애 환자에게 도움이 된다고 나와 있었다. 의사의 대답은 놀라웠다. 처음 듣는 얘기라는 것이다. 반면 자이프렉사는 최근에 나왔고(그러니 더 우수하지 않겠냐는 생각이다) 그야말로 대박을 친 약이었다. 제조사 일라이 릴리는 미국에서 가장 많이 처방되는 정신과 약을 팔아 매년 수십억을 챙기고 있었다. 비만 인구가 역대 최고를 찍은 이 나라에서 말이다. 키 150센티미터에 70킬로그램이 넘는 나도 비만 인구 중 하나였다.

뒤편의 수족관은 계속해서 조용히 보글거렸다. 뒤를 돌아봤다. 파란 물에 떠 있는 물고기들은 고대 성곽을 본떠 만든 이국적인 돌 주위를 유령처럼 맴돌았다. 물고기가 팔딱팔딱 뛰었다. 손을 뻗어 수면 위로 사료를 조금 뿌려주자 다들 작은 o자 형태로 입을 벌리며 솟아올랐다. 수면에 먼저 닿은 것은 가장 덩치가 크고 빠른 물고기였다. 녀석은 몸을 부풀리고 게걸스럽게 사료를 삼켰다.

그 모습을 보고 나도 가슴을 쭉 펴고 의사에게 말했다. "선생님도 모겐스 쇼우와 포울 크리스티안 보스트루프의 연구 자료를 읽어보세요. 저처럼 확신이 생길 거예요."

"자이프렉사를 끊는 건 쉽지 않습니다."

하지만 나는 끊을 마음이 있다고 고집했다. 정말 그랬다. 정신과 약을 끊기가 죽을 만큼 힘들다는 사실쯤은 알았다. 하지만 리튬은 주기적으로 우울증이 재발하지 않도록 철저하게 예방해주는 약이라고 했다. 게다가 자이프렉사처럼 내 몸을 복어처럼 부풀리지 않고 혈관을 당분과 기름으로 막지도 않는다. 그것만으로도 나는 기꺼이 싸울 생각이었다.

결국에는 내가 이겼다. 의사는 펜을 꺼내 에스칼리스Eskalith 처방전을 써줬다. 리튬에서 파생된 약이었다. "자이프렉사를 천천히 줄이셔야 해요." 의사가 조언했다. "몸 상태가 안 좋아질 겁니다. 자이프렉사를 완전히 끊고 일주일 후에 리튬을 시작하세요."

그날 밤 갈색 병에서 자이프렉사 한 알을 털어 손바닥에 올렸다. 표면에 양각으로 새겨진 작은 글자는 제조사의 이름을 가리켰다. 릴리Lilly. 의사는 8분의 1씩 줄이라고 했지만, 빨리 리튬을 시작하고 싶었던 나는 조언을 무시했다. 알약을 정확히 반으로 잘라 목구멍 깊숙이 넣었다. 자이프렉사는 강력한 진정제였다. 복용량의 절반밖에 먹지 않은 나는 밤새 잠을 이루지 못하고 뒤척였다. 마침내 잠이 들었을 때는 어딘지 모를 더운 도시에서 원숭이가 발코니에 걸터앉은 꿈을 꿨다. 일어나니 목이 말랐고 머릿속은 거품 끓는 소리로 가득했다. 하루 종일 불안정한 기분에 시달려야 했다. 두 번째 밤에는 약에서 4분의 1만 떼어냈고 동이 틀 때까지 밤을 꼴딱 새웠다. 이글거리는 핑크색 태양이 전염병처럼 하늘의 경계선을 물들였다. 그래도 이런 기분의 이유를 안다는 점은 도움이 됐다. 행복감, 마음의 균형은 모두 흔적 없이 사라졌고 나는 위태롭게 일상을 보냈다. 내 몸은 매일 먹는 약의 기운이 사라졌을 때 어떻게 기능해야 하는지 감을 잡기 위해 노력하는 듯했다.

정신과 의사들은 인정하기 싫겠지만 병원에서 처방하는 약은 뒷골목에서 살 수 있는 약과 여러 가지 면에서 다르지 않다. 헤로인 중독자가 헤로인으로 해독을 해야 하듯 자이프렉사 사용자도 자이프렉사로 해독을 해야 한다. 해독은 보통 일이 아니어서 몸에 무리를 준다. 하지만 이걸 견뎌내면 다른 약, 지금보다 더 뛰어날 가능성이 있는 약이 나를 반겨줄 것이다. 남편과 아이들이 외출한 일요일, 나는 침대에 누워 의사에게 받은 처방전을 보며 복용량을 16분의 1까지 줄이면 약을 타 오자고 결심했다. 16분의 1이면 사실상 가루와 작은 덩어리다. 깨물어서 물과 함께 넘기면 그만이었다.

나는 나흘째 자이프렉사를 완전히 끊었다. 기분은… 뭐랄까, 절망적이었다. 항우울제는 여전히 따로 먹고 있었지만, 그것만으로는 부족했다. 리튬의 효과가 발동하기도 전에 깊은 무기력에 빠져 다시 헤어 나오지 못할까 봐 두려웠다. 아니면 뇌가 갑자기 방향을 틀고 내 몸을 높이, 더 높이 날려 보낼까 겁이 났다. 저 위에는 아름답고도 더러운 곳이 있다. 몸이 뒤틀린 천사와 망가진 집이 있고 조증의 대표적인 증상인 음정에 맞지 않는 노랫소리가 들린다. 나는 걸을 때도 일부러 천천히 걸었다. 한 발, 한 발 내디디며 머릿속으로 속도를 유지했다. 하나 둘, 하나 둘, 하나 둘. 정신이 흐트러지지 않도록 혼란에 빠진 뇌를 메트로놈으로 바꿨다. 그날 밤 거울 앞에 선 나는 깜짝 놀랐다. 피부 아래 뼈의 흔적이 보였다. 갈비뼈가 드러난 게 얼마 만인지 몰랐다. 주먹을 쥐고 팔을 ㄴ자로 들어 올렸다. 힘이 조금 생겼다. 바로 이 기분이었다. 나는 리튬이 이 기분을 쭉 유지하게 도와주기를 바랐다.

대체 소금으로서의 리튬

쇼우는 덴마크에서 연구를 계속하며 데이터를 모아 해석했고 하티건에게도 하티건의 연구 결과를 논문으로 발표하라고 재촉했다. 그사이 리튬은 미국으로 건너갔다. 하지만 바다를 건넌 리튬은 정신과 약이 아니라 고혈압·심장병·신장병·부종 같은 병으로 저염식을 해야 하는 환자를 위한 대체 소금이 돼 있었다. 4개 기업이 천연 리튬에서 소금 맛이 난다는 소문을 접하고 대체 소금을 출시했다. 각각의 상표명은 웨스털Westal, 푸드살Foodsal, 솔티솔트Salti-salt, 밀로살Milosal이었다. 곧이어 의사들도 환자에게 대체 소금을 조미료로 추천하기 시작했다.

환자들은(의사들도 마찬가지지만) 리튬을 과용하면 독이 될 수 있다는 사실을 몰랐다. 많은 환자가 고기와 감자 요리에 리튬을 마음껏 뿌려 먹다가 중병에 걸리거나 목숨을 잃었다. 미시간주 앤아버Ann Arbor 의사 A. M. 월드론A. M. Waldron은 《미국의사협회저널Journal of the American Medical Association, JAMA》에 대체 소금으로 리튬을 섭취한 환자 4명의 사례를 보고했다. 환자들은 떨림, 보행장애, 전반적인 기력 저하, 피로감, 흐려진 시야 등의 증상을 보였다. 전부 리튬 중독 증상이었다. 월드론은 리튬 중독이 사람에게 치명적이라는 사실을 몰랐는지, 기업에서 대체 소금의 생산을 중단해야 한다고 주장하지는 않았다. "의사가 혹시 모를 독성 반응을 사전에 경고해야 한다"고 권할 뿐이었다. 그러나 같은 호號《JAMA》에 월드론 외의 의사들도 웨스털을 섭취한 환자 2명이 사망한 사례, 환자가 웨스털에 심하게 중독된 사례를 보고했다. 역사학자 존슨은 이렇게 썼다. "총 4건의 사례 보고를 종합해보면 리튬으로 만든 대체 소금을 계속 사용해서는 안 된다고 강력하고 확실하게 경고하는 목소리가 들렸다."

환자가 죽거나 중독되는 사례는 한두 건이 아니어서 《타임》 같은 유명 잡지에도 실렸고, 존슨은 그 결과 "중독 공포toxicity panic"가 불어닥쳤다고 했다. FDA는 1949년 곧장 리튬을 미국에서 금지했다. FDA에서 리튬에 금지처분을 내리며 미국에서 합법적으로 리튬을 구하기는 어려워졌지만, 몇몇 대담한 의사들은 여전히 리튬을 처방했다. 어쨌거나 분광광도계를 제대로 쓰면 혈액 수치를 모니터해 중독을 예방할 수 있었기 때문이다. 덴마크와 호주에서 나온 논문을 본 미국 의사들은 독창적인 방법으로 리튬을 구했다. 앞에서도 말했지만 대부분의 정신병원에는 19세기에 쓰다 남은 리튬이 대량 보관돼 있었다. 그래서 우연히 케이드의 논문을 읽었던 영국의 영 같은 의사들은 쉽게 리튬을 구해 환자에게 시험할 수 있었다. 조증 환자와 극도로 흥분한 환자는 유독 의료진의 진을 빼기로 유명했다. 그러니 당국에서 리튬을 금지하고 사망과 중독 사례가 이어졌어도 리튬을 약으로 쓰고 싶다는 유혹을 뿌리치기는 힘들었을 것이다.

중독 공포가 리튬 역사의 암흑기라는 사실을 부정할 수는 없지만, 최소한 두 가지 면에서 긍정적인 영향을 미쳤다. 첫째, 연구자들은 리튬 중독을 피하기 위해 혈액 수치를 더 정확히 측정하는 수단을 개발했다. 둘째, 리튬의 인지도가 높아지면서 더 많은 의사와 연구자가 리튬에 대해 알고 리튬에 주목했다. 이와 함께 쇼우와 보스트루프의 논문도 읽었을 것이다.

대격돌

한편 원래 리튬 치료 효과의 신봉자였던 쇼우는 리튬을 특정 환자, 다시 말해 조울증 환자와 재발성 우울증 환자에게 기적 같은 약으로 보기 시작했다. 그는 1950~60년대에 리튬을 홍보하며 심포지엄에서 강연을 하고 논문을 출간하고 데이터를 수집했다. 연구에 완전히 몰두해 있었기 때문에 자신을 향해 날아오는 칼날을 알아차리지 못했을 것이다. 1968년 영국 의학 저널 《랜싯The Lancet》에 〈예방약으로서의 리튬: 또 하나의 치료 신화인가?Prophylactic Lithium: Another Therapeutic Myth?〉라는 글이 실렸다.

런던 모즐리병원Maudsley Hospital 정신과 의사 배리 블랙웰과 마이클 셰퍼드Michael Shepherd가 공동으로 쓴 이 논문은 아주 신랄했다. 그들은 1967년 쇼우와 보스트루프가 리튬으로 주기적인 우울증 재발을 예방할 수 있다고 했지만, 사실과 다르다고 비평했다. 셰퍼드와 블랙웰은 몇 가지를 공격했다. 우선 쇼우와 보스트루프는 이중맹검 속임약대조군 연구를 하지 않고 온갖 편견에 사로잡혀 있었다고 했다. 특히 관찰자 편향 오류가 심했다. 연구 목표를 염두에 둔 것이 연구 결과에 영향을 미쳤다는 주장이었다. 편견으로 관찰력이 왜곡돼 공정하게 논문을 쓸 수 없었다고 했다.

셰퍼드는 쇼우가 엄격한 이중맹검 속임약대조군 실험을 일부러 피했다고 확신하며 그들이 독일 괴팅겐Göttingen에서 한 회의에 참가했을 때 그런 느낌을 받았다고 했다. 셰퍼드의 말에 따르면 그는 이중맹검 실험이 얼마나 중요한지 이야기하고 쇼우에게 추가적인 연구가 필요하다고 "정중하게 건의"했다. 하지만 쇼우는 리튬이 조울증을 새로운 방법으로 치료하는 약이라는 증거가 충분하다는 입장을 고수했다. 쇼우는 리튬의 예방 효과가 뛰어나다는 증거로 남동생이 기적적으로 병을 이겨낸 이야기를 들려줬다. 쇼우는 몰랐지만, 셰퍼드에게는 이 이야기조차 쇼우가 관찰자 편향 오류를 저질렀다는 증거로 보였다. 과학적으로 접근해야 할 문제에 감정이 과도하게 개입됐기 때문에 주관적인 태도는 쇼우의 연구 결과에 흠집을 낼 수밖에 없었다. 쇼우는 이후 셰퍼드와의 대화를 이렇게 설명했다. "내가 연구 결과에 감사하다고 말했을 때, 내가 '신봉자'라는 걸 눈치챘던 듯했다. 세상모르는 광신자이니 믿지 못할 사람이라고 봤던 것 같다." 실제로 셰퍼드와 블랙웰은 1968년 논문에서 쇼우와 보스트루프가 수년째 리튬을 열렬히 옹호하고 있지만, 치료 효과를 평가할 때 '허점'이 있었다고 비판했다.

《랜싯》에 실린 논문과 그에 담긴 비난은 유럽과 미국의 정신의학계에 큰 파문을 일으켰다. 리튬이 재발성 우울증을 정말로 예방하느냐는 문제를 두고 의사들은 분열됐다. 어떻게 보면 셰퍼드와 블랙웰의 핵심 주장에서 벗어난 현상이었다. 그들은 약의 효능이 아니라 연구 방법에 문제를 제기했기 때문이었다. 공격받은 쇼우와 보스트루프는 1개월 후 대응에 나섰다. 하지만 쇼우는 도저히 이중맹검 속임약대조군 실험을 추가로 진행할 수 없다고 느꼈다. 그렇게 하려면 윤리적으로 엄청난 딜레마에 빠질 위험이 있었기 때문이었다. 사실 쇼우는 이중맹검 속임약대조군 실험으로 리튬을 테스트한 적이 있었다. 하지만 당시에는 리튬이 조증과 우울증 치료에 얼마나 효과적인지 몰랐다.

하지만 지금은 효과를 알았다. 이제 와서 이중맹검 연구를 한다면 환자의 조울증을 뻔히 치료할 수 있는 약을 두고 고의로 속임약을 줘야 한다는 소리였다. 속임약을 먹은 환자는 피폐한 정신에서 벗어나지 못하고 세월을 보내야 한다. 조증으로 흥분한 상태에서는 저축을 다 쓰는 등 인생을 망치는 행위를 할 수 있었다. 한편 울증 환자는 최악의 경우 자살을 기도할 수도 있었다. 동생이 리튬 치료를 받은 후 단 한 번도 울증이 재발하지 않았다는 사실은 쇼우를 더욱 곤란하게 했다. 쇼우는 물었다. "어떻게 내 동생이나 비슷한 처지의 사람들을 데리고 리튬이 폐기 처분될지도 모를 임상 시험을 하란 말인가?" 급기야 더 강경한 말투로 이런 발언을 했다. "우리는 과연… 영국과 미국의 환자들에게 이로운 증거를 얻겠다는 이유로 재발의 고통과 자살 가능성이 있는 환자를… 임의로 선정해 속임약을 줄 수 있는가? 이는 헬싱키선언(1964년 세계의사협회 총회에서 채택된 인간 대상의 의학 연구 윤리 원칙—옮긴이)을 명백히 위반하는 행위다. 선언문은 환자에게 잠재적인 이득이 없다면 위험한 실험에 환자를 노출하지 말아야 한다고 천명한다."

하지만 셰퍼드와 블랙웰은 이중맹검 속임약대조군 연구에서 윤리적인 문제를 찾지 못하는 듯했다. 논쟁은 과학 영역에만 머물지도 않았다. 블랙웰과 셰퍼드는 지속적으로 쇼우의 의도에 의문을 제기했다. 대놓고 말하지는 않았지만, 연구자가 연구 대상에 지나치게 감정을 이입했으므로 연구 자료에서 의미 있는 결론을 끌어낼 자격이 없다고 암시했다. 이후 인터뷰에서 셰퍼드는 쇼우의 태도와 복장까지 묘사했다.

> 성품이 온화한 사람이다… 화려한 코트를 입고 완벽한 영어를 구사한다. 아주 매력적이고 덴마크인 특유의 유머 감각도 있다… 마주하고 나서야 광신도라는 것을 알았다. 다 안다고 생각하는 사람… 가족 중 누가 환자였고 리튬을 먹었다고 했다. 모든 사람이 리튬을 구할 수 있게 국가 차원의 정책이 만들어져야 한다고 했다. 말을 재밌게 해서 처음에는 몰랐는데 알고 보니 진심으로 하는 말이었다… 우리는 의도치 않게 이후 몇 년간 꺼지지 않을 악몽 같은 불길에 기름을 붓고 있었다… 나는 블랙웰을 말려야 했다. 가만히 있으면 문제가 더 커질 염려가 있었기 때문이다.

맞대응하자니 위험이 너무 컸고(리튬이 금지되면 환자가 자살을 시도할 가능성이 있다고 생각해서) 비난에 개인적인 감정도 섞여 있어 쇼우와 보스트루프는 변호에 애를 먹었다. 셰퍼드와 블랙웰은 쇼우가 연구에 지나치게 사적 감정을 실어 적절한 결론을 낼 자격이 없다고 했지만, 이 말은 어쩐지 모순적이다. 논쟁을 개인적인 싸움으로 만드는 장본인은 오히려 그 두 사람이었다. 그들은 논쟁을 과학 영역에서 끌어내 사적 영역으로 던지고 있었다. 쇼우를 심리학적으로 분석하고 연구 자료가 아니라 근본적인 의도, 추정상 "과잉 개입"에 의문을 제기했다. 본질적으로 비평이 아니었고 이 점에 쇼우는 반기를 들었다. "비평 토론은 과학 발전의 거름이 되므로 언제나 환영할 일이다. 그러나 부당하게 한 사람의 자료와… 윤리를 완전히 무시하는 태도는 옳지 않다. 다른 연구자의 의도를 추측하는 행위는 문제와 무관하고 과학적 논쟁에 개입되지 말아야 한다." 블랙웰은 쇼우의 경력 전체가 "리튬의 지배"를 받았다고 반박했다. "이중맹검 실험을 한사코 거부하는 이유는 약에 개인적인 확신이 들어 있기 때문이다."

어떤 식으로든 비평에 대응해야 한다고 생각한 쇼우와 보스트루프는 결국 오명을 벗고자 수정된 방식의 이중맹검 속임약대조군 연구를 실시한다. 1년 이상 리튬을 섭취한 환자 84명이 실험에 참가했다. 일부는 리튬 치료를 계속하고, 일부는 속임약을 먹되 속임약을 먹은 환자의 병이 재발할 경우에는 실험 내용을 공개하고 다시 리튬을 처방했다. 쇼우는 6개월 후 "분명"한 결과가 나왔다고 했다. "속임약을 받은 환자 중 절반 이상이 재발했다. 리튬 치료를 받은 환자는 단 1명도 재발하지 않았다. 본 논문의 저자들은 리튬의 예방 효과가 확정적으로 입증됐다고 판단한다."

블랙웰과 셰퍼드는 여전히 납득하지 않았고 이번 연구에도 방법론적 결함이 있다고 주장했다. 그들은 속임약 치료를 받은 환자가 갑자기 사라진 리튬 부작용을 계기로 약이 끊겼다는 사실을 짐작했을 것이라는 의문을 제기했다. 더 이상 약을 먹지 않는다는 사실을 안다는 것 자체가 재발 요인이라고 추측했다. 그러나 이들의 의심과 별개로 리튬의 예방 효과 논쟁에 참전했던 정신의학자 대다수는 쇼우와 보스트루프의 두 번째 연구를 통해 확신을 얻었다. 비록 승리했지만, 쇼우는 개인으로서나 연구자로서나 상당한 대가를 치러야 했다. 공개적인 논쟁으로 독설이 오가고 많은 시간을 낭비했다. 비판이 끝없이 이어졌고 어느 순간 개인적인 공격까지 받았다. 모든 것이 쇼우에게 큰 타격을 입혔다. 데이비드 힐리는 이 사건으로 리튬의 인지도가 한층 더 높아졌다고 주장한다. 이제 선진국에서 리튬을 모르는 나라는 없었다. 하지만 논쟁을 벌이며《랜싯》등의 학술지에 논문이 쏟아졌고 거기에 비난, 반박, 부정 등이 가세하며 쇼우의 경력에 금이 갔다. 그만큼 논쟁은 시끄럽고 길었다.

마지막에는 쇼우와 보스트루프가 승리했지만, 오랜 세월이 지난 후에도 셰퍼드는 생각을 바꾸지 않았다. 나중에는 제약회사가 리튬을 개발하지 않는다는 것을 근거로 내세우며 쇼우가 여기에서 "돈벌이의 기회를 봤다"고 셰퍼드는 주장했다.

제약 산업이 리튬을 외면한 이유는 그것이 원소이기 때문이다. 리튬은 저렴했고 그들은 문득 돈 냄새를 맡았다… 우리는 감히 뻔뻔하게 의문을 제기했다는 이유로 이 문제에 희생양으로 엮여 들어갔다. 그래도 우리 덕분에 그쪽에서 울며 겨자 먹기로 과학적인 연구를 추가로 진행하지 않았나. 그 실험에서 나온 증거가 결론을 정당화한다고 생각하진 않는다… 어차피 내게는 처음부터 중요한 문제가 아니었다. 하지만 쇼우에게는 아주 중요한 문제였다. 그의 신념과 그 신념 위에 쌓아 올린 명성에 이의를 제기했기 때문이다.

점점 높아지는 리튬의 명성

쇼우의 평판과 별개로 리튬은 길고 고통스러웠던 논쟁으로 명성이 높아졌다. 20년 전 세상을 떠들썩하게 만들었던 중독 공포로 리튬이 금지된 상태였기 때문에 FDA에 금지처분을 해제해달라고 청원하는 미국 의사 수는 날이 갈수록 증가했다. 로널드 피브Ronald Fieve도 리튬의 열성 팬이었다. 뉴욕 정신과 의사인 그는 1960년대부터 조울증 환자에게 리튬을 사용했고 열렬히 리튬을 찬양했다. 이후 《감정의 기복Moodswing》이라는 책으로 베스트셀러 작가 반열에 오른 피브는 많은 사람 앞에 서도 어색하지 않고 약간은 과시하기 좋아하는 성격이라 리튬을 미국 대중에게 각인하는 데 큰 역할을 했다. 그의 유명인 환자—브로드웨이 뮤지컬 〈남태평양South Pacific〉과 〈카멜롯Camelot〉의 제작자이자 감독인 조슈아 로건Joshua Logan은 리튬으로 조울증이 깨끗하게 나았다—도 한몫했다. 로건의 설득으로 피브는 1970년대 여러 전국 방송에 출연해 리튬이 어떤 약이고 어떤 병을 치료하는지 솔직히 이야기했다. 당시에는 《치료학의 약리적 기초The Pharmacological Basis of Therapeutics》 같은 유명 교재에도 "리튬 이온에는 알려진 치료 작용이 없다"라고 나와 있었다. 피브를 비롯한 미국 정신의학자들은 미국 내 리튬의 공식적인 지위를 바꾸고 리튬 금지처분이 해제되기를 바랐다.

미국 의사들이 열심히 입소문을 내고 블랙웰과 셰퍼드 대 쇼우와 보스트루프의 뜨거운 논쟁으로 리튬의 인지도가 올라가는 사이, 조울증 환자와 주기성·재발성 우울증 환자에게 리튬을 사용하도록 허락해달라고 FDA에 청원하는 의사는 점점 늘어났다. FDA는 쇄도하는 요청을 감당하기 힘들었다. "FDA 직원 다수는 청원을 처리하기 귀찮아서라도 빨리 승인을 내리고 싶은 심정이었다."

같은 시기 소라진으로 유명한 SK&F와 로웰 연구소Rowell Laboratories는 드디어 돈을 벌 기회를 감지하고 탄산리튬으로 신약을 만들어 FDA에 허가를 요청했다. 제약회사가 압력을 가하고 정신과 의사들도 각개로 청원을 하자 FDA는 금지처분을 해제하는 쪽으로 기울었고, 마침내 1970년 4월 6일 리튬은 20년 만에 불법 약물에서 합법 약물이 됐다. 리튬은 미국에서 조울증 치료제로 승인을 받았다. 그러나 한 가지 증상에만 허락했을 뿐이었다. 리튬이 재발성 우울증을 예방한다고 증명하는 쇼우와 보스트루프의 연구가 있음에도 FDA는 리튬을 재발성 우울증 환자에게 사용하는 것을 허락하지 않았고 지금까지도 그 입장은 변하지 않았다.

리튬을 먹어보다

나는 여전히 우울증의 꿈을 꿨다. 내 위로 시트가 떨어져 몸을 옴짝달싹 못하게 한다. 커다란 그림자는 벽을 서서히 덮쳤다.

약국의 분위기는 지나치게 밝았다. 현란한 빨간색 공책, 물방울 무늬 머리띠, 색색의 포장을 입은 립크림이 보였다. 플라스틱 상자에는 인조 속눈썹이 쌓여 있었다. 나는 사람들 뒤에 줄을 섰다. 하나같이 네모난 종이를 손에 들고 있었다. 종이 한 장에 기나긴 이야기가 압축돼 있었다. 내 처방전에는 화려한 필체로 급하게 쓴 글씨가 보였다. 둥글게 굴린 글자들은 기이한 곡선을 그리며 서로 연결됐다. 이게 문제였다.

내 차례가 돼 약사에게 처방전을 내밀었다. 마녀처럼 새빨간 립스틱을 칠한 여자 약사는 귀에 작은 진주 귀고리를 달고 가느다란 목까지 셔츠 단추를 꼼꼼히 채우고 있었다. 그래서인지 머리가 분리돼 공중에 떠 있는 것처럼 보였다. 올백으로 넘긴 머리카락은 둥글게 말아 정수리에 얌전히 얹어놓았는데 그 모습이 마치 윤기 나고 반짝이는 페이스트리 빵 같았다. 매끈한 손톱을 길게 기른 약사는 엄지와 검지 사이로 처방전을 집어 들었다. 내가 아니라 종이에 병이 있다고 생각한 것일까? 약사는 입술을 오므리고 처방전을 훑더니 나를 빤히 쳐다봤다. 그러고는 처방전을 카운터에 내려놓고 한 손으로 아주 천천히 접힌 부분을 쓸어 주름을 펼쳤다. 약사가 다시 처방전을 들고 불빛에 비춰 봤다. 뒤에서 사람들이 자세를 바꾸고 발을 이리저리 움직였다. 한쪽 통로에서 아이가 울기 시작했다.

"죄송합니다." 한참 만에 약사가 말했다. "이건 조제해드릴 수 없겠네요."

"왜요?" 내가 말했다. "병원에서 받은 거예요."

"의사분 손 글씨를 도저히 읽을 수가 없어요."

"리튬 처방전이에요." 내가 말했다. 뒤에 있는 사람들이 우리 대화를 듣거나 말거나 상관없었다. 자이프렉사를 끊고 벌써 며칠이 지났다. 내 몸에 구멍이 났고 구멍 안에 신경을 건드리는 울음소리와 날카로운 파편이 가득 찬 기분이었다. 갑자기 나는 절박해졌다. 리튬만이 진정 효과가 있는 소금으로 그 구멍을 메울 수 있다고 생각했다.

"리튬 주세요." 내가 다시 말했다. 목소리를 조금 더 키웠지만 내 말은 아주 조그맣게 들렸다. 사방이 막힌 공간에서 멀리 들리는 소리와도 같았다.

"읽을 수 없는 처방전은 사용하지 못합니다." 약사가 말했다. 가느다란 입술을 잡아서 뜯고 싶었다.

뒷목에 한 줄기 땀이 흘렀다. 뒤에 있는 사람들이 한숨을 쉬고 다시 자세를 고쳤다. 꼭 한 몸이 돼 움직이는 단일 유기체 같았다.

"제 눈에는 글씨가 잘 보이는데요." 내가 말했다. "'에스칼리스 XR'이라고 쓰여 있잖아요. XR은 서방형extended release(약이 일정하고 지속적으로 방출되도록 만든 제형—옮긴이)이라는 뜻이고요."

"이건 보여요?" 약사가 의기양양한 목소리로 물으며 휘갈겨 쓴 글씨를 가리켰다.

"보여요." 내가 말하며 어깨를 활짝 폈다. 하지만 글씨를 내려다

보자 알 수 있었다. 아무 의미가 없는 글자들이었다. 시간이 촉박한 의사가 쓴 전형적인 글씨를 보자 가슴이 철렁 내려앉았다.

"죄송합니다." 약사가 말했다. "여기 뭐라고 쓰여 있는지 이해가 되지 않아요. 법적으로 저는 읽을 수 없는 처방전으로는 약을 조제해드릴 수 없습니다."

약국을 떠나 노란 햇빛이 비추는 밖으로 나왔다. 사람들은 등에 건전지를 끼운 것처럼 움직였다. 다들 수상하고 초인적인 전력을 공급받고 있는 것 같았다. 감정이 불안정해지며 눈물이 터져 나오려는지 목이 메었다. 울고 싶었지만, 두려웠다. 눈은 머리에 난 구멍일 뿐이다. 거기서 무엇이 나올지 누가 아는가? 얼굴 위로 구슬을 떨어뜨리던 소녀를 떠올렸다.

집으로 돌아오는 길에 나무가 우거진 공원에 멈춰 섰다. 초콜릿색 땅에서 슬금슬금 움직이는 분홍색 벌레를 뽑았다. 벌레는 내 손바닥 위에서 똬리를 틀었다. 늘씬한 몸은 방금까지 있었던 흙처럼 차가웠다. 나는 어디서든 닥치는 대로 마음을 위로할 대상을 찾아야 했다. 벌레, 햇살로 따뜻해진 숲, 우리 집 창틀에 앉은 참새의 발가락. 집에 도착한 나는 의사에게 전화를 걸어 자동응답기에 메시지를 남겼다.

몇 시간 후 나는 다른 약국으로 갔다. 의사는 그 약국에 전화로 처방전을 써줬다고 했다. 주황색 플라스틱 의자에 앉아 30분을 기다리다가 내 이름이 불렸을 때 돈을 내고 약 봉투를 쥐고 약국을 나왔다. 부엌에서 약병을 꺼냈다. 안에 리튬 알약 30개가 그득했다. 전부 원형이었고 별다른 표시는 없었다. 그냥 매끈하고 차가웠다.

볼에 닿는 느낌은 묵직했다. 단번에 넘길 생각으로 유리컵에 물을 받았지만, 약을 삼키기 직전에 생각이 바뀌었다. 약을 유리컵에 떨어뜨려봤다. 물에 녹아 고체에서 기포로 변하는 알약을 보며 과거를 생각했다. 지구상 존재하는 모든 질병에 리튬수를 처방하던 시절도 있었지. 알약이 완전히 녹기까지 시간이 걸렸지만 일단 다 녹은 후 한 번에 쭉 물을 마셨다. 차갑고 톡 쏘는 맛이었다.

다음 날 아침, 잠에서 깨니 방 안이 묘하게 평온해진 느낌이었다. 속임약 반응이겠지만, 뭐가 됐든 내 증상을 치유하면 그만이었다. 아래층에서 아이들이 웃는 소리가 사랑스러웠다. 나무 그림자가 벽에 레이스 장식을 그렸다. 나는 레이스 모양의 그림자가 아래위로 흔들리며 쉴 새 없이 춤을 추는 모습을 지켜봤다. 몸을 일으켜 침대에 올라섰다. 커다란 창문 밖을 더 자세히 보기 위해서였다. 창문 아래 습한 마당에는 계단식 정원이 있었다. 흙에 영양분이 가득하고 물이 끊임없이 들어왔기 때문에 모든 식물이 잘 자랐다. 장미가 만발했고 초콜릿색 민트는 계단을 따라 쏟아져 내렸다. 보라색 잎은 높은 곳에서 풍성한 노란 과꽃과 엉켰고, 뾰족뾰족한 분홍색 베르가모트와 앙증맞은 분홍색 꽃이 달린 부들레야의 긴 가지는 내 눈앞에서 왕나비와 나방을 유혹했다. 거대한 주황색 나비가 식물에 앉아 꽃을 빨며 날개를 펼쳤다. 나비는 책처럼 크게 보였다. 책장 같은 날개를 펼치자 검은색 점과 금색 지그재그 무늬가 드러났다. 상대적으로 나방은 수수했지만, 하얀 날개를 펼치고 나는 모습은 아름다웠다. 이 땅에 씨를 뿌리고 계단을 만들어 가꾸고 창문 아래 보이는 꽃과 덤불을 길러낸 사람은 바로 나였다.

리튬이 혈액에 축적되기까지는 최소 일주일이 걸린다. 유리컵으로 한 잔 들이켰다고 예방 효과가 나지는 않을 것이다. 그러려면 약이 몸에 쌓여야 한다. 그래서 첫 번째 약을 먹은 다음 날 나는 분명히 이야기할 수 있었다. 갑자기 솟구친 행복감은 내가 진정으로 느끼는 감정이었다고. 이후 7일 동안 거의 까치발을 하고 조심스럽게 돌아다녔다. 약의 효과를 알리는 '딸깍' 소리를 들으려고 한쪽 귀를 내면으로 기울이고 있었다. 미세하게 손이 떨리기 시작했을 때는 행복했다. 약이 작용하고 있다는 표시였기 때문이다. 자이프렉사에서 탈출할 길이 열렸다. 리튬 중독 따위는 걱정도 아니었다. 한 달에 한 번 혈액 수치를 체크하면 되니까. 며칠이 더 지나고 2주는 곧 3주가 됐다. 7월이 저물고 8월로 접어들었다. 8월은 곧 9월이 됐다. 저녁 공기는 차가워졌고 칠흑같이 까만 하늘에 별은 더 선명해졌다. 내게는 별 하나하나가 소중한 소금 가루였다. 아이들과 망원경을 들고 정원 테라스로 나가 렌즈를 들여다봤다. 나는 정신과 약 중에서도 가장 인기 있는 기분안정제mood stabilizer—자이프렉사의 수익은 엄청나다—를 버리고 어떻게 작용하는지 밝혀지지 않은 비상약으로 바꾼 상태였다. 그 옛날 케이드가 세웠던 가설—조울증 환자는 몸에 리튬이온이 부족하기 때문에 리튬이 치료 효과를 발휘한다—을 능가할 새로운 가설은 나오지도 않았다.

몇 주가 흐르며 기분은 확실히 안정됐다. 내면의 구멍을 채우던 유리 파편은 사라졌고 실크처럼 부드러운 것이 대신 들어왔다. 신경이 거슬리지 않았지만 그렇다고 무감각해지지도 않았다. 정신 질환이 약해질 때만큼 소중한 순간은 없다. 어둠이 물러난 자리에는 찬란하고 명확한 의식이 남는다. 그것을 나는 어둠의 배당금이라 부른다. 기분이 안정되는 날은 무조건 축하를 해야 한다. 축제를 벌여야 하는 날이다. 긴 테이블에 형형색색의 음식을 차린다. 하얀 식탁보는 물 위를 지나는 배의 돛처럼 새하얗다. 리튬을 먹으며 뼈도 보이기 시작했다. 지방을 걷어낸 손에서 우아한 느낌이 나기에 하얀 월광석이 박힌 소박한 반지를 껴봤다. 혈당 수치가 낮아졌다. 자이프렉사를 끊고 4주 후 주치의는 내 당뇨병이 나아졌다고 말했다. 하지만 리튬이 내게 장기적으로도 잘 들을까? 나도 쇼우의 남동생과 수많은 환자처럼 될 수 있을까? 리튬은 우울증이 재발하지 않게, 그러면서도 조증이 나타나지 않게 막아줄까? 아직 확신하기는 일렀다.

돈이 되지 않는 약

쇼우는 2005년 사망했다. 케이드를 제외한다면 리튬을 가장 열렬히 옹호한 사람은 쇼우였을 것이다. 실제로 리튬이 정신과 약으로 전 세계의 인정을 받기 시작했을 때 케이드는 쇼우에게 "리튬이 지금 같은 인정을 받기까지 가장 많은 공을 세운 사람"이라고 찬사를 보냈다. 쇼우는 리튬이 무수한 환자를 치료하고 남동생을 구원하는 모습을 지켜봤다. 그는 오늘날의 약물 연구자들과 달랐다. 전부는 아닐지라도, 이익에 따라 움직이는 그들과는 차원이 다른 연구자였다. 쇼우와 케이드는 순수한 의도로 연구했다. 셰퍼드가 뭐라 비난하든 이들은 리튬으로 부자가 될 수 없음을 알았다. 리튬은 우퇴의 바위섬에서 처음 발견됐고 아무나 공짜로 구할 수 있는 천연 원소였다. 그런데도 두 사람은 이 물질에 평생을 바치며 한 사람의 인생을 망가뜨리는 장애를 치료할 강력한 약을 발견했다. 이 캡슐은 정신의학에 몇 가지 흥미로운 의문을 제기했다. 리튬은 소라진과 달리 특정한 증상에만 작용해 조증성 흥분을 제거하면서 다른 증상은 그대로 둔다. 리튬을 먹은 조현병 환자의 증상은 완화됐지만, 환각과 망상은 여전했다. 쇼우에게 리튬을 처음 알려준 덴마크 의사 스트룀그렌은 리튬이 화학적으로 아주 단순하기 때문에 리튬을 이용하면 사람의 기분을 이루는 신경회로 체계를 들여다볼 수 있다는 의견을 냈다. 그가 생각하기에 리튬은 "다양한 장애에 사용하지만 증상에 대한 명백한 선호도가 없는 복합 화합물의 치료 효과"보다 훨씬 뛰어났다.

이렇게 특이성을 지닌 리튬이 약 중에서도 가장 인기 있는 연구 주제라 생각할 수도 있다. 리튬을 먹는 환자를 꼼꼼히 조사해 리튬이 뇌의 어느 영역에 작용하는지, 어떻게 신경전달물질의 신호를 약화하거나 자극하는지 찾으려 하지 않겠는가? 그렇게 하면 인간이 느끼는 감정의 극단적인 형태—조증과 울증—를 이해하는 데 도움이 될 것이다. 일단 조울증을 이해하고 확인하고 새로운 사실을 발견한다면 유사하지만 더 일반적인 감정인 불행과 행복, 슬픔과 기쁨의 비밀도 밝힐 수 있다. 그러나 이상한 일이다. 리튬이 뇌 안에서 어떻게 작용하는지 오랜 시간을 투자해 연구하는 학자는 몇 명뿐이다. 그 외에는 아무도 약이 왜, 어떻게 효과를 발휘하는지,

인간의 머릿속에서 어떻게 미묘한 춤을 추는지 알려고 하지 않는다. "리튬은 정신의학에 많은 업적을 남겼습니다." 알렉산더 부코빅은 말한다. "하지만 단 한 번도 신경과학자들의 관심을 끈 적은 없었어요. 수익성이 없기 때문입니다. 돈이 되지 않아서요."

어쩌면 리튬은 정신의학과 자본주의 사회에 속한 기업 이익의 밀접한 관계를 가장 잘 보여주는 약이라고 할 수 있겠다. 이 세계는 단 몇 개월 사이에 수백만, 수십억 달러를 버는 대형 제약회사와 끈끈한 동맹을 맺고 있다. 그래서 제약회사는 많은 사람에게 효과적인 리튬을 두고도 특허권과 수익만을 노리고 새로운 기분안정제를 개발하려 하는 것이다. 최첨단 냄비를 휘저으며 양극성장애를 치료할 신약을 무수히 내놓고 있다. 이미 시중에 나와 있는 약—예를 들어 뇌전증 약—의 용도를 바꿀 수 있으면 금상첨화다.

1883년 제약회사 애벗래버러토리Abbott Laboratories는 밸프로에이트valproate라는 항경련제의 특허를 취득했다. 이후에는 세미소듐 밸프로에이트semisodium valproate라는 더 안정적인 소듐을 만들어 두 번째로 특허를 따냈다. 새로운 약과 먼저 나온 밸프로에이트의 차이는 단 하나, 소듐이온의 존재 유무였다. 힐리의 말마따나 "현재 특허법의 허점을 여실히 보여주는 사례"였다. 이어 정신의학자 해리슨 포프Harrison Pope 연구 팀은 세미소듐 밸프로에이트가 효과적인 조증 치료제임을 증명했다. 애벗래버러토리에 어마어마한 수익을 보장하는 결과였다.

이와 같은 사례는 셀 수 없이 많다. 수많은 항경련제—뇌전증 치료에 사용하는 약—가 1980~90년대에 조울증, 일명 양극성장애의 치료제로 수정됐다. 의사들이 카르바마제핀carbamazepine이라는 약의 능력을 발견한 덕분이었다. 카르바마제핀은 뇌의 변연계에서 두려움을 감지하는 영역인 편도체 자극으로 나타난 발작을 억제할 수 있었다. 카르바마제핀을 조증에 실험해보니 정말로 효과가 있었다. 당시의 정신의학자들은 기분장애mood disorder를 정신적 경련과 같다고 생각했던 것 같다. 양극성을 띤 뇌가 발작을 일으키며 절망과 행복을 오간다고 생각했나 보다.

일단 양극성장애를 경련으로 생각하자 이전에 뇌전증에만 쓰였던 모든 약에 가능성이 보이기 시작했다. 실제로도 관련이 있었고 패러다임 변화에서 돈 냄새를 맡은 제약회사들은 기존의 뇌전증 약의 라벨만 갈아 서둘러 신약을 출시했다. 이 무렵 "기분안정제"라는 용어가 일반화됐고 이전까지 뇌전증 치료에만 국한했던 약을 광범위한 용도로 바꿔 돈을 벌 수 있었다. 그중 하나인 가바펜틴gabapentin은 기분안정제로 다시 태어나 매년 13억 달러를 벌어들인다. 새로운 유형으로 분류된 약들은 정신의학계를 장악하고 리튬의 멸종에 일조했다. 그래서 1990년대 레지던트 생활을 했거나 레지던트 과정을 막 끝낸 정신과 의사의 경우 리튬보다 항경련제에 훨씬 익숙하다. 하지만 "새로운" 기분안정제가 리튬보다 효과적이라는 증거는 어디에도 없었다. 게다가 양극성장애가 실제로 감정의 뇌전증이라는 증거도 존재하지 않았다. 단지 하나의 가능성, 하나의 연구일 뿐이었다. 그러나 이것이 전에 없던 패러다임을 만들어내며 미국에서 항경련제를 둘러싸고 태어난 "광기"를 정당화했다.

마법이 풀리다

리튬을 먹은 후로 나는 우울증 꿈을 꾸지 않았다. 자이프렉사 부작용으로 살이 쪘을 때보다 문자 그대로 가벼워졌다. 주기적으로 오락가락하던 기분이 다 나았다고 하기는 힘들다. 가끔씩 삐끗하는 날도 있었기 때문이다. 갑자기 공기가 갈라지고 아득히 추락하는 느낌이 들었다. 추락할 때는 몸부림치지 않으려고 노력했다. 다년간의 경험으로 몸부림쳐봐야 상황만 더 악화된다는 사실을 배웠기 때문이다. 움직이지 않고 갈라진 틈으로 굴러떨어지면 아래에 있는 텅 빈 바닷가로 추락한다. 그곳에는 검은 바위가 튀어나와 있고 갈매기가 끽끽거린다. 거대한 배가 전복돼 있고 죽은 게들이 모래사장에 널려 있다. 그곳으로 떨어지고 싶지는 않았다. 그리고 리튬을 시작한 후로는 그런 일도 없었다. 직전까지 간 날들은 있었다. 발바닥에 모래가 스치고 뒤엉킨 미역이 습기에 썩어가는 악취 사이로 짭짤한 소금 냄새가 났다. 벌레가 파도를 향해 허둥지둥 날아가는 소리가 들렸다. 안개 속에서 외로운 등대가 한 줄기 빛을 비추지만, 두꺼운 안개를 뚫기에는 너무 약했다.

하지만 장기적으로 봤을 때 리튬은 내 기대만큼 잘 듣지 않았다. 재수 없는 날이 있다. 오후에도 하늘이 어두컴컴해지는 겨울의 어느 날 햇빛이 새어 나왔다가 사라지고 바람이 내 뒷목을 파고들 때면 우울증이 돌아왔고, 겁에 질린 나는 자이프렉사에 손을 뻗어 마음 대신 몸을 제물로 바쳤다. 하지만 많은 사람은 돌에서 나온 소금인 리튬만으로도 증상이 완화된다. 리튬만 있으면 다 해결된다.

얼마나 부러운지. 부코빅은 말한다. "우울증 환자에게 리튬을 써보면 양극성장애의 경우 항우울제만큼 리튬도 아주 효과적입니다." 나도 그가 말하는 환자 중 하나면 좋았을 텐데.

나는 주변 세상이 갈라지는 느낌을 자주 받는다. 이 파열을 완전히 막을 약은 존재하지 않는 것 같다. 하지만 때로는 의문이 든다. 정말로 나는 자신을 진열장에 전시할 수 있는 약을 원하는 것일까? 거기서 하루 종일 예쁜 모습으로 포즈를 취하게? 그렇게 생각하면 나는 내 광기를 좋아하는지도 모르겠다. 바위와 검은 모자와 설탕으로 흩날리는 소녀가 나오는 꿈이 아주 조금씩 떨어진다면 말이지. 내 약을 좋아하는지도 모른다. 약을 먹는 행위를 좋아할 수도 있다. 나는 매일 저녁 길쭉한 유리잔에 냉수를 받아 두툼한 리튬 알약을 넣는다. 그리고 마법의 약처럼 하얀 거품으로 녹아내리는 모습을 지켜본다. 약을 삼키고 나면 달콤한 무기력이 찾아왔다. 케이드가 기니피그에서 관찰한 무기력과는 달랐다. 내가 느끼는 무기력은 더없이 평범한 꿈을 꾸게 했다. 나는 온천과 스파, 우리가 한때 신봉했던 음료수가 나오는 꿈, 드넓은 소금밭이 뜨거운 햇빛에 반짝거리는 꿈을 꿨다.

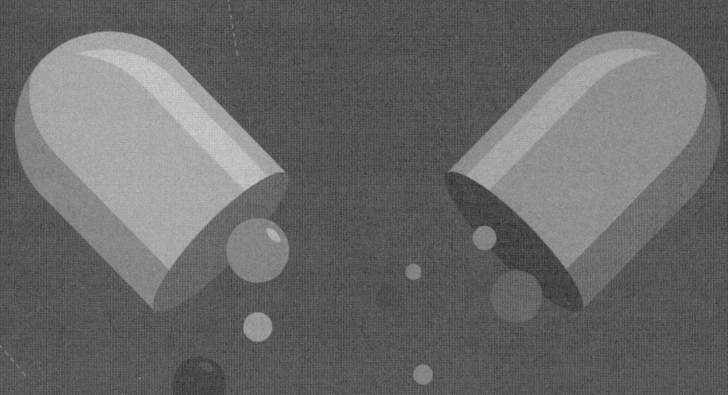

CHAPTER

초기의 항우울제:
삼환 분자와 정신활력제

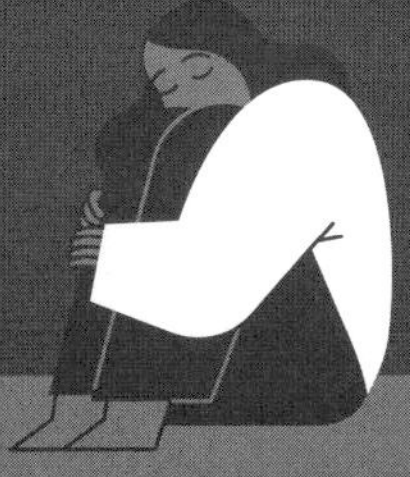

Early Antidepressants:
The Three-Ringed Molecule and the Psychic Energizer

시작

시작이 언제인지는 나도 모른다. 열 살쯤이었을까? 아니면 두 살? 태어나기 전이었을지도 모른다. 작은 점이 태아가 되고 투명한 피부 아래 새로 생겨난 심장이 흐릿하게 보일 때. 뇌는 언제 처음 만들어지지? 언제가 됐든 그때부터 시작했을지도 모른다. 만약 하느님을 믿는다면 하느님이 실수로 내 쭈글쭈글한 뇌에 은색 조각칼로 상처를 냈고 그 틈에서 끝없이 쏟아져 나온 어둠이 나를 완전히 집어삼켰다고 할 수도 있다. 어렸을 때는 어떻게 참아냈는지 모르겠다. 참아내기는 했던 걸까? 엄마는 내가 아기 때 쉬지 않고 죽어라 울었다고 했다. 그래서 나를 아기그네에 앉히고 비명을 지르거나 말거나 그냥 앞뒤로 움직이게 뒀다고 했다. 도무지 울음을 그치지 않던 나는 부모님에게 쉬운 아기가 아니었다. 그러니 내 인생과 함께 시작해 쭉 함께 다녔다고 봐도 될 것이다. 이건 우울증 이야기다. 달이 보이지 않는 밤 말이다.

푹푹 찌던 어느 날을 기억한다. 여섯 살이었나, 일곱 살이었나. 쥐 죽은 듯 고요한 7월이었고 줄기에 매달린 장미는 바싹 말라 갈색 공으로 변했다. 작열하는 태양이 하얀 하늘에서 내뿜는 빛으로 거리는 거의 형광색이었다. 정원은 다 시들고 나무는 겨우 불어오는 미세한 바람에 흔들렸다. 나는 언니와 현관 계단에 앉아 있었다. 우리는 멜빵 치마와 메리제인 구두 차림이었다. 하얀 공주 양말의 가장자리에는 프릴이 달려 있었다. 그날 우리는 어느 특별한 곳에 갈 예정이었다. 쉰넷이 된 지금은 어디를 가려고 했는지 기억도 나지 않는다. 기억은 그저 지겹도록 더웠다는 것, 도로의 검은 아스팔트가 캐러멜처럼 말랑해졌고 내 피부가 말라비틀어지기 시작했다는 것이 전부다. 계단에 앉아 있는데 도로 저 끝에서 누군가 우리를 향해 다가오는 모습이 보였다. 거리가 좁아지면서 그의 윤곽이 선명해졌다. 검은 양복을 입은 남자는 재킷 단추를 다 채우고 있었다. 셔츠에 단 금색 핀 두 개가 여름 햇살에 반짝였다. 남자는 얼굴에 땀을 뻘뻘 흘리며 언니와 내게 자기 애완 원숭이가 춤추는 모습을 보고 싶으냐고 물었다. 어찌나 가까웠는지 입에서 타다 남은 재 냄새가 났다. 그의 손을 발견한 것도 그때였다. 아니, 손이 없다는 사실을 발견했다. 아무것도 없는 한쪽 소매 끝은 그냥 늘어뜨린 채였고, 깡마른 손목의 피부는 희고 쭈글쭈글했다. 갑자기 원숭이가 나타났다. 털이 나무와 같은 색인 작은 동물은 작은 머리에 작은 고깔모자를 쓰고 열기가 지글거리는 인도에서 춤을 추기 시작했다. 남자는 노래를 불렀고, 원숭이는 남자의 노래에 맞춰 춤을 췄고, 언니는 깔깔대며 웃었다. 하지만 나는 공포를 느꼈다. 이 남자, 이 원숭이, 존재하지 않는 손이 무서웠다. 원숭이가 몸을 흔들며 빙글빙글 도는 동안 내 주변과 내 속에서는 열기가 차올랐다. 남자가 무슨 노래를 불렀는지, 노래가 어떻게 끝났는지 기억나지 않는다. 하지만 조금 전까지 있던 남자와 원숭이가 한순간에 사라졌다. 마치 무한한 힘을 지닌 금빛 열기가 그들을 하늘로 빨아들인 것만 같았다. 아니면 한여름의 이상한 마법이었거나.

그날 밤 꿈을 꿨다. 꿈에서 나는 누군가에게 전화를 하고 싶었지만, 주위를 둘러봐도 손이 보이지 않아 전화를 할 수 없었다. 잠에서 깨자마자 침대 옆에 있던 종이컵으로 물을 마셨다. 물은 미지근했고, 컵은 습기를 머금어 눅눅해져 있었다. 다시 누워 잠을 자고 또다시 잠에서 깼다. 밤은 지나갔고, 내 방에는 온통 하얀 눈이 내려 아무것도 보이지 않았다. 눈보라가 치고 있었지만 더운 날씨로 공기가 무거웠고, 도움을 청하려 했지만 목소리가 들리지 않았다. 밀가루처럼 고운 눈의 입자는 모든 것을 가루로 만들어 사라지게 했고 내 목소리를 파묻었다. 나는 놀라서 일어나지도 못하고 누워 있었다. 사방이 눈부신 빛으로 가득했고 말을 할 수도, 움직일 수도 없었다. 어떻게, 왜 끝났는지는 나도 모른다. 결국에는 정상적인 세계가 제자리로 돌아왔고 내 방 가구도 다시 나타났으며 내 몸도 다시 존재했다. 양손을 들어봤다. 손 두 개, 손가락 열 개 모두 멀쩡히 움직였다. 하지만 뭔가 잘못됐다. 팔다리가 무겁고 가슴에 돌이 얹힌 기분이었다. 원숭이가 또 나타날까 무서워 창밖을 봤다. 하지만 이른 아침의 거리는 텅 빈 채 고요했다. 옆집 슬로트닉 아저씨가 뒷마당 수영장을 청소하는 소리 말고는 아무것도 들리지 않았다. 수영장에 걸린 대형 그물에는 반짝이는 초록색 나뭇잎이 가득했다.

나는 대체로(항상 그랬던 것은 아니니까) 끔찍한 유년 시절을 보냈다. 엄마는 나를 어떻게 다뤄야 할지 몰랐다. 사실 내가 특별한 아이는 아니었다. 하지만 어떤 이유에서인지 나는 엄마를 열받게 만들었고 엄마라는 사람의 오점이 됐다. 엄마는 문제 해결 방법으로 아기인 나를 아기 그네에 방치했고, 내가 조금 더 컸을 때는 내 머리카락을 움켜쥐고 질질 끌기도 했다. 몇 번은 싱크대로 데려가서 내 입을 비누로 헹구게 한 적도 있다. 내가 욕을 한 것도 아닌데. 우리 엄마도 우울증 환자였다. 그러니 나도 엄마에게서 알파벳과 자전거 타는 법을 배운 것처럼 우울증을 배웠을 가능성이 있다. 이것도 하나의 이론이다. 우울증도 현악기처럼 다른 사람에게 배워 나중에는 대가가 될 수 있다는 것이다. 아니면 내가 망가진 뇌를 갖고 태어났다는 이론도 있다. 그렇다면 여섯 살인가, 일곱 살 여름에 나를 숨 막히게 했던 눈부신 하얀빛은 피할 수 없는 병의 시작을 알리는 징후였다. 우울증은 태어날 때부터, 아니면 수정 직후부터 존재한다. 우울증, 특히 내가 앓는 양극성장애가 유전병이라는 증거도 적지 않다. 임신 중 우울증을 앓은 산모가 검은 개를 아이에게도 물려준다는 추측도 있다. 엄마의 우울감을 유발하는 스트레스 호르몬이 아직 태어나지 않은 아기 몸에 침투해 2차적으로 증후군을 일으킨다는 것이다.

나는 열 살부터 슈가맨 박사라는 키 큰 여자 의사에게 심리치료psychotherapy를 받았다. 5학년으로 올라가며 상실감과 공포감이 너무 커져 등교를 거부했기 때문이었다. 나는 많은 것을 두려워하며 살았다. 가장 무서운 곳은 슈퍼마켓이었다. 청소와 소독을 한 깨끗한 복도와 피 흘리는 고기를 포장해놓은 코너가 제일 무서웠다. 여기는 허벅지, 저기는 가슴. 닭고기 부위들은 철분이 빠진 피에서 수영하는 것 같았다. 정육 코너 직원은 빨간 얼룩이 진 앞치마를 입은 채 칼을 휘둘렀고, 그의 상품은 조각 얼음을 침대 삼아 진열장에 펼쳐져 있었다. 흰 생선은 길쭉하게 살을 도려낸다. 수족관에서는 검은 눈이 멍한 생물 바닷가재가 더듬이를 하늘하늘 움직이며 다른 가재의 등딱지 위로 기어갔다.

어렸을 때부터(몇 살부터였고 왜 그랬는지는 나도 모른다) 내가 보는 세상은 이상한 곳이었다. 아주 비현실적인 무대에서 작은 원숭이와 손 없는 남자가 아무도 듣고 싶어 하지 않는 노래에 맞춰 춤을 췄다. 체스 판 같은 바닥이 끝없이 펼쳐졌고 엄마는 내 얼굴에 손자국이 남을 정도로 따귀를 때렸다. 태어나기 전부터 그랬는지, 나중에 학습했는지 모르지만, 열세 살이 되자 우울증은 나를 완전히 지배했다. 이제는 생각을 행동으로 옮길 나이였다. 나는 엄마의 면도기를 이용해 살에 상처를 내기 시작했다. 피가 뽀글뽀글 올라오는 모습을 관찰하며 감탄했다. 이렇게 쉽단 말이야?

슈가맨 박사와의 치료를 그만둔 후였지만, 내 살에 정신 나간 상처가 있는 모습을 본 선생님은 엄마에게 다른 정신과 의사를 찾아가 보라고 했다. 미리엄 메이저Miriam Mazor 박사는 30대 중반의 정신과 의사로 매사추세츠주 브룩라인의 정통파 유대인 마을에 살았다. 나는 일주일에 세 번 학교가 끝나면 혼자 전차를 타고 메이저 박사의 병원으로 갔다. 요금함에 동전을 넣고 계단을 내려가면 새로운 세계가 나왔다. 남자들은 검은 중절모처럼 생긴 모자를 쓰고 얼굴 양옆에 꼬불꼬불한 수염을 달고 다녔다. 대부분 책에 얼굴을 묻고 걸으면서 책을 읽었다. 봄여름에 유대교 교회의 문은 대개 열려 있어 히브리어 성가를 부르는 소리가 거리로 쏟아졌다. 나는 평생 잊지 못할 그 노랫소리를 들으며 병원으로 걸어갔다. 유대인 식당과 상점의 커다란 유리창 너머에서는 제빵사가 반죽을 하고 있었다. 반죽을 늘였다가 부드럽게 주무르고 모양을 잡은 다음 마침내 판을 다 채우면 쇼트닝을 듬뿍 발라 벽돌 오븐에 밀어 넣었다.

나는 열세 살부터 20대 중반까지 메이저 박사에게 치료를 받았다. 10년 넘게 주 3회 진료를 받았지만, 우리가 무슨 얘기를 했는지 잘 기억나지 않는다. 나나 의사가 무슨 말을 했는지는 중요하지 않다. 중요한 것은 뭐라도 말을 했다는 사실이다. 우리 대화 사이의 강물 아래에는 명백한 가설이 흐르고 있었다. 내 문제가 무엇이든 언어로 고칠 수 있다는 가설 말이다. 왜냐하면 언어 때문에 발생한 문제였기 때문이다. 정확히는 말이 부족했기 때문이다. 성장기에 가정에서 사랑이나 따뜻함을 표현하는 말을 전혀 듣지 못해 병이 생겼다고 했다. 1970년대 중반만 해도 비전문가가 화학적 우울증이라는 개념을 알 방법은 없었다. 그렇다고 내가 정신분석 치료를 받은 것도 아니었다. 나는 가죽 의자에 누워 자유롭게 생각을 말한 것이 아니었다. 의자에 똑바로 앉았고 주로 양탄자 패턴을 보고 있었다. 그 안에서 때로는 다정한 얼굴을 봤고, 때로는 경멸과 눈총을 봤다.

이 치료에 깔려 있는 추측에 대해 의사와 따로 말을 하지는 않았지만, 피차 점점 분명하게 느끼고 있었다. 메이저 박사는 내게 억압된 감정이 있다고 했다. 그것은 아이를 따뜻하게 대하지 못하는 엄마를 향한 분노일 것이고, 만약 내가 '이 감정을 정확히 붙잡고' 메이저 박사의 양탄자나 손안에 뱉어낼 수 있다면 우울한 감정에서 벗어날 것이라고 했다. 밤의 하얀 눈보라와 원숭이 남자에 대한 두려움, 팔다리가 사라진 듯한 느낌에서 벗어날 수 있다고 했다. 그래서 장장 50분의 상담 시간 동안 어떤 감정을 찾으려 했지만, 헛된 노력이었다. 분노를 이야기하려 해도 내 감정은 전부 죽어 있었다. 그러는 사이 청소년기를 지나며 증상은 더 심해졌다. 자해는 계속됐고 상처를 낼 때마다 손목 끝에서 갈라지는 정맥에 가까워졌다. 열여덟 살에는 수면제 소미넥스Sominex와 감기약 슈도에페드린pseudoephedrine을 삼켰다. 응급실에서 목구멍에 활성탄을 쑤셔 넣은 후 나는 파란 대야에 구토를 했다.

1970년대가 지났다. 대학에서는 섭식장애eating disorder를 얻어 먹고 토하기를 반복했다. 이제는 몸의 뼈가 아주 선명하게 드러났다. 1981년, 1982년, 1983년에는 쓰레기봉투에 토하고 뜨끈한 쓰레기를 캠퍼스 끝에 있는 쓰레기차에 통째로 던졌다. 손가락을 넣어 음식을 게워냈고 그래도 넘어오지 않으면 머리빗 손잡이를 목구멍에 넣어 식도의 여린 내벽에 상처를 냈다. 어느 날 염증으로 목구멍이 퉁퉁 붓기 시작하더니 목 전체가 두꺼워졌다. 고통스러워서 아무것도 삼키지 못했고 숨을 쉬기도 힘들었다. 결국 하루에 네 번씩 캠퍼스 보건실에 가서 걸쭉한 페니실린 용액을 작은 컵으로 마셔야 했다. 분홍색 약이 염증 난 목구멍에 막을 씌우며 열이 치솟았고 나는 날개 달린 생명체와 눈송이를 봤다. 흰 레이스가 거대한 바퀴처럼 내 주위로 떨어지고 있었다.

몇 년간 계속된 자해로 팔에서 피를 흘리면서 생리는 양이 줄다가 아예 끊어졌다. 여전히 일주일에 세 번은 메이저 박사를 찾아갔다. 메이저 박사는 내 체중이 줄어 뼈가 튀어나오고 목이 홀쭉해졌다가 퉁퉁 붓는 모습을 모두 봤다. 학교 보건실에서 웬만큼 치료를 받고 브룩라인 병원을 다시 찾아갔을 때 치료 방법에 뭔가 변화가 생겼다. 원시적인 컴퓨터가 전기 타자기를 막 대체하던 시기였다.

데이지 휠 프린터가 철컹대며 돌아갔다. 월드와이드웹WWW이 등장하기까지 10년도 남지 않았고 이때도 특별히 유식한 사람들은 이메일을 보낼 줄 알았다. 컴퓨터 "메모리"는 칩 하나에 저장할 수 있었다. 인간도 기계와 같은 용어로 보기 시작했다. 이제는 우리의 축삭돌기axon와 수상돌기dendrite도 화상 촬영 기계로 볼 수 있었고, 뇌는 조각과 부품, 신호와 광선, 시험관에서 복제할 수 있는 화학물질의 종합 세트가 됐다.

내게 빠르게 듣는 약이 생겼다는 말은 아니었다. 하지만 어느 금요일 오후 학교 보건소 치료가 끝나고 첫 번째로 했던 상담을 생생하게 기억한다. 메이저 박사가 나를 유심히—생각에 잠긴 눈으로—쳐다봤고 나는 그 시선이 어색해 의자에서 몸을 꼼지락거렸다. 40대에 접어든 의사는 이중 초점 안경을 쓰고 있었다. 커다란 눈은 총기로 빛났고 부드러운 갈색 눈동자를 풍성한 검은 속눈썹이 감쌌다. 의사는 무릎에 손을 모으고 책상에서 한참 동안 나를 뜯어봤다. 진료실의 침묵이 점점 무거워져 갈 때 마침내 그가 한숨을 쉬고 말했다. "네가 약을 먹어보면 좋겠다고 생각하고 있었어."

오늘날에는 전혀 이상하지 않은 문장이다. 우리는 화학적 불균형chemical imbalance, 낮은 세로토닌 수치, 특정 영역에 작용하는 약에 관해 이야기한다. 술집에서 맥주를 벌컥벌컥 마시면서도 아무렇지 않게 그런 이야기를 한다. 하지만 그때는 달랐다. 소라진과 리튬을 비롯한 정신과 약이 발전했지만, 내가 심리치료를 받던 10년 동안 정신의학자들은 여전히 다른 믿음을 갖고 있었다. 말을 하고, 말을 하면서 통찰insight을 얻어야 진정한 치료가 가능하다고 생각했다. 나를 포함한 많은 사람의 생각에 정신과 약은 미치광이들, 높은 언덕 위 차가운 벽돌로 지은 정신병원에서 쇠창살에 갇혀 있는 사람들이나 먹는 약이었다.

"이미프라민." 메이저 박사가 계속 말했다. "너한테 잘 맞을 것 같아."

"이미프라 뭐요?" 나는 뼈가 툭 튀어나온 손목을 손가락으로 감싸고 쿵쿵 뛰는 맥박을 느꼈다.

"이미프라민. 항우울제야."

1982년의 나는 항우울제가 무슨 뜻인지 몰랐다. 그리고 뇌를 건드리는 약을 먹는 행위는 죄악이라고 생각했다. 감히 입 밖으로 낼 수도 없는 불경한 짓 같았다. 나는 그 단어를 거부했다. 약의 이름조차 제대로 발음할 수 없었다. 마음속 깊은 곳에서는 내 문제가 심리적 문제가 아니라 생물학적 문제라는 발상도 받아들이지 못했다. 내 문제의 근본은 잘못된 양육이었다. 날 때부터 타고난 문제가 아니었다는 소리다. 게다가 나는 정신(심리적인 것)과 뇌(생물학적인 것)가 멀리 떨어져 있다고 믿었다. 약을 먹고 지름길로 가다니 용납하지 못할 짓이었다. 위험한 지름길은 언어가 이끌어내는 통찰력을 가리고 손쉬운 화학작용을 받아들인다. 엄청난 수치심을 느낀 열아홉 살의 나는 한참을 고민하며 양탄자에서 대답을 찾으려는 듯 양탄자만 빤히 봤다. 의사는 무슨 대단한 장면처럼 나를 관찰했다. 슬픈 시선은 우리가 막다른 골목에 들어섰음을 알려줬다. 결국 나는 정신역동 심리치료의 부름을 받지 못했다. 여기에 믿음과 노력을 다 바쳤는데. 지금까지 6년 동안 일주일에 세 번씩 이곳에 와서 매번 얼마나 노력했는지 모른다. 의사가 정확하다고, 잘했다고, 기쁘다고 말해줄 감정을 만들어내려고 정말로 노력했다.

끝까지 내가 대답하지 않자 메이저 박사는 펜을 들고 처방전을 써줬고, 나는 망설이며 처방전을 받아 들었다. 진료실을 나와 거리로 걸어갔다. 12월 중순이라 병원 쪽 길을 따라 나무와 덤불에 불빛 장식이 매달려 있었다. 차가운 공기에 입김이 퍼졌다. 숨을 쉴 때마다 내 몸에서 태어난 작은 유령은 잠시 내 얼굴 옆에 떠 있다가 겨울의 파란 하늘로 흩어졌다. 이것—내 입김—은 손에 잡히지 않는다. 산소와 탄소로 이뤄진 입김의 생김새를 묘사하고 분자 형태를 그릴 수는 있지만, 내 입에서 흘러나오면 잡으려 해도 내 손이 잡기 전에 증발한다. 그 사실은 바꿀 수 없었다. 열아홉 살의 나는 인간이 과학의 칼날에 굴복하지 않는 길, 굴복할 수 없는 길이 있어 안심했다. 유령이나 신을 믿지는 않았지만, 인간의 정신이 그것을 감싸는 뇌보다 크다고 믿었다. 쭈글쭈글한 덩어리를 완전히 설명하는 날은 결코 오지 않을 것이라 믿었다. 그렇게 하려면 현재 우리 인류보다 더 날카롭고 순수한 지성을 갖고 위에서 내려다봐야 하기 때문이었다. 그래야만 했다. 인간의 절망과 환희는 말로 표현할 수 없고 만질 수 없는 천상의 영역에 적어도 다리 하나는 걸치고 있다고 확신했다.

나는 메이저 박사의 병원이 있는 거리 끝에 멈춰 섰다. 대학 캠퍼스로 가는 기차를 타려면 몇 블록 더 가서 전차를 타야 했다. 나는 가만히 선 채로 코트 주머니에서 처방전을 꺼내 암호 같은 글씨를 해석하려 했다. 종이를 작은 비행기 모양으로 접어 손바닥에 올려놓고 바람에 날아가기를 기다렸다. 바람은 불지 않았다. 아무 일도 일어나지 않자 이번에는 처방전을 백조 모양으로 접고—종이접기는 내 특기였다—다시 손바닥에 얹어 하늘에 바쳤다. 하지만 새는 날아가지 않았다. 눈이 내리기 시작했다. 작은 얼음 조각은 마치 비 같았다. 백조를 펼쳐 종이를 판판하게 만들었지만 접은 자국은 사라지지 않았다. 종이를 작은 큐브 모양으로 접어 주머니에 다시 넣었다. 어둠이 빠르게 내려앉으며 상점의 창문이 밝게 빛났다. 주황색 불빛은 거대한 사각형 창문을 감싸고 있었다. 제빵사는 밀가루가 잔뜩 묻은 손으로 능숙하게 반죽을 꼬아 찰라challah(땋은 형태로 만든 유대인 빵—옮긴이)를 만들었다.

약국 문을 열자 종이 짤랑거렸다. 긴 통로 끝에 약사가 흰 가운을 입고 서서 알약의 수를 세고 있었다. 겨울밤의 빛을 받은 알약들은 야릇하게 반짝였다. 가게에 불을 환히 밝혔을 테지만, 나는 통로가 어두웠다고 기억한다. 뒤편의 창문 너머로 눈이 본격적으로 내리기 시작했다. 작은 얼음 조각이 커다란 눈송이로 변해 공기 중에 느릿느릿 회오리치다 길에 달라붙었다. 길바닥은 순식간에 흰색으로 물들었다.

"어떻게 오셨어요?" 약사의 질문에 말없이 주머니에서 종이 큐브를 꺼내고 앞의 카운터에 종이를 평평하게 펼쳤다. 처방전을 들고 이중 초점 안경을 통해 내용을 읽은 약사가 나를 물끄러미 쳐다봤다. 나는 어깨만 으쓱했다. "10분만 기다려요." 약사가 말했고 그게 끝이었다. 단 10분 만에 구멍가게 사탕보다 작은 크기의 빨간 알약 60개가 나왔다. 알약 중앙에는 해독할 수 없는 작은 글씨가 가로로 새겨져 있었다.

기숙사로 돌아와 자기 직전 약병에 쓰인 대로 두 알을 먹었다. 약효가 그렇게 빨리 들 줄은 몰랐다. 잠은 파도처럼 나를 덮쳤다. 잠자리에 들 새도 없었다. 그저 침대에 쓰러져 아래로 스며들었다. 캄캄해서 아무것도 보이지 않는 잠에 한참 동안 깊이 빠져들었다. 다음 날 아침 자명종이 울렸을 때 나는 깊은 구덩이에서 간신히 올라와 알람을 끄고 다시 아래로 뛰어들었다. 밑바닥에서는 나만의 바다가 나를 기다리고 있었다.

약을 발견하다

1949년 3월 스물세 살 청년 앨런 브로드허스트Alan Broadhurst는 영국 로즈Rhodes에 있는 낡은 기차역에 내렸다. 로즈는 맨체스터 외곽에 있는 작은 공장 도시로, 당시 길은 꼬불꼬불하고, 공기는 연기로 매캐했을 것이다. 1년 내내 내리는 이슬비는 도시에 흐릿한 빛을 뿌린다. 이상주의자인 브로드허스트는 스위스 제약회사 가이기Geigy의 간곡한 부탁을 받고 이곳에 왔다. 가이기가 영국 지사 설립에 도움이 될 인물로 브로드허스트를 선택했기 때문이었다. 일을 맡기로 협의한 그는 자갈이 깔린 인도를 걸으며 회사를 찾았다. 한참 만에 발견한 사무실은 위압적인 고층 빌딩이나 벽에 담쟁이덩굴을 늘어뜨린 고풍스러운 벽돌 건물에 있지 않았다. 그냥 작은 집이었다. 창문에 먼지가 한 꺼풀 껴 있고 푹 꺼진 계단은 올라갈 때마다 불안하게 삐걱였다. 마침내 브로드허스트는 사무실 문 앞에 섰다.

가이기 사무실 내부는 어수선했다. 브로드허스트는 기울어진 작은 방들을 지났다. 사방에 종이 박스가 쌓여 있고 철제 책상은 서류철로 어지러웠다. 뒤쪽의 비좁은 욕실에 실험실을 차려놓아 시험관은 세면대와 샤워 부스에 놓여 있었다. 삼환계 항우울제tricyclic, 그중에서도 이미프라민이 이런 데서 탄생했다니 믿기 힘들지만—물론 약을 발명한 곳은 스위스 바젤Basel에 있는 가이기 본사다—출발점은 바로 이 집이었다. 바로 여기서 브로드허스트와 동료들은 최초의 항우울제이자 수십만, 어쩌면 수백만 명이 우울증을 극복하게 도와준 이미프라민을 구상했다.

브로드허스트는 독일 화학자 프리드리히 뵐러Friedrich Wöhler가 1828년 실시한 실험에 대해 알았을 것이다. 이 유명한 실험에서 뵐러는 포유류의 소변에서 발견되는 물질인 요소를 실험실에서 합성해냈다. 인체와 인체의 생물학적 기질을 인간이 만들어낼 수 있다는 최초의 증거였다. 데이비드 힐리는 돌이켜보니 이때 인류가 "인간이라는 생명체에 본질적으로 특별한 점은 없다"라는 진실을 마주했다고 평가한다. 이전의 믿음을 위협하는 결과였다. 요소의 합성은 "신이나 다른 신비한 존재가 개입하지 않아도 생명체를 만들 수 있다"라는 사실을 증명했기 때문이다.

열아홉 살의 내가 뵐러의 실험을 알았다면 내 장애를 생화학적 문제로 보는 데 반감을 덜 느꼈을지도 모른다. 하지만 당시 나는 19세기와 20세기를 살았던 수많은 사람처럼 인간의 생명이 초월적이고 신성하기까지 한 현상이라고 생각했다. 시험관과 분젠버너Bunsen burner를 만날 이유가 없는 문제였다. 하지만 브로드허스트는 이런 도구를 이용해 새로운 방식으로 새로운 약을 만들 작정이었다.

하지만 어디서 시작할 것인가? 약을 사용할 사람은 누구인가? 브로드허스트는 항히스타민제를 살펴보기 시작했다. 브로드허스트와 가이기 임원진은 론풀랑크가 흥미로운 발견을 했다는 사실을 알고 있었다. 그중에서도 염료 메틸렌블루의 중심에 있는 페노티아진 핵에 관심이 있었다. 이렇게 시작된 것이 이미프라민이다. 이미프라민을 삼환계 항우울제라 부르는 이유는 고리가 세 개인 분자구조를 갖고 있기 때문이다. 사촌 격인 소라진처럼 최초의 항우울제인 이미프라민도 염료에서 출발했다. 메틸렌블루가 아니라 서머블루summer blue 혹은 스카이블루sky blue라는 이름의 염료라는 차이가 있을 뿐이었다. 수년 후 이 약의 정신병 치료 성질이 밝혀지지만, 원래 가이기는 심장 수술에 쓸 신약을 개발할 생각이었다. 초기 프로메타진(소라진의 전신) 같은 진정제나 마취제를 기대한 것이다. 하지만 론풀랑크가 연구하고 있는 페노티아진 핵을 사용할 수는 없었다. 브로드허스트는 아직 발굴되지 않은 항히스타민제가 더 있을지 궁금했다. 그러면서도 그와 가이기는 업계에서 소위 말하는 "미투 약물"을 만들지 않겠다는 데 의견을 같이했다. 미투 약물이란 바탕이 되는 약과 기본적으로 똑같지만 중요하지 않은 분자만 몇 가지 변경한 약을 말한다. (대표적인 예가 CHAPTER 2에서 언급한 항경련제 세미소듐 밸프로에이트로 하나의 이온을 제외하면 먼저 나온 밸프로에이트와 똑같은 제품이다.) 브로드허스트 팀은 항히스타민제를 조사하고 헤테로고리 화합물을 만들고 싶다는 꿈을 품었다. 이들은 아주 독특한 약을 만들고자 했다.

20세기 중반의 정신과 약은 대개 이런 식으로 개발됐고 현재도 크게 다르지 않다. 약을 먼저 만들고 나서 그 약이 정확히 어떤 병을 치료하는지 확인한다는 소리다. 약물 연구는 뜻밖의 발견, 직감으로 시작되고 명확한 목표 없이 연역적으로 연구를 진행한다. 흘러들어 오는 정보의 조각들을 걸러서 정리하면 다음 단계가 보인다. 과정을 반복하다 보면 새로운 약이 등장하는 것이다. 하지만 그 약이 어떤 병을 치료하는지, 어떤 환자가 도움을 받을지에 대한 답은 여전히 모르는 경우가 많다.

기억하겠지만, 소라진도 처음에는 마취 보강제로 세상에 나왔다. 기분을 바꿔주고 환자를 진정시키는 점, 팔다리에 혈류 공급 속도를 늦춰 수술의 편의를 높였다는 점으로 소라진은 각광받았다. 하지만 우리가 아는 소라진의 탄생 시점은 화학자 폴 샤르팡티에와 시몬 쿠르부아지에가 항히스타민 프로마진을 염화 처리했을 때가 아니다. 유사 항히스타민제인 프로메타진을 투약한 환자들이 수술 중에 무감각해지는 모습을 관찰한 앙리 라보리가 프로메타진을 정신과 약으로 사용해볼 것을 제안하면서 소라진의 역사는 시작됐다. 이 약은 누군가 새로운 방법을 발견하고, 당장은 확실하지 않은 용도로 사용하는 꿈을 꾸면서 등장했다. 생각해보면 모든 약이 그렇다. 분명 과학자의 연구에서 비롯됐지만, 진정한 뿌리는 깊은 꿈, 상상에 있다. 용도가 명확한 약을 만드는 작업보다는 소설을 쓰는 작업에 더 가깝다.

젊은 브로드허스트와 연구 팀은 구상 단계부터 항히스타민제에 마음이 끌렸다. 프랑스에서 소라진이 큰 단서를 밝게 비춰줬기 때문이다. 브로드허스트는 그때를 이렇게 회상했다. "최종적으로 집중 조명을 받은 약은 이미노디벤질iminodibenzyl이었다." 이미노디벤질이라는 삼환계 물질은 소라진처럼 염료에서 유래했지만(메틸렌블루가 아니라 서머블루), "화학적인 면에서는 매우 달랐다."

일단 이미노디벤질에 초점을 맞추기로 하자 연구 팀은 효과적으로 연구 범위를 좁힐 수 있었다. 가이기 소속 유기화학자들은 본사의 요청에 따라 이미노디벤질 분자의 곁사슬을 약간 수정해 총 42개의 파생물을 만들었다. 그다음 과학자들은 그중에서 유독한 물질을 찾기 위해 파생물을 실험용 동물—쥐, 토끼—에 테스트했다. 브로드허스트는 케이드처럼 화합물 하나를 직접 주입하기도 했다. 거를 물질은 거르고 선택지를 좁히자 G22150으로 결정이 났다. 이 번호는 가장 독성이 없고 진정 효과가 뛰어난 화합물이라는 의미였다. 작은 동물에게 많은 양을 투여해도 중독 증상이 나타나지 않았고 진정 효과도 훌륭했다. 가이기는 이 약을 임상 현장에서 사용할 수면제로 만들 수 있겠다고 생각했다. 이런 이야기를 접할 때마다 약물 연구의 자유로운 성격에 놀라게 된다. 원래 가이기 연구 팀이 이 약으로 치료하려 했던 문제는 불면증이 아니었다. 특별히 불면증에 관심이 있었던 것도 아니었다. 하지만 많은 사례가 보여주듯 늘 시작은 약이고 병은 그다음이었다.

약을 시험하다

연구를 시작하고 1년 후인 1950년 가이기의 화학자들은 여러 정신의학자에게 연락을 취해 가이기의 신약을 불면증 환자에게 시험해보겠냐고 물었다. 그중 한 사람이 롤런드 쿤Roland Kuhn이었다. 존경받고 자신감 넘치는 정신의학자인 쿤은 스위스 보덴호Lake Constance 호숫가에 있는 뮌스터링엔병원Münsterlingen Hospital에서 일하고 있었다. 제안을 받은 쿤은 조금 깐깐하고 격식을 따지는 성격이긴 했지만, 고민 끝에 약을 시험해보기로 했다.

지금 가이기 연구 팀의 G22150처럼 약을 테스트하려다가는 큰일이 난다. 쓸 만한 파생물을 발견하고 연구에 매진한 개발자가 의사를 찾아가 환자에게 한번 써보겠냐고 제안하는 일은 없다. 요즘에는 엄격한 규제를 받으며 테스트를 진행한다. 임상 시험은 이중맹검법을 따라야 하고 심사위원회가 모든 절차를 감독한다. 새로운 제품은 무조건 속임약과 대조해 실험해야 한다. 이 과정에 수년이 소요되고 수백만 달러가 들어간다. 소라진과 이미프라민의 이야기는 FDA나 DEADrug Enforcement Administration(마약단속국)같은 기관이 없는 시대와 국가를 배경으로 한 동화 같은 느낌이다. 그래도 약물 개발을 더 엄격히 감독하면서 생긴 이점도 있어서 환자들은 윤리적인 지침에 따라 최소한의 보호를 받는다. 그러나 쿤 같은 정신의학자가 생각하는 최선의 약물 테스트 방법은 거액을 들여 천천히 진행하는 임상 시험이 아니었다. 그는 환자와 의사가 서로 공감하고 이해하는 환경에서 임상의가 신중하게 관찰하는 방법을 선호했다.

테스트에 동의한 쿤이 약속대로 뮌스터링엔의 불면증 환자들에게 약을 주면서 G22150은 수면제로서 활동을 시작했다. 결과는 실패였다. 잠을 푹 잔 환자도 있었지만, 나머지는 아무 변화도 보이지 않았다. 가이기는 G22150과 함께 불면증으로 괴로워하는 이들을 돕고 싶다는 덧없는 마음도 폐기 처분했다.

하지만 이들은 곧 새로운 연구 대상을 찾았다. 소라진과 화학적으로 유사점이 많은 G22355였다. 가이기의 브로드허스트 팀은 소라진이 프랑스의 수술실을 나와 정신과로 들어갔다는 소식을 들었다. 장 들레와 피에르 드니케가 조현병 치료에서 놀라운 결과를 얻었다는 사실도 알게 됐다. 미투 약물을 만들고 싶지는 않았지만, 연구 팀은 궁금했다. 우리의 신약도 정신병을 치료할 수 있지 않을까? "뮌스터링엔으로 가는 길은 이미 다져져 있었다." 브로드허스트는 회상했다. "곧이어 그곳으로 돌아간 우리는 쿤 박사에게 우리의 신약을 조현병에 써보겠냐고 물었다."

비록 G22150이 실패했지만 쿤은 신약에 기회를 줬다. 소라진의 가격이 계속 올라가면서 주기적인 투약이 버거워지던 참이었다. 쿤은 현재 소라진(유럽이니 라각틸이라 불렸겠지만) 치료를 받는 조현병 환자를 선정했고 약물치료를 받지 않은 조현병 환자도 따로 묶었다. 그런 다음 모든 환자가 G22355를 먹었다. 약에 대한 정보가 거의 없었지만, 가이기 연구 팀도, 뮌스터링엔의 의료진도, 쿤 박사 본인도 소라진과 구조가 흡사한 이 약이 효과를 보이리라 생각했다. 그렇게 되면 약품 보관 창고에 두 번째 항정신병제를 추가할 수도 있었다.

모든 사람—환자를 제외하고 실험에 관여한 전원—이 희망을 품고 기다렸다. 이번에는 환자의 극심한 고통이라는 과녁의 중앙에 화살이 곧장 꽂히기를 기대했다. 약물이 환자의 혈관으로 퍼지는 동안 간호사들은 약간의 변화라도 감지하기 위해 유심히 지켜봤다. 물론 조현병처럼 심각하고 정적인 질병에 즉각 변화를 일으킬 약이 없다는 사실은 알고 있었다. 소라진도 그럴 수는 없었다. 환자들이 신약을 시작하고 며칠 사이 뮌스터링엔에는 침묵이 내려앉았다. 침묵은 뭔가에 매달려 있는 것처럼 팽팽했다.

며칠에서 몇 주 사이 신약을 먹은 환자들이 변하기 시작했다. 브로드허스트는 그때의 변화를 설명한다. "대단히 흥미로웠지만 일부 환자의 경우는 상당히 우려스러웠다." 보통 조용하고 차분하던 조현병 환자가 이리저리 서성였고 갈수록 흥분했다. 활력이 생긴 환자도 있었지만, 활력에 질서와 의미가 없었다. 그들은 작은 원 모양으로 뛰어다니거나 뜻 모를 노래를 불렀다. "노를 저어 저어 저어라. 저기 부두까지. 돌로 만들어진 그곳까지. 해컨색Hackensack(뉴저지의 도시 이름—옮긴이)으로. 내가 믿는 곳으로. 인생은 꿈이야." 광기 어린 활력에 휩싸인 한 환자는 어디선가 자전거를 손에 넣었다. 별이 산 정상을 수놓은 밤, 환자는 목청껏 노래를 부르며 자전거 페달을 밟고 잠옷 바람으로 인근 마을까지 내려갔다. 잠을 자던 주민들이 침대에서 일어나 커튼을 걷자 땀을 흘리는 남자가 고개를 뒤로 젖히고 거리를 질주하는 모습이 보였다. 불안정하게 노랫말을 뱉는 떨리는 목소리가 허공에 연기처럼 피어올랐다.

이 사태에 가이기 연구 팀, 병원 의료진은 물론 쿤도 의기소침해졌다. 약에 효과는 있었다. 하지만 조현병 환자의 정신을 정리하는 효과는 없는 것이 분명했다. 조현병 환자 중에 우울감이 있는 환자 몇 명의 상태가 개선되기는 했다. 하지만 미미한 수준이었다. 프랑스의 소라진처럼 홈런이 터지지는 않았다. "실망감이 대단했다." 브로드허스트 팀은 낙담해 임상 시험을 중단했다. "특정 환자가 갑자기 그런 반응을 보인 이유를 찾기 위해 오래도록 고통스러운 시간을 보내야 했다. 우리는 헛발질을 거듭하며 가능성 없는 가설과 방법을 여러 가지 살펴봤다."

이런 헛발질은 바젤에 있는 가이기 본사에서 이뤄졌다. 과학자들은 그곳에서 답을 찾으려 애썼다. 하지만 그들에게는 야망이 있을 뿐 미래를 내다보는 눈은 없었다. 다음에는 어떤 약을 시도해야 할지 짐작조차 하지 못했다. 그러던 어느 날이었다. 가이기 팀이 테이블에 둘러앉아 '소라진은 눈부신 업적을 이뤄냈는데, 소라진과 흡사한 그들의 항정신병제는 어떤 이유로 처참히 실패했는지' 의논하고 있을 때였다. 어떤 아이디어가 떠올랐다. 누가 먼저 말했는지는 불분명하지만—브로드허스트는 동료 연구원 폴 슈미들린Paul Schmidlin이라고 본다—연구자들은 약이 어마어마한 '활력'을 불러일으킨 이유를 추측해봤다. 조현병 환자들은 몸에 배터리를 단 것처럼 몸을 한시도 가만두지 못했다. 그리고 자전거를 탄 남자도 있었다. 별이 빛나는 하늘 아래에서 노래를 쏟아냈던 그 환자는 궤도 없이 마구잡이로 움직이고 있었지만, 어쨌든 행복했다. 정말로 G22355를 먹은 환자 일부는 이상하게 행복해 보였다. 행복감이 진짜인지는 모르겠지만, 어쨌든 스스로의 의지로 빙글빙글 돌고 바쁘게 움직였다. 이 약은 거의 모든 환자에게 동기를 불어넣어 줬다. 그렇다면… 혹시 이 약이… 항우울제일까?

지금 보면 너무나 명백한 결론이고 연구 팀이 그제야 깨달았다는 점이 오히려 충격적이다. 하지만 힐리의 말처럼 이미프라민이 처음 발견됐을 때만 해도 "항우울제"라는 단어는 존재하지 않았다. 그러니 고통스럽게 머리를 쥐어짜며 추측하다 겨우 해답을 발견한 것도 납득이 간다. 브로드허스트는 썼다. "돌이켜보면 참 순진했다. 어리석고 뻔했다. 또 너무 단순했다. 하지만 우리는 궁금했다. 조현병 환자처럼 우울증 환자도 눈에 띄게 기분이 좋아질 것인가. 단, 이 경우에는 결과가 이로워야 했다."

그렇게 연구 팀은 세 번째로 뮌스터링엔을 찾아가 쿤에게 G22355를 써보겠냐고 다시 한 번 물었다. 이번 실험의 대상은 우울증 환자였다. 브로드허스트는 "의심과 불신으로 가득했던 표정을 생생하게 기억한다"라고 썼다. 어쨌거나 쿤은 설득에 넘어가 새 임상 시험에 동의했고, 실험은 1955년 말 시작됐다. 중증 우울증으로 무기력에 빠져 입원한 환자들에게 처음에는 근육내주사로, 이후 내복약으로 G22355를 투약했다. 총 40명에게 약을 줬고 이번에도 기다림과 공허한 침묵, 따가운 시선이 이어졌다. 약효가 나타나지 않고 시간만 흐르는 동안에도 모두가 기대를 버리지 않고 기다렸다. 특히 환자들은 간절했다. 이번 실험으로 가장 손해를 볼 사람도, 가장 이득을 볼 사람도 환자들이었기 때문이다. 이들은 전에 이 약을 먹은 환자들과는 달리 정처 없이 돌아다니지 않았다. 세상에 대한 감각을 상실한 조현병 환자와도 달랐다. 자신의 상태를 인지한 채로 지독한 무기력 안에 갇혀 있었다. 1950년대 우울증으로 입원한 환자는 대개 끈질긴 고통으로 몸이 완전히 마비돼 움직이지 못했다. 병을 이길 힘은 없었지만, 병에 걸리기 전 자신이 어떤 사람이었고 무엇을 했는지는 선명히 기억했다. 잔인한 대조는 그들을 더욱 힘들게 했다.

G22355 실험과 마찬가지로 이번 실험도 통제 없이 자유로웠다. 연구 팀이 쿤에게 샘플 일부를 넘기면 쿤이 환자를 선정해 샘플을 투약했다. 단순한 방식에 걱정이나 책임감이 없어 보일 수도 있지만, 꼭 그렇지만은 않았다. 쿤은 이중맹검법, 속임약, 데이터의 통계적인 처리 등 오늘날 임상 시험에서 중요시하는 장치를 하나도 쓰지 않았다. 하지만 "매일 여러 차례 환자와 개별 면담을 했고 각 환자에게 수도 없이 질문을 했다."

가장 먼저 변화를 보인 환자는 몇 년째 우울증과 망상에 빠져 있던 49세의 폴라 J. F.Paula J. F.였다. 1956년 1월 12일 G22355 치료를 시작하고 며칠 되지 않아 폴라는 완치됐다. 약 3주가 지나자 연구 팀과 쿤은 다른 환자들에게서도 놀라운 변화를 발견했다. "틀림없이 G22355는 환자에게서 극적이고 유익한 반응을 이끌어내고 있었다." 브로드허스트는 썼다. "환자 약 3분의 2의 우울증 증상이 확연히 줄어들었다. 생물학적 증상—쿤 박사가 말하는 '식물vegetative' 증상—을 보이던 환자들이 가장 잘 반응했다."

반감

규모가 큰 공립정신병원에서 성공이 검증된 소라진같이 G22355도 느린 속도로 정신의학계에 침투해 들어갔다. 소라진 때도 그랬지만 1950년대는 정신분석학과 정신역동 치료의 전성기였다. 우울증의 원인은 내면의 분노라고 했다. 환자는 억압된 성욕을 발산하고 정신적인 분노를 외부로 표현하는 치료를 받아야 했다. 정신병 환자를 약으로 달래는 것과 우울증을 약으로 치료하는 것은 별개의 문제였다. 후자는 시대정신과 전혀 맞지 않는 방식이었다. 당시 통념상 약물치료는 환자가 문제의 핵심을 파악하려는 노력을 게을리하거나 아예 포기한다는 의미로 무조건 피해야 할 방법이었다.

눈 내리는 밤, 약국 앞 거리에 서 있던 나도 같은 생각이었다. 장갑을 끼지 않은 손으로 방금 받은 이미프라민 약병을 굴리며 둥근 표면에 눈송이가 내려앉는 모습을 지켜봤다. 약병에 눈이 쌓이며 검은 잉크가 번져 순결한 흰색 바탕에 얼룩을 남겼다. 지금도 생생히 기억난다. 나는 기숙사로 돌아와 겉에 시럽이 발린 알약 두 개를 혓바닥에 올려놓고 물과 함께 넘겼다. 달콤한 뒷맛을 느끼자마자 졸리기 시작했고 일그러진 꿈이 잠을 덮쳤다. 입이 녹아내리는 어릿광대와 땅에 굴러다니는 구름, 마녀의 붉은 비명, 전속력으로 비행하는 백조, 가방에 든 뼈, 끝에 물방울이 파들파들 매달린 얼음송곳. 내키지 않았고 다음 날 아침 극심한 부작용—멍한 정신, 땀, 끈적거리는 입과 혀—이 나타났지만, 나는 꿋꿋이 약을 먹었다. 이미 다른 방법은 실패했기 때문이었다. 엄마를 원망해 가슴에 썩고 있는 분노를 없애려 했고 펑펑 울어도 봤지만, 아무 소용이 없었다. 그렇다면 내게 남은 선택지는 무엇이겠는가? 그보다 20년 전 G22355의 임상 시험에 참가해 그 약을 먹은 환자들도 나와 같은 생각이었을 것이다.

나와 생각이 같은 정신의학자도 있었다. 브로드허스트는 정신의학계를 대표하는 정신분석가인 힐다 에이브러햄Hilda Abraham이 "약물을 이용한 우울증 치료에 절대 관심을 보이지 않을 사람"일 줄 알았다. 그런데 에이브러햄이 브로드허스트에 연락해 실험용으로 G22355를 보내달라고 요청했다고 한다. 에이브러햄은 나를 치료하던 메이저 박사와 정확히 똑같은 치료법을 사용하기로 유명했다. 그러니까 통찰과 카타르시스로 환자를 바꾸려 했다는 말이다. 에이브러햄은 동료의 도움을 받아 통제집단과 이중맹검법을 모두 갖춘 정식 임상 시험을 진행했다. 브로드허스트는 이렇게 썼다. "에이브러햄은 깜짝 놀랐다. 우울증 환자의 약 3분의 2가 우리의 약을 먹고 회복했기 때문이다."

과연 누구의 공인가

과학적 발견을 했을 때 누가 공을 차지하느냐는 언제나 복잡한 문제다. 최초의 정신과 약인 소라진—그 전까지는 증상이 심하고 지속적인 정신 질환을 관리하는 데 그쳤지만, 소라진이 나오면서 약을 복용하는 한 증상을 조금이라도 완화할 수 있었다—의 발견자는 불분명했다. 일단 누가 핵심 열쇠를 쥐고 있는지 알아낼 방법이 없었다. 론풀랑크 실험실에서 프로마진을 염소로 처리해 클로르프로마진을 발명하고 훗날 소라진에 이름을 붙여준 샤르팡티에인가? 아니면 쥐로 실험을 해 소라진의 핵심 효과를 처음 발견한 쿠르부아지에인가? 아니면 라보리? 어쩌면 라보리가 가장 중요한 역할을 했는지도 모른다. 라보리는 수술받은 환자가 처음에는 프로메타진, 나중에는 소라진으로 무감각해진다는 사실을 처음 발견했을 뿐만 아니라 발드그라스육군병원 정신과 의사들에게 소라진을 적극 추천했다. 아니면 다른 약물이나 얼음 없이 소라진을 광범위하게 활용한 최초의 정신의학자 들레와 드니케일까? 두 사람 덕에 소라진은 독자적으로 효과를 발휘하고 고유의 힘으로 작용하는 확실한 항정신병제로 자리매김했다.

G22355의 경우도 다르지 않았다. 이미프라민 역시 획기적인 발견이었고 소라진처럼 정확한 발견자를 판단하기 어렵다. 브로드허스트와 가이기 연구자들을 빼놓을 수는 없다. 이미노디벤질의 파생물 42개를 만든 화학자들을 포함해 가이기 팀은 아주 중요한 역할을 했다. 하지만 이들은 그림에서 사라졌다. 항우울제의 발견이라는 주제가 나왔을 때 그들의 이름은 거의 언급되지 않는다. 세상은 쿤이 혼자 힘으로 이미프라민을 발견했다고 인정하고 있다. 사실과 다르지만, 우리의 이야기가 진행되는 이 시점에는 그것이 진실이었다. 첫 번째 임상 시험 이후로 가이기 팀은 뒤로 빠졌고 쿤이 앞으로 나와 더 큰 역할을 했다.

쿤은 인망이 그리 높지 않았다. 최소한 동료들 사이에서는 그랬다. 누군가는 그를 괴팍하다고 했고, 누군가는 쩨쩨하다고 했다. 여러 주제로 논문을 출간했지만, 엄연히 공동으로 작업한 논문에서 공저자의 이름을 빠뜨리기도 했다. 남들에게 인정받으려 했고 기대에 못 미치면 실망스러워했다. 중요한 컨퍼런스 초대장을 받지 못한 적도 많았다.

쿤은 1912년 3월 4일 스위스 베른의 북서쪽에 있는 소도시 비엘Biel에서 태어났고, 대학에서는 위대한 학자 야코프 클라시Jakob Klaesi에게 정신의학 수련을 받았다. 숙면치료의 선구자였던 클라시는 수면제와 바르비투르산으로 잠을 유도해 환자를 장기간 휴식 상태에 빠뜨리면 신경계가 재조정을 거쳐 스스로 정상화할 가능성이 있다고 봤다. (숙면치료는 20세기 초·중반 유럽을 휩쓸었지만, 미국으로 넘어오지는 않았다.) 쿤은 몇 년 동안 클라시 밑에서 실습하다가 수련을 마치고 클라시의 병원에서 뮌스터링엔으로 옮겼다. 이 주립병원에는 입원 환자만 700명이 있었고 외래환자 수도 점점 늘고 있었다.

클라시는 일부 정신 질환이 생물학적 현상이라는 사실을 이해했고 자세히 들여다보면 쿤에게서도 클라시의 그림자가 보인다. 쿤도 스승의 뜻을 받들어 우울증에 생물학적 원인이 있다고 믿었다. 훗날 이미프라민의 임상 시험으로 유명해지지만, 사실 임상의로서 쿤의 성향은 정신역학과 실존주의에 더 가까웠다. 루트비히 빈스방거Ludwig Binswanger의 영향을 강하게 받았기 때문일 것이다. 쿤은 스위스 정신분석학자이자 실존주의 철학자였던 빈스방거를 "기분장애 이해의 천재"라고 평가했다. 빈스방거처럼 쿤도 정신 질환을 야기했거나 정신 질환에 기여했을 정신적 패러다임을 찾아 환자에게 질문을 쏟아냈다. 그는 의사가 도저히 답을 찾기 힘든 인간의 문제에 실존주의적 통찰력을 발휘하고 환자의 말에 공감하며 귀 기울여야 한다고 강조했다. 누구나 그렇듯 환자들도 결국에는 인간이 혼자 살고 혼자 죽는다는 사실에 괴로워하기 때문이었다.

쿤이 들려주는 G22355의 이야기는 브로드허스트의 이야기와 조금 다르다. 브로드허스트는 동료들과 쿤을 찾아가 그들이 개발한 신약을 써보겠냐고 제의했다고 한다. 그러나 쿤의 말에 따르면 먼저 연락한 쪽은 쿤이었다. G22355가 소라진처럼 조현병 환자에게 도움이 될 것 같은데 한번 시도해볼 수 있냐고 물었다는 것이다. 실험이 실패했을 때 약을 항우울제로 바꾸자고 한 사람도 자신이었다고 한다. 이 외에도 여러 부분에서 말이 갈리지만, 일치하는 부분도 꽤 있다. 양쪽 다 처음에는 조현병 환자 300여 명을 대상으로 실험했을 때 우려스러운 결과가 나왔다고 말한다. 일부는 심각할 정도로 증상이 악화됐다. 그중에는 잠옷 바람으로 우렁차게 노래를 부르며 자전거를 타고 마을까지 내려간 남자도 있었다. 연구를 갑자기 중단했다는 내용도 일치한다.

어쨌든 G22355의 항우울 효과가 확실해지자 쿤은 1957년 8월 스위스의 한 의학 저널에 그 사실을 알렸다. 다음 달에는 그해 취리히에서 개최된 제2차 세계정신의학협회 총회World Congress of Psychiatry에 참석해 연구 결과를 발표했다. 청중은 겨우 12~13명 남짓이었다. 우울증의 생물학과 기분장애 치료는 이미 오래전에 한물간 주제였기 때문이다.

저활력 우울증

그래도 쿤은 좌절하지 않았다. 그는 1958년까지 G22355로 우울증 환자 500명 이상을 치료했다. 처음에는 가이기 연구 팀의 도움이 컸지만, 이후 연구 범위를 더욱 넓혔다. 바로 이 시점부터 초기 항우울제 이야기에서 가이기—브로드허스트와 슈미들린 외 과학자들—는 배경으로 밀려나고 쿤이 결정적인 주인공으로 부각된다. 비록 동료들의 미움을 받았지만, 쿤은 환자에게 세심한 주의를 기울이고 말을 귀담아들어 주는 의사였다. 공감 능력이 뛰어나고 관찰력도 높았기 때문에 어떤 유형의 우울증이 G22355에 가장 잘 반응하는지 알아차렸고 가이기의 약이 보이는 미묘한 차이를 정확히 짚어냈다. 쿤은 G22355가 항우울제지만, 도취제euphoriant는 아니라고 설명했다. 정신의학계와 일반 대중에게 대단히 중요한 차이였다.

쿤의 말에 따르면 도취제—대표적인 것이 코카인이다—는 어떤 질병을 치료하는 약이 아니다. 하지만 항우울제는 그렇게 할 수 있다. 또 항우울제는 특정한 절망감에 시달리는 사람에게만 작용했다. 쿤은 이를 "저활력 우울증vital depression"이라 불렀다. 저활력 우울증에 걸리면 입맛이 떨어지고 사고와 신체 활동 모두 느려지는 정신운동 지연psychomotor retardation 증상이 나타난다. 이 질환의 특징은 아침에 기분이 우울했다가 시간이 지나면서 조금씩 마음이 편안해지는 것이었다. 저활력 우울증 환자는 잠을 설치고 죄책감과 절망감에 휩싸였으며 시도 때도 없이 눈물을 흘리거나 메마른 눈으로 색깔이 사라진 세상을 보기만 했다. 바로 이런 환자들이 G22355에 반응했다. 저활력 우울증이 아닌 우울증 환자는 효과를 보지 못했고 증상이 악화되기도 했다. 쿤은 논문에서 저활력 우울증 환자는 겉으로 슬픔을 드러내지 않고 공포증이나 강박의 가면을 쓴다고 주장했다. 그래서 쿤은 공포증과 강박장애가 있는 환자에게도 G22355를 사용했고 만족스러운 결과를 얻었다.

쿤이 G22355로 실험하던 1954~57년 사이, 가이기는 쓸 만한 약이 손에 들어왔음을 알았지만, 출시를 서두르지 않았다. 관심을 보이는 사람이 없는 것도 아니었다. 캐나다인 의사 하인츠 레만—알다시피 북미에서 소라진을 처음으로 처방한 의사 중 한 명이다—은 쿤이 몇 명 앞에서 강연을 했던 제2차 세계정신의학협회 총회 현장에 있었다. 레만은 몬트리올로 돌아가는 비행기 안에서 쿤의 강연 내용을 읽고 흥미가 생겼다. 집에 도착한 그는 가이기 캐나다 지사에 연락해 샘플을 부탁했다. 하지만 캐나다 지사는 G22355의 존재를 아예 모르고 있었다. 그래도 어찌어찌 샘플을 입수한 레만은 본인의 병원에서 즉각 실험에 돌입했다. 우울증 환자 84명에게 약을 사용했고 1958년 보고서에 따르면 그중 3분의 2가 긍정적인 반응을 보였다. 이렇듯 심각한 병을 훌륭히 치료해냈는데도 G22355는 여전히 주목을 받지 못했다.

시장이 존재하는가

까다로운 가이기에게 중요한 문제는 하나였다. 이 약의 시장이 정말로 존재할 것인가? 프로작 이후 시대 기준으로는 이해가 되지 않는 질문이다. 효과적이고 안전하기까지 한 항우울제를 위한 시장? 당연히 있다. 의심의 여지 없이. 하지만 이것은 프로작이 우울증을 슈퍼스타 증후군으로 만들기 한참 전의 이야기다. 쿤은 G22355가 자극제가 아님을 강조했고, 가이기 임원진은 앞뒤가 맞지 않는 현상에 골머리를 썩여야 했다. 이 약은 중증 우울증 환자의 무기력증을 제거했다. 사용자에게 기쁨, 생기, 에너지를 주는 약이었다. 그런데 자극제나 도취제가 아니라니. 그렇다면 대체 무엇이란 말인가? 쿤은 이 질문에 대답할 수 없었지만, 이 약이 전기경련치료에 적합한 환자에게 가장 유용하다고 믿고 있었다. 해석하자면 증상이 아주 심각한 환자를 말했고 가이기의 관점으로 그런 약의 시장 규모는 아주 작았다.

세계보건기구가 우울증의 범위와 다양성을 판단하기 위해 조사를 실시한 결과 세계 우울증 인구는 약 3억 5,000만 명이었다. 만약 가이기가 예지력이 있었다면, 언젠가는 프로작이 우리 문화 깊숙이 침투해 말 그대로 수도관까지 스며든다는 미래를 알았더라면, 망설이지 않고 신약을 홍보했을 것이다. 그러나 그들이 회사를 운영하던 시기의 문화적 환경은 누구나 "우울증"이라는 말을 아는 지금과 너무나도 달랐다. 당시에는 소리 없이 병을 앓아야 했고 병이 깊어져 사람으로서의 기능을 하지 못하게 됐을 때나 치료를 받았다.

쿤이 제2차 세계정신의학협회 총회에서 발표를 한 시점에서 1년 이상 지난 1958년 말, 가이기는 마침내 G22355의 출시를 추진했다. 그 약이 작용하는 방법과 이유가 명확해졌기 때문은 아니다. 그 약의 유형이 확실해졌기 때문도 아니다. 정말 그 약을 위한 시장이 있는지 답을 찾지도 못했다. 입장이 바뀐 배경에는 가이기의 최대 주주 중 한 명인 로버트 뵈링거Robert Böhringer의 우울증 환자 아내가 있었다. 쿤을 통해 가이기의 G22355 연구를 알고 있던 뵈링거는 남동생을 걱정하던 쇼우처럼 회사에 샘플을 요청했다. 그가 약을 집에 가져간 지 일주일도 되지 않아 뵈링거의 아내는 건강해졌다. 뵈링거는 약을 출시해야 한다고 집요하게 주장했고 가이기의 소유권을 가진 사람으로서 뵈링거의 의견은 중요했다.

다른 이유도 있었다. 1년 전 〈뉴욕타임스New York Times〉 1면에 마르실리드Marsilid라는 항우울제 광고가 실린 것이다. 이제 경쟁 상대도 생겼겠다, 가이기는 곧바로 움직였다. 이미프라민이라는 이름을 얻은 G22355는 스위스에서 처음 출시됐고, 이후 다른 유럽 국가에서는 토프라닐Tofranil이라는 이름으로 등장했다. 마침내 미국에서도 같은 이름으로 이 약이 출시된 1959년은 가이기가 약의 특허를 취득하고도 만 8년이 지난 후였다.

로켓 연료

한편 미국에는 네이선 클라인Nathan Kline이라는 카리스마 넘치는 인물이 있었다. 허드슨강 서쪽에 있는 정신병원인 로클랜드주립병원Rockland State Hospital 연구소장이었던 그도 모노아민 산화효소 억제제monoamine oxidase inhibitors(줄여서 MAO 억제제 또는 MAOI라고 부른다)라는 약을 들고 경쟁에 뛰어들었다. 모노아민 산화효소란 세로토닌, 도파민, 노르에피네프린 같은 신경전달물질과 상호작용해 그것을 뇌에서 제거해주는 효소다. 연구자들은 MAO의 불균형—과다 또는 결핍—이 조현병이나 우울증의 원인이 아닐까 하는 의문을 품기 시작했다. MAO 억제제를 사용하면 효소가 뇌의 모노아민 신경전달물질을 제거하지 못하니 신경전달물질을 사용해 균형을 바로잡을 수 있다고 생각했다. 이미프라민은 고리 세 개의 화학구조를 가진 삼환계 항우울제지만, MAOI의 바탕은 완전히 다른 물질이다. 그중에는 로켓 연료로 더 유명한 유독성 용액 히드라진hydrazine도 있었다. 히드라진은 독일군이 제2차세계대전 중 V-2 미사일을 발사할 때 사용한 연료다. 전쟁이 끝난 후 독일에는 많은 양의 히드라진이 남아 있었지만, 군사행동이 억제되며 더 이상 쓸 곳이 없었다. 독일은 히드라진으로 실험하고 싶다는 여러 화학회사에 쓸모없는 연료를 싼값에 팔아넘겼다.

그러고 보면 초기 두 항우울제에는 서정적인 공통점이 있다. 원조 항우울제인 이미프라민은 소라진처럼 염료 산업에 뿌리를 뒀다. 서머블루에서 태어난 파란색blue이 우울증blues을 치료하는 셈이다. 하늘로 로켓을 추진하는 연료에서 태어난 두 번째 항우울제는 사람의 등을 밀어주는 약으로 재탄생했다. 이 약은 절망을 씻어낼 수 있는 곳으로 더 멀리, 더 높이 보내준다. 이미프라민이 외면당하던 초반부터 MAO 억제제는 찬양받고 있었다. 신문에 사진이 실리고 찬사가 쏟아지고 상을 휩쓸면서 미국을 떠들썩하게 만들었다. 시장이 있을까? 가이기는 물었었다. 대답은 틀림없이 '있다'였다.

히드라진. 로켓 연료. 1951년 과학자들은 여기에서 항결핵 효과를 발견했다. 이듬해 히드라진에서 이프로니아지드iproniazid라는 약이 나왔고 이 약은 단순한 결핵 치료제가 아니었다. 연구자들은 이프로니아지드 치료 이후 환자의 1차적인 질병인 결핵만 호전된 것이 아니라 전체적으로 활력이 높아졌다는 점에 주목했다. 환자들은 극도의 행복감을 느꼈고 사회 활동도 눈에 띄게 활발해졌다. 당시 스태튼아일랜드에는 결핵 환자를 위한 병원인 시뷰병원Sea View Hospital이 있었다. 이곳에서 〈연합통신Associated Press〉은 파티 분위기에 빠진 환자들의 모습을 사진으로 찍었다. 사진의 설명은 다음과 같다. '몇 달 전만 해도 이곳에는 결핵 환자가 생명을 기침으로 토해내는 소리밖에 들리지 않았다.' 환자들이 휴게실에서 왈츠를 추는 사진에는 '폐에 구멍이 났지만 휴게실에서 춤을 추는 사람들'이라는 설명이 붙었다. 이프로니아지드는 진짜 항우울제가 되기 한참 전부터 도취 효과로 인정받고 있었다. 환자를 웃게 만든 결핵 약이 우울증을 치료하는 "정신활력제psychic energizer"로 공인받는 길은 길고 험난했다. 사람의 기분을 바꿔주는 효과가 발견되고 수년이 지난 후에야 이프로니아지드는 정식으로 항우울제라는 칭호를 얻었다.

하지만 어쩌다 클라인이 MAOI의 최초 발견자가 된 것일까? 1950~60년대는 "정신약리학의 황금기"라고도 불린다. 이전까지 봉인돼 있던 문이 활짝 열리면서 인간의 고통을 이해할 수 있게 됐다. 뇌의 수많은 비밀과 경로가 드러나며 새로운 신경전달물질이 잇따라 발견됐다. 노르에피네프린, 세로토닌, 도파민. 잘 들어보면 축삭돌기와 수상돌기가 '딸깍' 하는 소리가 들릴 것 같다. 인식 기능이

'타닥' 불꽃을 튀기는 소리, 동그란 두개골 안에서 뉴런들이 서로 밀치고 나아가며 새치기 하는 소리도 들리는 기분이다.

이런 세계에서 클라인은 열정과 번뜩이는 재치를 품고 뉴욕 정신의학계를 누비고 다녔다. 어디를 가도 그를 모르는 사람이 없는 듯했다. 동시대를 산 쿤이 한결같지만 느릿느릿하고 깐깐하고 엄격한 사람이었다면 10년 후 《포춘Fortune》지가 선정한 미국에서 가장 유명한 인물 10명 중 하나로 표지 인물이 되는 클라인은 정반대였다. 화려하고 매력적이고 열정적이었다. 융통성도 있어서 새로운 아이디어를 쉽게 받아들였다. 더욱이 클라인은 반드시 새로운 약을 발견하겠다고 다짐한 야심가였다. 이프로니아지드에 대한 관심이 커지자 클라인은 체계적인 시스템을 마련해 우울증 환자에게 이 약을 주면 어떻게 될까 궁금해졌다. 하지만 실행에 옮기기 전인 1955년 7월 총회에 참가해 이제 막 등장한 신약을 소개하고 제대로 된 평가 도구가 있어야 한다고 주장했다. 클라인의 열정적인 강연에 설득력이 있었기 때문에 협회는 새로운 정신 질환 치료제 연구에 200만 달러를 지원했다. 당시로서는 어마어마한 금액이었다. 힐리는 "지원금 담당 부서에서 내어주기 힘들다고 생각했을 정도"라고 설명한다.

클라인이 거액을 지원받을 수 있었던 이유는 1953년 연구로 이미 유명 인사가 돼 있었기 때문이었다. 그는 알칼로이드인 레세르핀을 정신병 환자 710명에게 시험해 레세르핀이 매우 효과적인 항정신병제라는 사실을 증명한 바 있었다. (클라인은 이 연구로 "미국의 노벨상"이라고 불리는 래스커상을 수상했다. 이후 한 차례 더 수상하지만 이

때 받은 첫 래스커상은 조현병 치료에 기여한 앙리 라보리, 하인츠 레만, 피에르 드니케, 로버트 H. 노스Robert H. Noce와 공동 수상했다.) 레세르핀이 소라진처럼 폭발적인 반응을 불러일으키지는 않았다. 파리에서 들레와 드니케가 목격한 것처럼 극적인 각성 효과를 보이는 약은 아니었기 때문이다. 상태가 아주 심한 환자의 증상을 완화해주지만, 간혹 우울증을 일으키는 부작용이 나타나면서 나중에는 클라인도 레세르핀을 포기한다.

하지만 이후 레세르핀은 연구에 필수적인 도구가 됐다. 어쩌면 그 시대에 가장 중요한 연구 도구였을지도 모른다. 레세르핀 토끼들을 기억하는가? 국립보건원 실험실에서 버나드 브로디의 연구팀은 레세르핀이 토끼 뇌의 세로토닌 수치를 낮추는 동시에 토끼를 무기력하게 만드는 실험에 성공했다. 이 실험을 통해 우울증의 신경학적 특징인 낮은 세로토닌 수치를 보이는 동물 모델이 나오면서 향후 연구에 활용할 수 있게 됐다. 흥미롭게도 사전에 이미프라민이나 MAOI 치료를 받은 토끼에게서는 "레세르핀 효과"가 나타나지 않았다. 사전에 치료받은 토끼의 뇌를 갈라보니 시냅스에 세로토닌이 가득했다. 이 신경전달물질이 우울증, 항우울제와 아주 가까운 관계라는 최초의 증거였다.

클라인은 이프로니아지드와 레세르핀을 사용한 동물실험에 대해 알았고 조금만 더 노력하면 MAOI를 우울증 환자에게 사용할 수 있겠다고 기대했다. 1956년 11월 클라인은 가설을 테스트했다. 입원 환자 17명을 이프로니아지드로 치료하는 한편 우울감을 느낀다는 외래환자에게도 약을 줬다. 그러자 환자 중 3분의 2가 눈에 띄게 호전됐다.

클라인은 이프로니아지드를 생산하는 제약회사 로슈Roche의 임원진에게 실험 결과를 알렸지만, 로슈는 별 관심이 없었다. 그래도 클라인이 넘어야 할 문턱은 그리 높지 않았다. 이프로니아지드는 이미 결핵 약으로 시장에 나와 있었기 때문이다. 클라인은 로슈 임원진의 마음을 바꿀 생각이었다. 기본적으로 대중 앞에 나서기를 좋아했던 그는 연구 결과를 〈뉴욕타임스〉에 제보했고 신약이지만 신약이 아닌 이 약에 "뛰어난 기분 증진 효과"가 있다는 기사가 쏟아져 나왔다. 대중은 주목했고 클라인의 전문적인 홍보 활동으로 약의 인기는 치솟았다. 이프로니아지드가 마르실리드라는 상표를 달고 나온 후 1년 안에 40만 명이 약을 먹었고 대부분 만족했다.

정신활력제

클라인은 이 약을 항우울제라 부르지 않았다. 그는 "정신활력제"라는 용어를 선호했다. 자기 멋대로 분류한 이 명칭은 "항우울제"가 주는 것과 전혀 다른 느낌이다. 정신활력제에는 마법 같은 느낌이 있다. 약보다는 비타민에 더 가깝게 느껴진다. 깊고도 얕은 정신에 약간의 활력이 생기는 모습이 연상된다. 지루하고 딱딱한 용어인 "항우울제"와는 반대다. 만약 클라인이 이프로니아지드를 항우울제로 분류했다면 많은 사람의 사랑을 받았을까? 누구나 약간의 정신적 활력을 필요로 하기 마련이다.

하지만 클라인의 뜻과는 상관없이 승자는 진지하고 진부한 용어였다. “정신활력제”라는 말은 사라졌고 현재 MAOI는 항우울제라고 불린다. 하지만 쿤이 아니라 클라인의 방식대로 갔다면 어떻게 됐을지 생각해보자. 만약 신약을 항우울제가 아니라 정신활력제라 부르기로 했다면 어땠을까? 정신과 의사가 정신활력제 처방전을 써주겠다고 한다면, 친구에게 ‘나 정신활력제 먹고 있어’라고 말할 수 있다면? 질병을 치료하는 약이라는 느낌을 주지 않았다면 우울증을 죄다 병으로 보는 일은 없지 않았을까? 정신활력제는 아무나 먹어도 괜찮은 약, 항우울제는 영혼이 고통으로 찌들어 있는 사람이 먹는 약처럼 느껴진다. 추측일 뿐이지만 이 질문은 우리가 붙이는 이름의 무게를 여실히 보여준다. 인간은 모든 것을 정의하려 하지만 그렇게 붙인 이름이 오히려 우리에게 낙인을 찍었다는 생각도 든다.

대중적으로 인기를 얻은 MAOI가 수천, 수만 명의 정신에 활력을 충전하는 현상은 10년 후 세상에 나올 파생 약의 예고편이었다. 초록색과 아이보리색으로 이뤄진 동그란 알약 프로작 말이다. MAOI는 그야말로 세상을 뒤흔들 약이 나오기 전부터 우리가 치료제를 갈구하고 있었음을 보여준다. 사람들은 뭐든 믿으려 했고 제약회사에 이리저리 휘둘리며 신제품을 조건 없이 받아들였다. 사실을 따져보면 황당한 믿음이었다. 어떻게 보면 아무 의미가 없고, 어떻게 보면 과도하고 이치에 맞지 않았다. 앞서 나온 약들처럼 이미프라민과 MAOI의 작용을 정확히 이해하는 사람은 아무도 없었다. 많은 사람에게 작용한다는 사실만 알 뿐이었다. 물론 MAOI의 경우에는 아직 시작 단계였지만, 신경전달물질 수치에 대한 이론이 있었다. 국립보건원에서 브로디가 레세르핀 연구로 뇌의 세로토닌 수치와 우울증의 연관성을 밝힌 것도 사실이다. 브로디는 세로토닌 수치가 낮아지면 기분이 우울해진다고 했다. 그러나 브로디가 밝힌 빛은 또 다른 사실 앞에 꺼지고 말았다. 레세르핀 자체는 세로토닌 수치를 낮추기 때문에 우울증 환자에게 절대 맞지 않는 약이었다. 그런데 다른 연구에서는 레세르핀이 효과적인 항우울제로 증명됐다. 사실을 종합해보면 레세르핀은 우울증을 유발하고 '또' 우울증을 치료한다. 우리의 이해를 한 방에 무효로 만드는 문장이다.

레세르핀은 동물에게 무기력증을 유발했고 레세르핀 실험에 사용한 토끼의 뇌를 분석하니 세로토닌이 고갈돼 있었다. 그래서 우리는 낮은 세로토닌이 우울증의 범인이고 새로운 항우울제는 이 신경전달물질의 수치를 "증가"시켜야 한다고 생각했다. 무엇보다도 사전에 이미프라민이나 MAOI를 맞은 토끼는 레세르핀을 복용하고도 무기력증을 보이지 않았다. 쥐도 똑같았다. 레세르핀을 주입한 후 이미프라민과 흡사한 삼환계 항우울제인 데시프라민desipramine을 먹였더니 쥐는 레세르핀이 유발하는 몽롱함을 떨쳤을 뿐만 아니라 더 활발해졌다. 활력 넘치는 쥐의 뇌에는 세로토닌이 가득했다. 그렇다면 쥐들의 활력과 열정은 항우울제로 인한 작용이라고밖에 해석되지 않는다. 그런데—약물과 신경전달물질의 이야기에는 항상 "그런데"가 등장한다—연구진이 실제로 우울증에 걸린 인간의 세로토닌 수치를 측정해 통제집단과 비교하자 이상한 결과가 나왔다. 우울증 환자 중 일부는 세로토닌 수치가 낮았고 일부는 정상이었으며 일부는 세로토닌 수치가 높았다. 이 문장을 보니 머리가 어지러워진다. 사방에서 날아드는 사실들의 화살을 피하려면 머리를 잠시 숙여야겠다.

모든 정신과 약이 그렇다. 약물과 뇌의 복잡한 화학물질에 관해 확신할 수 있는 사실은 하나뿐이다. 우리는 약이 작용하는 방법과 이유를 과거에도 정확히 몰랐고 현재까지도 모르고 있다는 것이다. 대중은 약을 달라며 성화를 부리고 점점 복용량을 늘리고 있다. 이들은 제약회사의 단순한 설명을 무작정 믿으려 한다. “화학적 불균형”이라는 표현과 함께 시냅스 틈으로 세로토닌이 빠져나가는 모습을 보여주는 그림은 지금도 유효하다. 이런 이해와 오해의 시작에는 쿤과 클라인이 있다. 조금 더 공정하게 말하자면 두 남자의 약을 생산하고 약을 더 잘 팔기 위해 “설명”을 덧붙인 제약회사가 있다. 많은 사람이 제약회사가 꾸며낸 항우울제 이야기에 쉽게 혹하는 듯하다. 자신의 정신을 최고의 상태로 바꿔준다는 약을 먹는 사람이라면 그 물질의 확실한 가능성을 무너뜨리는 모순적인 증거를 인정하기가 심리적으로 불가능하다. 따라서 항우울제를 먹기로 한 사람은 이 약의 작용을 둘러싼 소설에 동의하는 것인지도 모른다.

부작용

소라진과 리튬의 이야기를 본 사람이라면 삼환계 항우울제와 MAOI에서 심상치 않은 부작용이 발견됐다고 해도 놀라지 않을 것이다. 우선 이미프라민은 입안을 바싹 마르게 했고 침의 보호를 받지 못하자 치아가 썩기 시작했다. 삼환계 항우울제를 먹으면 몹시 피로해졌다. 잠에서 깰 때마다 눈이 타르에 딱 달라붙은 채로 폐수 수영장에서 나오는 기분이 든다. 또한 MAOI는 치즈나 적포도주처럼 티라민을 함유한 음식과 섞이면 안 된다. MAOI와 티라민이 결합하면 혈압이 위험한 수준까지 올라갈 위험이 있다. 출혈 등의 중독 증상도 보일 수 있다.

MAOI를 먹은 대표적인 유명인은 소설가 겸 에세이 작가 데이비드 포스터 윌리스David Foster Wallace다. 수년간 나르딜Nardil이라는 MAOI의 부작용에 시달리던 윌리스는 마침내 약을 끊기로 결심했다. 결정을 내린 계기는 저녁 식사 중 일어난 사건이었다. 어느 날 밤, 윌리스는 단골 식당인 페르시아 레스토랑에서 식사를 한 뒤 심하게 아프기 시작했다. 원인은 식중독이 아닌 나르딜과 티라민의 상호작용이었다. 윌리스는 몰랐지만 음식에 티라민이 들어 있었던 것이다. 심장이 두근거렸고 극심한 복통 때문에 며칠이나 거동하지 못했다. 회복한 윌리스는 이제 약을 끊고 여기서 벗어나고 싶었다. 20년 넘게 약을 먹은 그였다. 이쯤이면 MAOI 부작용이 없는 항우울제로 바꿀 수 있을지 알아볼 때가 됐다. 정신과 의사도 동의했다.

윌리스는 몇 달에 걸쳐 서서히 약을 줄였다. 잠깐은 시험 삼아 약을 먹지 않겠다고 고집한 적도 있었다. 시험은 실패했고, 그는 우울증이 심하게 도져 병원에 입원해야 했다. 퇴원한 후에는 수많은 항우울제를 바꿔가며 먹었다. 하지만 약효가 제대로 드러날 새도 없이 약을 금방금방 바꿨고 그럴 때마다 기분은 다시 우울해졌다. 우울한 날이 이어지다 위험한 수준에 이른 월리스는 모든 기운과 활력을 잃었다. 그 정도로 월리스의 우울증은 깊고 강력했다. 월리스의 전기를 쓴 작가 D. T. 맥스D. T. Max는 최초의 사건이 벌어지고 거의 1년이 지난 후인 2008년 봄 "새로운 조합의 항우울제가 월리스의 상태를 안정시키는 듯했다"라고 썼다. 그러나 구원은 일시적이었고, 그해 6월 월리스는 자살을 기도했다.

이후 월리스는 전기경련치료를 12회 받고 예전에 잘 맞았던 오랜 친구 MAOI 나르딜에게로 돌아갔다. 이 약은 효과가 있겠지. 약도 사람도 달라지지 않았으니까. 나르딜이 그의 희망이었다. 그렇게 월리스는 나르딜 알약을 먹었다. 하지만 이상한 일이었다. 월리스 자신도 주변 사람들도 이해할 수 없는 이유로 나르딜은 예전처럼 잘 듣지 않았다. 며칠이 몇 주로, 몇 주가 몇 달로 변했다. 문제는 심각하고 잔인했다. 고통은 조금도 줄어들지 않았다. 한때 잘 맞았던 약을 다시 먹으면 아무 효과가 나타나지 않는 현상이 있다. 정확한 이유는 아무도 모르지만, 효과가 뛰어난 약을 끊는 행위가 위험하다는 증거는 굉장히 많다. 20년 넘게 그를 지탱해준 나르딜이 어째서 전혀 듣지 않는지 담당 의사도 설명하지 못했고 이 점은 월리스를 더욱 괴롭게 했다.

우울증은 욕구의 장애다. 세상은 모든 의미를 잃고 우스꽝스럽게 변한다. 헐벗은 나무는 똑바로 선 포크가 하늘의 피부를 찌르는 것처럼 보인다. 미소는 피부와 붉은 입술이 갈라진 틈이고, 치아는 작은 비석과 같다. 꿈은 어둠으로 물든다. 사람들의 얼굴이 사라지고 새까만 진흙탕에 가려 형체가 흐릿해진다. 이런 마음으로 한 사람이 얼마나 버틸 수 있을까? 윌리스는 1년 조금 넘게 견뎠다. 정말 영웅과도 같은 업적이었다. 하지만 나르딜이 듣지 않고 어떤 약을 써도 깊은 우울증이 사라지지 않자 윌리스는 모든 희망을 잃었다. 어느 날 저녁, 집 근처에 있는 자신의 화랑에 전시회를 준비하러갔다가 돌아온 아내는 벨트로 목을 맨 윌리스를 발견한다. 현관 테라스 가로대에 못이 박혀 있었고 윌리스의 발에 차인 마당 의자가 그 밑에서 뒹굴었다.

윌리스의 자살은 우울증이 얼마나 심각하고 치명적인지 똑똑히 보여준다. 우울증이 꾸준히 증가하는 이유—우울증 진단이 증가하는 이유—는 최대한 다각도로 살피고 이해해야 할 현상이다. 앞에서도 말했지만, 한때 효과가 뛰어났던 약이 전혀 듣지 않는 이유는 정신의학자도 완벽히 이해하지 못하기 때문이다. 윌리스와 수십 만 명의 사례로 알 수 있는 사실은 MAOI가 끔찍한 우울증에서 빠져나오게 도와줬다는 것뿐이다. 그러나 우수한 효과를 자랑했던 MAOI는 현재 항우울제 시장에서 완전히 모습을 감췄다. 그처럼 강력한 약을 더 이상 처방하지 않는 이유는 무엇일까? 정신적 활력을 원하는 사람이 없어서? 약이 혈관에 흡수된 후 무엇을 어떻게 하는지 아무도 모른다는 사실을 대중이 깨달아서? 일단 혈관에 들어오면 순환 작용으로 체내·외 말단까지 퍼지고 세포의 등을 타고 신성한 뇌 안으로 들어가면 뇌에서… 뇌에서… 여기서 설명이 끊긴다. 우울증에 관한 가설—우울증이 노르에피네프린의 결핍으로 일어난다는 카테콜아민 가설이나 세로토닌 가설—은 있다. 하지만 세상에 하나뿐인 몸 깊숙이 약을 넣어야 하는 우리에게 가설은 충분하지 않다. 우리는 알고 싶다. 알아야 한다. 하지만 부족한 지식으로는 MAOI가 어쩌다 하루아침에 왕자에서 다리 밑 거지가 됐는지 설명하지 못한다.

치즈와 관련이 있기는 하다. 치즈라고? 그렇다, 노란 치즈, 하얀 치즈, 스트링 치즈, 숙성 치즈. 처음 MAOI를 먹었을 때 수십만 환자는 기쁨을 느꼈다. 이전에는 미친 사람, 음울한 사람 소리를 들었던 사람들이 갑자기 밖으로 나와 사람들과 어울리기 시작했다. 세상에 긍정적인 색깔이 더해졌기 때문이다. 하지만 일부에게 그 색깔은 누렇게 변색됐다. 1957년 이프로니아지드를 먹고 황달이 생겼다는 사례가 127건 보고됐다. MAOI가 황달을 유발하는지 확실히 알기는 힘들다. 단순히 우연의 일치였을 수도 있다. 우울증에 취약한 사람이 황달에도 취약할 가능성도 있다. 그리고 127명은 약을 처방받은 사람 중 0.03퍼센트에 불과했다. 27명을 뺀 100명이었다면 정상 인구의 황달 발병률과 똑같아진다. 클라인은 어깨를 으쓱하고 대수롭지 않게 넘겼다. 그러나 로슈는 약의 생산을 중단했다.

이야기는 여기서 끝날 수도 있었다. 하지만 이 무렵에는 다른 제약회사에서도 저마다 MAOI를 개발해 출시하고 있었다. 1961년 로슈는 파네이트Parnate라는 상표명으로 출시된 MAOI 트라닐시프로민tranylcypromine을 복용하던 환자가 급성 출혈로 사망했다는 보고를 받았다. 1961~63년 사이 MAOI를 복용하는 환자가 자발성 출혈spontaneously hemorrhaging을 일으킨 사례는 총 6건이었다. 하지만 약을 하나만 먹는 환자는 없었기 때문에 MAOI를 범인으로 지목할 근거는 없었다. 문제는 다른 약이었을지도 몰랐다. 우연의 일치였을 수도 있다. 하지만 이런 가능성은 점점 힘을 잃어갔다. MAOI를 먹는 환자가 두통에 시달린다는 1차 병원 의사들의 보고가 이어졌기 때문이다. 일부 환자는 고혈압도 앓고 있었으니 그것이 자발성 출혈의 원인이었을 가능성도 있다. 하지만 누구도 확신하지 못했다.

처음으로 이해의 물꼬를 튼 사람은 노팅엄에 있는 한 병원의 약사였다. 약사는 연구자이자 의사인 배리 블랙웰(리튬 전쟁에서 쇼우를 공격한 것으로 유명한 인물)에게 편지를 써 MAOI를 먹는 아내가 치즈를 먹은 후 두통과 고혈압이 생겼다고 알렸다. '혹시 치즈가 원인일까?' 약사는 의문을 품었다. 블랙웰과 동료들은 비웃었다. 치즈라니! 치즈는 누구나 좋아하는 음식이었다. 블랙웰과 한 동료는 MAOI 사용자가 치즈를 먹어도 안전하고 아무 일도 일어나지 않는다는 사실을 증명하기 위해 일주일 동안 MAOI를 복용한 후 치즈를 먹었다. 아무 변화도 없었다.

여기서 문제가 종결됐어야 하지만, 그렇지 않았다. 미국에서 수십만 명, 유럽에서 수천 명이 MAOI를 먹기 시작했고 일부에게서 심각한 증상이 나타났다. 치즈의 무고함을 증명하고 얼마 지나지 않아 블랙웰은 출혈로 실려 온 환자가 저녁에 치즈 파이를 먹었다는 사실을 알아차렸다. 얼마 후에는 응급 호출을 받고 MAOI를 먹는 여성 환자를 치료했다. 그는 치즈 샌드위치를 먹은 후 머리가 깨질 듯한 두통과 고혈압이 생겼다고 했다.

MAOI로 정확히 몇 명이 죽었는지는 확실하지 않다. 하지만 블랙웰은 혈압이 올라가는 부작용으로 사망한 사례가 출시 8년 안에 40건을 기록했다고 주장했다. 이후 과학자들은 치즈—콩 같은 음식이나 포도주와 맥주 같은 음료에서도—에 티라민이라는 물질이 함유돼 있음을 발견했다. MAOI 때문에 증가한 티라민이 고혈압과 두통, 출혈의 이유였다. 그렇다면 MAOI를 먹는 사람은 특정 음식을 가려야 했다. 대표적인 예가 초콜릿이었다. 올리브, 피클, 절인 고기도 마찬가지였다. 전부 티라민을 함유하고 있어 MAOI와 함께 먹을 수 없었다. 새로운 사실이 발견되면서 여태까지 유용하게 쓰였던 강력한 항우울제는 사형선고를 받았다. MAOI를 예전처럼 사용하지 않는 이유는 이 약이 어떻게 작용하고 우리 몸에 들어와 무슨 일을 하는지 모르기 때문이 아니다. 수수께끼를 삼키고 있다는 사실을 환자가 깨달았기 때문이 아니라는 소리다. 진정한 이유는 따로 있었다. 환자에게 목숨을 잃고 싶지 않다면 특정한 음식을 먹지 말라고 제한했기 때문이었다.

사망자가 나왔다고 해서 MAOI의 판매가 중단되지는 않았다. 그 대신 MAOI의 새로운 포장에는 검은 글씨로 커다랗게 경고가 찍혔다. 그러다 보니 많은 의사가 이미프라민에서 파생한 삼환계 항우울제를 처방하는 쪽이 훨씬 간단하고 안전하다고 생각하게 됐다. 조금만 먹어도 피가 터진다고 하는데 환자가 식사 지침을 잘 따를 것이라 믿는 의사가 있을까? 때마침 영국에서 삼환계 항우울제가 우울증 치료의 새로운 표준이라고 결론을 내린 탁월한 연구가 등장했다. 의사들이 점차 MAOI를 처방하지 않으면서 MAOI는 오늘날에 이르게 됐다. 이제는 더 이상 쓸 약이 없을 때 시도하는 최후의 보루일 뿐이다. 오랜 세월이 흘러 메이저 박사가 내게 항정신병제를 제안할 즈음 이미프라민을 비롯한 삼환계 항우울제는 여전히 건재했지만 대부분의 MAOI는 살아남지 못했다.

사고 리더

MAOI는 슈퍼스타의 급부상과 추락을 압축해서 보여주는 미니시리즈다. 이 미니시리즈로 우리는 MAOI가 어떻게 인기를 얻고 잃었는지 알 수 있다. 삼환계 항우울제 뒤에는 깐깐한 쿤이 있었다. MAOI 뒤에는 쾌활한 클라인이 있었다. 클라인은 특유의 매력과 유쾌한 성격을 내세우며 〈뉴욕타임스〉에 전화해 자신의 연구 결과를 제보하고 의학협회에서 지원금 200만 달러를 받아냈다.

제약회사의 공격적인 마케팅 전략은 우리에게 익숙한 이야기다. 회사는 카리스마 넘치는 "사고 리더thought leader(독창적인 생각과 지식으로 자신의 분야를 이끄는 지도자—옮긴이)"에게 돈을 줘서 신약 홍보를 부탁한다. 그러면 우리는 홍보물, 선물, 호화로운 점심을 받고 싶어 안달하며 과정이 어떻게 공정하고 정확할 수 있는지 궁금해한다. 우리는 약이 과학의 산물이라 생각하고 그에 따라 순수한 영역에 머물러야 한다고 믿는다. 하지만 현실은 그렇지 않다. 카리스마, 값비싼 의상, 세련된 태도를 갖춘 사고 리더는 어떤 상품에든 자신의 능력을 빌려주며 약물의 개발과 전파에 큰 역할을 한다. 이런 행태가 지금처럼 심하지는 않았겠지만, 1950년에도 클라인은 수십만 미국인에게 로켓 연료를 하사한 것이나 다름없었다. 게다가 모든 약은 대중에게 알 수 없는 영향력을 발휘하는 마케팅 캠페인에 좌우된다. 〈뉴욕타임스〉는 MAOI가 기운을 솟아나게 해주는 약이라고 광고했고, 클라인은 이 약이 활력제라 홍보했다. 그는 쿤과 달리 사람들이 듣기 좋아하는 말을 할 줄 아는 사람이었다.

MAOI가 사라진 이유는 효과가 없었기 때문이 아니라 환자가 특정한 음식을 제한해야 했기 때문이다. 괴로운 우울증에서 벗어날 수 있다면 치즈나 초콜릿을 먹지 못하는 것쯤이야 문제가 되지 않았다. 그러나 치즈, 올리브, 땅콩… MAOI와 상극인 모든 음식은 이 약에 오점을 남겼다. 일종의 주홍글씨였다. 새빨간 글씨 앞에서는 매력적인 클라인의 말이나 행동도 상황을 반전시키지 못했다. 그리고 대중은 강력한 항우울제를 버리고 조제 식품과 간식을 택했다. 이런 현상을 어떻게 이해해야 할까? 약은 우리를 정의하고 복잡한 화학구조로 우리의 기분, 마음을 사로잡는다. 하지만 인간도 약을 정의한다. 어떤 약의 손을 들어줄지 결정하고 약이 문화에 들어오고 퇴출되는 흐름을 창조하는 것 또한 우리 인간이다.

종이 백조

이미프라민은 결국 나를 바꾸지 못했다. 나는 몇 년 동안 끊지 않고 이 약에 수없이 기회를 줬다. 온갖 부작용을 다 겪었다. 최소한 그런 기분이었다. 혀는 늘 끈끈했고 입이 말라 심한 충치가 생겼다. 가만히 앉아 있을 때도 땀을 뻘뻘 흘렸다. 부정맥으로 심장이 두근거렸고 매일 아침 내 발목을 붙잡는 무시무시한 꿈의 늪에서 빠져나와야 했다. 이미프라민을 먹은 후로 나는 금색 아비loon(아비속의 새_편집자)와 비명을 지르는 원숭이가 난간 끝에 앉아 있는 꿈을 꿨다. 세상에 존재하는 모든 색을 띤 앵무새는 초록빛 정글에서 의미 없는 말을 반복했고, 뼈와 시체가 흐르는 강기슭에는 누더기가 된 옷들이 뒹굴었다. 물에 쓸려 내려가는 꿈만 몇 번을 꿨는지. 어느 날은 갈비뼈로 가득한 강에, 어느 날은 깊은 바다에 빠졌다. 조류에 밀려 수평선 쪽의 매끈한 바위에 닿으면 손에 닿지 않을 만큼 멀리 떨어진 울퉁불퉁한 벼랑 끝에 작은 집들이 서 있었다. 처음에는 의사도 반응이 오기를 기대하며 한 달에 한 번씩 복용량을 늘렸고 그럴 때마다 나는 한낮에도 악몽을 꿨다. 나는 약을 먹으며 헛것을 보기 시작했다. 소리는 색깔이 됐고—붉은 마녀 같은 비명—향기도 어렴풋한 연기의 꼬리처럼 눈앞에 나타났다.

이미프라민은 항우울제지만 내게는 정반대로 작용했다. 복용량을 조절하고 처음 몇 주는 정말 그랬다. 나는 울고 또 울었다. 피부가 다 벗겨지는 기분이었다. 이 기분을 막아줄 방패는 없었다. 온갖 슬픔이 나를 덮쳤고 상실감은 크든 작든 전부 뾰족하게 나를 꿰뚫었다. 토끼 때문에, 책 때문에, 깨진 달걀 때문에 울었다. 몇 년 전 기차 여행 때 아끼던 스카프를 잃어버린 일로도 울었다. 우리 엄마와 엄마가 쓰는 가면을 생각하며 울었다. 사람의 얼굴을 보고도 울었다. 모든 사람의 얼굴이 구멍으로 가득한 것처럼 보였다. 변화는 눈물과 땀뿐인데 메이저 박사가 왜 이 약을 고집했는지 모르겠다. 하지만 1980년대 초라면 대체품이 많지 않았을 것이다. 지금처럼 무수한 항우울제가 나와 있지 않았다. 의사의 권위에 복종하는 것은 그렇다 치고, 나는 왜 이 약을 끊지 못했을까? 이런 질문도 일리가 있다. 대답은 하나뿐이다. 약을 먹어도 괴로움은 여전했지만, 약을 끊으면 증상이 더욱 심해질까 봐 무서웠기 때문이다.

결국 메이저 박사는 난감했는지 매사추세츠정신병원에 있는 아는 의사에게 나를 상담받아보게 했다. 칼 살츠먼Carl Salzman 박사는 내게 MAOI로 바꾸는 게 좋겠다고 했다. 하지만 그 전에 신약이 하나 있는데 관심이 있냐고 물었다. 어쩌면 이 약이 내게 더 효과적일 것 같다는 말이었다. 프로작이라고 했다. 프로작? 재미없는 이름이었다. 죽어 있는 듯한 이름이다. 이름이 주는 느낌으로는 그 약을 의심했지만, 상태가 심각했고 이미프라민도 효과가 없었으니 나는 한번 시도해보기로 했다.

그때는 미처 몰랐다. 프로작이라는 신약이 내 증상들을 엷은 안개처럼 흩어지게 할 줄이야. 내가 6년, 16년이 아니라 거의 30년 동안 매일 밤 길쭉한 컵에 물을 담고 세로토닌 촉진제를 삼키리라고는 상상도 하지 못했다. 그사이 프로작의 안전성에 대한 논쟁은 뜨거웠다. 특히 장기간 복용이 쟁점이었고 이 약이 뇌에 돌이킬 수 없는 손상을 입힌다는 비평가도 있었다. 그럼에도 나는 이 약을 계속 먹었다. 다른 선택지가 없었기 때문이다. 약이 없으면 나는 제대로 살지 못한다. 프로작을 대표로 한 SSRI/SNRI를 만나기 전까지 다섯 번이나 병원에 입원했고 아침에 침대에서 일어나지 못하는 날이 수두룩했다. 프로작은 나를 한 사람으로서 기능하게 했지만, 한편으로는 중독자로 만들었다. 의사들은 정신과 약이 "길거리 마약street drug"과 다르다고 정색하지만, 솔직히 말해 나를 버티게 하는 합법적인 약과 도시 어딘가의 막다른 골목에서 살 수 있는 불법 약에 큰 차이는 없다. 나도 아편중독자처럼 내성(같은 효과를 얻기 위해 복용량을 계속 늘려야 했다)과 의존성을 경험했다. 약을 끊으려고 하면 금단 증상도 나타났다. 나는 아주 멀쩡한 사람으로 살고 있는 중독자다. 누가 아는가, 어쩌면 더 처참한 인생을 살았을지. 그래도 이렇게 심하지는 않았으면 좋았을 텐데. 이런 생각을 하는 날이 더 많다.

결국 정신의학은 내게 병을 주고 약을 줬다고 할 수 있다. 수렁에 빠져 옴짝달싹하지 못하는 사람이 나 혼자만은 아니다. 소라진을 먹고 깨어난 환자들을 생각해보라. 효과가 대단했던 약은 환자들의 뒤통수를 치고 지연성 운동장애를 일으켰다. 정신의학계는 아직 몸이 희생되지 않는 약을 찾지 못했다. 이 세상 모든 정신과 약은 '기브 앤드 테이크'다. 무엇이 희생되는지 확실하지 않은 경우도 있다. 약을 장기간 복용했을 때 뇌가 어떻게 되는지 아무도 모르기 때문이다. 이미프라민, MAOI, 프로작, 소라진에 장기간 노출된 사람의 뇌에 대한 연구는 거의 없는 수준이다. 거기에는 죽으면서 자신의 뇌를 과학에 바치는 장기 복용자가 많지 않다는 점도 한몫한다. 다들 온전한 상태로 무덤에 묻히기를 바라니까.

관자놀이에 손을 대면 쿵쿵 뛰는 맥박을 느낄 수 있다. 하지만 뇌 자체는 신경이 없다. 통증 수용체도 없다. 모든 감정과 느낌을 담는 곳이면서 실제로는 아무 감각이 없다니 신기한 일이다. 신경과학이 등장하기 전에는 골상학이 있었다. 골상학이란 머리에 튀어나오고 들어간 부분으로 사람을 읽는 학문이었다. 골상학자는 눈을 감고 두개골 위로 손을 움직인다. 그러면서 혼잣말로 중얼거리기도

한다. 여기 튀어나온 부분이 있군요. 저기는 조금 부어 있고. 여기 아래쪽은 움푹 파였네요. 전부 의미를 담고 있다고 했다. 하지만 무엇을 말하는 것인가? 어떤 의미?

그때 이후로 인류는 금색과 초록색으로 빛나는 fMRI와 PET 스캔 덕에 장족의 발전을 했다. 하지만 남을 돕고 싶은 사람(또 도움을 주고 보상을 받고 싶은 사람)이 만들어낸 약을 계속 사용하는 우리는 여전히 궁금하다. 이게 뭐예요? 무슨 약이에요? 새 처방전을 휘갈겨 쓰는 의사에게 나는 항상 같은 질문을 한다. 언제나처럼 판독하기 어려운 글자에는 아무 의미 없어 보이는 표시와 기호가 가득하다. 세월이 흐른 지금도 나는 처방전을 받을 때마다 비행기나 식물을 접는다. 제일 좋아하는 것은 백조 모양이다. 작은 부리가 달린 작고 흰 백조는 날개를 접고 내 손바닥에 우아하게 앉아 약사에게 전달된다. 그리고 약사는 손가락을 튕기는 것처럼, 요술봉을 휘두르는 것처럼, 내가 만든 새를 한 병의 약으로 바꿔놓는다.

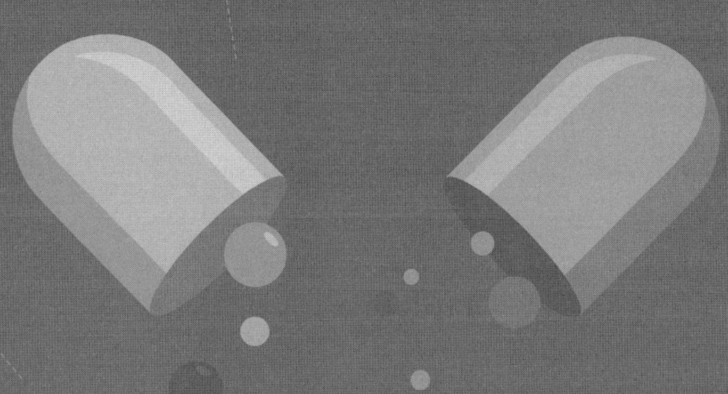

CHAPTER

SSRI:
프로작의 탄생

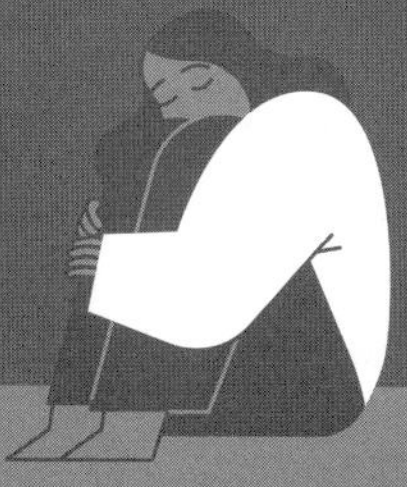

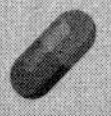

SSRIs:
The Birth of Prozac

최초의 SSRI

1950~60년대 과학자들은 마침내 뇌의 블랙박스를 해독하기 시작했다. 레세프린을 주입한 토끼의 해부 실험이 중요한 분기점이었다. 이 실험으로 레세프린이 세로토닌을 낮추고 삼환계 항우울제가 세로토닌을 높인다는 사실이 증명됐기 때문이다. 1960년대 중반 하버드대 정신의학자이자 연구자였던 조지프 실드크라우트Joseph Schildkraut는 한 이론을 보강해 우울증의 모노아민 가설monoamine hypothesis을 내놨다. 모노아민은 도파민, 노르에피네프린, 에피네프린, 세로토닌과 같은 신경전달물질을 말한다. 학계의 의견이 하나로 모아지며 실드크라우트는 이를 바탕으로 우울증의 원인이 신경전달물질 일부 혹은 전부의 결핍이라는 이론을 세웠다. 노르에피네프린은 각성과 에너지, 불안, 주의력, 삶에 대한 관심과 연관이 있다고 생각했다. 세로토닌이 부족하면 불안, 강박, 충동이 생기며 도파민은 주의, 동기부여, 만족, 보상과 관련이 있다고 주장했다. 실드크라우트와 모노아민 가설의 옹호자들은 정신과 의사들에게 환자의 가장 두드러진 증상을 기준으로 항우울제를 선택하라고 추천했다. 불안이나 짜증이 많은 환자는 노르에피네프린 재흡수 억제제norepinephrine reuptake inhibitors로 치료해야 하고, 삶의 의욕이나 기쁨을 잃은 환자에게는 도파민 분비를 증가시키는 약이 가장 좋다고 했다.

약 10년을 풍미한 이 이론을 한층 더 개선한 인물이 아르비드 칼손이다. 훗날 노벨상을 수상하는 스위스 연구자 칼손은 아스트라Astra라는 제약회사의 지원을 받고 지멜리딘zimelidine(상표명은 젤미드

Zelmid)이라는 SSRI를 개발해 세계 최초로 특허를 따냈다. SSRI란 세로토닌의 흡수나 재흡수를 막아 시냅스 틈—이 공간의 양쪽에서 신경 자극이 전달된다—에 세로토닌 양을 증가시키는 약을 말한다. 우울증을 결정하는 모노아민으로 세로토닌을 가리킨 칼손의 젤미드는 스웨덴에서 태어나 유럽 전역으로 뻗어나갔다. 그러나 출시된 지 몇 개월도 되지 않아 젤미드를 먹은 사람 일부에게 독감 같은 증상이 나타났다. 게다가 목숨에 위협적인 신경 증상인 길랑바레 증후군Guillain-Barré syndrome(말초신경이 염증으로 손상돼 마비를 일으키는 질환—옮긴이)까지 확인됐다.

아스트라는 재빨리 약국에서 약을 회수했지만, 그때는 거대 제약회사인 일라이 릴리가 약을 먹은 사람들의 행복감과 미소를 본 후였다. 일라이 릴리는 연구 팀에게 자사 세로토닌 화합물을 다시 살펴보라고 지시했다. 오래전 연구를 중단한 이 화합물은 LY-110140이라는 이름만 달고 있었다. 약의 용도를 결정하지 못해 이름을 붙일 이유도 없었기 때문이다. 사실 세로토닌은 뇌 밖에도 존재하는 물질이다. 인체 곳곳에서 수면, 소화, 혈압 등에 작용한다. 연구를 중단하기 전 일라이 릴리는 LY-110140을 다양하게 활용할 수 있다는 가능성을 보고 선임 연구원들에게 어떤 용도가 좋을지 의견을 구했다. 후보에는 체중 감량제나 고혈압 치료제도 있었다. 한 연구원이 우울증 치료제를 제안했지만, 당시 임원진의 생각으로는 앞의 두 가지 약보다 수익성이 낮아 보였다. 그래서 처음에는 그 의견을 일축했다. 정말 이 약이 항우울제로 효과가 있을지, 항우울제를 살 사람이 많을지 확신하지 못했기 때문이다. 아무 결정을 내리지 못한 채 LY-110140은 구석에 처박혀 있었다. 그러다 젤미드가 등장하면서 세로토닌에 작용하는 약이 실제로 사람의 기분을 개선하고 조절한다는 사실을 증명했다. 단, 운이 나쁠 경우 생기는 부작용을 막을 수 있다면 말이다.

일라이 릴리는 인디애나폴리스에 위치한 기업이다. 강철과 돌로 만든 사옥은 번쩍번쩍 빛나고 전체적으로 품격 있다. 1970년대 레이 풀러Ray Fuller, 브라이언 몰로이Bryan Molloy, 데이비드 T. 웡David T. Wong이 화합물 LY-110140으로 프로작을 탄생시킨 곳도 이 건물이었다. 젤미드가 우울증 치료제로 성공하자 일라이 릴리는 뇌의 세로토닌 수치를 높이는 약을 찾아야 한다고 확신했다. 프로작 이전의 항우울제는 소위 "더러운 약dirty drug"이었다. 다수의 신경전달물질 체계에 작용해 신체에 유쾌하지 않은 부작용을 유발했다. 기존에 우울증 치료를 받는 환자는 꼼짝없이 눈이 나빠지고 입이 마르는 증상에 시달렸다. 땀이 많아지고 게을러졌으며 체중도 증가했다. 프로작 개발팀은 세로토닌만 겨냥해 이런 부작용이 없는 항우울제를 만들고자 했다. 1975년 일라이 릴리는 새로운 약에 마침내 플루옥세틴fluoxetine이라는 이름을 부여했다. 이 약이 바로 프로작이었다.

신경과민에서 우울증까지

그러나 약은 단순히 화학물질의 혼합물이 아니다. 약이 캡슐, 정제, 액상 형태로 문화에 들어오면 필연적으로 의미가 따르게 된다.

1930~50년대 이후의 문화는 크게 보면 불안의 문화였다. 사람들은 몸이 아프면 "신경" 문제라고 생각했고, 정신분석학은 신경 문제의 근원이 불안이라고 믿었다. 우울증은 주류에서 벗어난 질병이며 죽을 만큼 심각한 병이라고 했다. 1950년대 나온《정신장애 진단 및 통계 편람Diagnostic and Statistical Manual of Mental Disorders, 약칭 DSM》은 우울증을 네 가지로 구분하고 그중 세 가지에 정신병적 특징을 포함했다. 우울증은 꿈도 희망도 없이 폐쇄 병동에 갇힌 환자들의 병이었다. 그때는 기분이 불안정해도 신경과민이 심해서 그렇다고 이해하는 쪽이 더 쉬웠다.

그러다 롤런드 쿤과 네이선 클라인이 등장했다. 클라인을 과시하기 좋아하는 사람이라고만 할 수는 없다. 그는 대중에게 우울증을 알려야 한다는 사명감을 품고 있었다. 일반 개업의들을 찾아가 심리적인 문제로 몸이 아픈 환자를 보면 우울증 진단을 내리라고 조언했다. 소문이 퍼지면서 이제는 신경과민이 아니라 무기력이 미국을 뒤덮었다. 대중문화에서 프로이트와 그의 이론이 힘을 잃으며 비주류 병이었던 우울증이 흔해지기 시작했다. 정확한 시작점은 따로 없다. 새로운 항우울제와 연구자들의 힘으로 서서히 변화했을 뿐이다. 클라인은 MAOI를 발견한 공으로 모두가 탐내는 래스커상을 두 번째로 수상했을 때(이 상을 2회 수상한 인물은 클라인이 유일하다) 당당히 말했다. "이 세상에서 가장 많은 사람에게 고통을 주는 병은 우울증이다."

얼마 후 프로이트의 신봉자였던 에런 T. 벡Aaron T. Beck이 정신분석학의 전통을 깨고 인지행동치료Cognitive Behavioral Therapy, CBT를 개발했다. 환자가 자신의 행동이나 생각에서 결함이 있거나 규칙에 어긋나는 패턴을 찾도록 가르치는 치료법이었다. 문제가 되는 행동이나 생각 패턴을 더 현명하고 발전적인 방향으로 바꿔 우울증에서 벗어나는 기법으로 기분장애 치료에 특히 적합했다. CBT를 통해 자기 비판적인 사고가 우울증의 원인임이 밝혀지자 신경 질환이 설 자리는 없어졌다. 환자들은 부정적인 자기대화[selftalk]를 재구성하면서 가라앉아 있던 기분을 끌어올릴 수 있었다. CBT는 갈수록 유명해졌고 지금까지도 수백만 명의 신도를 거느리고 있다.

MAOI와 삼환계 항우울제가 우울증에 대한 관심과 인식을 키웠다고 하는 사람도 있을 것이다. 그들은 클라인과 쿤이 새로운 약을 만들면서 그 약으로 치료할 수 있는 질병이 생겼다고 한다. 하지만 1950~60년대 항우울제는 결코 인기 있는 약이 아니었다. 1차적인 용도 외에 다양하게 쓰이도록 밀어준 항정신병제 소라진과 달리 소비자에게 직접 홍보하지 않았다. 애초에 공략 범위가 한정적이었다. 그뿐 아니라 지연성 운동장애를 필두로 기분이 극도로 불쾌해지는 느낌부터 목숨에 치명적인 질환까지 부작용이 많았다. 1965년 한 의학 저널에 삼환계 항우울제인 엘라빌[Elavil]의 광고가 실렸다. 광고는 이 약이 전기경련치료를 대체할 수 있다고 소개하며 우울증이 얼마나 심각한 병인지 강조했다. 최초의 항우울제는 누구나 아는 대중적인 약이 아니었다. 하지만 인간이 스스로 이해하는 방식에 관한 문화를 물밑에서 바꾸며 프로작이 들어오기 쉬운 환경을 다져줬다. 그래서 1987년 마침내 승인을 받은 프로작이 출시됐을 때 우리는 자신의 우울증을 똑바로 마주할 수 있었다.

하나만 노린다?

프로작의 출시와 함께 일라이 릴리는 대규모 마케팅 캠페인을 펼치며 이 약의 특이성specificity을 자랑했다. 프로작은 문제를 일으키는 영역에 정확히 박히는 마법의 탄환이었다. 1밀리미터의 오차도 없이 신경조직에 정확히 떨어지도록 설계된 스커드 미사일과도 같았다. 하지만 이는 사실과 달랐다. 프로작이 SSRI이기는 하지만, 사실 "선택적 세로토닌 재흡수 억제제"는 약의 본질을 드러내기보다 감추는 용어다. 세로토닌에만 특정한 약을 만들 방법은 이 세상에 존재하지 않는다. 세로토닌이라는 화학물질은 인간의 뇌 전체에 넓은 그물을 던지기 때문이다. 세로토닌은 다른 신경전달 체계와 복잡하게 얽혀 있으며 체내 어디에나 있다. 제일 많이 발견되는 곳은 내장이다. 앞에서도 이야기했지만, 세로토닌은 수면, 식욕, 통증의 지각과 감각의 통합까지 수십 가지 생리 기능과 관련이 있다. 지구상에서 가장 오래된 신경전달물질로 수백 년 전부터 지구에 존재했고 새, 도마뱀, 말벌, 해파리, 지렁이 등 여러 생명체에서도 발견된다. 세로토닌이 수많은 종을 아우르며 인간의 몸과 뇌에도 광범위하게 작용한다는 점을 감안하면 세로토닌을 직접 겨냥하는 약을 만들기는 사실상 불가능하다. 체계가 다양할 뿐만 아니라 도파민·노르에피네프린·아세틸콜린을 비롯해 우리의 두개골 안에서 깜박거리는 갖가지 신경전달물질과 단단히 엉켜 있기 때문이다.

그 사실을 알면서도 일라이 릴리는 신약이 특정 영역에 작용하는 약이라고 찬양했다. 아주 작은 목표물에 명중할 수 있어 부작용도 적거나 아예 없다고 했다. 프로작이 1988년 1월 출시된 후 6개월도 되지 않아 의사들이 쓴 처방전 수가 미국 내에서만 100만 장이었다. 첫해 연간 매출액은 3억 5,000만 달러에 달했다. 오랫동안 간절히 기다려온 우울증 치료제 프로작은 2년 후 《타임》과 《뉴스위크Newsweek》 표지를 장식했다. 모든 사람이 프로작을 이야기하고 프로작을 먹는 것만 같았다. 실제로 프로작을 먹으면 기분이 좋아졌다.

증가하는 우울증

그런데 이상한 현상이 나타났다. 프로작이 정말 우울증을 치료한다면 출시와 동시에 우울증 환자 수가 급격히 늘어난 이유는 무엇일까? 결핵 약이 발견됐을 때는 결핵 발병률이 뚝 떨어졌고, 나중에는 결핵이라는 병 자체가 사라졌다. 항생제가 나왔을 때는 감염으로 인한 사망률이 줄어들었다. 예방주사는 홍역과 파상풍 같은 몹쓸 병을 전멸시켰다. 모든 치료제는 각각 분명하고 확실하게 더 건강한 사회를 만들었다. 그런데 프로작은 반대였다. 프로작이 등장하면서 사회는 병들어갔다. 그것도 이 약이 치료한다는 그 병을 앓기 시작했다. 1955년 정신 질환으로 입원한 미국인은 468명에 1명꼴이었다. 그러나 1987년에는 미국인 184명 중 1명이 정신 질환으로 장애수당을 받고 있었다. 프로작이 출시되고 20년 후 SSISupplemental Security Income(보충적 소득보장)와 SSDISocial Security Disability Insurance(사회보장 장애보험)에 정신 질환자로 등록된 시민만 거의 400만 명이다. 1955년만 해도 우울증과 양극성장애로 입원 치료를 받는 사람은 소수여서 주립 및 국립정신병원에 5만 937명이 있었다. 하지만 오늘날에는 대략 140만 명이 정서적인 장애로 주 정부와 연방 정부의 지원금을 받고 있다.

항우울제가 나온 후 우울증 발병률은 1,000배로 뛰었다. 냉소적인 사람이라면 우울증을 치료한다는 알약이 실제로는 우울증을 유발한다고 말할지도 모른다. 우울증을 확실하게 치료한다는 항우울제의 출시와 함께 우울증 진단이 충격적으로 증가한 현상의 기묘한 타이밍을 설명하는 이론은 많다. 가장 분명한 이론은 예전에도 우울증이 지금처럼 흔한 병이었지만, 수십 년 전에는 더러운 낙인이 찍혀 있었다고 말한다. 그러다 프로작의 이름이 널리 알려지며 우울증이 오명을 씻었고 우울증 환자는 당당히 앞으로 나와 치료제를 요구할 수 있게 됐다고 한다. 그러나 이 이론은 출시 30년이 지난 지금까지 우울증 발병률이 꺾일 줄 모르고 증가하는 이유를 설명하지 못한다. 우울증에 붙어 있던 오명은 완전히 사라졌다. 오히려 요즘은 우울증을 '힙'한 병으로 여긴다.

답을 찾으려면 그보다 프로작이 출시된 사회를 들여다봐야 한다. 프로작은 로널드 레이건Ronald Reagan 정권 후반기에 데뷔했고 선풍적인 인기를 구가하고 있었다. 그러던 1993년 피터 크레이머Peter Kramer가 《프로작에 듣다Listening to Prozac》를 발표했다. 이 책에서 크레이머는 프로작 덕분에 우리가 안녕한 상태보다 더 좋아졌고better than well 마침내 미용 정신약물학cosmetic psychopharmacology의 시대가 왔다고 주장했다. 1980년대는 미국에 개인주의 바람이 강하게 불던 시기였다. 원래도 자주성을 중시하던 나라였지만, 이 시기를 기점으로 더욱 심해졌다. 마초 같은 대통령은 사회복지기금 예산을 삭감하고 미국 시민들을 꾸짖었다. 소파에서 일어나라, 자기 손으로 생활비를 벌고 기술을 익혀라. 최종 목표는 버블 시대에 혼자 힘으로 생존할 능력을 키우는 것이었다. 복지 예산은 난도질당했고 아이 엄마는 자녀를 어린이집에 맡기고 직장을 구하라는 말을 들었다. 직장이 아니면 직무 기술을 훈련하는 센터로 가라고 했다. 요양원, 어린이집, 방과 후 프로그램, 노숙자 쉼터—전부 구성원을 돕는 응집력 있는 사회구조를 유지하는 데 필요한 시설들이다—는 연방 정부의 자금을 받지 못해 규모가 축소됐다.

지금도 기억이 생생하다. 나는 20대 중반에 작은 지역 정신건강 센터에서 SPMI, 그러니까 "중증 만성 정신 질환Severe and Persistent Mental Illness" 환자들을 관리하고 있었다. 조현병 환자는 끔찍한 병 외에 빈곤과 주거 문제 등으로도 힘들어했다. 골목에서 혼잣말을 하거나 보이지 않는 천사와 대화하는 노숙자들이 그런 유형이었다. 내가 센터를 다니는 동안 주 정부와 연방 정부의 지원금은 반으로 줄었다가 또 4분의 1로 삭감됐다. 전에는 무제한으로 치료를 받을 수 있었지만, 레이건의 규정에 따라 치료 횟수는 여섯 번으로 줄었다. 돈 한 푼 없이 환각과 환청에 시달리는 환자들에게 그 정도면 충분하다고 생각했던 것일까? 그사이 월스트리트는 호황을 누렸고, 두 차례의 레이건 임기에 주식시장 규모는 2배로 커졌다. 1980년대를 상징하는 이미지는 매끈한 검은 리무진과 은빛 마천루였다. 돈이 사회계층 꼭대기에 쌓이는 동안 나머지는 그나마 가진 것을 모두 잃었다.

이 이야기의 어느 부분이 프로작과 상관있냐고? 전부 상관이 있다. 사회적인 관점으로 지극히 개인적인 경험인 우울증을 보면 그런 결론이 나온다. 잠시 뒤로 물러나 수평선을 훑어보자. 많은 연구 결과에 따르면 사회가 고립적으로 변하며 우울증 발병률이 증가했다. 상류층은 레이건 시대에 돈을 쓸어 담았다. 하지만 사회복지 사업의 안전망에 의존하는 사람에게 레이건 집권기는 녹록지 않았다. 인생이 망가질 만큼 힘든 시기였다. 도움받을 곳이 없어졌다. 지원금이 끊기며 손을 내미는 사람도 사라졌다. 조현병 등 정신 질환을 앓는 사람은 병을 치료할 곳을 잃었다.

에이미 윌슨Amy Wilson은 내가 담당했던 환자였다. 서른한 살이었던 그는 남자친구에게 야구방망이로 맞아 코가 부러진 후로 얼굴에 가로로 붉은 상처가 남았고 예쁜 이목구비가 살짝 비뚤어졌다. 초록색 눈은 초롱초롱했고 속눈썹에는 마스카라를 듬뿍 발랐다. 끝을 뾰족하게 다듬은 손톱에는 새빨간 매니큐어를 칠했다. 근사하게 치장한 겉모습과 달리 에이미는 심각한 우울증을 앓고 있었다. 그는 일주일에 두 번 이곳에 와서 치료를 받고 병에 관한 정보를 얻었다. 그러나 에이미의 메디케이드가 끊어지고 6회 치료가 다 끝났을 때 내가 할 수 있는 일은 없었다. 어느 날 우연히 슈퍼마켓에서 에이미를 만났다. 쇼핑 카트를 채운 과자와 치즈 소스 틈에 세 살배기 어린아이가 앉아 있었고 에이미의 얼굴은 베개처럼 창백했다. 에이미 같은 사람이 수천 명이었다. 아니, 수백만 명일지도 모른다. 모두가 레이건 시대를 대표하는 사회정신 "자기 일은 스스로 하라do-it-yourself"의 피해자였다.

하지만 사회가 붕괴하고 우울증이 증가한 책임을 레이건 한 명에게 돌린다면 문제를 지나치게 단순화하는 오류를 범하는 것이다. 어쨌거나 레이건이 대통령직에 오르기 전부터 미국 사회는 우울증의 주범인 고립적인 개인주의를 향해 움직이고 있었다. 레이건은 그 과정을 가속했을 뿐, 출발점은 이 나라의 역사에 있다. 어쩌면 19세기까지 거슬러 올라가야 할 수도 있다. 프랑스에서 미국으로 건너온 알렉시 드 토크빌Alexis de Tocqueville은 미국인이 일하고 노는 모습을 보며 사회에 만연한 자주성에 주목했다. 미국인이 추구하는 가치는 대체로 자주성에 바탕을 뒀다. 아시아와 아프리카에서는 온 가족이 한 침실과 침대를 공유해도 이상하지 않다. 하지만 미국은 우리 아이들을 캄캄한 방 안에 홀로 두고 침대에서 울게 놔둬야 한다고 가르치는 리처드 퍼버Richard Ferber를 숭배했다. 어미에게서 분리된 아기 동물은 스트레스 호르몬인 코르티솔cortisol을 분비한다. 주된 요인은 아니겠지만, 코르티솔은 분명 우울증에 영향을 미치는 호르몬이다.

1897년 사회학의 아버지라고도 불리는 프랑스인 에밀 뒤르켐Émile Durkheim이 《자살론Suicide》를 발표했다. 이제 고전이 된 《자살론》은 뒤르켐이 가톨릭교·개신교·유대교 신자의 자살률을 연구한 후 쓴 책이었다. 기본적인 질문은 다음과 같다. 자살을 가장 많이 하고 가장 적게 하는 종교 집단과 그 이유는 무엇인가? 조사해보니 자살 가능성이 가장 높은 종교는 개신교였고, 가장 낮은 종교는 유대교였다. 놀라운 결과였다. 기독교와 달리 유대교에는 스스로 목숨을 끊는 것에 대한 영벌永罰이 없기 때문이다. 기독교에서 자살한 사람은 교회법에 의거해 지옥에서 영원히 불에 타는 고통을 느껴야 했다. 게다가 남겨진 가족에게 수치스러운 행위였고 과거에는 유족을 처벌하는 관례도 있었다. 예를 들어 17~18세기 교회는 주기적으로 자살자의 토지를 몰수해 유족을 거리로 내몰았다. 유족은 돈을 벌 기회도 없었고 소와 농사 기구 등 생존에 필요한 물건까지 전부 빼앗겼다. 17세기 영국에서 자살을 시도했던 한 방앗간 주인은 이렇게 울부짖었다. "저는 왕에게 재산을 몰수당해 아내와 아이들을 거지로 만들었습니다!" 하지만 유대교의 경우 자살해도 정식으로 장례를 치러주고 전통적으로 규정된 애도 기간인 7일을 전부 채운다.

뒤르켐은 기타 서양 종교에 비해 개신교의 자살률이 높은 이유를 개신교의 본질에서 찾는다. 개신교는 16세기 지나치게 엄격한 가톨릭교에 대한 저항으로 발달한 종교다. 가톨릭교도는 신부를 통해 신과 대화하고 반드시 고해성사로 가벼운 죄도 다 토해내야 한다. 화려한 허식으로 가득한 종교이기도 하다. 여기에 반대하는 이들은 더 단순하고 순수한 종교를 찾기 시작했다. 무엇보다 더 자주적으로 신과 직접 소통하기를 원했다. 온전히 나만의 힘으로 하나님에 접근하고자 했다. 신부의 유향과 몰약이 없어도 영원의 존재를 만날 수 있었다. 뒤르켐은 개신교가 개인주의적 성격이 강하고, 자기 일은 스스로 하자는 점을 강조한다고 했다. 죄를 고백할 성직자도 없기 때문에 궁극적으로 홀로 고립돼 스스로 목숨을 끊을 가능성이 더 높다고 봤다. 대부분이 개신교를 믿는 미국의 자살률이 전 세계 산업국가에서 가장 높다는 사실도 우연은 아닐 것이다.

뒤르켐의 《자살론》이 나온 지 100년도 더 지나 또 다른 사회학자가 비슷하지만, 완전히 다른 연구를 시작했다. 자살률과 자살 이유를 절망이 아닌 절망의 반대말, 행복에서 찾은 것이다. 다큐멘터리 제작자 로코 벨릭Roko Belic이 서른네 살일 때였다. 벨릭의 친구이자 동료인 톰 섀디악Tom Shadyac은 미국인이 전 세계에서 23번째로 행복하다는 <뉴욕타임스> 기사를 읽었다. 미국은 세계에서 국내총생산GDP이 가장 높은 나라이고 병원 의료진의 실력도 다른 나라는 따라오지 못할 수준이다. 섀디악은 성공한 영화제작자로 5,000평이 넘는 로스앤젤레스 저택에 살고 있었지만, 우울증으로 괴로워했다. 그는 자신만이 아니라 국가 전체가 불행에 빠져 있다는 기사가 흥미롭다고 생각했다. 섀디악은 벨릭에게 자신이 투자할 테니 이유를 찾아서 영화를 만들어달라고 했다. 그때부터 벨릭은 4년간 세계를 돌아다니며 "인류의 가장 큰 수수께끼의 비밀"인 행복의 원천을 찾아 나섰다.

벨릭은 영화 <해피Happy>를 제작하며 한때 미인대회 수상자였지만, 트럭에 치여 미모를 잃었음에도 여전히 행복한 여성을 만났다. 인도 콜카타Kolkata의 슬럼가에 사는 인력거꾼과도 인터뷰했다. 거리에는 쓰레기와 오물이 개울처럼 흘렀고, 그는 대나무 장대와 비닐 방수포로 만든 오두막에서 살았다. 장마철에 비를 막아주지도 못하는 집에 살면서도 그는 행복했다. 루이지애나주 강어귀에 사는 어부, 장수 도시인 일본 오키나와의 100세 노인들과도 인터뷰했다. 벨릭은 그들의 공통점을 발견했다. 행복한 사람들은 끈끈하고도 유연한 사회구조 안에서 가족, 친구들과 서로 의지하며 살고 있었다. 벨릭이 세계에서 가장 행복한 나라인 덴마크에 가보니 가족이 함께 살고 함께 식사하고 함께 기뻐하고 슬퍼하는 공동주거 프로젝트co-housing projects라는 개념이 있었다. 공동주거는 외로움을 달래주고 현대사회에서 핵가족이 받는 부담을 덜어준다. 미국의 핵가족만 봐도 맞벌이를 하는 부모가 일주일에 최소 40시간은 직장에서 보내며 자녀를 키워야 하지 않던가.

앤 볼로

앤 볼로Ann Bolo는 산후우울증을 앓고 있는 35세 여성이었다. 행복을 다룬 벨릭의 영화를 봤을 때 볼로는 보스턴 근교에서 남편과 갓 태어난 아기와 함께 살고 있었다. 고속도로 바로 옆의 단층집은 어느 방에 가도 쌩쌩 달리는 자동차 소리가 들렸다. 집 안이 습하다 보니 악취가 흘렀고 마당은 접시만 한 잎사귀와 뾰족한 보라색 꽃잎이 달린 잡초로 가득했다. 화가 겸 사회복지사였던 볼로는 아기를 키우기 위해 6주간 출산휴가를 받고 집에 있었다.

"6주예요." 어깨를 으쓱한 볼로가 요람으로 허리를 굽혀 포대기에 싸인 에밀리를 내려다봤다. 아기의 얼굴은 줄무늬 담요에 가려 살짝만 보였다. "여기가 유럽이었으면 6개월을 받았겠죠. 제가 덴마크에 살았다면 도움받을 곳도 많고 병원비나 대학 등록금을 어떻게 낼지 걱정할 필요도 없었을 거고요." 그 말은 사실이다. 덴마크 정부는 모든 국민에게 평생 의료 서비스와 무상 대학 교육을 제공한다. 우리가 처음 만났을 때 볼로는 한 달 전 제왕절개로 출산을 해 아직도 상처가 쑤신다고 했다. 괜히 피로하고 기분이 축 처져서 프로작을 먹기 시작했는데 특이하게도 단 며칠 만에 효과를 봤다고 한다. 에밀리가 태어나고 고속도로 소음이 들리는 작은 집에 낮 동안 아기와 단둘이 갇혀 있던 그는 2주 만에 기운이 빠지고 우울해졌다.

"처음에는 식욕이 없어졌어요." 볼로가 말했다. "그때 뭔가 잘못된 걸 알았죠. 제가 먹는 걸 좋아하거든요. 그런데 뭘 해도 입맛이 돌아오지 않더라고요." 볼로는 두툼한 패드를 댄 흔들의자에 앉아 발로 의자를 움직였다. "입맛이 사라진 다음에는 잠이 없어졌어요. 지금도 몇 시간에 한 번씩 일어나서 아기에게 우유를 먹여야 하지만, 그때는 다 먹이고 아기를 침대에 내려놓은 후에도 그냥 깨어 있었어요. 멍하니 허공만 보고 있었죠."

식욕부진에 불면증까지 생겼을 무렵, 볼로는 말로 표현하지 못할 이유로 울기 시작했다. "별게 다 슬펐어요." 복도 벽에 있는 균열, 새로 산 냉장고의 번쩍번쩍한 내부. 닭고기가 부위별로 포장돼 얼음물에 둥둥 떠다니고 정육 코너에는 마블링 있는 고기가 갈고리에 매달려 있는 슈퍼마켓.

"환청이나 환각은 없었지만, 제가 미쳐간다는 생각이 들더군요. 아침이 제일 심했어요. 일어나는 게 무서웠거든요. 뭐 하나가 무서운 게 아니었어요. 어디를 봐도 똑같았어요. 침대에 누워서 생각했죠. '침대 아래로 다리 하나를 걸치고 바닥을 디디면 돼.' 그런데 도저히 못하겠는 거예요. 사소한 걱정들로 숨이 막힐 지경이었어요. 늘 무서웠죠. 샤워를 할 때도요. 꼭 잼 아니면 진흙 속을 움직이는 기분이었어요. 그러다 에밀리가….” 이 대목에서 볼로는 부끄러운 듯 목소리를 낮췄다. “악마처럼 보이기 시작했어요. 우울증이라는 거 정말 희한하더라고요. 어떻게 사람의 지각까지 바꾸는 걸까요. 아기를 처음 봤을 때 말이에요. 내 배를 가르고 의사가 아기를 꺼내 들어 올렸을 때는 동글동글하고 눈이 파란 게 너무 사랑스러웠어요. 그런데 2주가 지나니 유령에 홀린 눈처럼 보이는 거예요. 우는 소리는 칠판을 손톱으로 긁는 소리 같았고요. 그래서 더는 안 되겠다 생각한 거죠.”

놀란 볼로는 건강보험 카드 하단에 적힌 1-800번으로 전화를 걸었다. 건강보험에 가입한 미국인이라면 이 상황에서 볼로와 같이 정신과 의사와의 50분 상담 1회를 받게 된다. 의사의 의무는 약을 주고 매월 15분의 “건강 진단”으로 후속 치료를 하는 것이다. 건강 진단은 첫 상담 때 처방받은 항우울제의 효과를 평가하는 시간이었다. 볼로는 운이 좋은 편이었다. 첫 번째 약인 프로작에 그렇게 빨리 반응하리라고는 볼로도, 의사도 예상하지 못했다. 약을 먹은 지 4일도 되지 않아 볼로의 증상은 약해졌다.

의사와의 첫 만남은 짧았지만, 그것이 표준이었다. 더 짧은 후속 치료 역시 표준이다. “정신과에 진료를 예약하고 카운슬링을 기대하는 사람이 많다. 다들 의사가 면밀한 질문으로 진실을 캐내고 환자가 느끼는 고통의 심리적인 의미를 파헤칠 것이라 오해한다.” 터프츠대학교Tufts University 의과대학 정신의학자 대니얼 칼랫Daniel Carlat은 썼다. “그러나 심리치료를 하는 정신과 의사는 멸종 위기에 있다.” 그러면서 칼랫은 이 직종에 대해 솔직한 의견을 내놓는다. “심리치료는 돈이 되지 않는다. 약에 집중하면 1시간에 환자를 3~4명까지 볼 수 있지만… 그 시간에 심리치료를 하면 1명이나 겨우 볼까 말까 하다. 수입에 차이가 생기기 때문에 우리는 여러 기술 중에서 심리치료를 포기할 수밖에 없다. 정신과 의사는 대체로 돈을 추종하는 사람들이다."

그래서 의사가 말을 잘 들어줬느냐는 질문에 볼로가 "아뇨, 전혀요."라고 대답해도 나는 놀라지 않았다. 하지만 볼로는 황급히 덧붙였다. "프로작 20밀리그램 처방전만 받고 나왔는데요, 그 처방전을 손에 쥔 것만으로도, 그게 손에 들어왔다는 사실만으로도 희망이 샘솟고 기분이 좋아졌어요."

이때 볼로가 느낀 것은 문제의 속임약효과placebo effect다. 모든 정신과 약은 임상 시험에서 속임약을 능가해야 FDA 승인을 받을 수 있다. 특히 프로작은 6~8주에 걸친 이중맹검 실험에서 속임약보다 뛰어난 효과를 내야 했다. (앞에서도 설명했지만 "이중맹검"이란 누가 설탕으로 만든 약을 먹고 누가 진짜 약을 먹는지 연구자와 환자 모두 모르는 실험을 의미한다.) 그러나 일라이 릴리가 발표한 연구를 봐도 프로작과 초기 항우울제의 차이는 크지 않았고, 참가자 3분의 2는 속임약으로 똑같거나 더 나은 효과를 경험했다.

제약회사는 새로운 항우울제를 테스트할 때 단 두 가지 연구로 약의 효과를 증명하면 된다. 정보공개법Freedom of Information Act에 따라 FDA에서 승인한 SSRI의 비공개 연구 결과를 살펴본 이들은 그리 유쾌하지 않은 데이터를 발견했다. 미국에서 판매되는 주요 항우울제 6종(셀렉사Celexa, 이팩사, 팍실Paxil, 세르존Serzone, 졸로프트 그리고 프로작)을 대상으로 실시한 실험 47건 중 진짜 약이 속임약을 능가한 것은 겨우 21회였다. 반타작도 안 되는 수치다. 또한 FDA는 약이 속임약보다 정확히 어느 정도 더 효과적이어야 하는지 요구하지도 않는다. 대부분의 임상의는 해밀턴 우울증 평가 척도Hamilton Depression Rating Scale로 사람의 우울증을 측정하는데, 47건의 임상 시험에서 호전된 환자의 점수로 평균을 내보니 진짜 약은 속임약보다 2점밖에 높지 않았다. 하버드대 심리학 교수이자 속임약 연구 프로그램Program in Placebo Studies의 부책임자였던 어빙 키어시Irving Kirsch는 이 차이가 "미미"하고 "임상적으로 의미가 없다"라고 평가했다.

이처럼 승인 요건이 느슨하다는 사실 자체로도 충격적인데 FDA는 불과 6~8주의 임상 시험으로 프로작을 승인했다. 문제는 이 약을 딱 6~8주 동안 먹은 사람이 없었다는 것이다. 프로작을 먹은 환자의 대부분—어쩌면 전부—은 실험 전부터 오랜 기간 약을 먹어왔다. 많은 정신의학자가 우울증이 재발할 때마다 환자의 뇌가 취약해지고 향후 재발할 가능성이 더 커진다는 이론에 따라 재발을 막으려면 약을 무기한 유지해야 한다고 믿는다. 일생 동안 항우울제를 먹어야 한다는 뜻이다. 그런데 6~8주에 걸친 최초의 실험은 당시의 현실을 반영하지 않았고 지금의 현실도 반영하지 않는다. 현재까지 수백만 명이 이 약을 먹었고 계속 먹고 있지만, 세로토닌 촉진제의 장기적인 부작용에 관한 연구는 많지 않다. 약 자체에 대한 장기 연구는 있었다. 환자의 완쾌율과 재발률에 대한 중간 연구(몇 개월 또는 몇 년 간격으로)도 있기는 했다. 하지만 세로토닌 촉진제가 가져오는 부작용의 장기 연구는 소수에 불과하다. 왜 그런 것일까? 미국임상정신약리학자협회American Society of Clinical Psychopharmacologists 회장이었던 도널드 클라인Donald Klein은 명쾌하게 대답한다. "이 산업은 장기적인 위험을 찾을까 봐 걱정하고 있습니다."

많은 우울증 환자처럼 볼로도 화학적 불균형에 대해 배웠고 세로토닌 촉진제를 쓰면 병이 낫는다는 말을 들었다. 우울증—다른 정신장애도 마찬가지지만—이 뇌의 화학적 불균형 때문이라는 주장에 근거가 별로 없다는 설명은 듣지 못했다. 정신약리학자의 사무실에 가면 다양한 제약회사의 포스터가 걸려 있다. 반짝반짝 코팅된 포스터는 SSRI가 아주 중요한 신경전달물질인 세로토닌의 재흡수를 억제해 시냅스 틈의 세로토닌 수치를 높이고 뇌 전체에 세로토닌 활동을 촉진하는 모습을 보여준다. 출산 6개월째에 두 번째로 만난 볼로는 내게 말했다. "세로토닌 수치가 낮은데 제 증상은 전형적이라 약이 잘 들을 거라고 했어요. 망설여졌죠. 하지만 의사는 만약 당뇨병이면 인슐린을 맞지 않겠냐고 했어요. 정말 아무 차이 없다고요."

볼로가 알지 못하는 사실이 있었다. 일부 정신약리학자는 환자에게 약을 먹이려고 당뇨병 비유 카드를 꺼내지만, 사실 그 이야기는 의미가 없다. 당뇨병은 원인이 밝혀진 질병이다. 당뇨병에 걸리면 췌장에서 인슐린 생산이 중단되고 혈당이 위험한 수준까지 높아진다는 사실은 우리도 안다. 하지만 우울증의 경우는 병에 걸리는 이유, 병이 낫지 않는 이유를 모른다. 스트레스 호르몬인 코르티솔의 과다 분비 때문인지, 부모에게 받은 유전자가 발현한 것인지 알 수가 없다. 신경전달물질이 미쳐 날뛰기 때문일 수도, 사회가 지나치게 개인화됐기 때문일 수도 있다. 모든 가설이 조금씩 영향을 미쳤을 수도, 다 잘못 짚었을 수도 있다. 하지만 절대 낮은 세로토닌처럼 간단한 문제 하나로 일어나는 병은 아니다. 당뇨병은 의사가 환자의 혈액이나 소변으로 병을 진단하거나 확인한다. 유효하고 믿음직한 테스트가 있다. 하지만 우울증 진단에는 그런 테스트가 없다. 체액을 분석한다고 환자의 기분이 바닥을 치는 이유를 알아내지는 못한다.

약을 처방하는 의사는 환자의 설명과 증상이 《DSM》에 나오는 체크리스트와 어느 정도 일치하는지 보고 결정한다. 1952년 처음으로 출간된 《DSM》은 정신의학계의 성경이라고도 불리는 책이다. 위원회의 판단에 따라 모든 정신장애 증후군을 나열하는데, 지난 50년 사이 여러 번 개정됐다. 내용이 얼마나 많이 변화했느냐면 1952년 나온 최초의 《DSM》에는 진단명이 106개였지만 2015년 개정판에는 300개가 넘게 실렸다. 진단명을 결정하는 위원회는 반드시 정신 건강 전문가로 구성되며 대다수가 정신의학자다. 이들은 유동적으로 판단을 내린다. 예를 들어 1974년까지 동성애homosexuality는 《DSM》에 여전히 장애로 등재돼 있었다. 2015년판에는 1994년부터 등장한 "사회불안장애social anxiety disorder"라는 진단명이 생겼다. 《DSM》은 위원회의 합의를 반영하고 조직 샘플이나 혈액 및 소변 검사 같은 생물학적 요소는 고려하지 않는다. 왜냐하면 현재까지 신체적 소인이 확인된 정신장애는 단 하나도 없기 때문이다.

볼로는 이런 이야기를 듣지 못했다. 우울증이 마음의 당뇨병과 같으니 약을 먹으면 해결된다는 이야기를 듣기는 했지만, 이 말은 본질적으로 거짓말이었다. 다행히 볼로에게는 프로작을 먹자마자 변화가 찾아왔다. 식욕이 돌아왔다. 자다 깨서 갓난쟁이 딸에게 우유를 먹인 후에도 잠을 푹 잤다. 아기의 울음소리를 들어도 예전처럼 짜증 나지 않고 얼른 가서 딸을 안고 달래고 싶어졌다.

볼로는 딸을 낳고 몇 주가 지났을 때 초보 엄마 모임에 가입한 적이 있었다. 하지만 모임의 주제는 주로 유모차와 카시트 종류였고, 볼로는 소외감을 느껴 모임에서 나왔다. "제일 이상한 일이 뭔지 아세요?" 볼로가 말했다. "초보맘 모임에 다시 나가보니 이번에는 대화 내용이 너무 재밌는 거예요. 전에는 멍청하고 천박하다고 생각했는데 말이에요." 볼로는 잠시 의자에서 자세를 고쳐 앉고 윤이 나는 손톱을 뜯어봤다. 그러더니 걱정 많은 사람처럼 한숨을 쉬었다. 창밖의 고속도로에서는 태양에 달궈진 쇳덩이 같은 차들이 요란한 소리를 내며 빠르게 달렸다. 볼로가 말을 이었다. "엄마들과 만나고 있으면 대화가 두 겹으로 들리는 기분이에요. 한 겹에서는 그라코Graco 유모차와 무슨 유모차 중에 뭐가 좋은지 토론하는 소리가 들려요. 저도 같이 이야기하며 즐거워하죠. 하지만 또 다른 나는 그 위에 둥둥 떠서 내려다보며 궁금해해요. 내가 어쩌다 이렇게 된 거지? 이렇게 평범한 이야기가 갑자기 재밌어지다니? 신경 쓰이는 점은 또 있어요. 저는 사회복지학을 전공했고 책을 좋아하는 사람이었거든요? 그런데 프로작을 먹고부터는 책 읽을 시간에 쇼핑을 해요. 난데없이 스카프에 취미가 생겼다니까요. 스카프요." 볼로는 말을 멈추고 목에 두르고 있던 스카프를 매만졌다. 하늘하늘한 흰색 스카프에는 연한 파스텔색 물방울무늬가 박혀 있었다. 볼로는 머리

위로 스카프를 벗고 엄지와 검지로 들어 올렸다. 손끝에 매달려 바닥을 스치던 스카프를 놓자 스카프는 서서히 흘러내려 와 폭신한 덩어리 모양으로 카펫에 앉았다. 볼로는 말했다. "이젠 됐어요."

사소한 성욕 문제

일라이 릴리 영업 팀은 프로작이 증상을 빠르게 없애주는 깨끗한 약이라고 광고했다. 볼로의 경우 증상은 비교적 빠르게 사라졌다. 하지만 초기 항우울제의 부작용처럼 입이 마르거나 시야가 흐릿해지지는 않아도 다른 부작용이 나타나기 시작했다. 성욕이 사라졌고 남편 라이언과 부부 관계를 맺을 때 오르가슴을 느낄 수 없었다. 자료를 살펴보면 볼로만 그런 것은 아니다. 일라이 릴리가 처음 내놨던 프로작 사용 설명서에는 환자 2~5퍼센트가 성기능장애sexual dysfunction를 경험한다고 적혀 있었다. 하지만 그 문제를 연구한 이들은 실제 수치가 60~75퍼센트이고 더 높을 수도 있다고 추정한다. 이렇게 큰 차이가 나는 이유는 무엇일까? 일라이 릴리는 이 약이 남녀를 불문하고 성기능에 문제를 일으킨다는 사실을 정말 모르고 있었을까? 2~5퍼센트라는 추측은 진심이었을까? 아니면 식이 제한으로 MAOI의 처방이 급격히 줄어드는 현상을 목격하고 중요한 문제를 일부러 축소한 것일까? 더 나아가 진실을 감추려 했나?

문제는 앞에서 언급한 6~8주의 임상 시험만이 아니다. 실험을 진행한 연구자들은 성적 부작용에 대해 환자에게 구체적으로 묻지도 않았다. 한 환자가 먼저 불평한 후에야 그쪽에 부작용이 있다는 사실을 알아차리고 기록했을 뿐이다. 섹스는 본질적으로 사적인 영역이다. 그러다 보니 잘 알지도 못하는 연구원에게 자신의 성기능 문제를 선뜻 털어놓지 못하는 사람이 많았다.

프로작이 일반 대중에 적합하다는 승인을 받기 10년 전인 1979년 시카고대학교 프리츠커 의과대학Pritzker School of Medicine의 허버트 멜처Herbert Meltzer는 일라이 릴리의 지원을 받아 아주 중요한 연구를 실시했다. 멜처는 환자가 프로작을 먹기 전과 후의 도파민 수치와 단백질 호르몬 프로락틴prolactin 수치를 측정했다. 수치를 비교하자 프로작을 먹은 후 프로락틴 수치는 7배 증가한 반면, 도파민 수치는 가파르게 감소해 성기능장애를 유발한다는 결과가 나왔다. 도파민은 몸의 움직임과 성적 흥분, 오르가슴을 담당하는 신경전달물질이다. 도파민 시스템이 손상된 실험 쥐는 짝짓기를 하지 못했다. 멜처의 연구는 뇌의 세로토닌이 높아지면 도파민 시스템이 손상된다는 사실을 증명했다. 세로토닌이 증가하면 도파민은 감소하기 때문이다.

멜처의 연구는 세로토닌과 도파민의 상관관계를 확인했다. 실제로 프로작을 먹고 도파민 수치가 크게 떨어진 환자가 있었다. 그 환자는 목이 굳고 경련을 일으켰으며 턱도 딱딱해졌다. 걸음걸이가 불안정해지는 증상도 나타났다. 전부 심각한 도파민 결핍이 원인으로 알려진 파킨슨병의 증상과 비슷했다. 멜처는 일라이 릴리의 새로운 세로토닌 촉진제가 소라진 등 먼저 나온 항정신병제처럼 뇌에서 도파민을 고갈시킨다고 했다. (앞에서 이야기했지만, 도파민 과다도 조현병의 원인으로 거론된다. 따라서 항정신병제도 도파민을 감소시키므로 조증 환자의 흥분을 진정시킬 수 있다고 본다.)

볼로는 약을 먹고 기분이 좋아지자마자 성기능 부작용이 생겼다. "제가 남자였다면 거기에 양말을 끼고 삽입을 하는 기분이라고 묘사했을 거예요. 감각이 100퍼센트 없지는 않았어요. 하지만 75퍼센트는 확실히 무감각했어요. 거의 느껴지지 않더라고요. 문제는 두 가지였죠. 하나, 성욕이 0에 가깝게 떨어졌다. 둘째, 라이언이나 내가 한 방울의 욕구를 간신히 끌어내도 오르가슴이 오지 않았다. 방법이 없었어요. 아무리 자극을 해도요. 부드럽게도 해보고 천천히도 해봤죠. 강하게, 빠르게, 다 소용없어요. 절정에 도달할 수가 없어요."

볼로와 남편은 성격도, 성향도 무척 다른 사람들이었다. 라이언은 은행에서 일했고 숫자를 다루는 남자답게 문제를 작게 나눠 해결하려 했다. 반대로 화가이자 사회복지사인 볼로는 수면 아래에 흐르는 숨은 감정을 찾는 스타일이었다. 그리고 직감을 이용해 문제를 이해하고 해결책을 찾았다. 문제 해결 방식이 근본적으로 다르다 보니 갈등이 잦았고 갈등이 생기면 싸움으로 키우거나 미해결 상태로 뒀다. 침실은 그런 두 사람이 같은 언어로 결합할 수 있는 장소였다. 섹스는 부부가 말없이 효과적으로 의사소통할 수 있는 몇 안 되는 영역이었다. 두 사람의 간격을 메워주고 상처를 치유하는 연고 역할을 했다. 그 언어를 잃은 부부의 관계에는 고통만이 남았다.

"남편이 저를 만지면 속에서 뭔가 펄쩍 뛰는 느낌이에요. 남편의 손길이 이제는 아무 의미 없이 느껴질까 봐 두려워요. 그래서 남편에게 등을 돌리는 거예요. 상처에 또 상처가 쌓이고 싸움은 더 격렬해져요."

무감각

볼로를 비롯한 많은 환자가 성감만 무뎌지는 데 그치지 않는다. "프로작을 먹은 후로 신경 쓰이는 일도 많이 줄었어요. 꼭 테팔 프라이팬이 된 느낌이라니까요. 예전에는 딱 달라붙었던 것들이 이제는 그냥 떨어져요. 전보다 깊이도 없어졌어요. 얼마 전에 친구와 영화를 봤거든요? 프로작을 안 먹었다면 결말 부분에서 울었을 거예요. 하지만 프로작을 먹으면 눈물이 사라져요. 극장에서 저만 빼고 다 훌쩍거리고 있었어요. 저는 그걸 '그래서 뭐so what' 부작용이라고 해요. 걱정도 되지만, 일단 우울하지 않다는 게 안심이라 '마사 스튜어트Martha Stewart'로 사는 것도 나쁘지 않다 싶어요."

볼로의 "그래서 뭐" 부작용을 경험한 사람은 그만이 아니다. 많은 환자가 프로작 등의 세로토닌 촉진제 때문에 인생의 표면에 막이 씌였다고 언급하거나 불평한다. 둔감해지고 치열하게 살지 않는다. 이유를 확실하게 아는 사람은 없지만 세로토닌 시스템 자체에 손상이 생긴 결과라는 이론이 있다. 그래서 환자가 표현할 수 있는 감정의 범위가 좁아졌다는 것이다. 하버드 의대에서 임상 실습을 담당하는 정신의학자 조셉 글렌멀린Joseph Glenmullen은 프로작을 단종된 다이어트약 리덕스Redux와 비교한다. 리덕스도 세로토닌 촉진제였지만 프로작과 달리 부작용에 관한 연구가 많았다. 실험 쥐에게 리덕스를 먹이자 세로토닌 뉴런이 손상되고 축색돌기가 타버렸다. 글렌멀린은 설명했다. "다른 뉴런과 상호작용하기 위해 복잡하게 가지를 뻗은 세로토닌 뉴런의 축수가 파괴됐다."

그럼에도 일부 연구자는 세로토닌 촉진제의 가지치기가 약효의 핵심이라는 가설을 제기했다. 인간의 뇌는 전두엽의 크기와 회로 면에서 다른 동물의 뇌와 다르다. 전두엽은 더 높은 수준으로 인지 및 감정을 처리한다. 전두엽은 그 사람의 도덕관념과 관련이 있고 타인을 비판하고 공감하는 능력도 여기서 나온다. 일부 프로작 환자는 감각이 무뎌지고 만사에 관심이 사라진다는 점에서 뇌엽 절제술을 받은 사람과 비슷하다. 존스홉킨스대학교 연구원 루돌프 혼사릭Rudolf Hoehn-Saric의 보고서에는 한 23세 남성의 사례가 나온다. 강박장애 환자였던 이 남성은 프로작을 100밀리그램 복용했다. FDA에서 승인한 복용량의 최대치를 무려 20밀리그램이나 초과하는 양이었다. 그는 4개월 동안 매일 100밀리그램을 먹었고 극단적으로 냉정하고 무심해지는 전두엽 증후군frontal-lobe syndrome 증상을 보였다.

하지만 모든 사례에는 반례가 있는 법이다. 환자 중에는 프로작을 먹고 무감각해지는 현상을 반기는 경우도 있었다. 그들에게 감각이 사라지는 부작용은 혼란스럽고 정신없던 과거의 인생을 축소해주는 감사한 선물이었다. 28세 여성 엘라 로즈Ella Rose는 성인이 된 후로 종종 우울증과 강박장애로 병원에 여덟 번이나 입원했다. 그는 프로작을 먹기 전 매일 팔다리에 족쇄를 매단 기분으로 발버둥 쳤다고 한다. "앞이 보이지 않았어요. 정말 너무 힘들었죠. 울고 싶은 싶은데도 울 수가 없었어요. 제게는 걱정밖에 없었어요. 가스레인지를 껐는지 강박적으로 확인해야 했어요. 하루하루 간신히 버텼죠. 프로작을 먹은 후로는 부담과 걱정이 다 사라졌어요. 모든 감정을 느낄 수 있게 됐고 이제는 감사하게도 울 수도 있어요. 우울증과 강박장애가 뇌를 막는 바람에 다른 평범한 감정은 들어오지 못했나 봐요. 프로작은 머릿속의 파이프를 뻥 뚫어줬어요."

나도 살츠먼 박사에게 처음 처방을 받은 후 17년 동안 프로작을 먹었다. 그러다 약발이 다 떨어져 다른 세로토닌 촉진제인 이팩사로 바꿨다. 이팩사는 노르에피네프린에도 작용해 SNRI, 즉 세로토닌-노르에피네프린 재흡수 억제제Serotonin-Norepinephrine Reuptake Inhibitor라 불린다. 프로작을 먹기 전 내 감정은 제멋대로였다. 이미프라민과 상관없이 비참한 절망, 어지러운 불안, 변덕스러운 희열이 번갈아 가며 나타났다. 밤을 새워서 두툼한 책을 완성하다가도 다음 날 낮이 되면 글을 쓸 때 느꼈던 순수한 시의 본질이 사라졌다. 나는 정신병원의 회전문 환자이기도 했다. 입원과 퇴원을 반복하는 환자. 열세 살부터 스물네 살까지 다섯 번이나 입원 치료를 받았고 인생에 희망이 별로 없었다. 강박적으로 팔에 자해를 했고 침대까지 가지 못하는 날도 많았다. 볼로처럼 내게도 세상은 극복할 수 없는 산이었다. 빨지 않은 이불 밑에 누워 생각했다. '샤워를 해야 하는데.' 하지만 일을 시작할 힘이 없었다. 발을 바닥에 내려놓는 노력조차도 복잡한 차원의 문제처럼 불가능했다.

프로작은 내 인생을 바꿨다. 그것도 아주 빠르게. 내 세계를 세정제로 씻어줬고 모든 것의 가장자리가 요정의 가루처럼 반짝였다.

기쁘고 즐겁고 행복했다. 정신병의 증상이 사라지면서 내 마음에는 새로운 감정들이 들어왔다. 나는 프로작으로 무감각해지지 않았다. 로즈처럼 쉽게 눈물을 흘렸고 슬픔이라는 단순한 감정을 만끽했다. 슬픔의 어딘가에는 순수함이 있었다. 약을 먹고 처음 몇 년 동안 내 감정은 슬픔, 행복, 분노, 흥분, 호기심, 혼란을 오갔다. 바꿔 말하면 건강한 사람으로서 제대로 살고 있다는 뜻이었다. 병과 모든 증상을 버리는 법을 배우고 있었다. 신나고 거짓말 같은 시간이었다. 아이스크림에서는 더 순수한 맛이 났다. 열대과일 리치의 냄새가 그렇게 달콤할 수 없었다. 이제는 슬픔의 달콤함이 무슨 뜻인지 알 수 있었다. 우울증의 죽어 있는 감각과는 너무 달랐다.

하지만 조바심이 났다. 갑자기 글이 써지지 않았기 때문이다. 깊은 곳에서 꿈과 상상을 샘솟게 하던 우물을 프로작이 다 마르게 한 것 같았다. 약을 먹고 처음 18개월은 손에서 펜을 놓았지만, 시간이 지나면서 조금씩 이야기를 써보기로 했다. 예전에 사랑했던 동물에 관한 짧은 에세이를 한두 편 썼지만, 약 때문에 좀처럼 진도가 나가지 않았다. 프로작을 먹지 않거나 이미프라민을 먹을 때는 가끔씩 홀린 듯이 글을 써 내려갔는데, 프로작으로는 그렇게 되지 않았다. 그래도 여전히 글 쓰는 행위를 할 수는 있다. 다만 글 쓰는 힘 일부를 약에게 영원히 빼앗긴 것은 아닐까 하는 걱정이 사라지지 않을 뿐이다.

섹스 중독

프로작은 성욕을 꺾는 약이다. 그래서 정신과에서도 강박적으로 자위를 하는 사람, 성욕이 너무 강한 사람, 섹스 중독으로 삶이 피폐해진 사람을 치료할 때 프로작을 자주 쓴다. 내가 매월 검진을 받으러 갔던 매사추세츠주 벨몬트의 맥린병원에는 정신과 의사 마틴 카프카Martin Kafka가 섹스에 중독된 남성을 치료하는 진료소가 따로 있었다. 이들은 대개 유부남인데도 하루에 한두 번 수준이 아니라 24시간 중 20번, 30번씩 성매매와 음란물을 찾았다. 몸속에서 타오르는 불은 꺼지지 않았고, 통제할 수 없는 욕구는 이들을 산 채로 잡아먹었다. 아마 이 남자들의 뇌는 도파민으로 가득했을 것이다. 수상돌기를 타고 내려간 도파민은 축색돌기에 흡수돼 절대 끝나지 않는 집착의 굴레에 갇힌다. 카프카는 이런 남자들을 화학적 거세라 할 수 있는 방법으로 치료했다. 프로작을 다량 복용한 환자는 다수의 파트너와 잠자리에 드는 것은 고사하고 발기 상태를 유지하기도 힘들어진다. 아예 발기가 안 될 수도 있다. 프로작과 유사 약물을 이렇게 활용하는 정신약리학자는 카프카만이 아니다. 논문에는 과도한 자위, 페티시, 사타구니를 빤히 보는 강박증, 제어하지 못하는 난교로 치료를 받은 사례가 넘쳐나고 이 모든 증상을 세로토닌 촉진제로 고삐를 묶고 다스린다. 카프카는 남자들이 이런 약으로 변화하는 모습을 지켜봤다. 가장 자극적인 판타지, 포르노, 매춘에 빠져 있던 사람도 지극히 평범한 삶으로 되돌아갔고 가정에도 충실해졌다.

프로작은 섹스 중독자에게 평범한 삶을 선물했다. 대부분 남성인 이들은 약으로 새로운 길이 열려 감사하다고 했다. 성기가 오프라인 상태를 유지하며 결혼 생활도 유지하게 됐다. 거의 섹스리스로 살아야 하지만, 대부분의 섹스 중독자는 발기부전이 생겼어도 잔인한 욕구에서 벗어나 행복하다고 말한다. 그러나 이 사람들은 행복에 푹 빠져 현재 자신이 의존하는 약이 도파민 시스템에 손상을 일으킨다는 소름 끼치는 사실을 신경 쓰지 않는 것 같다. 도파민 시스템이 손상되면 나이가 들어 파킨슨병에 걸릴 가능성도 커진다. 이들은 그 위험도 감수하려 하고 있다.

사랑에 빠지지 못하는 사람

그러나 프로작을 먹는 환자 대다수는 남성이 아닌 여성이다. 통계를 정리한 질병통제예방센터 연구진은 미국 여성이 항우울제를 섭취할 가능성이 남성에 비해 2.5배 더 높다고 추정한다. 40~59세 여성은 23퍼센트가 항우울제를 먹고 있다. 만약 항우울제가 75퍼센트까지 성기능장애를 일으킨다면 미국에는 최대 1,500만 명이라는 경이로운 수의 여성이 성욕이나 오르가슴을 느끼지 못한 채 생활하는 셈이다. 턱 보조개와 짙은 체취에 민감하던 여성들도 약의 행복한 보호막에 갇히면 무엇을 봐도 아무 느낌을 받지 못한다.

킨제이 연구소Kinsey Institute 연구원인 인류학자 헬렌 피셔Helen Fisher와 리처드 도킨스 이성과 과학 재단Richard Dawkins Foundation for Reason and

Science 이사이자 정신의학자인 J. 앤더슨 톰슨 주니어J. Anderson Thomson Jr.는 프로작으로 여성의 성욕이 사라진 현상에 충격적인 질문과 이론을 제시했다. 여성 수백만 명이 섹스에 무관심해지면 어떻게 될까? 피셔와 톰슨은 세로토닌 촉진제의 복제약을 싼값에 구할 수 있게 되면서 더 많은 여성의 성욕이 둔화될 것을 걱정한다. 이 약을 먹은 환자 4명 중 최대 3명이 "감정의 둔화"와 성욕 저하, 흥분 둔화, 기능장애를 경험할 가능성이 있다는 근거가 너무나도 확실하기 때문이었다. 인간의 뇌에는 성과 관련한 시스템이 본질적으로 세 가지 있다. 하나는 구애, 하나는 짝짓기, 하나는 생산과 양육이다.

건강한 성욕을 가진 여성은 다양한 파트너를 찾는다. 그러다 애정에 끌리는 능력이 발동돼 파트너를 고른다. 피셔와 톰슨은 여성이 궁극적으로 한 사람에게 집중함으로써 "짝짓기 시간과 대사 에너지를 아낀다"고 설명한다. 애착을 갖는 능력이 발동되면 관계를 오래 유지할 수 있다. 이상적인 관계 유지 기간은 부모로서의 임무를 완수할 때까지다.

그러나 피셔와 톰슨은 프로작을 비롯한 세로토닌 촉진제가 끌림, 구애, 짝짓기, 심지어는 양육의 기저를 이루는 신경 기질에 깊은 상처를 낸다고 주장한다. 뇌를 fMRI로 스캔해보니 연애 감정과 구애 행위가 도파민 시스템의 영향을 받는다는 사실이 증명됐다. 프로작을 대표로 한 세로토닌 촉진제가 억제하는 바로 그 시스템 말이다. 피셔와 톰슨은 이렇게 쓴다. "그러므로 세로토닌 분비를 촉진하는 항우울제는 사랑에 빠지는 능력을 저해할 수 있다." 또한 프로작이 성욕에도 광범위한 영향을 미치기 때문에 짝짓기 상대의 평가나 선택, 파트너에 대한 애착에도 지장을 준다고 추정한다. 남성의 오르가슴은 인간의 진화에 작용하는 역할이 명백한 반면 여성의 오르가슴은 상대적으로 미묘한 현상이다. 하지만 여성의 오르가슴도 인간이라는 종의 진화에 중요한 역할을 한다. 정자 보존에 도움을 줄 뿐만 아니라 자기중심적인 파트너와 남을 배려하는 파트너를 구분할 수 있기 때문이다. 파트너에게 오르가슴을 선사하지 못하는 남성은 여성의 성적 쾌락을 높여주는 세심한 배려와 기술이 없을 가능성이 크다. 그러나 프로작으로 성욕이 억제된 여성은 공들여 그를 만족시키는 파트너와 그럴 수 없는 파트너, 그럴 생각이 없는 파트너를 구분하지 못한다. 어떤 의미에서 프로작은 여성의 뇌에 설치된 중요한 감시 장치를 고장 내는 약이다. 프로작을 오래 먹은 여성은 여성의 욕구와 마음을 신경 쓰지 않는 남성을 선택할 위험이 크고, 두 사람의 관계는 항상 무미건조하다. 최악의 경우 초장부터 서로 맞지 않을 수도 있다. 게다가 이런 관계는 미래의 아이에게도 피해를 입힌다. 파트너와 유대가 부족하면 아이를 키우는 초기 어려움을 극복하게 해줄 안정감과 신뢰감도 없어지기 때문이다.

연구 결과 여성은 신체가 대칭인 남성과 관계를 했을 때 오르가슴을 더 많이 느낀다고 한다. 겉으로 드러나는 대칭은 내부가 편안하고 건강하다는 표시이기 때문이다. 따라서 오르가슴을 느낄 줄 아는 여성은 남성의 대칭에 자연히 이끌리지만, 성욕이 저하된 여성은 성적으로 맹인과 다름없다. 도파민 시스템이 둔감해지고 세로토닌이 급증하며 "좋은 남편감"을 알려주는 중요한 흐름을 놓치고 만다. 피셔와 톰슨의 추측이 옳다면 현재 전 세계 여성 수천만 명의 성적인 감지 시스템이 고장 났다고 볼 수 있다. 이 여성들은 선택을 잘못하기 쉽다. 선택의 실수는 도미노 효과를 일으키며 수 세대까지 전해진다. 불행한 만남은 이혼의 지름길이고, 가족이 붕괴하며 가장 큰 타격을 입는 것은 아이들이기 때문이다.

프로작이 영향을 미치는 관계는 성적인 관계만이 아니다. 다시 말해 모든 성인의 관계에는 보통 의식하지 못하는 성적·관능적 요소가 있다. 이 요소는 두 사람의 관계에 에너지를 더하고 시너지 효과를 만든다. 사람의 손길이 닿으면 몸과 뇌에서 옥시토신 분비가 활발해진다는 연구도 있다. 일명 "사랑 호르몬"이라고도 불리는 옥시토신은 반려동물부터 사촌, 남편과 아내에 이르기까지 모든 관계 형성에 도움을 준다. 옥시토신은 프로작이 억제하는 도파민 시스템과 긴밀히 연결돼 있다. 따라서 세로토닌 촉진제를 쓰는 사람은 옥시토신처럼 중요한 유대 호르몬의 이익도 누리지 못할 가능성이 크다.

피셔와 톰슨의 진화 이론이 엉터리라고 주장하는 사람도 있을 것이다. 여성의 오르가슴과 상관없이 정자는 알아서 할 일을 하고, 이목구비의 대칭은 주관적인 취향일 뿐이지 면역력이 뛰어나 튼튼한 짝의 표시가 아니라고 할 수도 있다. 하지만 피셔와 톰슨의 주장이 완전히 틀렸더라도 본질적으로는 그들의 말이 옳다. 우리는 지금까지 쌓인 수많은 사례로 확실히 말할 수 있다. 프로작과 유사 약물을 사용하는 사람은 인생의 괴로운 문제에 무심해진다. 여린 발꿈치가 찢어지는 줄도 모르고 톱니바퀴 위로 발을 끌면서 걷는다. 피셔와 톰슨이 진화 이론을 내세우지 않아도 우리는 이미 알고 있다. 프로작으로 기분이 좋아진 사람은 문제가 있거나 망가진 관계,

약을 먹지 않았다면 절대 용납하지 않았을 관계도 참고 산다는 것을. 물론 이 현상에는 정치적인 이유도 다분하겠지만, 하나씩 보면 소름이 끼친다. 아내는 여자를 줄줄이 달고 다니는 남편에게 적응한다. 남편은 충동구매를 하는 아내에게 적응한다. 아이들은 형편없는 선생님에게 적응한다. 프로작이 삶의 표면에 매끈하고 반짝이는 광택제를 칠한다는 이야기는 경고나 가능성이 아니다. 수백만 명에게 이미 피할 수 없는 진실이다.

출시 5주년을 맞은 1993년, 프로작은 세계에서 가장 많이 팔리는 항우울제가 됐다. 의사들이 쓰는 프로작 처방전만 매년 수백만 장이다. 프로작은 관리의료managed care(민간 의료보험 중심의 의료 체계—옮긴이)와 함께 세상에 나왔다. 그러다 보니 볼로처럼 의사를 한 번, 많아야 두 번 보고 제대로 된 후속 조치 없이 1년 치 처방전만 받고 병원을 나오는 경우가 널리고 널렸다. 일라이 릴리는 신약으로 명실공히 홈런을 쳤다. 프로작이 《뉴스위크》 표지에 등장한 후로 너도 나도 이 약을 찾았다. 주류 언론은 프로작 기사를 수없이 쏟아냈고, 1993년 프로작 판매 수익은 총 10억 달러를 훌쩍 넘겼다. 프로작은 길거리에서도 팔렸다. 가루 형태의 뒷골목 약은 코로 흡입하는 즉시 취할 수 있다는 수상쩍은 주장을 하고 있었다.

AK-47

프로작이 우울증 치료제로 대성공을 거뒀지만, 플루옥세틴(프로작)의 이야기에는 초창기부터 암류가 흘렀다. 하버드대 정신의학자 마틴 타이처Martin Teicher와 조너선 콜Jonathan Cole, 공인 간호사 캐럴 글로드Carol Glod는 한 현상에 주목했다. 1990년 약을 시작할 때만 해도 자살 생각이 전혀 없었던 환자 6명이 프로작을 먹으면서 극심한 자살 충동에 시달렸던 것이다. 이들은 "자살을 하고 싶다는 생각이 강하고 격렬했다"라고 말했다. 한 환자는 "미쳐서 팔짝 뛸 것 같은 기분"이며 "죽음은 반가운 결말"이라고 했다. 또 다른 환자는 병원에서 탈출을 시도하다 경비원들에 붙잡혀 온 후 바닥에 반복적으로 머리를 찧었다. 자해 행위를 막으려면 신체를 구속하는 방법밖에 없었다. 의사는 프로작으로 환자를 치료하려 했지만, 프로작은 환자를 건강하게 만들기는커녕 기괴하고 아주 위험한 욕구를 불러일으키는 듯했다. 별안간 여러 의학 저널에서도 비슷한 이야기가 나오기 시작했다. 일부 우울증 환자는 프로작에 모순적인 반응을 보였다. 약을 먹고 흥분해 극단적인 폭력 행위를 하는 경우도 있었다. 환자가 이리저리 서성이며 벽을 주먹으로 두드리고 편집증을 보인다는 이야기도 들렸다.

1999년 4월 콜롬바인고등학교 총기난사 사건 직후, 범인이었던 학생 하나가 SSRI를 먹고 있었다는 사실이 알려졌다. 영화로도 나온 유명 소설 《케빈에 대하여We Need to Talk About Kevin》에서 저자 라이오넬 슈라이버Lionel Shriver는 프로작을 먹는 청소년 남성 캐릭터를 창조했다. 그 캐릭터는 활을 이용해 고등학교 체육관에서 학생들과 카페테리아 직원, 선생님을 쏜다. 그는 아무도 들어오지 못하게 체육관을 봉쇄하고 피해자를 천천히 죽인다. 처음에는 발에 활을 쏴서 피해자를 움직이지 못하게 하고 30분 후 또 한 발을 가슴에 쏜다. 그렇게 피해자 11명이 고통스럽게 죽어간다. 피해자들이 반질반질한 체육관 바닥에서 피를 흘리며 죽어가는 동안 세로토닌이 넘쳐나는 범인은 피해자의 삶이 새빨간 피 웅덩이로 빠져나가는 모습을 냉정하게 보고만 있다.

프로작과 연관된 총기난사 사건 중 가장 대중의 관심을 끌었던 사건을 꼽자면 조셉 웨스베커Joseph Wesbecker라는 47세 남성을 이야기해야 한다. 17년 동안 켄터키주 루이빌의 스탠더드 그라비어Standard Gravure라는 인쇄회사를 다니던 웨스베커는 1988년 8월 회사를 떠났다. 1년 전 조울증 때문에 회사에서 차별 대우를 받았다고 고소장을 제출한 후였다. 그는 병이 나으면 돌아올 수 있다고 회사와 합의하고 1989년 일시적인 장애 휴가를 받았다.

그러나 원래 정신적인 문제가 많았고 정신과 약을 여러 개 먹고 있던 웨스베커의 상태가 좋아질 리 없었다. 1989년 8월 웨스베커가 정신과에서 프로작을 처방받았을 때는 회사를 떠나고 1년이 지난 후였다. 웨스베커는 갑자기 상태가 나빠졌다. 짜증이 늘고 몸을 가만히 두지 못했으며 편집증도 나타났다. 다음 달, 웨스베커의 불안정한 정신 상태를 본 의사가 약을 그만 먹으라고 했지만 웨스베커는 싫다고 고집했다. 약을 먹으면서 기억력이 좋아졌다고 믿었기 때문이다. "뭘 기억하는데요?" 의사는 알고 싶었다. 웨스베커는 프로작을 먹고부터 스탠더드 그라비어의 현장감독이 다른 직원들 앞에서 구강성교를 강요한 기억이 떠올랐다고 믿었다. 그 "기억"은 내면의 끓고 있는 분노에 기름을 부어줬다. 의사는 다시 한 번 약을 끊으라고 했지만, 웨스베커는 조언을 듣지 않았다.

사흘 후인 9월 14일 아침, 웨스베커는 반자동식 소총 AK-47과 독일산 권총을 장전하고 가방에 반자동 권총 두 정과 연발 권총 한 정, 여분의 탄약을 쌌다. 그리고 회사로 가서 임원 사무실이 있는 3층까지 엘리베이터를 탔다. 엘리베이터 문이 열렸고 웨스베커는 소총을 정면으로 겨눈 채 안내 카운터로 걸어가 총을 발사했다. 저널리스트 마크 에임스Mark Ames의 말을 빌리자면 "미국 현대 역사상 개인 사업장에서 일어난 최초의 대량 학살"이 시작됐다. 웨스베커는 스탠더드 그라비어 사무실로 들어가 "좀비처럼, 기계처럼" 총을 난사해 최종적으로 동료 직원 8명을 죽이고 12명에게 부상을 입혔다. 웨스베커는 장전된 총을 자신에게 겨눴다. 그것이 그의 마지막 행동이었다.

유족과 생존자들은 5년이 지난 1994년 가을에야 일라이 릴리를 법정에 세울 수 있었다. 지팡이를 짚거나 휠체어를 타고 재판을 지켜보러 온 사람도 있었다. 피해자들은 일라이 릴리가 프로작—그들에게는 죽음의 약이었다—을 만들었기 때문에 한때 그들의 친구였던 남자가 그 약을 사용하고 우리의 몸과 마음에 상처를 남겼다고 주장했다. 일라이 릴리는 웨스베커가 오래전부터 정신적 문제가 있던 사람이므로 그날 일어난 참혹한 사건의 책임은 프로작이 아니라고 항변했다. 프로작이 폭력이나 자살을 유발한다는 비난을 들을 때마다 일라이 릴리가 내놓는 변명이었다. (프로작으로 일라이 릴리를 고소한 사건은 웨스베커 사건이 최초가 아니다. 출시 2년째에도 소송 54건이 계류 중이었고 1990년대 중반에는 일라이 릴리를 상대로 한 160건의 소송이 하나의 거대한 집단소송으로 통합됐다.) 일라이 릴리는 프로작이 전적으로 안전하다는 입장을 고수했고—위험하다면 FDA가 승인을 했겠는가?—불행한 사고가 생기면 약을 먹은 사람에게 원래 자살이나 살인을 할 성향이 있었다고 했다. 웨스베커 사건의 경우는 진실을 알아내기가 복잡했다. 웨스베커는 살육을 저지르기 5년 전에도 자살을 시도한 적이 있었고 총기 여러 대를 구입한 시점도 프로작을 복용하기 전이었기 때문이다.

따라서 법정에 선 일라이 릴리의 변호 팀은 웨스베커가 프로작을 먹기 전부터 망가진 인생이었다고 주장했다. 생존자와 유족 측 변호사는 전문가들을 증인으로 불렀다. 웨스베커의 정신과 의사는 웨스베커의 정신이 오래전부터 문제를 보였지만, 프로작을 시작하기 전까지는 타인에게 폭력 성향을 드러내지 않았다고 말했다. 재판의 전환점은 생존자 측 변호 팀이 일라이 릴리의 진통제 오라플렉스Oraflex를 증거로 제출해도 좋다는 판결이 나왔을 때였다. 오라플렉스는 영국과 미국에서 최소 150명을 죽인 약이었다. 일라이 릴리는 약의 판매를 중단했고 1,500건의 소송으로 수백만 달러의 벌금과 합의금을 내야 했다. 그런데 그 시점에 이상한 일이 벌어졌다. 원고 측에서 오라플렉스 증거를 제출할 권리를 얻은 다음 날이었다. 논쟁이 계속되는 가운데 생존자 측 변호 팀이 판사에게 새로운 증거를 제출하지 않겠다고 알린 것이다. 이들은 배심원단이 되도록 빠르게 평결을 내려야 하니 손해배상금을 결정하는 단계로 넘어갈 때까지 기다리겠다고 했다.

판사는 몰랐지만 사건의 진상은 이랬다. 오라플렉스 증거가 나오면 재판의 양상이 달라진다는 생각에 당황한 일라이 릴리가 원고 측 변호인단과 비밀리에 합의를 했던 것이다. 일라이 릴리는 "하이/로우high/low" 합의 방식에 따라 합의금을 지불하는 데 동의했다. 훗날 한 원고 측 변호사는 "상상을 초월하는 금액"이었고 총액이 얼마나 컸는지 "믿기지 않았다"고 했다. (합의금 액수는 비밀에 부쳐져 지금까지도 공개되지 않고 있다. 하지만 재판 전 추정한 합의금은 일라이 릴리가 패소할 경우 1억 5,000만 달러에서 5억 달러 사이였다.) 이런 합의 사실은 수년 후 당시 사건을 맡았던 판사가 내용을 공개했다가 고소를 당하면서 알려졌다. 일라이 릴리는 피해자 측이 승소하면 제시된 합의금의 높은high 쪽을 지불하고 배심원단이 피고 측의 손을 들어줄 경우에는 제시 금액의 낮은low 쪽을 지불하기로 했다. 낮은 쪽이라 해도 어마어마한 액수였지만, 배상금 지불에는 배심원단이 평결을 내려야 한다는 조건이 달렸다. 그래서 피해자 측 변호인단은 주장을 강하게 내세울 수 없었다. 자칫 배심원들의 의견이 엇갈려 불일치 배심이 나온다면 의뢰인들이 한 푼도 받지 못하기 때문이었다. 글렌멀린은 이렇게 썼다. "따라서 피해자와 변호사가 두둑한 보상금을 확실히 받고 돌아가도록 '패소' 쪽으로 방향이 바뀌었다." 게다가 원고 측은 결과와 상관없이 항소하지 않겠다는 합의 조건도 받아들였다. 이후부터는 순전히 연극이었다. 양측은 법정으로 돌아갔고, 변호사들은 각자 맡은 역할을 연기했으며, 시작부터 긴장감으로 팽팽하던 재판은 돌연 차분해졌다. 엉뚱한 대목에 이의 제기가 나왔고 이의를 제기해도 못 본 체 넘어갔다.

사법 체계를 완전히 남용한 재판이었다. 개발 시점부터 명백했던 프로작의 거짓은 이 재판으로 더욱 강조됐다. A라는 약(특정 영역에만 작용하는 약)으로 등장했지만 사실은 전혀 다른 약(다른 신경전달물질과 긴밀히 연결된 세로토닌 시스템 전체의 신경에 광범위하게 영향을 미친다)이었고, 제조사는 약이 절대적으로 안전하다고 주장했지만 도파민 시스템을 저하해 안면 경련부터 어색한 걸음, 성기능장애까지 온갖 골치 아픈 부작용을 유발했다. 미국의 사랑을 한 몸에 받은 약은 중요한 문제에 진작 답해야 했지만, 그럴 수 없었고 그럴 생각도 없었다. 장기적인 부작용에 대한 연구는 어디 있는가? 일라이 릴리는 왜 장기 연구를 진행하지 않았는가? 몇 년, 몇 십 년을 먹어야 하는 약을 환자에게 줘도 되는가? 장기적인 효과도 모르는데? 리덕스 같은 유사 약물이 동물실험에서 심한 뇌 손상을 일으킨 것의 의미는 무엇인가? 도파민 뉴런이 약화되거나 훼손될 경우 언젠가 파킨슨병 같은 도파민 관련 장애를 얻을 가능성이 더 높아지는가?

그러나 여러 가지 이유로 이런 질문을 하는 사람은 별로 없다. 일라이 릴리는 임상 시험 때도, 재판 때도 성실히 의무를 다하지 않았으면서 아무 잘못이 없는 양 당당히 걸어 나왔다. 웨스베커 사건에서 배심원단이 9대 3의 평결을 내리며 일라이 릴리는 "승리"했다. 9표는 릴리가 승리하려면 얻어야 할 최소한의 표수였다. 그러나 릴리의 CEO는 정당한 결과라고 주장했다. "살인 동기에서 약을 제외한 배심원단"이라는 제목의 〈뉴욕타임스〉 기사에서 그는 이렇게 말했다. "일라이 릴리는 프로작이 안전하고 효과적인 약임을 법정에서… 증명했다."

승리 요인은 무엇이었을까? 비록 효과의 지속 기한은 짧지만,

생존자들에게는 이 세상에서 가장 효과적인 항우울제가 있었다. 현금 말이다.

낮은 세로토닌의 신화

그러나 가장 중요한 질문에 대한 답은 아직 나오지 않았다. 화학적 치료제가 있는데도 우울증이 계속해서 증가하는 이유는 대체 무엇이란 말인가? 정신약리학은 세로토닌 촉진제가 깨끗한 우울증 치료제라 찬양했다. 안전하고 효과도 뛰어나다고 했다. 그것도 모자라 드디어 인간의 절망을 치료할 과학과 노하우가 나왔다고 주장했다. 이렇게 믿는 대표적인 인물이 컬럼비아대학교 정신의학과 과장이자 미국정신의학협회American Psychiatric Association 전前 회장 제프리 A. 리버먼Jeffrey A. Lieberman이다. "우리 의사들은 이제 진보적이고 효과적인 정신 건강 약을 사용하며, 정신의학은 최고의 순간을 맞았다. 우리는 임상의 승리를 목격했다."

승리 중 하나는 분명 프로작이다. 하지만 정신의학자들의 의견이 궁금해진다. 진보적이고 효과적인 약과 정신 질환 환자의 수가 계속 늘고 있는 현상은 무슨 이유로 공존하는 것일까? CHAPTER 3에서 우리는 우울증과 그 밖의 정서장애가 증가하는 이유를 몇 가지 사회학적 관점으로 살펴봤다. 첫째, 우울증의 오명이 사라지며 진단이 증가했다. 이제는 우울증을 앓는 사람이 자신의 고통을 인정하고 적극적으로 치료 방법을 찾으려 한다는 뜻이다. 둘째, 우울증의 증가는 우리 사회가 공동체주의보다 개인주의를 지향한 결과다.

하지만 의학과 과학 논문으로 폴크상Polk Award을 수상하고 퓰리처상 공공서비스 부문 최종 후보로 올랐던 로버트 휘태커Robert Whitaker는 또 다른 시나리오를 제시한다. 그는 세로토닌 촉진제가 화학적 불균형을 치료하기보다 유발한다고 본다. 우선 제약회사 광고와 사회에 널리 퍼진 "신경의 말neuro-speak"이 뭐라고 하든 정신 질환의 원인이 화학적 불균형이라는 증거는 거의 없다. 수많은 과학자가 이 불균형을 찾으려 애썼지만 결국 실패했다. 게다가 우울증 환자와 우울하지 않은 사람의 세로토닌 수치를 비교하니 행복한 집단이 우울한 집단보다 꼭 세로토닌이 더 많지도 않다는 연구 결과가 나왔다. 행복한 집단의 세로토닌 수치가 더 낮은 경우도 있었다. 연구진은 뇌에 도파민이 지나치게 많으면 조현병이 나타난다는 가설에 따라 조현병 환자와 조현병을 앓지 않는 사람의 도파민 수치도 비교했다. 세로토닌 연구와 비슷하게 조현병 환자가 비非조현병 집단보다 도파민이 더 많지 않았고 오히려 더 적은 경우도 있었다.

이 같은 연구 결과는 정신의학계를 지배하던 정신 질환 이야기의 방향을 돌렸다. 우울한 사람에게 화학적 불균형이 있다는 증거는 없다. 그런데도 환자에게 뇌의 신경전달물질 수치를 바꾸는 약을 준다면 화학적 불균형을 바로잡기보다 유발하고 있는 꼴이다. 국립정신건강연구소National Institute of Mental Health 소장이었던 신경과학자 스티븐 하이먼Steven Hyman은 모든 정신과 약이 "신경전달물질 기능에 교란을 일으킨다"라고 했다. 이것이 휘태커의 핵심 주장이었다. 우리 사회는 수백만 명의 뇌에 자연적인 신경전달물질을 바꾸는 약을 집어넣고 있다. 크나큰 변화로 머릿속의 복잡한 상호작용이 막히고 틀어질 때도 있다. 과도한 화학물질은 신경의 통로를 막고 복잡하게 연결돼 있는 뇌 전체를 이해 못할 방식으로 오작동하게 만든다. 약을 먹기 전의 우울증 환자에게 화학적 불균형이 있다고 확언할 수는 없지만, 일단 프로작이 들어가면 틀림없이 불균형이 생긴다. 약은 뇌혈관장벽blood-brain barrier을 넘어 활동을 시작하고 세로토닌을 시냅스 틈에 채워 넣는다. 휘태커는 설명한다. "몇 주가 지나면 세로토닌의 통로는 매우 비정상적으로 작동한다. 시냅스전 뉴런presynaptic neuron은 평소보다 세로토닌을 더 많이 배출하고, 세로토닌 재흡수 통로는 약에 의해 차단된다. 시스템의 피드백 루프feedback loop는 부분적으로 망가진다. 시냅스후 뉴런post-synaptic neuron은 세로토닌에 '민감성이 소실desensitize'된다. 기계에 비유해 말하자면 세로토닌 시스템은 고장이 났다."

휘태커, 글렌멀린 등의 비평가는 정신 질환이 충격적으로 증가하는 원인을 사회적 압력에서 찾지 않는다. 그보다는 너무도 많은 사람이 세로토닌 촉진제를 먹기 때문이라고 본다. 뇌 기능이 비정상적으로 변한 채로 생활하고 약이 치료한다고 하는 증상은 장기적으로 더욱 악화된다. 다시 말해 항우울제는 우리를 더 우울하게 만들고, 우리는 항우울제에 더 의존한다. 복용량을 늘릴수록 신경의 혼란과 비정상적인 기능은 심해지고 그렇게 우리는 쳇바퀴 속에서 나락으로 떨어진다. 앞서 항우울제나 다른 정신과 약의 장기적인 부작용을 다룬 연구가 거의 없다고 했지만, 약을 먹은 환자와 약을 먹지 않은 환자의 운명을 비교하는 연구는 존재한다. 평생 정신과 약을 먹지 않은 성인 환자의 우울증은 23퍼센트가 1개월 내 치료 없이 완화된다. 기간을 6개월로 늘리면 67퍼센트, 1년의 경우는 85퍼센트가 우울증에서 벗어난다. 반면 약을 먹은 환자의 병은 점점 심해질 뿐이어서, 우울증 증상이 발현하는 간격은 갈수록 좁아진다.

항우울제로 "회복"했다가 약을 끊은 우울증 환자의 상황은 특히 참담하다. 무수한 연구가 항우울제를 먹다가 끊을 경우 18개월 안에 우울증이 재발할 확률이 50~70퍼센트라고 증명한다. "어디를 봐도 같은 이야기를 한다." 휘태커는 썼다. "항우울제로 치료를 받다가 약을 끊은 우울증 환자는 주기적으로 병이 재발했다." 더욱이 장기간 항우울제를 복용한 환자는 단기간 복용한 환자에 비해 재발 속도가 빠르고 재발 후 증상이 더 심해질 수 있다. 시간이 흐르며 약은 체내 생리작용과 뒤얽히고 결국 환자는 약 없이 살지 못한다. 이런 결론을 뒷받침하는 연구는 또 있다. 쥐에게 다량의 프로작을 먹이고 사망한 쥐를 해부하자 쥐의 뉴런이 "팽창"하고 "코르크스크루처럼 꼬여 있었다"고 한다.

이렇듯 충격적인 내용을 보면 정신의학계가 휘태커의 보고서와 그의 주장을 무시하고 싶었던 마음도 이해가 간다. 그러나 정신의학계는 솔직한 자기평가를 중요시하는 학문이다. 그것이 원칙이기 때문에 모든 정신의학 전문가에게는 이 연구에서 제기된 의문을 설명할 의무가 있다. 지금까지와 달리 꾸준하고 진지한 관심을 보여야 한다. 그러나 정신의학계의 주류는 휘태커가 인용하는 연구를 대부분 무시했고 휘태커를 "반정신의학 운동"과 엮으며 편견으로 똘똘 뭉친 과격론자, 현대판 토머스 새스로 취급한다. 부끄러운 일이다. 휘태커와 글렌멀린 같은 사람들이 제시한 가설은 무척이나 설득력 있기 때문이다. 이런 비평을 튕겨낸 정신의학계는 스스로 돌아보고 그 과정에서 중요한 교훈을 얻을 기회를 놓쳤다. 휘태커가 인용한 연구들이 정확하고 정말로 항우울제가 뇌에 손상을 일으키고 있다면 최소한 우리는 알아야 한다. 그것이 사실이라면 환자는 그렇다는 이야기를 들어야 마땅하다. 그래도 많은 사람이 약을 선택할 수 있다. 20세기 중반에도 평온한 정신을 얻기 위해 뇌엽 절제술을 택한 사람이 많지 않았던가. 신경이 파괴될 위험이 있어도 고통이 그만큼 깊고 강력하다면 가능한 일이다.

정신약리학이 정신의학을 지배하고 제약회사가 의사들을 돈으로 매수해 논문 대필이나 약 홍보를 부탁하는 사이 정신의학은 점점 위태로워지고 있다. 갈수록 핵심적인 문제와 논란, 모순을 설명하지 않고 회피하려 한다. 아니, 설명하지 못한다. 이 문제들은 신경학적이고 생화학적일 뿐만 아니라 윤리적이다. 화학적 불균형에 대한 명확한 증거도 없는데 뇌의 작용을 비정상적으로 만드는 약을 환자에게 주는 것이 과연 옳은 행동일까? 아니면 그렇다고 극심한 고통에 시달리는 환자를 가만 놔둬야 옳을까?

우울증은 뇌를 파괴한다?

에모리대학교Emory University 우울증 연구 팀을 이끄는 신경학자 헬렌 메이버그Helen Mayberg는 2013년 발표한 보고서에서 통계적으로 심리치료, 특히 인지행동치료가 우울증 치료에 항우울제만큼 효과적이라고 주장했다. 하지만 병이 너무 깊어 자신을 돌아보는 노력조차 하지 못하는 환자는 어떻게 해야 할까? 정신병 환자의 뇌에서 화학적 불균형을 발견하지 못했다고 해서 뇌에 큰 문제가 없다는 뜻은 아니다. 항우울제가 그런 문제를 완벽하게 감지하지는 못해도, 간접적으로나마 치료할 수는 있다. 우울증 환자의 시냅스 틈에 있는 세로토닌 양을 늘리면 DNA가 자극받아 새로운 단백질을 만든다. 이렇게 유전자 발현을 바꿔 환자의 회복을 도울 수도 있다.

아무 조치 없이 우울증 환자를 지켜만 보며 회복을 기다린다고 가정해보자. 수많은 연구자와 의사는 우울증이 우울증 치료제만큼 뇌에 해롭다고 했다. 우울증을 치료하지 않으면 뇌가 스트레스 호르몬인 코르티솔로 넘쳐나고 코르티솔에 장기간 노출되면 뇌의 전전두피질prefrontal cortex이 약해진다. 더블린 트리니티 칼리지Trinity College의 신경생물학 연구원인 토머스 프로들Thomas Frodl은 우울증 증상이 발현하는 원인이 뇌의 신경가소성 변화neuroplastic change일 수 있다고 했다. 프로들은 주요우울증major depression(2주 이상 어떤 상황에서든 우울감이 지속되는 정신장애—옮긴이)으로 입원한 환자와 인근 지역에서 모집한 통제집단을 대상으로 연구를 진행하며 시작 시점과 3년 후 참가자의 뇌를 fMRI로 살펴봤다. "통제집단과 비교해 환자의 회백질 밀도가 크게 감소했다." 프로들의 말은 휘태커의 주장과 반대로 우울증을 치료하지 않아도 뇌가 손상된다는 뜻이었다. 게다가 우울증 증상이 나타나는 횟수가 늘어날수록 향후 재발할 가능성이 높다는 연구도 있다. 증상이 나타날 때 치료하지 않고 방치하면 회백질이 파괴돼 해마(뇌에서 기억을 담당하는 기관)가 쪼그라들고 편도체(측두엽에 있는 아몬드 형태의 물질로 감정을 처리한다)가 회전하며 뉴런을 혼돈에 빠뜨린다.

정신과 약이 화학적 불균형을 바로잡지 않는다면 어떤 방법으로 우리 뇌에 도움을 줄 수 있을까? 한 연구는 항우울제가 신경전달물질 수치를 즉각 높이지만, 실제 효과를 보이기까지 몇 주씩 걸리는 현상이 항우울제의 유해성이 아닌 신경영양성neurotrophic을 보여주는 증거라고 했다. 새로운 뉴런이 태어나고 신경들이 새롭게 연결되게끔 두개골의 상태를 바꿔준다는 뜻이다. 이 연구는 프로작 같은 약의 힘으로 뉴런의 수상돌기가 가지를 더 멀리 뻗는다고 주장한다. 우리는 가지가 뻗어나가는 바로 이 과정을 통해 놀고 느끼고 즐긴다. 따라서 항우울제를 먹고 기분이 좋아지는 이유는 뇌의 연결망이 더 풍부해지고 빽빽해지기 때문일 수 있다. 그래서 생각도 더 빠르고 예리하게 할 수 있다. 반대로 여러 연구를 분석했던 휘태커와 글렌멀린은 항우울제가 뇌를 불태운다는 사실만을 발견했다. 극과 극으로 다른 두 가지 견해가 있다는 사실부터가 정신의학이라는 학문의 짧은 역사를 보여준다. 사람과 약의 상호작용을 이해하려면 우리는 아직 먼 길을 가야 한다.

진단 표류

앞서 살펴본 것처럼 우리 시대에 우울증이 급격히 증가한 데는 정신 질환과 관련한 오명이 줄어들었다는 것, 더 공동체적인 사회가 아닌 더 개인적인 사회로 이동했다는 것, 항우울제가 신경전달물질의 상호작용을 완전히 바꿨다는 것 같은 이유를 들 수 있다. 하지만 가능성이 높은 또 다른 이유는 "진단 표류diagnostic drift"라는 현상이다. 진단 표류란 처음 잡아놓은 개념에서 이탈한 진단명을 가리킨다. 한때 특정 행동하고만 연관을 짓던 질병이 갑자기 모든 사람과 관련성을 보이며 문제의 장애—이 경우 우울증—는 물에 완전히 희석한 것처럼 기존의 의학적 의미를 모두 잃는다.

정신의학계는 진단 표류 사례를 여럿 경험했다. PTSD는 이제 동네 슈퍼에서 파는 과자처럼 흔해졌지만, 원래는 전쟁으로 폐인이 되고 사회의 곱지 않은 시선을 받던 베트남 참전 용사들에게 쓰이는 용어였다. "트라우마"는 문화가 변하고 페미니즘이 대두되면서 누구나 아는 말이 됐고 그러자마자 악마 복장을 한 사람의 흉악한 행위에 대한 억압된 "기억"이 쏟아졌다. 그렇게 나온 기억들은 점점 선을 넘었다. 거짓 이야기를 꾸며낸 환자들은 자신에게 다중인격이 있다고 주장하기 시작했다. 심각한 트라우마 때문에 인격이 여러 개로 분리됐다고 했다. 광란의 문화와 치료법이 절정에 이르며 완전히 새로운 진단명이 탄생했다. 바로 다중인격장애multiple personality disorder다. 1980년대에는 어렵지 않게 다중인격장애 진단을 받을 수 있었다. 치료사를 찾아가 기억이 잘 나지 않는다거나 어딘가 분리되는 느낌이라고 호소하면 보이지 않는 유령처럼 다른 인격이 주위에 도사리고 있는 징후라는 말을 들었다.

이 열풍은 일시적으로 유행하고 잠잠해졌다. 한 가지 이유는 심리학자 엘리자베스 로프터스Elizabeth Loftus가 간단한 암시만으로 여러 사람에게 거짓 기억을 이끌어낼 수 있음을 확실히 증명했기 때문이다. 정말 소름 돋을 만큼 쉬웠다. 로프터스의 연구는 모든 것이 지나쳤던 1980년대를 할퀴고 지나간 트라우마 파티의 종말을 알렸다. 이제 다중인격장애는 진단명도 아니다. 그 대신 해리성 정체감장애dissociative identity disorder가 생겼다. 다중인격장애와 몇 가지 특징이 비슷하지만, 다행히 이 진단명을 사용하는 경우는 드물다. 트라우마의 역사는 정신과 진단명이 얼마나 불안정하고 외부 영향을 받기 쉬운지 보여준다. 때로는 문화 구조와 위원회의 합의에서 출발한다. 혈액, 담즙, 찢어진 조직 아니면 신경전달물질의 수치 변화로 판단하면 좋을 텐데 그러지 못하는 것이 현실이다.

불안과 긴장을 완화해준다던 신경안정제 바리움Valium도 진단 표류의 원흉이었다. 승인을 받고 6년 후인 1969년 바리움은 미국에서 가장 많이 팔리는 약이 됐고 14년 동안 그 자리를 유지했다. 전성기인 1978년에는 무려 20억 개 이상이 팔렸다. 그런데 바리움이 출시되자 돌연 수만 명, 이어 수백만 명의 여성이 신경증 환자가 됐다. 바리움 이전에도 불안장애는 있었다. 하지만 바리움이 탄생하면서 선천적으로 많이 긴장하는 사람들이 자신의 성격을 병으로 바꿀 수 있었다. 사람의 특성에 병명을 붙이고 그 특성을 지닌 사람이 환자가 되자 새로운 약이 필요해졌다.

바리움과 그 밖의 벤조디아제핀benzodiazepine도 인기가 많았지만, 프로작은 기존의 정신과 약보다 더 강력하게 미국의 문화를 바꿔놨다. 소라진도 정신병의 형태와 운명을 완전히 바꿨다고 할 수 있다.

하지만 소라진은 희귀한 장애 때문에 사회 변방으로 밀려난 이들을 위한 약이었다. 소라진을 아는 사람보다 모르는 사람이 더 많았다. 삼환계 항우울제와 MAOI도 대중문화 깊숙이 침투하지 못했다. 이 약들은 심한 우울증이라는 희귀 질병에 수반되는 극심한 정신적 고통에만 쓰였다. 우울증보다는 기분저하증dysthymia이 일반적이었다. 기분저하증은 우울증의 경미한 형태로 끈질긴 미열과 비슷하다고 보면 된다. 기분저하증이 있는 사람은 컵에 물이 반밖에 없다고 생각하는 성격으로, 평소에는 멀쩡하게 생활하지만, 기쁨을 느끼는 용량이 적은 편이다.

이 기분저하증을 앓는 사람들이 1988년 초 출시된 프로작을 성공으로 이끈 장본인이었다. 약간이라도 우울감이 있는 사람은 전부 약을 달라고 손을 내미는 듯했다. 연구자들은 프로작과 주요우울증의 연관성이 그리 크지 않다는 사실을 우연한 기회에 발견했다. 과거 소라진을 다른 용도에 사용했던 것처럼 프로작도 기분저하증뿐만 아니라 《DSM》에 없는 무수한 증상을 치료하는 약으로 쓰였다. 예를 들어 《타임》은 수전이라는 환자의 사례를 소개했다. 자칭 일 중독자인 수전은 생리할 즈음만 되면 짜증이 많아졌고, 한번은 남편에게 결혼반지를 던진 적도 있었다. 그러다 프로작을 먹고 가시처럼 뾰족했던 성격이 매끄러워졌고 활동도 훨씬 수월해져 인생이 행복해졌다고 한다. 그 결과 수전같이 짜증이 많은 사람, 일 중독자, 비관론자, 극심한 공포를 느끼는 사람, 불평이 많은 사람까지 우울증 범위 안에 들어가고 말았다. 구체적인 정신 질환 증상만이 아니라 성격 유형도 진단에 포함되는 지경에 이르렀다. 현장의 의사들은 공황 발작이나 탈력 발작cataplexy(공포로 마비돼 움직이지 못하는 증상—옮긴이)에도 프로작을 처방하기 시작했다. 이런 다양한 증상이 우울증과 같은 신경 기질을 공유한다는 생각에서 나온 행동이었다.

일라이 릴리로서는 두 팔 들고 환영할 변화였다. 일라이 릴리는 1차 병원과 정신과 의사들에게 경미한 증상도 이 신약으로 치료하라며 진단 표류를 부추겼다. "우울증 인식의 날Depression Awareness Day"도 만들었다. 이날이 되면 누구나 1-800번에 전화를 걸어 자신의 증상이 우울증인지 알아볼 수 있다. 전화기의 숫자 패드를 이용해 "이유 없이 피곤해진다" 같은 문장이 들어간 열 가지 항목 "검사"에 '예' 혹은 '아니요'로 대답하면 된다.

크레이머의 베스트셀러 《프로작에 듣다》가 출간되면서 대중은 약이 모든 사람의 모난 성격을 둥글게 만들어줄 수 있다는 희망적인 그림을 봤고, 광기는 더욱 커져갔다. 크레이머의 책은 프로작의 인기를 한층 더 높이고 우울증의 정의를 확장했다. 프로작이 항우울제라면 일상에서 겪는 실망과 평범한 문제—크고 작은 불행—도 우울증의 개념에 포함해야 했다. 그래야 약을 먹는 사람의 수를 정당화할 수 있었다. 토론토대학교 역사학자 에드워드 쇼터Edward Shorter는 정신의학의 교과서라고 불리는 《정신의학의 역사History of Psychiatry》에서 프로작을 발견한 확실한 과학과 프로작 홍보의 저변에 있는 단순한 과학만능주의scientism를 구분한다.

"좋은 과학은 이미프라민 등의 삼환계 항우울제보다 더 안전하고 효과 빠른 차세대 항우울제 플루옥세틴(프로작)을 발견했다." 하지만 과학만능주의는 다르다고 했다. "과학만능주의는 인간의 모든 문제를 우울증의 척도로 바꾸고 전부 기적의 약으로 치료할 수 있다고 말한다. 이런 변화의 이유는 임상정신의학이 제약회사의 기업 문화라는 그물에 제 발로 들어가 걸렸기 때문이다. 그래서 과학을 기반으로 하는 학문인 정신의학은 '약물 쾌락주의pharmacological hedonism'라는 대중문화를 키웠고 그 결과 정신 질환에 걸리지도 않은 수백만 명이 단지 자의식의 무거운 짐을 덜기 위해 새로운 약을 갈구하게 됐다."

과학만능주의는 심각한 문제이고, 정신의학은 유독 이 문제에 취약해 보인다. 폐 질환 전문가가 돈을 노리고 약을 홍보하는 유행은 없지 않은가. 자연히 이런 궁금증이 생긴다. 정신과 의사가 금전적으로나 진단적으로나 부패하기 쉬운 이유는 무엇일까? 우울증 진단을 급속히 확산시킨 장본인도 정신과 의사들이다. 휘태커의 글과 반대로 우울증이 왜 증가했느냐는 질문에 의사가 진단을 많이 내렸기 때문이라 답해도 충분한 설명이 된다. 개인적으로 나는 진단 표류가 우울증의 기이한 증가에 대한 해답이기를 바란다. 골치 아픈 현상이지만, 바로잡을 수 있기 때문이다. 최소한 이론상으로는 그렇다. 뇌가 망가진 환자들이 최후의 보루로 향정신약을 먹는다는 생각보다는 괴로움도 덜하다. 뉴런이 교란된 환자들은 점점 더 빠르게 우울증에 빠지고 증상이 나타나는 간격도 줄어든다. 재발을 피할 수도 없고 십중팔구 약에 중독된다.

만능 프로작

프로작을 비롯한 세로토닌 촉진제는 정신의학에 두 번째로 대대적인 혁신을 일으킨 우울증 치료제가 됐다. 기존의 약들보다 더 우수하고 효과적이라고 했고 무엇보다 1950년대 나온 삼환계 항우울제와 MAOI보다 깨끗하다고 했다. 어떻게 보면 SSRI는 이전의 항우울제보다 발전한 약이었다. 하지만 자세히 들여다보면 학계에서 말하는 대단한 혁신은 아니었다. 일단 세로토닌 시스템은 아주 광범위하게 뻗어 있기 때문에, 이 약을 깨끗하다고 정의할 수는 없다. 뇌의 특정 영역만 겨냥해 작용할 수 없다는 뜻이다. 우울증을 제대로 이해하려 할 때 나오는 문제는 특정한 부작용만이 아니다. 물론 SSRI는 완전히 다른 신경 체계를 망가뜨려 성기능장애 등의 부작용을 유발한다. 하지만 약의 "긍정적인" 효과도 문제가 된다. 세로토닌 촉진제를 우울하지 않은 사람에게 줬더니 더 활기차게 변했고 말이 많아지고 친화력이 높아졌다. 전반적으로 낙관적인 사람이 됐다. 그게 뭐가 문제냐고? 크게 문제되지는 않는다. 바람직하게 보일 수도 있는 변화지만, 우수하다고 하는 약이 두통약 애드빌Advil처럼 사실상 뇌 전체에 작용한다는 증거인 것도 사실이다. 프로작은 고통을 줄이는 완충재 역할을 할 뿐이지, 아직 밝혀지지 않은 우울증의 근본을 치료하지는 못한다. 따라서 이 약으로 병의 유래를 확인하기는 어렵다.

비슷한 예로 한 동물실험에서 어미와 떨어진 새끼 쥐에게 프로작을 줬더니 울 때 초음파의 주파수가 줄어들었다. 이 또한 프로작이 모르핀이나 코카인에 가깝다는 증거다. 다시 말해 프로작은 일반적인 고통을 누그러뜨리지만, 이미프라민 같은 이전의 약처럼 우울증의 본질을 밝혀주지는 못한다. 삼환계 항우울제는 정반대다. 우울증이 없는 사람이 삼환계 항우울제를 먹으면 다른 변화 없이 지독한 부작용만 생긴다. 하지만 삼환계 항우울제는 우울한 사람에게만 작용하고 우울증 증상만을 완화하기 때문에 병적인 절망감의 메커니즘을 프로작보다 더 명확히 밝혀줄 수 있다.

마지막으로 만났을 때 볼로는 딸의 첫 번째 생일 파티를 치른 후였다. 볼로는 마침내 프로작을 끊었다. 성기능 관련 부작용을 도저히 견딜 수 없었기 때문이다. 이 약은 중독성이 없다고 광고하지만, 볼로는 절대 아니라고 말한다. "살면서 제일 힘들었던 게 프로작을 끊는 일이었어요." 볼로는 직접 겪은 충격적인 금단증상을 설명했다. 머릿속에서 전기가 튀는 느낌이 들었다. 편두통으로 어지러웠고 속이 메스꺼워 아무것도 할 수 없었다. 깊은 절망감을 이겨낼 수 있었던 힘은 강한 용기와 가족에 대한 헌신이었다. "첫 주에 몇 번이나 생각했어요. '그래, 내가 졌어. 다시 먹으면 되잖아.' 하지만 이러다 남편을 잃을 것 같았어요. 아기를 낳기 전까지는 우울한 적이 없었거든요. 그래서 예전의 나를 다시 찾겠다는 믿음에 기대를 걸었어요." 볼로는 정말 그렇게 했다. 하지만 볼로처럼 운이 좋은 사람은 많지 않다. 수많은 환자가 몇 년, 몇 십 년 동안 SSRI에 의존했고 약을 끊으려 해도 금단증상 때문에 힘들어했다. 휘태커는 약을 먹는 도중 우울증이 재발해 복용량이 늘어나고 이미 합성 화학물질의 공격으로 균형을 잃은 뇌는 더욱 교란될 뿐이라고 했다.

그럼에도 정신의학계는 SSRI가 현존하는 가장 위대한 혁신이라고 자랑한다. 마침내 정신의학이 매우 과학적인 방법으로 약을 사용하고 있다고 주장하기까지 한다. 심지어 리버먼은 2000년대 "한때 정체됐던 정신의학계에서 의사들이 지적으로 젊어지고 있다는 징후가 명백히 드러났다"라고 단언했다. 이와 정반대의 입장이 코넬대학교 정신의학자 리처드 프리드먼Richard Friedman이다. 뉴욕장로병원New York-Presbyterian Hospital 정신약리학 클리닉의 책임자이기도 한 그는 직설적으로 의견을 밝혔다. "지난 30년 사이 진정한 의미로 새롭게 등장한 정신과 약은 단 하나도 없다."

복용량의 증가

나도 리버먼 같은 정신의학자의 말이 옳다고 생각하고 싶다. 정신의학이 활발하고 지적으로 정직한 분야이기를 바란다. 매일 정신과 약을 여러 개 삼키는 사람으로서 하는 말이다. 나는 스물다섯 살부터 세로토닌 촉진제를 먹었고 그 전에는 삼환계 항우울제를 6년 먹었다. 현재는 쉰네 살이다. 그렇다면 35년 동안 정신과 약으로 뇌를 달랜 셈이다. 하지만 약을 먹어서 나아졌다고 자신 있게 말하지는 못한다. 좋기도 하고 나쁘기도 하니까. SSRI를 먹기 전에는 이미프라민을 먹었다. 약은 잘 듣지 않았고 미래에 대한 희망이 조금도 보이지 않았다. 하지만 SSRI를 먹으면서 정신병원에 입원하지 않고도 살 수 있었고 이 세상에 책 아홉 권과 두 아이를 내보냈다. 이제 청소년이 된 아이들은 각자의 관심사와 성향이 뚜렷하다. 나는 결혼도 그리고 이혼도 감당할 수 있었다. 게다가 나 같은 사람들을 가르칠 수도 있었다. 이 정도면 정신의학의 힘을 보여주는 완벽한 광고 아닌가?

내가 29년 전 처음 먹은 10밀리그램의 프로작은 나를 무겁게 짓누르던 증상들을 마법처럼 없애주고 온 세상을 아름다운 빛으로 비춰줬다. 하지만(정신약리학이라는 애매한 주제를 논할 때면 언제나 '하지만'이 나온다) 약의 효과는 짧았다. 곧 20밀리그램이 아니면 소용이 없었다. 그러다 30, 그러다 60으로 늘어났고 80밀리그램은 100밀리그램이 됐다. 처음 10밀리그램을 먹었을 때 느꼈던 위안을 얻으려면 그 정도는 먹어줘야 했다. 복용량이 증가하고 병이 재발했다는 사실은 뇌가 약에 적응했을 뿐이라는 의미로 해석된다. 내 병은 전혀 낫지 않았고 그저 프로작이 덮어준 담요 아래에서 계속 날뛰고 있었다는 뜻이다.

계속 늘어나는 복용량이 무서웠지만, 프로작은 내 강박증과 양극성우울증에 너무나 효과가 좋았다. 결국 나는 약에 몸과 마음 모두를 의존하게 됐다. 언젠가 약이 듣지 않을 수도 있다는 생각을 하면 겁이 났다. 과거의 재방송으로 변하게 될 미래를 걱정하느라 수많은 밤을 보냈다. 과거 하면 나를 가둔 정신병원의 시멘트에 박힌 쇠창살 창문밖에 생각나지 않았다. 예전으로 되돌아간다는 생각만 하면 극도의 공포가 엄습했다. 그래서 약이 잘 듣는 게 가장 중요했다. 하지만 점점 쌓여가는 증거는 프로작에 기대면 안 된다고 말하고 있었다. 기껏해야 임시방편이라고. 결국에는 복용량이 과도하게 늘어나 약의 대사를 담당하는 간을 망가뜨릴 것이다. 아니면 신장. 또 누가 알겠는가, 뇌가 망가질지도 모르지.

하지만 2005년쯤이었나, 프로작 100밀리그램이라는 어마어마한 양을 먹고도 병이 재발하면서 나는 다른 세로토닌(노르에피네프린도) 촉진제인 이팩사로 바꿀 수밖에 없었다. 엄청난 후회와 두려움을 안고 약을 바꿨지만, 그마저도 듣지 않자 의사는 약의 효과를 높이기 위해 역시 시냅스의 세로토닌 양을 높여주는 비정형 항정신병제 자이프렉사를 추가했다. 말했다시피 자이프렉사를 잠깐 리튬으로 바꾼 적도 있지만, 리튬은 간절한 기대와 달리 우울증을 쫓아내주지 않았다. 그래서 나는 자이프렉사로 돌아와야 했다. 자이프렉사와 이팩사의 조합은 내 정신에 기적을 선물했지만, 이팩사는 내게 고혈압도 줬다. 혈압을 정상으로 낮춰주는 리시노프릴lisinopril도 내가 먹는 약에 추가됐다.

리튬과 상관없이 자이프렉사는 식욕을 너무 높이는 문제가 있었다. 아무리 먹어도 배가 부르지 않았고 나중에는 음식 이야기만 들어도 입에서 군침이 돌았다. 마시멜로우를 병째로 퍼먹었다. 커다란 콩으로 속을 채우고 몰레 소스(고추, 초콜릿, 견과류, 향신료 등을 넣어 만든 멕시코 소스—옮긴이)를 끼얹은 엔칠라다를 몇 개씩이나 먹어댔다. 자이프렉사를 먹으면 살이 찐다는 경고를 듣기는 했다. 하지만 그때는 내 몸이 얼마나 부풀지, 축적된 내장지방이 장기를 얼마나 망가뜨릴지, 뇌졸중이나 심장마비 위험이 얼마나 커지는지 정확히 이해하기 힘들었다. 깊은 절망에 빠진 사람에게 의사 한 명이 하는 한 번의 경고는 진실을 보여주지 못한다. 하지만 우리는 신약을 먹기로 할 때 생존에 필요한 몸을 망가뜨린다는 계약서에 서명을 하는 것이나 다름없다. 자이프렉사가 내 신진대사를, 이어 내 몸을 가지고 놀며 체중은 끝없이 증가했고, 현재 나는 과체중인 당뇨병 환자가 됐다. 혈당이 높아지면서 시력이 낮아져 안경을 쓰지 않으면 모든 것이 흐릿하게 보인다. 앞을 선명하게 보기 위해서는 가장 강력한 렌즈가 필요하다. 마음 한구석에서는 이러다 눈이 멀까 두렵다. 진찰을 받으러 가면 의사는 내 발을 꼼꼼히 살펴본다. 당뇨병이 혈액순환을 방해해 발이 썩을 수도 있기 때문이다. 최악의 경우에는 발을 절단해야 한다. 높은 혈당으로 신부전이 생겨 입은 항상 말라 있다. 어렵게 소변을 보면 침전물이 가득하다. 자이프렉사가 혈중 지질 수치를 위험한 수준까지 높이는 바람에 췌장염과 관상동맥 질환에 걸릴 위험도 높아졌다.

까놓고 말해 나는 추하게 늙고 있다. 건강을 잃었고 가장 큰 원인은 정신과 약이다. 그럼에도 이 약들 없이 살 수 없다. 30년 이상 꾸준하게 복용량과 약의 수를 늘린 결과 내 뇌는 완전히 바뀌었고 매일 약을 먹지 않으면 신경 체계가 제 기능을 하지 못한다. 때로는 손자도 못 보고 죽을까 봐 두렵다. 약을 끊으려고도 해봤지만, 금단 증상은 내 몸을 황폐하게, 내 정신을 위태롭게 만들었다. 깊은 우울증에 총을 산 적도 있고 아이들에게 유서를 쓴 적도 있다. 보내지 않은 편지는 지퍼백에 밀봉해뒀다. 결국에는 술래잡기를 그만두고 약으로 돌아가야 했다. 약에게 정신을 돌려받고 몸을 빼앗기면서 나는 몸과 마음이 별개의 존재라는 데카르트의 주장을 확신하게 됐다. 이런 생각을 자주 한다. 내가 처음부터 이미프라민을 먹지 않았다면 어떻게 됐을까? 나중에 프로작을 먹지 않았더라면? 온전히 내 힘으로 우울증에서 벗어날 수 있었을까? 답을 알 방법은 없다. 하지만 지금까지의 경험으로 추측할 수는 있다. 내가 현재 살기 위해 죽고 있다는 점을 감안했을 때 이 약들이 없었다면 나는 지금보다 더 빨리 죽었을 것이다. 그러니 어떻게 찬양하지 않으랴.

뇌 은행

맥린병원에 있는 하버드뇌조직자원센터Harvard Brain Tissue Resource Center, 일명 뇌 은행은 죽은 사람의 뇌를 모으고 연구하는 곳이다. 복잡하게 엉킨 실타래를 연구해 조현병을 일으키는 뇌의 결함, 알츠하이머의 비밀을 밝히려 한다. 건강한 피질을 상징하는 아름답고 풍부한 수상돌기의 연결을 찾는다.

어느 날 문득 그곳으로 전화를 걸었다. 수화기 반대편에서 누군가가 사무적인 목소리로 "뇌 은행입니다"라고 말했을 때 갑자기 나는 할 말을 잃었다. 더듬더듬 "안녕하세요"라고 인사를 하자 침묵이 흘렀다. 침묵이 흐르는 동안 우리 사이에는 '치지직' 하는 잡음만이 흘렀다.

"뇌 은행입니다." 내가 못 들었다고 생각한 걸까?

"네." 내가 말했다. "알아요."

"어떻게 도와드릴까요?" 그 사람이 말했다. 이 목소리가 남자인지 여자인지도 알 수 없었다. 컴퓨터와 이야기를 하고 있다고 생각하니 불안해졌다. 지금은 내가 무슨 말을 하든 나를 도와줄 사람이 필요했다.

“전화를 한 이유는 제가… 제가… 뇌를 기증하고 싶어서요.” 내가 말했다. 마지막 세 마디는 순식간에 입에서 쏟아져 나왔다.

상대가 응답하지 않는 동안 또 ‘치지직’ 소리가 들렸다. 나는 가만히 서서 커다란 창문 밖의 사과나무를 내다봤다. 붉어지고 있는 과일이 아름다운 가지를 장식하고 있었다.

“제. 뇌를. 기증한다고요.” 나는 다시 한 음절, 한 음절을 또렷하게 발음했다. 희한하게 갑자기 용기가 났다.

“알겠습니다.” 누구인지 알 수 없는 목소리가 말했다. “기증은 온라인으로 할 수 있어요.” 그러고 나서 웹페이지 주소를 안내한 그 목소리는 펑 하고 사라졌다.

나는 얼떨떨한 채로 전화기만 들고 서 있었다. 몇 초가 지나자 전화기는 요란하게 삑삑거리기 시작했다. 전화를 끊고 인터넷에 접속했다. 사이트에 들어가 양식을 작성했다. 이제 맥린은 내가 죽으면 내 정수리에 커다란 구멍을 내고 뇌를 꺼낼 수 있다. 이후 텅 빈 두개골에 솜을 채우고 절개 부위를 꿰매면 장례식장에서 관을 열어도 전혀 티가 나지 않는다. 한편 연구소에서는 내 뇌를 반으로 자를 것이다. 각 반구를 포름알데히드formaldehyde에 보관해놓다가 준비가 되면 연구원이 섬세한 신경조직을 자른다. 내 뇌는 수십 년 동안 약을 먹은 후 일어난 변화의 단서를 보여주겠지. 이것이 현재 혼란에 빠진 정신의학계에 내가 줄 수 있는 유일한 도움이었다. 정말로, 진심으로 도우려면 이 방법밖에 없었다. 그때까지는 높아지는 혈당,

떨어지는 시력, 흐려지는 기억, 이상하고 불안하게 경련을 일으키는 간헐적인 틱장애와 살아갈 방법을 찾을 것이다.

판화

이혼 후 나는 매사추세츠주 피치버그에서 새로운 동거인, 네 마리 말과 살고 있다. 아이들도 가끔 와서 머문다. 9만 8,000평의 밭과 숲으로 이뤄진 농장에 들어오면 사과나무가 양쪽에 줄지어 서 있고 끝없이 펼쳐진 과수원이 보인다. 굴곡진 언덕 옆에는 선홍색과 푸르스름한 흰색으로 칠한 외양간이 위풍당당하게 서 있다. 그림 같은 말들은 손질을 받아 털에 윤기가 난다. 이웃이 없어서인지 저녁의 어둠은 훨씬 짙다. 그나마 가까운 집은 500미터 정도 떨어져 있다. 밤이 되면 그 집의 네모난 창문이 주황색 불빛을 뿜어내며 멀리서 온기를 보낸다. 시골에서는 사람을 만나기가 힘들지만, 최근 건축한 이 집에는 우리가 보금자리를 세우도록 도와준 많은 사람의 손길이 묻어 있다.

다시 밖으로 나가서 왼쪽으로 꺾어 노란 데이지가 바람에 흔들리는 목장을 가로지른다. 그리고 족히 수백 년은 됐을 바위가 튀어나와 있는 언덕을 올라간다. 금빛 솔잎을 밟는 소리 외에는 고요한 숲을 지나면 검은 철제 울타리에 둘러싸인 작은 묘지가 나온다. 선 세공으로 장식한 대문은 검은 레이스처럼 보이지만, 단단하고 차갑다.

대문을 열면 경첩이 날카로운 소리로 저항하지만, 출입이 금지

되지는 않았다. 신성한 묘지의 비석들은 비바람에 풍화됐다. 비석의 문구는 제각각이지만, 사랑 고백이라는 점은 다 똑같다. '사랑하는 어머니 이곳에 잠들다', '부디 에브너가 천국의 문으로 날아가는 길을 찾기를'. 이곳의 무덤은 전부 18세기와 19세기에 만들어진 것이다. 아이들과 비석 사이를 거닐며 표면의 디자인—시, 천사, 시계—을 베꼈다. 묘비에 트레이싱지를 테이프로 붙이고 뾰족하게 깎은 연필을 좌우로 문지르면 된다. 이렇게 만든 판화는 으스스한 느낌을 준다. 종이가 바람에 펄럭인다. 이곳처럼 작은 시골 마을에도 수천 명이 우리보다 먼저 와 있었겠지. 수십억 년 전 부싯돌로 불을 피운 것 같은 푸른 번개가 고대 세계를 최초로 내리쳤을 것이다. 집으로 돌아와 우리가 찍어 온 판화를 보며 묘비 아래 누워 있을 사람들을 생각한다. 교정렌즈 같은 게 없었을 때는 시력이 사라지면 어떻게 했을까? 충치가 썩어서 신경이 고통스럽게 욱신거렸을 때는 어떻게 했지?

우울증은 문자가 존재하기 시작한 시점부터 문헌에 기록됐다. 그래서 우리는 과거 사람들이 현대인의 기준에서 기괴해 보이는 온갖 방법으로 우울증을 치료했다는 사실을 안다. 기원전 사람인 유명 그리스 의사 필로티무스Philotimus 시대에는 머리가 어지럽다고 호소하는 환자에게 납으로 만든 헬멧을 씌웠다. 동시대를 산 크니도스의 크리시포스Chrysippos of Knidos는 우울한 사람이 콜리플라워를 많이 먹고 바질을 피해야 한다고 믿었다. 바질은 사람을 미치게 만드는 식물이라고 생각했기 때문이었다.

우울증이 변화하면서 우울증의 치료법도 바뀌었다. 이 또한 병이 하나의 모습을 유지하지 않고 독립적인 질병도 문화의 흐름에 따라 변화한다는 증거다. 기원전 1세기의 우울증 환자는 심한 신체 이형증body dysmorphism 같은 느낌을 받았다. 그리스 에페수스의 루푸스Rufus of Ephesus라는 의사는 머리가 없다고 믿는 사람, 자기가 도자기 조각이라고 생각하는 사람 같은 환자를 치료했다. 세 번째 환자는 뱀처럼 허물을 벗고 몸에서 피부가 벗겨진다고 믿었다. 병적인 망상에 사로잡힌 듯한 환자도 있었다. 어떤 제빵사는 자신이 버터이고 햇빛에 녹는다고 믿었다. 몸이 유리로 만들어졌기 때문에 금이 가거나 깨지기 쉽다며 앉지 않으려 하는 환자도 있었다. 보통 약초와 사혈로 치료했고 때로는 생식기를 성적으로 자극했다. "배출되지 않은 성적 체액이 썩어서 나오는 유독한 가스"가 뇌를 건드린다고 생각했기 때문이다. 1세기 후 기독교가 등장하며 중세 시대에는 만성 우울증을 죄악으로 보고 구마나 더 심한 방법으로 치료했다. 우울증 환자의 몸에 마귀가 들어가 있으니 종교의식이나 형벌로만 치료할 수 있다고 믿었다.

이전의 우울증 치료는 진기하면서 어떻게 보면 시적이다. 루푸스의 "신성한 치료약"이 한 가지 예다. 루푸스는 "콜로신스colocynth, 노란 아주가bugle, 저먼더germander, 계수나무cassia, 아위asafetida, 야생 파슬리, 쥐방울덩굴aristolochia, 백후추, 시나몬, 감송spikenard, 사프란, 몰약"을 한꺼번에 빻고 꿀로 달콤한 맛을 첨가했다. 그리고 이 액체를 "꿀물과 바닷물에 4드램(약 7그램—옮긴이)씩 넣어 먹였다." 만약 이런 약을 먹고 병이 나았다면 환자의 믿음 때문이었을 것이다. 갖가지 향신료와 약초를 꿀에 섞는다고 우울증이라는 깊은 절망을 퇴치할 수는 없다. 우리는 다 아는 사실이다. 하지만 그때는 그렇게 했다. 언젠가는 후손들이 우리 시대의 치료법을 보며 다 망상이고 옛날 사람들이 미개했다는 증거라고 생각하는 날이 올지도 모른다. 화학자의 실험실에서 단순한 번호를 달고 나온 게 약이라고? 인간이 유전자 발현을 직접 조종해 버튼으로 우울증의 전원을 간단히 끄는 시대가 올지도 모른다. 뇌심부자극술Deep Brain Stimulation, DBS이나 경두개 자기자극술transcranial magnetic stimulation 같은 신경 수술이 칠판의 낙서 자국처럼 뇌에서 우울증을 지워버리는 날이 올 수도 있다. 미래가 어떻게 될지 누가 아는가? 그런 날이 언제, 어떻게 올지 누가 알겠는가?

그때까지 우리는 완벽하지 않은 캡슐을 두고 선택해야 한다. 선택지는 약만큼이나 한정적이다. 우울증이 사라지기를 기다리고 그동안 머릿속에서 쏟아지는 스트레스 호르몬으로 뇌가 영영 망가지지 않기를 기대하는 선택지가 하나 있다. 아니면 약을 먹고 부작용이 나타나지 않기를 바라는 쪽을 선택할 수도 있다. 세 번째 길, 다른 탈출구는 없는 것일까? 심리치료? 교회? 그것도 가능한 방법이지만, 중증 우울증 환자에게는 맞지 않는다. 여름의 태양처럼 이글이글 타오르며 목을 움켜쥐고 한낮에 사람을 무너뜨리는 병 앞에서는 다른 선택을 하지 못한다.

아이들과 만들어 온 비석 판화를 만진다. 종이는 아주 얇다. 있는 것 같지도 않은 종이는 폐쇄된 정신병원 332호실 베개 아래에서 '도와줘'를 외치던 그 종이만큼이나 약하다. 나는 천국을 믿지 않고 기독교에서 묘사하는 지옥도 믿지 않는다. 하지만 사람이 정신을 놓을 수 있다는 것, 이보다 끔찍한 고통은 없다는 것, 그것이 내 신념이다. 깊은 우울증에서 헤어 나온 사람에게 세상은 완전히 새롭게 보인다. 모든 것을 조심스럽게 감탄하며 만진다. 거리는 환하다. 자동차는 막대사탕처럼 반짝거린다. 레이스 같은 나뭇잎에 얼굴을 숨긴 나무는 하늘로 솟아 있다.

이런 기분은 프로작 때문이 아니다. 이미프라민이나 다른 약 때문도 아니다. 우울증이 떠난 자리에는 감사한 마음이 남기 때문이다. 인생은 새싹, 잎사귀가 된다. 어떤 약도 이 도취감을 만들어내지 못한다. 최고의 순간이다. 가장 인간답고 가장 건강한 자신을 찾았기 때문이다. 조용히 축하하라. 앞에 나가 노래 부르라. 나는 그렇게 하고 있다. 비록 죽어가고 있지만, 나는 여전히 감사한 마음으로 하루를 시작하고 또 하루를 마감한다.

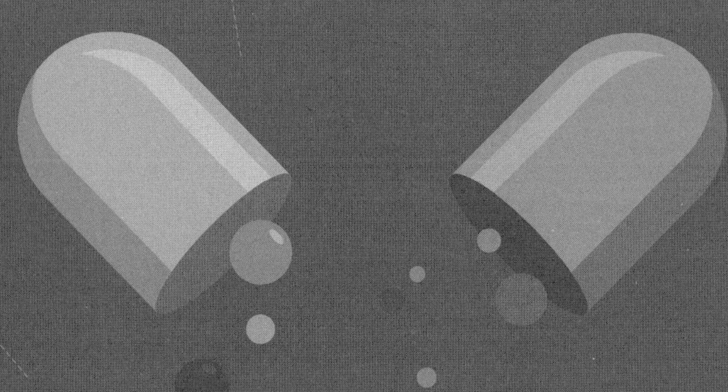

CHAPTER

플라세보:
춤추는 병

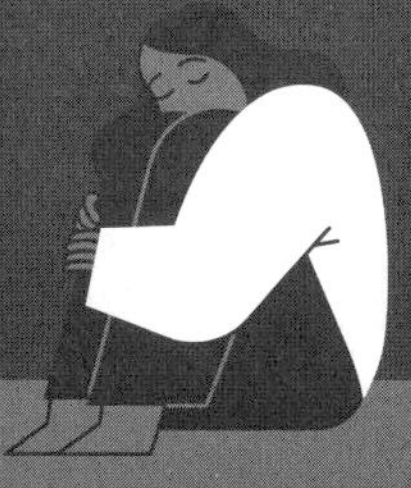

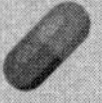

Placebos:
The Dancing Disease

속임약은 아주 특별한 약이다. 인류가 아는 거의 모든 증상을 치료하고 환자 3명 중 최소 1명에 작용하며(보통은) 최대 60퍼센트까지 효과를 보인다. 심각한 부작용은 없고 과용할 수도 없다. 간단히 말해 전 세계에서 가장 적응력이 뛰어나고 용도가 다양하며 효과적이고 안전하고 값싼 약이다. 그뿐이랴, 속임약은 수 세기 전부터 우리 곁에 있었으니 유래도 흠잡을 데가 없다. ―로버트 벅먼Robert Buckman 박사, 칼 사바흐Karl Sabbagh (1993)

라이트 씨

1957년 심리학자 브루노 클로퍼Bruno Klopfer는 라이트라는 남자의 놀라운 사례를 소개했다. 라이트는 말기 림프암 환자였다. 오렌지 크기의 종양들이 뼈에 박혀 있었고 장기로 전이됐다. 죽음을 코앞에 두고 있어 사람보다는 걸어 다니는 암 덩어리에 가까웠다. 창백한 얼굴로 누워만 있었고 불거진 핏줄에는 정맥주사가 꽂혔다.

암과의 오랜 싸움이 끝나가면 머리카락과 치아가 빠진 사람들은 여기서 탈출할 준비를 한다. 뜨거운 방사선 치료와 독한 화학요법을 감당할 힘도 이제는 남아 있지 않다. 그러나 라이트는 심한 빈혈 때문에 당시 자주 쓰이던 방사선과 질소 머스터드nitrogen mustard 치료를 받을 수 없었다. 사람을 살리기 위해 죽이는 치료의 도움 없이 무작정 삶을 허비하고 있었다. 그러나 라이트는 살겠다는 의지, 일어나고 싶다는 욕구가 강했다. 병원 침대에 드리워진 죽음의 그림자가 검은 구멍으로 쪼그라든 자신을 삼킬까 두려워했다.

그러던 어느 날 라이트—주치의는 "침대에서 일어나지도 못하고 열이 올라 간신히 숨을 쉬고 있었다"라고 묘사했다—는 크레비오젠Krebiozen이라는 새로운 암 치료제에 대한 이야기를 우연히 들었다. 말馬의 혈청으로 만든 약이고 마침 그가 입원해 있는 병원에서 테스트 중이라 했다. 가슴속에서 희망이 솟아올랐다. 라이트는 의사에게 그 약을 쓰게 해달라고 애원했다. 의사는 그 약이 과연 말기 환자에게 도움이 될지 의심스러웠지만, 주사기에 약을 넣고 주사 자국으로 가득한 환자의 팔을 들었다.

사흘이 흐르는 동안 라이트는 병원 침대에 가만히 누워 있었다. 크레비오젠 주사를 맞고 세 번째 아침, 진찰을 하러 온 의사는 놀라운 광경을 목격했다. 의사가 도착하기도 전에 라이트는 침대에서 몸을 일으키고 몇 달 만에 처음으로 바닥을 딛고 꼿꼿이 섰다. 스스로 지탱하고 걸음을 옮길 힘이 생긴 것이다. 성큼성큼 걸을 수도 있었다. 병실을 나온 라이트는 복도를 지나 간호사들이 모여 있는 스테이션으로 갔다. 의사는 죽음의 문턱에 있던 남자가 농담을 하고 간호사에게 치근대고 신이 나서 촐싹대는 모습을 봤다. 엑스레이로 확인하자 종양이 오렌지에서 골프공 크기로 줄어들어 있었다. "뜨거운 난로에 넣은 눈덩이처럼" 녹아내린 것이다.

다들 믿을 수가 없었다. 그렇다고 의심할 수도 없었다. 한때 기력을 다 잃었던 남자가 분명히 건강하고 희망찬 얼굴로 서 있었기 때문이다. 10일 후 라이트는 완치 판정을 받고 병원에서 퇴원했다. 집으로 돌아간 그는 암에 지배당하기 전의 인생을 다시 시작했다. 맞춤 정장을 입듯이 과거의 인생으로 완벽하게 다시 들어갔다. 직장에 복귀했다. 외식도 했을 것이다. 핏물이 흐르는 스테이크, 버터가 녹아내리는 감자, 새빨간 토마토 조각을 크리스털 접시 가장자리에 바퀴처럼 장식한 양상추 샐러드를 먹었을 것이다. 고급 포도주와 샴페인도 마셨을 것이다. 만족스러운 '펑' 소리와 함께 코르크 마개를 뽑았을 때 거품이 위로 솟구쳤으리라. 라이트는 살아 있었다. 살아 숨 쉬었고 삶을 사랑했다.

며칠, 몇 주가 지났다. 라이트의 몸에 암 덩어리는 여전히 없었다. 그러나 2개월 후 크레비오젠 테스트가 끝났고 약이 치료제로 쓸

모없다는 뉴스가 나왔다. 그 직후 라이트의 종양은 돌아왔고 다시 입원한 라이트는 침대에 드리워진 그림자 속에서 생명을 빨아들이는 죽음의 구멍만 멍하니 보고 있었다.

그때 라이트의 주치의는 현대 의사라면 절대 하지 못할 행동을 했다. 환자에게 거짓 이야기를 들려준 것이다. 의사는 뉴스가 오보이고, 크레비오젠은 강력한 항암제라고 했다. 라이트는 궁금했다. 그렇다면 왜 병이 재발한 걸까요? 그것도 이렇게 심하게? 의사는 말했다. 라이트 씨가 하필 약한 주사를 맞았기 때문에요. 의사는 병원에 곧 새 제품이 올 예정이고 전에 아주 잘 들었던 크레비오젠보다 2배는 강력할 것이라고 했다. 환자가 기대감을 키우도록 다른 주사도 놓지 않았다. 며칠이 지났고 의사는 라이트의 옷소매를 걷어 올렸다. 라이트는 팔을 내밀었고 의사는 새 주사약, 그러니까 맹물을 투여했다.

희망이 한 번 더 고개를 들었다. 라이트의 종양은 전부 사라졌다. 흔적조차 찾을 수 없었다. 이번에도 라이트는 병원을 떠났다. 그는 신나게 춤을 추며 하루하루를 보냈을 것이다. 두 번째 완치라니! 라이트는 별 증상 없이 2개월을 더 보냈다. 하지만 안타깝게도 또 다른 뉴스가 보도됐다. 미국의사협회American Medical Association가 환자를 대상으로 무수히 실험을 한 후 크레비오젠에 대한 최종 결론을 발표한 것이다. 협회는 이 약에 아무 효과가 없다고 단언했다. 라이트에게 다시 종양이 생겼고 또 병원에 입원한 그는 이틀 만에 사망했다.

고대의 속임약

SSRI를 먹는 환자의 3분의 2는 속임약 효과만으로도 상태가 나아진다고 한다. 그러니 비과학적인 고대의 약이 그렇게 효과적이었던 이유도 설명이 될 것이다. 그때의 약은 대부분이 속임약이었다. 약 5,000년 전 중국을 통치했던 황제黃帝는 2,000개의 약과 1만 6,000개의 처방을 목록으로 만들었고 이후 수천 년 동안 중국에서 이 목록은 크게 변하지 않았다. 수메르-바빌론-아시리아도 265개의 약을 기록했고, 고대 인도는 6,000개가 넘는 약을 정리했다. 다양한 약과 혼합물은 시간이 흘러도 변치 않고 환자에게 쓰였다. 정신과 의사이자 연구자인 아서 샤피로Arthur Shapiro와 일레인 샤피로Elaine Shapiro는 17세기 처음 출간된 런던 《약전Pharmacopoeia》에서 다음과 같은 치료약들을 발견했다.

> 송라(잔인하게 죽음을 맞은 피해자의 두개골에서 채취한 이끼), 비고Vigo의 고약(독사의 살, 살아 있는 개구리, 지렁이), 게스코인 가루(위석, 호박, 진주, 게의 눈알, 산호, 게 집게의 검은 부분), 사형당한 범죄자의 두개골 시상봉합sagittal suture과 시옷봉합lambdoid suture이 만나는 지점에 있는 세모꼴의 봉합뼈, 테리아카theriac, 마티올리mattioli, 미트리다트mithridate, 담즙, 혈액, 봉교(벌이 바르는 물질—옮긴이), 뼈, 골수, 발톱, 갑오징어, 닭의 볏, 뱀의 허물, 여우의 폐, 모피, 털, 깃털, 뿔, 발굽, 부레풀, 말린 독사로 만든 알약, 벽돌 기름, 개미, 늑대, 귀금속 가루, 바다비단, 해면, 전갈, 제비집, 거미줄, 생사, 이빨, 내장, 벌레, 쥐며느리, 인간의 태반과 땀, 단식하는 사람의 침, 생식기, 기타 등등.

여기에 나오는 중독 치료제 테리아카는 특히 인기 있는 속임약이었다. 적게는 33개에서 많게는 100개의 재료가 들어간 이 약의 주요 재료는 독사의 살점이었으며 아편도 소량 넣었다. 가장 비싼 치료제인 유니콘 뿔은 오늘날 가격으로 환산하면 약 50만 달러였다. 치료사들은 위석이 독사에 물린 사슴의 눈에서 나온 눈물 결정이라고 주장했지만, 사실 위석은 가축의 위에서 발견되는 담석, 그러니까 더러운 침전물이었다. 중국에서는 잘게 빻은 용의 뼈라는 것으로 경련을 치료했고, 혈액 질환과 야맹증에는 간을 썼다. 오늘날 의사들은 위에 나열한 치료법들이 허풍이라고 하겠지만, 이전 세기의 많은 환자는 말린 똥이나 눈물의 결정이나 독사의 살로도 병이 잘만 나았다. 어떻게 그럴 수 있었을까?

답은 간단하다. 속임약이기 때문이다.

머릿속 약 공장

1970년대 엔도르핀이 발견됐다. 엔도르핀은 인체가 생산하는 아편 같은 화학물질로 속임약 효과의 핵심이고 특히 고통을 느낄 때 진가를 발휘한다. 엔도르핀이 발견되면서 과학자들은 뇌와 면역계를 연결하는 여러 신경도 발견할 수 있었다. 그와 함께 의학에는 정신신경면역학psychoneuroimmunology이라는 새로운 분야가 등장했다. 이 학문은 속임약이 뇌의 엔도르핀 분비를 증가시켜 엔도르핀의 특기인 고통 완화 효과를 불러일으킨다고 말한다.

1978년 캘리포니아대학교 샌프란시스코 캠퍼스에서는 최근 사랑니를 뽑은 청년들을 대상으로 이중맹검 실험을 실시했다. 대부분의 환자에게 속임약을 줬고 모두 고통이 크게 줄었다고 했다. 이후 피험자 일부에게 날록손naloxone을 줬다. 헤로인이나 모르핀을 과다 복용했을 경우 응급실에서 쓰는 약인 날록손은 아편제를 차단해 독성 물질의 소화를 막는다. 연구진이 사랑니를 뽑은 환자에게 날록손을 줬더니 속임약으로 나타난 진통 효과가 갑자기 사라졌다. 젊은 친구들은 다시 고통을 느꼈다. 이 결과를 본 연구진은 속임약의 작용 방식을 짐작할 수 있었다. 속임약은 뇌에서 천연 아편—엔도르핀—을 분비시킨다. 날록손 같은 유기적 수단으로 엔도르핀 분비 작용을 차단하지 않는 한 엔도르핀이 인간의 고통을 확실히 진정시킨다고 할 수 있었다.

파란 약과 분홍 약

속임약의 기능은 형태에도 영향을 미친다. 연구 결과 파란 속임약은 사람을 졸리게 하는 반면 붉은색이나 분홍색 속임약은 각성 효과를 유발했다. 1970년대 신시내티대학교 교수들은 의대 2학년 학생 57명을 선발해 4개 그룹으로 나눴다. 그중 두 그룹은 분홍색 알약을 받고 두 그룹은 파란색 알약을 받았다. 같은 색 약을 받은 그룹 안에서도 한 그룹은 한 알, 한 그룹은 두 알을 받았다. 모든 알약은 가짜였다. 학생들은 약을 먹은 후 1시간짜리 강의를 듣고 실험

실로 돌아가 자신의 기분을 평가하는 양식을 작성했다.

결과는 어땠을까? 알약 두 알을 받은 학생이 한 알만 받은 학생보다 반응이 강력했다. 그리고 강의 후 정신이 몽롱해졌다는 학생이 파란 약 그룹에서는 66퍼센트였지만, 분홍 약 그룹에서는 26퍼센트에 불과했다. 의료인류학자 대니얼 머먼Daniel Moerman은 캡슐이나 알약의 색깔이 먹는 사람에게 큰 의미가 있다고 믿는다. 파란색과 초록색은 차가운 색인 반면 빨간색과 분홍색은 따뜻한 색이다. 텍사스에서 진행된 연구는 빨간색과 검은색 캡슐이 가장 강력하고 하얀색 약이 가장 약하다는 사실을 증명했다. 머먼은 이렇게 썼다. "색에는 의미가 있다. 이런 의미는 치료 결과에 영향을 미칠 수 있다." 파란 약을 먹으면 졸리고 빨간 약을 먹으면 활력이 생긴다. 중간 크기보다 커다란 알약의 효능이 세고 색이 여러 개일수록 약효는 강해진다.

알약의 크기와 색깔에 관한 연구를 보면 궁금해진다. 약에 타가메트Tagamet, 벤라팍신Venlafaxine, 자이프렉사, 아빌리파이, 콘서타Concerta 같은 이름을 양각이나 음각으로 새기는 것도 먹는 사람에게 강한 영향을 줄까? 제약회사는 의미심장한 상표명을 신중하게 결정해 붙이면 약에 대한 신뢰감이 커지리라 기대하지 않을까? 확실히 이름은 중요하다. 약의 이름은 대개 긴 음절로 구성되고 약에 들어간 기술력을 암시한다. 속임약을 팀Tim이라 부를 수는 없지 않나. 이름을 들었을 때 시험관과 꽃잎 형태의 불꽃을 내뿜는 분젠버너가 떠올라야 한다. 약의 이름은 아빌리파이의 능력ability, 콘서타의 조화consonance처럼 발음할 때 건강이 가져다주는 순수한 평온함을 내포

해야 한다. 그래야 모든 세계가 확고한 의미를 가진다.

두통 치료의 경우 속임약은 알약보다 주사가 더 신뢰감을 준다. 이미트렉스Imitrex라고 하는 약—처음 나왔을 때는 주사로만 투약할 수 있었다가 이후 캡슐과 비강 스프레이 형태가 나왔다—의 메타 분석을 한 연구진은 편두통 치료 실험 35건에서 이미트렉스와 속임약을 비교해봤다. 그랬더니 두통이 약해지거나 사라졌다고 한 환자는 알약 형태의 속임약을 먹은 환자 중 25.7퍼센트뿐이었다. 그에 반해 속임약 주사로 치료를 받은 환자는 32.4퍼센트가 편안해졌다고 응답했다. 사소한 차이처럼 보이지만, 통계적으로 의미 있는 수치다. 실험을 1,000회 반복했을 때 이 수치가 우연한 결과로 나오는 경우는 두 번뿐이라 예상할 수 있다. 연구를 거듭해도 가짜 약을 주사로 맞은 환자가 약을 먹은 환자보다 고통이 더 줄어들었다는 결과가 나왔다. 주삿바늘 때문일까? 주사기의 밀대를 누르면 신통방통하다고 하는 용액이 피부에 침투해 근육으로 들어간 후 순환계에 도달한다. 그리고 곡선을 이루는 뼈에 갇힌 붉은 심장으로 들어간다. 알약은 조용하고 간단하며 은근한 듯 평범한 마법을 부린다. 하지만 주사에는 더 극적인 효과가 있다.

속임약이 통증 완화에 큰 도움이 된다 해도 알츠하이머병 환자에게는 전혀 통하지 않는다. 진화생물학자이자 사회생물학자인 로버트 트리버스Robert Trivers는 역사 속 속임수를 추적하던 중 가까운 미래에 대한 예상이 뇌의 생리 환경에 영향을 미친다는 사실을 발견했다. 그래서 아프던 환자도 강력한 진통제라는 설명을 듣고 가짜 약을 먹으면 괜찮아지는 것이다. 사실 약을 먹기 전부터 기분이 좋아진다. 인간의 뇌는 예상을 한다. 알려진 미래를 대비하고 고통을 느낄 경우 엔도르핀을 내보낸다. 그러나 알츠하이머병 환자는 미래를 예상하지 못하기 때문에 환자의 뇌와 신경전달물질도 치료에 대비하지 못한다.

희망

하지만 이런 설명만으로는 엔도르핀이 정확히 어떻게 분출되느냐 하는 문제의 답을 찾을 수 없었다. 아마도 믿음, 희망, 신념과 관련이 있는 듯하다. 희망이 조금만 보여도 우리의 머리는 화학물질을 분비한다. 비슷한 성질을 가진 아편이 전 세계적으로 불법일 정도로 엔도르핀의 진정 효과는 대단하다. 실제로는 술이 아니어도 술을 마신다고 생각하면 취기를 느낀다. 희망의 반대도 아주 강력한 힘을 지닌다. 절망적이거나 희망이 보이지 않을 때는 약이 잘 듣지 않는다. 일례로 바리움은 자신이 바리움을 먹고 있다는 사실을 알아야만 약효를 느낄 수 있다고 한다.

속임약에 반응하는 성격 유형을 예측하는 연구는 많았지만 아무도 확실한 결론을 찾지 못했다. 그걸 알 수만 있다면! 가짜 약을 먹어도 충분한 사람이 누구이고 진짜 진통제라고 굳이 확인을 해줘야 하는 사람이 누구인지 확실히 구분될 텐데! 그러나 성격 유형을 찾아낸 연구는 없었다. 더 정확히 말하자면 모든 연구가 서로 상충되는 결과를 얻었다. 어떤 연구는 신경과민 성향이 있는 사람이 속임약에 반응한다고 한다. 또 다른 연구는 내향적인 사람이 속임약에 속을 가능성이 높다고 주장한다. 반대로 영국에서는 외향적인 사람이 속임약에 가장 잘 반응한다는 연구 결과가 나왔다. 과학자들의 주장을 종합하면 속임약에 반응하는 사람은 조용한 사람과 활기찬 사람이다. 자아가 형성되지 않은 사람, 초자아가 비대한 사람, 비판적인 사람, 줏대 없는 사람, 남을 잘 믿는 사람, 남을 의심하는 사람도 포함됐다. 결국 확실하게 속임약에 반응하는 성향이 없다는 이야기다. 모든 사람이 똑같다. 항상은 아니어도 고통이나 두려움이 클 때와 같은 특정 시기나 상황에서는 속임약에 반응할 수 있다. 희망이 감당 수준을 넘어섰을 때도 그럴 수 있다. 정확히는 아무도 모른다. 확실한 것은 인구의 30~60퍼센트가 설탕 알약, 물, 식염수 주사, 손바닥에서 반짝이는 분홍색 알약의 속임수에 넘어간다는 사실뿐이다.

가짜 수술

이름이 튀는 약과 날카로운 주삿바늘보다 더 강력한 속임약이 있다. 바로 가짜 수술sham surgery이다. 한두 번이 아니라 여러 번 실시됐고 효과도 아주 뛰어나다. 윤리적인 비판 같은 문제가 따르기는 하지만, 그래도 가짜 수술은 존재한다. 1950년대 말에서 60년대 초 캔자스시티의 수술 팀과 시애틀의 수술 팀이 중증 협심증 환자의 결찰 수술—클립을 이용해 관이나 튜브를 닫는 수술—로 이중맹검 실험을 진행했다. 환자들은 협심증으로 심장에 혈액 공급이 원활히 되지 않으며 통증이 가슴에서 시작해 말단부까지 퍼지고 있었다. 실험에 참가한 의사들은 수술실에 도착할 때까지 어느 환자가 진짜 결찰 수술을 받고 어느 환자가 안 받았는지 듣지 못했다. 모든 환자의 흉부를 갈라서 열고 심장을 들어 올린 상태였다. 그러나 혈액이 심장에 더 잘 들어가도록 동맥의 경로를 바꾼 환자는 이 중 절반이었다. 모든 환자를 똑같은 방식으로 봉합했고 심장병 전문의는 환자의 수술이 진짜와 가짜 중 무엇이었는지 모르는 채로 진찰했다.

결과는 어땠을까? 관상동맥 결찰 수술을 진짜로 받은 환자는 67퍼센트가 주관적으로 상태가 좋아졌다고—통증 완화, 활력 증가—보고했다. 그런데 가짜 수술을 받은 환자 중 상태가 좋아졌다고 응답한 환자는 무려 87퍼센트였다. 협심증 약인 니트로글리세린nitroglycerin을 반드시 먹어야 하는 환자도 진짜 수술 그룹에서는 34퍼센트, 가짜 수술 그룹에서는 42퍼센트 감소했다. 두 그룹 다 운동 시간이 늘었지만, 대체로 가짜 수술을 받은 환자의 운동 능력이 진짜 수술을 받은 환자보다 더 높아졌다. 가짜 수술 환자는 이렇게 말했다. "곧바로 몸이 좋아졌어요. 이제는 숨을 깊이 들이마실 수 있어요." 95퍼센트 다 나았다고 추측한 이 환자는 수술 전까지 하루 다섯 번 니트로글리세린을 먹었지만, 수술 후에는 첫 5주 동안 12회만 복용했다.

가짜 수술은 메스가 아니라 최첨단 레이저를 이용할 경우 더욱 효과적이다. 경심근 레이저 혈관재건술TransMyocardial Laser Revascularization, TMLR이라는 수술이 있다. 양쪽 갈비뼈 사이의 흉부 한쪽을 절개하고 심장외막을 제거해 심근을 노출시킨다. 그런 다음 심근에 직접 레이저빔을 쏘면 길이 생기며 혈액이 흐르게 된다. 그런 식으로 심장의 꽉 막힌 부분을 뚫으면 산소로 풍부한 혈액이 심장을 적신다. 마지막으로 심장외막을 제자리에 놓고 봉합한다.

2000년 미국에서 연구 논문이 하나 발표됐다. 중병 환자 300명이 TMLR 관련 수술을 받는 속임약대조군 실험에 참가했다. 90퍼센트는 이전에 우회술을 받았고 65퍼센트는 심장마비를 경험한 적 있었다. 환자는 세 그룹으로 나뉘었다. 가짜 수술 그룹에게는 레이저 치료를 하는 시늉만 했다. 저低횟수 그룹은 레이저 15회, 고高횟수 그룹은 레이저 25회를 맞았다. 수술 6개월 후 세 그룹에 차이가 없다는 놀라운 결과가 나왔다.

모든 환자가 눈에 띄게 호전됐고, 건강해졌다는 가짜 수술 환자는 고횟수 환자보다 8퍼센트나 많았다. 운동 내성exercise tolerance은 전원이 증가했고 협심증은 줄어들었다. 한 과학자는 이렇게 썼다. "전기로 움직이는 기계에는 환자를 혹하게 하는 매력이 있다. 최근 환자들은 '레이저'라는 단어만 붙으면 관심을 보인다."

가짜 수술은 심장, 디스크, 좌골신경, 망가진 무릎을 성공적으로 치료했다. 현기증·이명·청력 손실을 일으키는 메니에르병Ménière's disease 환자의 내이內耳에도 가짜 수술이 사용된다. 도파민 부족이 원인인 파킨슨병 환자에게 가짜 수술은 아주 강력한 치료법이다. 연구자들은 가짜 수술을 받은 후 환자의 도파민 수치가 증가한다는 사실을 발견했다. 신체 일부가 마비된 파킨슨병 환자에게 팔다리의 움직임을 개선하는 대수술을 했다는 말만 해도 지독한 경련이 개선

된다. 수술 자국을 보고 최첨단 수술을 받았다는 설명을 들은 파킨슨병 환자들은 한동안이지만 자유로운 움직임을 되찾는다. 엔도르핀이 분비되며 수술에 대한 희망, 믿음이 흑질substantia nigra의 도파민 분비량을 늘리기 때문으로 보인다. 흑질은 우리가 왈츠를 추거나 달리거나 걷거나 넘어지는 순간을 담당하는 뇌 영역이다.

이렇게 속임약 치료는 방법과 인식의 영향을 받는다. 환자는 파란 약을 먹으면 졸음을 느끼고 빨간 약을 먹으면 정신이 또렷해진다. 중간 크기의 약보다 커다란 약이 더 강력하다고 인식한다. 그런데 왜 정신약리학은 이런 고급 정보를 연구와 개발에 참작하지 않을까? 왜 항우울제는 베네치아의 석양과 플로리다의 따뜻한 날씨를 연상시키는 예쁜 다홍색이 아니지? 라이트 씨처럼 막다른 길에선 환자에게 가짜 수술을 하지 않는 이유는 또 무엇인가? 크기나 형태와 상관없이 아무 약도 듣지 않는 이들에게 가짜 전두엽 절제술, 가짜 뇌심부자극술을 할 수도 있지 않을까?

현존하는 수술 중 가장 최첨단 기술을 이용하는 TMLR을 가짜로 하면 더욱 좋을 것이다. TMLR은 환자의 머리 위로 자석을 움직이는 수술로 자력이 뇌의 자기장과 충돌해 신경세포의 경로를 바꾼다. 뇌를 꽉 막고 심한 정신 질환을 유발하던 신경세포들이 흩어져 우울증의 부스러기, 조증의 조각과 함께 사라지며 환자에게 제정신을 돌려준다.

경두개 자기자극술Transcranial Magnetic Stimulation, TMS과 미주신경 자극술Vagus Nerve Stimulation, VNS—피하에 배터리 팩을 설치하고 전선을 인체의 미주신경과 연결해 뇌에 지속적인 전류를 흘려보낸다—은 우울증이 경미한 사람의 고통을 완화해준다. 하지만 이 치료법들은 속임약으로 사용하기에도 완벽한 재능과 특징을 보인다. 두 가지 모두 아주 강력한 치료법이 될 수 있다.

약물 연구는 임상 시험에서 속임약을 이길 만큼 강력한 약을 만드는 데 초점을 맞춘다. 수십 년 동안 정신의학계는 속임약이 약물 연구의 큰 장애물이라고 한탄했다. 이중맹검 연구의 절반 이상에서 설탕으로 만든 약이 프로작, 졸로프트, 이팩사 캡슐과 비슷한 효과를 내거나 능가했기 때문이다. 기억하겠지만, 성공한 실험의 경우도 실제 약을 써서 얻는 이득이 속임약과 큰 차이를 보이지 않았다. 하지만 정신의학계가 생각을 바꿔보면 어떨까? 경쟁하고 싸워야 하는 상대로 경멸할 것이 아니라 속임약 그 자체를 치료법으로 받아들일 수 있지 않을까? 많은 속임약이 실제 약을 능가한다. 심지어 더 효과적이다. 그렇다면 속임약의 성능을 강화하는 방법은 어떨까? 이렇게 당연한 질문을 왜 아무도 하지 않는단 말인가? 게다가 연구자들은 실험에서 실제 약이 기어이 속임약을 꺾었을 때 약을 먹은 환자가 진짜 약에서 속임약 효과를 느꼈을 가능성을 배제한다. "약 기운으로 일한다"라는 말도 있는데 말이다.

대화요법

심리치료는 가장 순수한 형태의 속임약이라고들 한다. 이런 말이 나오는 이유는 심리치료를 받으면 환자의 상태가 개선되기 때문이다. 삶에 의욕이 생기고 자신을 더 아낀다. 희망은 커지고, 절망은 줄었다고 말한다. 하지만 이런 변화는 특정한 치료법을 사용했기 때문이 아니다. 곧 설명하겠지만, 의사의 특별한 기술 때문도 아니다. 그렇다면 정확히 뭘 어떻게 했기에 환자가 건강해진 것일까? 답은 '별것 없다'다. 다른 건 몰라도 의학적인 치료는 절대 아니다. 심리치료를 받고 좋아지는 이유는 환자 자신이 심리치료 과정에 의미를 부여하고 거기서 희망과 치유를 보기 때문이다. 설탕 약과 똑같다. 이두박근에 놓는 주사, 가짜 수술과 다를 바가 없다.

대개 속임약은 효과가 없는 물질로 정의된다. 하지만 속임약은 반드시 효과가 있다. 손바닥에 약을 올리는 순간, 주사를 맞기 위해 소매를 걷어붙이는 순간, 금테 안경을 쓴 의사의 동그란 얼굴을 보는 순간 마법은 시작된다. 무익한 설탕 덩어리는 독실한 유대인이 문에 다는 메주자mezuzah(유대인이 문설주에 매다는 것으로 안에 성경 구절이 적혀 있다—옮긴이)가 된다. 환한 불빛에 주삿바늘이 반짝인다. 의사의 얼굴에는 엄숙함이 묻어난다. 턱의 보조개도 무궁무진한 지혜의 상징으로 보인다. 모든 의미—괴로워하는 환자가 받는 모든 상징과 느낌—는 내부의 입구를 통해 환자의 몸에 직접적으로 들어온다. 속임약은 체내에서 분비되는 진정제에 문을 열어준다. 면역계 일부가 몸을 일으키고 마침내 일을 시작한다. 속임약은 우리가 문턱을 넘을 수 있도록 밀어주는 힘이다. 등을 떠밀려 일단 반대편으로 넘어가면 치유가 시작된다.

물론 심리치료는 설탕으로 만든 약, 주사, 메스가 아니다. 레이저도 아니다. 강장제처럼 병에 넣을 수도 없다. 하지만 속임약이라고 해서 꼭 무게를 재고 측정할 수 있는 사물이어야 하나? 금색 인장이 찍힌 학위증을 당당하게 걸어둔 미남 의사의 얼굴도 환자를 안심시키지 않을까? 의사와 환자 사이에 오가는 눈빛 그 자체가 상처를 치유하는 연고가 될 순 없을까? 될 수 있고, 실제로 된다.

심리치료의 유형은 다양하다. 다른 나라에서 주로 쓰는 주술이나 구마는 빼더라도 미국에만 400가지가 넘는다. 우선 정신역동 치료가 있다. 과거가 어떻게 현재에 안 좋은 영향을 미쳤는지 탐구하는 치료법이다. 게슈탈트 심리치료Gestalt psychotherapy의 경우 의사와 역할극을 하며 사랑하는 사람과 대화를 한다. 인지행동 심리치료에서는 부정적인 생각을 재구성하는 법을 배운다. 변증법적 행동치료dialectical behavioral therapy, 철학치료philosophical therapy, 프로이트 치료, 아들러 치료 등 학파와 접근법이 너무 많아서 무엇을 골라야 할지 고민이 된다.

치료 유형의 수에 기가 질리지만 다행히도 여러 연구 결과를 보면 어느 학파의 심리치료를 선택하든 별 차이가 없다고 한다. 자금 사정에 맞춰도 좋고 보험 처리가 되는 치료를 골라도 괜찮다. 왜냐하면 418가지 치료가 거의 똑같은 결과를 낳기 때문이다. 정말이다. 모든 심리치료가 효과적일 뿐만 아니라 점수를 내보면 다 똑같다고 한다. 유형과 학파를 불문하고 심리치료를 받은 사람의 정신은 그러지 않은 사람보다 평균적으로 75퍼센트 더 건강하다. 남는 돈이 몇 백 달러(혹은 몇 천 달러) 있으면 심리치료에 투자해도 나쁘지 않다는 뜻이다.

불성실하게 띄엄띄엄 오는 환자도 치료를 시도한 것만으로 효과를 본다는 연구 결과가 있다. 속마음을 털어놓는 행동 그 자체가 건강과 행복에 큰 영향을 주기 때문이다. 서던메소디스트대학교 Southern Methodist University 심리학자 제임스 펜네베이커James Pennebaker는 FBI 의뢰로 알카에다의 커뮤니케이션을 연구한 인물로 1980년대 학부생을 대상으로 고백 실험disclosure experiment을 진행한 적이 있다. 두 그룹 가운데 첫 번째 그룹에게는 평범한 일상에 대한 글을 쓰라고 했다. 예를 들어 현재 글을 쓰고 있는 연구실 풍경이나 접시를 닦고 말리는 행위를 묘사하라는 것이다. 두 번째 그룹에게는 살면서 트라우마를 겪은 사건에 대해 쓰라고 했다. 이 그룹은 자신의 이야기에 깊이 몰입했고 힘 있고 강렬한 문체를 사용했다. 많은 학생이 글을 쓰면서 눈물을 훌쩍였다. 그들의 이야기는 읽는 사람에게도 장악력이 있었다. 그만큼 진심으로 와닿았다. 하지만 놀라운 결과는 따로 있었다. 펜네베이커는 글쓰기 숙제를 끝낸 후 몇 개월 동안 학생들이 대학 내 상담소를 몇 번 방문했는지 두 그룹을 추적해 확인했다. 그 결과 트라우마 이야기를 쓴 학생이 사소한 일상에 대해 쓴 학생보다 상담소에 가는 횟수가 적었다.

다른 나라—뉴질랜드, 네덜란드, 벨기에, 멕시코—에서 다른 피험자로 실험을 반복했을 때도 결과는 똑같았다. 고백하는 행위 자체에 건강과 행복을 증진하는 효과가 있었다. 그래서 어떤 종류든 심리치료가 대부분의 사람에게 도움이 되는 것이다. 의사의 전문 기술은 중요하지 않고, 결과를 좌우하는 것은 오직 환자가 선택한 이야기다. 단순히 과거를 되돌아보는 행위는 무의미하고 심리적인 성장이나 건강 증진을 가져오지도 않는다. 그보다는 "인과관계를 나타내는 단어causal words"—"왜냐하면", "때문에", "그래서" 등—를 사용했을 때 문제의 근본에 도달해 건강이 좋아진다. 강력한 약은 언어다. 우리는 말로 면역력을 강화하고 염증 세포를 억누르고 뇌에서 엔도르핀을 분비시켜 행복해질 수 있다.

따라서 치료를 하는 의사는 중요하지 않다. 굳이 심리치료사의 도움 없이도 대화요법의 혜택을 누릴 수 있다는 것은 연구로 확증된 사실이다. 7년을 고생해 학위를 딴 사람에게는 듣기 힘든 말일 수 있다. 첫째 글자는 '박'이요, 둘째 글자는 '사'인 두 글자의 타이틀을 얻기 위해 얼마나 열심히 공부했을까. 하지만 치료사의 경험과 치료 결과의 상관관계가 0.01이라는 확실한 연구 결과가 있다. 다른 연구들에서도 비슷한 결과가 나왔다. 0.01은 결국 0이다. 둘 사이에는 아무 관계가 없고 이 사실은 수없이 증명됐다. 이웃에 사는 빌이나 조 이모를 찾아가나 프로이트처럼 생긴 치료사에게 거금을 갖다 바치나 결과는 비슷할 것이다.

어떻게 그럴 수 있을까? 1979년 대학생 집단—이번에는 정서가 불안정한 개개인으로 구성했다—을 대상으로 실시한 또 다른 연구가 이 수수께끼에 답을 준다. 연구진은 학생 절반을 유능한 심리치료사(평균 경력 23년)에게 보내고 나머지 절반을 영어나 철학, 역사, 수학을 가르치는 온화한 대학 교수에게 보냈다. 교수 선정 기준은 따뜻한 마음씨, 재치, 매력적인 성격이었다. 모두 사람을 끌어당길 뿐만 아니라 남의 이야기를 공감하며 들어줬다. 연구 팀은 통제집단도 두 그룹 준비했다. 한 그룹은 치료를 전혀 받지 않았고, 한 그룹은 최소한의 치료만을 받았다. 당연한 결과지만 치료사나 교수와 최대 25시간 상담을 한 학생이 통제집단보다 눈에 띄게 좋아졌다. 하지만 최고의 심리치료사를 본 그룹과 다정한 교수를 본 그룹 사이의 차이는 그리 크지 않았다. 연구 팀은 학생들의 긍정적인 변화가 "온정적인 인간관계에서 비롯된 치유의 힘" 덕분이라고 했다.

핵심은 따뜻함이었다. 연결이었다. 내게 신경을 써주는 사람과 의미를 찾고 이야기를 구성해나가는 과정이 중요했던 것이다. 그렇게 하면서 두려움으로 곪은 상처를 치유하고 차갑게 식은 우울감을 따뜻한 온기로 감쌀 수 있었다. 지금은 약이 유행이라고 해도 과언이 아닌 시대다. 성인 5명 중 1명이 정신과 약을 먹고 있지만, 그들의 증상을 다 질병이라고 하기는 힘들다. 병든 신체 조직 같은 것으로 정신이상을 증명할 방법이 없기 때문이다. 하지만 정신적 고통의 생리를 아직 이해하지 못했다고 하더라도 그 고통이 절대 거짓은 아니다.

거의 4세기 전 데카르트는 영혼이 뇌의 솔방울샘pineal gland에 있다는 가설을 세웠다. 솔방울샘이란 솔방울 형태로 뇌의 깊은 곳에 박혀 있는 아주 작은 기관이다. 데카르트는 영혼의 장소를 따로 분리해 심신 문제mind-body problem라는 개념을 탄생시켰다. 그러나 현재는 몸과 마음이 각기 다른 독립체라는 말을 아무도 믿지 않는다. 인간이 오직 몸으로 이뤄졌다는 사실을 모르는 사람은 없다(그렇지 않은가?). 몸이 전부라는 관념은 놀랍고 신기하다. 영영 풀리지 않을 궁금증이고 부담이다. 석양을 볼 때든 자살을 생각할 때든 사람이 떠올리는 복잡한 감정은 신경화학적 현상이다. 전부 시냅스와 우리 머릿속을 흐르는 액체가 결정한다. 하지만 마음속에서 진심으로 느끼는 상처는 수학 교수가 내 이야기에 귀를 기울이며 다정하게 손을 잡아주기만 해도 치유할 수 있다. 누군가가 이야기라도 들어주면 인간은 절망을 견딘다. 그것이 속임약 효과의 본질 아닐까? 속임약을 뜻하는 "플라세보placebo"는 "내가 기쁘게 해주겠다I will please"라는 라틴어에서 유래한다. 수학 교수가 분필을 내려놓고 구겨진 양복 차림으로 앉아 고개를 살짝 기울이고 이야기를 들어줄 때 맞은편에 앉은 사람은 기쁨을 느낀다. '플라세보'를 받는다. 도움을 받는다.

속임약은 단순히 설탕으로 만든 약이나 가짜 봉합이 아니다. 어떤 사건일 수도, 물건일 수도 있다. 누군가와 관계를 맺거나 사건을 경험해 의미를 찾았을 때 그 사람은 따스하게 안기는 느낌을 받는다. 꿈, 희망, 기대가 있기에 존재하는 뭔가의 도움을 받는다. 속임약의 힘은 상처를 받은 사람 자신에게서 나온다. 그렇게 생각하면 우리는 병에 걸린 상태에서 발휘하는 순수한 에너지를 찾을 수 있다. 아프고 다 끝났다 싶을 때 인간이 무엇을 할 수 있는지 보라. 가장 약한 순간에도 우리는 강하다. 우리의 뇌는 언제든 믿음을 찾아줄 준비가 돼 있다.

노세보

치유력이 우리 몸에서 나오는 힘이라면 상처를 주는 힘도 그래야 마땅하다. 한 26세 청년은 신기한 경험을 했다. 그는 새 항우울제를 테스트하는 이중맹검 임상 시험에 참가했다. 피험자는 가짜 약과 진짜 약 중 무엇을 받는지 몰랐지만, 청년은 자신이 진짜 항우울제를 먹는다고 믿었던 것 같다. 캡슐 29개를 한 번에 털어 넣은 청년은 약물 과다 복용으로 쓰러졌고 혈압이 급격히 떨어져 병원에서 정맥주사를 맞아야 했다. 그런데 과용한 약이 진짜가 아닌 가짜 약이라는 말을 듣자마자 증상이 씻은 듯이 사라졌고 청년은 건강해졌다.

청년의 사례는 특별한 이야기가 아니다. 토착 문화에도 부두 죽음voodoo death(저주를 받고 공포감으로 사망하는 현상—옮긴이) 이야기가 무수히 존재한다. 1845년 윌리엄 브라운William Brown은 뉴질랜드 원주민의 문화를 다룬 책에서 한 마오리족 여성의 이야기를 소개했다. 이 여성은 과일을 먹은 후 과일을 금지 구역에서 따 왔다는 얘기를 들었다고 한다. 그는 자신이 족장의 신성함을 더럽힌 죄로 죽을 것이라 믿었고 정말 과일을 먹은 지 며칠 만에 사망했다. 또 다른 이야기도 있다. 호주 퀸즐랜드주 북부에서 유명 주술사가 같은 부족의 한 원주민을 뼈로 가리켰다. 지역 선교회를 통해 개종하고 선교단에서 봉사 활동을 하고 있던 이 젊은이는 시름시름 앓다가 병으로 몸져누웠다. 의사가 왕진을 왔지만 열은 없었고 병의 징후나 증상도 보이지 않았다. 그런데도 젊은이는 몹시 괴로워했고 누가 봐도 죽어가고 있었다. 주술사가 환자를 뼈로 가리켰다는 사실을 알게 된 의사는 주술사를 찾아내 주술을 풀지 않으면 식량 공급을 끊어버리겠다고 위협했다. 주술사는 당장 젊은이를 만나러 가겠다고 했다. 환자를 찾아간 주술사는 전부 "실수였고 단지 장난이었다"라며 그에게 나쁜 일이 생기지 않을 것이라고 안심시켰다. 그 얘기를 듣자마자 젊은이는 자리를 털고 일어났다.

부두 죽음은 일종의 노세보nocebo다. 노세보는 플라세보(속임약)와 비슷한 점이 많지만, 사실 노세보도 플라세보다. 효과가 정반대일 뿐이다. 플라세보처럼 노세보라는 이름도 라틴어에서 유래했고 "내가 해를 끼치겠다I will cause harm"라는 뜻을 담고 있다. 하지만 실제에 비하면 너무 약한 표현이다. 노세보 효과는 뇌에 박힌 총알처럼 사람을 확실하게 죽일 수 있기 때문이다. 노세보는 인간의 생각이 온몸에 영향을 미친다는 사실을 다시 한 번 증명한다. 연구자들은 노세보가 인간의 몸과 뇌에 해로운 호르몬 분비를 촉진한다고 믿는다. 스트레스 호르몬 코르티솔은 과다 분비되면 사람을 죽일 수 있다. 체내 이동 형태가 비슷한 아드레날린도 과다 복용하면 사망에 이른다. 이렇게 해로운 호르몬이 뒤섞이면 수명이 짧아질 위험이 있다. 노세보와 플라세보는 기대와 신념, 두려움, 믿음의 역할만 강조하지 않는다. 우리의 몸 자체가 약 공장으로서 전신에 작용하는 약을 대량생산한다는 사실도 밝혀줬다.

노세보는 우리 몸에 있는 막강한 힘인 치유의 힘, 생명을 죽이는 힘과 관련 있다. 이 힘은 태생적으로 매우 사교적이다. 개인의 몸에 들어 있지만 타인과의 상호작용으로 활성화돼 접촉과 연결이 얼마나 중요한지 보여준다. 우리는 고립돼 살 수 없다. 최소한 완전한 고립은 불가능하다. 영장류는 사회적 생물이다. 사실 동물이라면 거의 다 사회적 생물이지만, 그중에서도 가장 사회적인 생물은 호모사피엔스가 맞다. 신문에 자살 기사가 실리면 자살률이 급격히 늘어나는 현상을 생각해보자. 마릴린 먼로Marilyn Monroe는 1962년 8월 자살했다. 먼로가 사망한 다음 달 자살률은 12퍼센트 급증했다. 비슷한 예로 유력 신문에 대형 교통사고가 보도되면 그 직후 교통사고 수도 증가한다.

인간의 기이한 전염력을 보여주는 극단적인 예는 1915년 불었던 치명적인 무도병dancing plague 열풍일 것이다. 프랑스 알자스의 도시 스트라스부르Strasbourg는 기근에 시달리고 있었다. 기근은 주로 얼어붙게 추운 겨울과 하늘의 태양이 찌는 듯한 열기를 내리쬐는 여름에 발생했다. 죽음의 무도병이 시작되기 전, 온 도시는 괴로움으로 허덕이고 있었다. 하느님이 하늘을 잡아 벌리는 것처럼 갑자기 구름이 갈라지고 우박을 동반한 폭풍이 몰아치기도 했다. 그러니 스트라스부르 시민들의 신경이 얼마나 예민했겠는가. 고통스러운 날이 이어지던 7월의 어느 날 트로페아 부인Frau Troffea이 갑자기 거리에서 미친 듯이 춤을 추기 시작했다. 그는 4~6일 동안 쉬지 않고 춤을 추다 성당으로 옮겨졌다(여인이 춤의 성인 성 비투스에게 벌을 받고 있다고 생각했기 때문이다—옮긴이). 그 시점에 다른 사람들도 춤을 추기 시작했다. 사람들은 바게트와 사과가 든 가방을 내려놓고, 삶의 찌꺼기를 다 버리고 한낮이고 한밤중이고 춤을 췄다. 일주일 만에 34명이 합류해 춤을 추며 거리를 활보했다. 그때부터 전염성은 더 높아졌다. 1개월도 되지 않아 400명 이상의 춤꾼이 도시를 채우고 주문에 걸린 것처럼 몸을 움직였다. 일사병으로 죽은 사람, 심장마비나 탈진으로 쓰러져 죽은 사람도 있었다. 그래도 춤꾼들은 쓰러진 사람 주위를 빙글빙글 돌았다. 더 많은 사람이 쓰러져 시체가 늘어나도 그들은 멈출 수 없었다. 멈출 생각이 없어 보였다.

전염이 심해지자 걱정이 된 귀족들은 실력 있는 의사들을 불렀다. 처음에 의사들은 점성술이나 초자연적 힘이 원인이라고 했다. 그러더니 나중에는 죽음을 부르는 무도병이 "뜨거운 피" 때문이라고 했다. 쉬지 않고 춤을 추는 수백 명의 피를 뽑기는 불가능했기 때문에 마을의 높은 사람들은 다른 치료법을 선택했다. 그들이 극에 달할 때까지 계속 춤을 추게 한 것이다. 파도가 밀려왔다 빠져나가듯 이 사람들도 정점에 달하면 흩어지고 물러나리라 기대했다. 더 많은 사람이 춤을 출 수 있도록 곡식 저장고를 비우고 무대를 세웠다. 춤이 끊어지지 않도록 악단도 고용했다. 춤의 열기는 높아졌고 전염된 마을 사람들은 밤낮을 가리지 않고 춤을 췄다. 얼마 후 마을 지도자들이 예상한 대로 전염병의 광풍이 사그라지고 몸을 흔들던 시민들은 동작을 멈췄다. 하지만 그 전에 사망한 사람만 수십 명이었다. 춤을 추다가 죽었지만, 실제 사인은 이 사람에서 저 사람으로 춤을 옮긴 사회적 전염이었다.

다정한 의사

앞에서도 말했지만 SSRI처럼 우수한 치료제가 나왔어도 우울증 환자 수는 계속 증가했다. 점점 더 많은 사람이 병들고 있다. 그리고 이 병은 대체로 사회적 작용이다. 전염성이 아주 강하다. 높은 우울증 발병률도 노세보 효과 때문일까? 만약 그렇다면 파도를 멈추게 할 방법은 없을까? 손을 내밀어준다? 의사가 환자에게 신경을 써주며 식염수를 주사한다? 어쩌면 이것이 가장 효과적인 치료법일 수도 있다.

하버드대 소속 연구원인 테드 캡척Ted Kaptchuk은 속임약 효과를 주제로 연구를 진행했다. 그 결과 환자에게 관심을 많이 쏟을수록 증상이 가라앉는다는 사실이 명백하게 증명됐다. 캡척은 과민성대장증후군irritable bowel syndrome 환자를 대상으로 한 가짜 침술의 효과를 탐구했다. 이 연구의 핵심은 두 그룹 모두 가짜 침술을 받았다는 점이다. 다만 한 그룹은 냉담하고 무뚝뚝한 의사에게 가짜 침술을 받았고, 다른 그룹은 성격이 다정다감하고 "치료" 전 환자와 마주하고 앉아주는 의사를 만났다. 다정한 의사는 "따뜻하고 친근한 태도"를 보이라는 지시를 받았다. 병이 얼마나 괴로운지 안다며 환자에게 공감해주고 20초 정도 허공을 보며 생각에 빠진 모습을 보이라고 했다. 반대로 무뚝뚝한 의사에게는 "시술" 중 환자에게 최대한 말을 걸지 말라고 했다. 그랬더니 어떻게 됐을까? 다정한 의사에게 치료받은 환자는 이후 몇 주 사이 통증과 과민성대장증후군이 크게 약해졌다. 반면 무뚝뚝한 의사를 만난 환자의 증상은 상대적으로 개선되지 않았다. 다시 말해 속임약 효과가 발동하려면 다정한 태도가 꼭 필요하다. 이는 친절과 공감에 강력한 생물학적 힘이 있음을 증명한다.

하지만 의학에는 이런 감정이 들어갈 자리가 없다. 정신의학의 경우 더욱 그렇다. 정신의학은 과학의 지위를 얻기 위해 오랜 싸움을 벌여야 했다. 그러니 제 발로 부드럽고 포근한 분위기를 다시 찾을 리가 없다. 거기다 느끼하게 다정한 태도라니? PET, fMRI는 어디다 두고? 조현병과 조울증 같은 정신장애 증후군이 유전이라는 연구도 있는데? 하지만 이런 이분법은 틀렸다. 속임약을 받아들인다고 정신의학이 과학을 창밖에 내던질 필요는 없다. 어쨌거나 속임약 효과는 과학적으로 연구할 가치가 있는 생물학적 현상이다. 그리고 속임약이 있어도 진짜 약의 필요성이 사라지지는 않는다. 속임약은 만병통치약이 아니다. 치매를 치료하지 못하고 정신이상자의 환각이나 망상에는 아무 효과를 보이지 못한다.

그래도 속임약을 우리의 무기고에 넣어두면 지독한 통증을 물리치는 데 큰 도움이 될 수 있다. 정신의학은 신경학과와의 외도를 잠시 그만두고 뿌리를 찾아야 한다. 그 뿌리에는 생물심리사회학이 있었다. 인간의 뉴런만이 아니라 인간 전체를 치료하려던 학문 말이다. 그동안 약으로 병을 치료한다는 광기에 사로잡혀 너무도 많은 것을 잃어버렸다. 그중에서도 사라져 가장 안타까운 것은 두 사람이 대화하고 만질 때 일어나는 마법이다.

벌에 쏘이다

이혼 전 내가 사용하던 서재 창문 바로 바깥에는 커다란 사과나무가 있었다. 열매가 한 번도 열리지 않았던 나무인데 2년 전 가을 처음으로 사과가 나무를 붉게 물들였다. 잎사귀에 둘러싸인 붉은 열매의 무게로 가지가 축 처졌다. 바람이 불면 사과가 나무에서 우수수 떨어졌다. 땅에 부딪친 충격으로 갈라진 흰색 속살이 안을 꽉 채운 채 매끄럽게 빛났다. 가을이 지나면서 땅에 떨어진 사과들은 달콤한 냄새를 풍기며 썩어갔다. 가을이 아니라 늦여름 같은 뜨거운 햇빛에 발효돼 공기 중에 사과술 냄새를 퍼뜨렸다. 배곯은 벌들이 뭉개진 과일에 앉아 달콤한 즙을 빨아 마셨다. 서재 창문 너머로 탱탱한 과육에 침을 꽂은 말벌을 스무 마리까지도 볼 수 있었다. 과즙을 빨아들이는 동안 벌들은 몸을 떨었다.

어느 날 나는 겨울이 오기 전에 온전한 형태의 사과를 따고 싶었다. 삐걱거리는 사다리에 올라가 서로 교차된 큰 가지에 손을 뻗었다. 내 손이 사과의 매끄러운 표면을 감싸는 순간 보이지 않던 말벌이 나를 공격했다. 따끔, 따끔, 따끔. 사다리에서 뛰어내린 나는 사과를 던지고 벌 떼에 쫓겨 집으로 달려갔다. 몸을 웅크리고 머리카락을 마구 내리쳤다. 사방에서 달려드는 말벌이 있는 쪽으로 손바닥을 날렸다. 간신히 집에 들어와 문을 쾅 닫았다. 벌 떼는 마치 줄에 매달려 있는 것처럼 유리문 반대편에 떠 있다가 한참 만에 날아갔다.

대체 몇 번을 찔렸는지 손이 야구 글러브처럼 부풀었다. 통증으로 손에서 불이 났다. 흐르는 찬물에 손을 담갔지만 손은 계속 기괴하게 커지고 있었다. 안 그래도 퉁퉁 부은 손의 피부가 팽팽해졌고 시뻘건 물집이 수없이 돋아났다. 뭐가 이렇게 아픈 거야! 수도꼭지를 가장 차갑게 놓고 최대로 틀어도 깊은 곳에서 끈질기게 타오르는 물집을 막지는 못했다. 나는 싱크대 앞에 혼자 서 있었다. 집에 아무도 없어서 도움을 받을 수도 없었다. 그때 입술이 묘하게 얼얼해졌다. 얼얼함은 춤을 추며 혀까지 내려갔고 이제는 혀도 붓고 있었다. 이상한 느낌은 목구멍에서 멈췄다. 혹시 목도 부었는지 다른 손으로 만져봤다. 겁이 났다. 과민성 쇼크anaphylactic shock로 목구멍이 막혀 죽었다는 사람들 이야기를 들은 적이 있었기 때문이다. 분노한 벌 떼는 고사하고 지금까지 벌 한 마리에 쏘여본 일도 없었다. 알고 보니 나한테 벌 알레르기가 있고 하필 극한의 방법으로 알레르기 검사를 받고 있는 것일지도 몰랐다. 병원에 가야 할까? 남편 회사에 전화를 해야 하나? 당황해서 생각을 하기 힘들었다. 움직일 수도 없었다. 나는 흐르는 물에 손을 담근 채로 싱크대 앞에 서서 얼얼한 느낌이 어디까지 나는지 추적하려 했다. 입술은 거대한 주홍색 초승달이 돼 얼굴에 달려 있는 기분이었다. 퉁퉁 부은 입술을 손가락으로 누르며 생각했다. 숨을 못 쉬겠어, 숨을 못 쉬겠어, 숨을 못 쉬겠어.

그 와중에 초인종이 울렸다. 택배 기사였다. 말벌이 기어오르는 판유리 문을 통해 덜컹거리며 진입로를 들어오는 배달 트럭을 봤다. 비틀비틀 현관으로 가서 문을 열었다. 배달부의 페덱스FedEx 유니폼을 보니 안심이 됐다. 유니폼이 주는 공식적인 분위기가 있었다. 배달부는 플라스틱 손잡이가 달린 거대한 종이 상자를 들고 있었고, 상자에는 내 이름이 쓰여 있었다. 상상을 했다. 만약 내 이름을 말한다면 물건 대신 내가 그 안에 들어갈 수 있을까?

페덱스 배달원이 전자 서명 패드를 내밀다가 내 얼굴을 보고 패드를 물리며 괜찮으냐고 물었다. 나는 방금 말벌 떼에 쏘였다고 말했다. "붓고 있어요"라고 했지만 뒷말을 잇지는 못했다. 호흡이 부족해서가 아니라 목구멍까지 눈물이 차오르고 있었기 때문이다.

"어디 한번 봐요." 배달원이 다정하게 말하며 상자와 서명 패드를 내려놓았다. 손을 내밀자 그는 벌에 쏘인 손바닥과 손등을 살펴보며 이야기했다. "제가 구급대원 생활을 몇 년 했거든요."

"왜 그만뒀어요?" 내가 물었다.

"시급이 10달러라서요."

"그때가 그립지는 않아요?"

"그렇죠." 대답은 그게 전부였다. 배달원이 붉은 물집을 검지로 매만졌다.

"목구멍도 그런 것 같아요." 내가 말했다. "목구멍도 붓고 있는 느낌이에요."

배달원은 내 목을 손으로 만져보고 가까이 고개를 숙여 내 입술을 봤다. 그러는 내내 그는 문턱 뒤에 있었고 나는 그 반대편에 서 있었다.

"괜찮아요." 그가 알렸다.

"정말요?" 진심으로 안도한 내가 말했다. 근심이 싹 날아갔다.

"쏘인 곳에 코르티손 크림을 바르면 돼요." 배달원이 말했다. "하지만 알레르기 반응은 아니에요."

어떻게 아느냐고 물었다.

배달원이 시계를 봤다. "지금 여기 4분째 서 있었잖아요. 과민성 쇼크는 진행 속도가 아주 빨라요. 지금 안정적으로 똑바로 서 계시니까요."

"아." 그리고 나는 감사 인사를 했다.

"뭘요."

"정말이에요. 진짜 정말 고마워요. 이러다 죽는 줄 알았어요."

"오늘은 아니에요." 그러면서 웃는다. 배달원이 전자 패드를 다시 내밀었다. "여기 서명하세요."

나는 패드에 달린 펜을 들고 액정에 서명했다. 마법처럼 내 이름이 선명하게 떠올랐다.

페덱스 배달부가 떠난 자리에는 거대한 택배 상자만 남았다. 남편에게 주려고 주문한 튜바였다. 죽지 않는다고 생각하니 마음이 정말 가벼웠다. 때맞춰 도착한 배달부에게 치료를 받았다는 데서 위로와 기쁨을 느낀 나는 남편보다 먼저 상자를 열어버렸다. 주방 바닥에서 거대한 금관악기를 들어 올려 빛에 비춰봤다. 튜바의 구조는 복잡했다. 직선과 곡선으로 이뤄진 파이프에서 나온 음악이 나팔꽃처럼 피어난 부분을 통해 공기 중으로 퍼지고 어디선가 교향곡을 연주하는 다른 음악가들의 멜로디와 어우러졌다. 그 소리를 들을 수 있을 것만 같았다.

튜바를 한쪽 어깨에 올리고 있는 힘껏 폐에 공기를 채운 후 차갑고 둥근 입에 바람을 불었다. 바람을 계속 불자 마침내 악기가 응답하며 뱃고동같이 탄탄한 저음을 뱉었다. 떨림은 없었다. 건강하고 멀쩡한 사람만이 낼 수 있는 소리였다. 나는 건강한 사람으로 주방에 서 있었다. 저녁이 다가오는 가을날이었다. 공기 중에는 사과향이 났고 창문 반대편에는 말벌들이 날아다녔다. 늦은 오후 저물어가는 태양이 잔디밭에 햇살을 드리워 잔디를 진한 초록색으로 만들고 소나무와 몽글몽글한 구름에 붉은색 배경을 깔아줬다. 신기하게도 이제는 아프지 않았다.

비누 거품을 터뜨린 것처럼 벌에 쏘인 자국은 사라졌다. 내 손과 손목 부근의 핏줄은 평소의 색으로 돌아왔고 상처는 낯선 사람의 손길만으로 간단히 사라졌다.

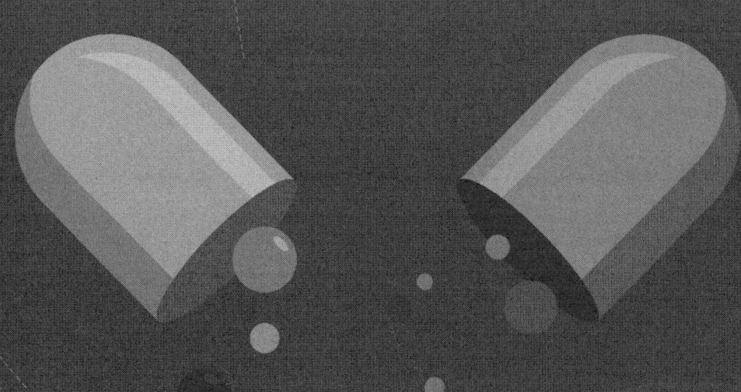

CHAPTER

실로사이빈(마술버섯): 신의 살점

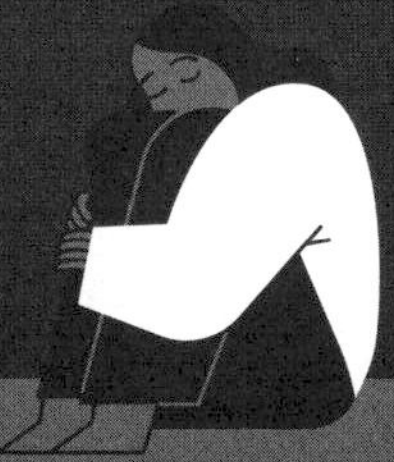

Psilocybin(Magic Mushrooms): God's Flesh

이상한 혹

2008년 2월 53세였던 캐럴 빈센트Carol Vincent는 몸에서 이상한 혹을 발견했다. 한바탕 몸살을 앓다가 갓 회복한 그는 독감이 다 떨어지지 않았나 보다 하고 대수롭지 않게 생각했다. 약혼자의 설득에 의사를 찾아갔을 때도 마음은 가벼웠다. 손마디가 부은 것 같은 크기의 혹이 걱정할 일은 아니라고 말해줄 줄 알았다. 하지만 혹을 누르고 만지는 의사의 얼굴에 그림자가 스치자 빈센트는 불안해졌다. 어느새 엑스레이를 찍고 조직 검사도 받았다. 다시 옷을 입고 잘 꾸며놓은 진료실에 앉은 빈센트는 림프종 진단을 받았다. 치료제가 없는 암이었다. 효과가 지속되는 치료법도 없었다. 며칠, 몇 주가 흘렀다. 이상한 혹은 이동하며 더욱 커졌고 겨드랑이와 쇄골 부위에도 나타났다.

빈센트는 작가이고 캐나다 브리티시컬럼비아주 빅토리아에서 광고회사를 운영하는 사업가였다. 늘 보람 있는 삶을 살았고 그 삶을 사랑했다. 빈센트의 삶에는 집, 약혼자, 장성한 아들, 의미 있는 일이 있었다. 타고난 악바리로서 삶을 포기할 마음은 없었다. 방사선 치료와 화학요법을 받아야 하는지 암의 진행 정도를 확인하는 동안 빈센트는 병을 퇴치할 수 있으면 무엇이든 하기로 결심했다. 당분, 카페인, 밀가루를 끊었다. 해독 주스도 마셨다. 밀싹을 갈아 만든 즙은 걸쭉해서 컵 옆면과 그의 입술 위에 흔적을 남겼다. 하루에도 몇 시간씩 인터넷에 접속해 연구, 실험, 약을 조사했다. 구글에서 모은 정보에 따르면 그에게는 7년이라는 시간이 남아 있었다.

오래 살아야 10년이었다. “감정적으로 스트레스가 너무 컸어요.” 빈센트가 말했다. “머리 위에 쇳덩이가 달려 있는 기분이었죠. 결정 하나도 쉽게 내릴 수가 없었어요. 초강력 해독 주스를 마셔야 할까? 어차피 짧은 인생인데 그냥 초콜릿칩 쿠키를 먹을까? 대출금을 갚아야 하나? 아니면 카드를 막 긁고 다닐까?” 얼마 후 이상한 혹이 줄어들자 빈센트는 식이요법으로 병이 낫고 있다고 믿었다. 하지만 부풀었던 희망은 산산이 부서졌다. 딱딱한 혹이 몸의 다른 부분에 다시 나타났기 때문이다. 편집증이 생기고 신경이 예민해졌다. 발목에 혹이 생기고 있나? 귀 뒤에 튀어나온 건 뭐지? 그의 몸은 언제 터질지 모르는 폭탄이 됐다. 마지막이 아직 몇 년쯤 남았다는 사실을 알았지만 빈센트는 희망을 놓기 시작했다.

죽음을 위한 마취제?

하지만 빈센트가 희망을 완전히 포기하려는 찰나 새로운 희망이 찾아왔다. 존스홉킨스대 행동생물학 교수이자 정신약리학자인 롤런드 그리피스Roland Griffiths가 어떤 실험을 진행하고 있었기 때문이다. 그리피스는 죽음에 대한 두려움을 줄이기 위해 말기 암 환자 51명에게 마술버섯이라 불리는 활성성분active ingredient 실로사이빈을 줬다. 환각을 유발하는 실로사이빈과 LSD는 사이키델릭으로 분류된다. 소라진, 리튬, 삼환계 항우울제, MAOI, SSRI 같은 향정신제와 반대 역할을 하는 약이다. 향정신제는 주로 사람의 기분이나 뇌 기능을 바꾸는 반면, 사이키델릭은 지각이나 인지를 바꿔 뇌를 평소와 다른 의식의 영역으로 보낸다.

그리피스는 진정한 의미의 과학자로 교육을 받았고 엄격한 방식에 따라 연구를 진행한다. 20년 전부터 한결같이 약으로 환자를 치료하는 의사이기도 했다. 약에 열정을 바친 그는 약이 "정신의 창문을 열고 신비한 경험과 영적인 변화의 본질에 대한 의문을 제기했다"라고 주장했다. 그러면서 "약리학이 약을 남용하는 현실에서 내가 하는 연구 프로그램은 의미가 없다는 존재론적인 질문을 던졌다"라고 한다. 질문을 곰곰이 생각하며 사고방식이 달라졌고 엄격했던 과학자는 직선 코스에서 벗어나 고민을 시작했다. 그는 궁금증 자체에 궁금증을 느꼈다. 그와 함께 실로사이빈과 실로사이빈이 인간의 정신에 미치는 영향에 관심을 키웠다. 그 전까지 동물과 약물 남용 실험에 집중하던 그는 사이키델릭으로 연구 방향을 결정했다. 2006년 그리피스는 약에 관한 획기적인 논문을 발표했다. 제목은 직설적이었다. <실로사이빈이 실질적이고 지속적인 개인의 의미와 영적 의의를 찾는 신비한 경험을 일으킬 수 있다Psilocybin Can Occasion Mystical-Type Experiences Having Substantial and Sustained Personal Meaning and Spiritual Significance>.

물론 이런 발상과 실험이 처음은 아니었다. 소설가 올더스 헉슬리Aldous Huxley는 1950년대 초 사이키델릭을 시작해 죽을 때까지 먹은 것으로 유명하다. 1963년 말기 후두암으로 말을 할 수 없게 된 헉슬리는 죽을 때 LSD 주사를 놓아달라고 아내에게 편지로 요청했다. 별들이 어지러이 움직이는 환각 속에서 세상을 떠날 수 있게 해달라는 부탁이었다. 헉슬리는 죽음이 생리적인 과정이 아닌 영적인 과정이 되기를 소망했다. 그리피스의 연구도 마찬가지였다.

헉슬리가 개인적인 실험을 하며 사망했을 무렵 에릭 캐스트Eric Kast라는 시카고 의대 마취과 의사도 평범한 진통제로는 죽어가는 환자의 극심한 고통을 다스리지 못한다는 사실을 발견했다. 캐스트는 진통제 대신 LSD를 써도 좋을지 탐구해보기로 했다. 1964년 발표한 논문에서 그는 데메롤Demerol과 딜라우디드Dilaudid 그리고 LSD의 진통 효과를 비교했다. 실험 대상은 여러 말기 암 환자, 발과 다리가 썩어 들어가는 환자 50명이었다. 대상포진 환자도 1명 있었다. 캐스트는 통계를 분석해 LSD가 일반적인 진통제보다 우수하다는 사실을 증명했다. LSD를 맞은 환자는 고통과 자신의 심각한 상황에 "특이하게 관심이 없었다." 그뿐 아니라 두려워하지 않고 거리낌 없이 죽음을 이야기했다.

새로운 사실을 발견한 캐스트는 암 환자 128명에게 LSD 100마이크로그램을 줬다. 이번 연구에서는 약의 진통 효과 외에 병과 죽음을 대하는 태도 변화에 주목했다. LSD 주사를 맞자 환자들의 통증은 2~3시간 만에 크게 줄었다. 사이키델릭 치료를 받은 날로부터 10일이 지나고도 죽음에 대한 두려움은 커지지 않았다. 캐스트는 이런 결과에 힘을 얻어 또 다른 LSD 연구를 진행했다. 이번에는 위중한 말기 암으로 몇 주나 몇 달밖에 살지 못하는 환자 80명을 선정했다. 실험 대상 80명 전원은 자신의 병명을 알았고 살날이 얼마 남지 않았다는 사실도 알았다. 이 그룹에 LSD 100마이크로그램은 강력한 진통제로 작용했고 "아주 행복한 느낌"을 가져다줬다. 환자들

사이의 대화도 늘어났고 사기와 자존감도 높아져 심적으로, 정신적으로 죽음을 더 쉽게 받아들일 수 있었다.

마술버섯의 기원

캐스트와 헉슬리가 일찍이 사이키델릭을 사용하긴 했지만, 사이키델릭을 대중화해 빈센트를 비롯한 수많은 환자를 도운 사람은 따로 있었다. 그 영광을 차지할 이는 JP모건J. P. Morgan & Co. 홍보이사이자 아마추어 민족균학자—버섯의 역사적 사용과 사회학적 영향을 연구하는 사람—인 R. 고든 왓슨R. Gordon Wasson이다. 매일 칼같이 다린 정장을 입는 비즈니스맨과 버섯을 전파한 선구자는 너무도 어울리지 않는 조합이다. 사실 왓슨은 결혼 전만 해도 버섯을 싫어해서 곰팡이, "징그러운 덩어리"라고 부를 정도였다. 하지만 러시아 출신 아내로 인해 버섯이 얼마나 위대하고 아름다운지 깨닫게 됐다.

아내 덕분에 "버섯 애호가"가 된 왓슨은 멕시코에 있다는 마술버섯 의식 이야기를 들었다. 어둠이 내려앉아야만 진행되는 이 의식은 신을 모시는 주술사가 치른다고 했다. 왓슨 부부가 조사해보니 에르난 코르테스Hernán Cortés가 멕시코를 정복했을 때 멕시코 원주민 아즈텍족이 각양각색의 버섯을 테오나나카틀teonanacatl, 즉 "신의 살점"이라 부르며 종교의식에 사용했었다고 한다. 신의 살점이라는 이름은 그리스도의 피나 침이 떨어져 은총을 받은 땅에서만 버섯이 자란다는 인디언의 믿음에서 비롯됐을 것이다. 왓슨 부부는 멕시코

버섯에 매료됐다. 사실일까? 어떤 점에서 그렇게 특별할까? 과거의 식물인가, 아니면 지금도 존재하는가? 머릿속에 이런 의문을 품고 1955년 6월 29일 왓슨과 친구 앨런 리처드슨Allan Richardson은 테오나나카틀을 찾아 믹스텍족이 사는 멕시코 오악사카Oaxaca의 외딴 마을로 여행을 떠났다. 왓슨은 2년 후 《라이프Life》에 여행기를 기고했다. 작은 마을은 흙먼지가 자욱했고 뜨거운 햇볕이 내리쬈다. 거리는 스산할 정도로 텅 비어 있었다. 고도 약 1,700미터에 있는 이 마을은 외지인의 발길이 닿지 않아 과거가 온전히 보존돼 있었다. 고유의 언어—믹스텍어—도 그대로였다. 왓슨은 마을 사무소에서 인디언 청년을 발견했다. 마을 대표 신디코síndico인 그는 커다란 빈 방에 앉아 있었다. 왓슨은 허리를 굽히고 신디코에게 "신성한 버섯의 비밀을 가르쳐줄 수 있냐"라고 물었다. 신디코는 흔쾌히 허락하고 낮잠 시간에 자기 집으로 오라고 했다. 지시를 따라 신디코의 집으로 가던 두 남자는 산골짜기에서 촉촉한 버섯 수백 개를 봤다. 왓슨과 리처드슨은 수풀에 무릎을 꿇고 버섯을 담았다. 젖은 줄기가 '딱딱' 꺾이는 소리를 들으며 버섯을 따서 상자에 담고 언덕을 힘겹게 올라갔다. 언덕 꼭대기에 있는 신디코의 집에는 마리아 사비나María Sabina와 그의 딸이 있었다. 신디코는 모녀가 쿠란데라curandera라는 치료사라고 했다. 왓슨은 이렇게 기록한다. "버섯을 보여줬다. 그들은 환호성을 지르며 우리가 딴 어린 버섯이 정말 단단하고 신선하며 양도 많다고 감탄했다. 통역사를 통해 그날 밤 우리에게 의식을 치러줄 수 있는지 물어봤다. 그들은 알겠다고 했다."

그날 저녁 왓슨과 리처드슨은 고대 인디언의 버섯 의식에 참가한 최초의 백인이 됐다. 의식은 8시가 지난 후 신디코의 집 지하실에서 진행됐다. 10시 반쯤 되자 쿠란데라들이 버섯을 준비하기 시작했다. 버섯 하나하나를 깨끗이 씻은 후 전부 모아놓고 기도를 올렸다. 방을 가득 채운 인디언들은 매트에 앉아 자기 차례를 기다렸다. 의식에 참가하지 않는 아이들도 있었다. 밤이 깊어지자 아이들은 소리 없이 잠에 빠졌다. 자정이 되기 전 버섯을 주는 시간이 찾아왔다. 모녀 치료사는 어른들에게 버섯을 조금씩 나눠주고 나머지를 다 차지했다. 사비나가 테이블에 있는 꽃다발에서 꽃 한 송이를 꺾어 촛불을 끄자 모든 빛이 사라졌다. 사실 리처드슨은 아내에게 버섯을 먹지 않겠다고 약속했고 그것이 이번 여행을 허락받은 조건이었지만, 어영부영하다 분위기에 휩쓸렸다. 왓슨에게는 오랜 연구의 막이 내리는 순간이었다. 두 남자는 갓 딴 버섯을 한 입 베어 물고 천천히 씹었다.

버섯을 먹은 후 짙은 어둠 속에서 각자의 매트에 누웠다. 이 세계와 문화에서는 그들이 알던 모든 것이 사라져 있었다. 1시간 후 왓슨은 놀라운 모습을 봤다. 화려한 기하학적 형태가 계속해서 흐르더니 궁전이 나타났다. 진주, 회랑, 정원이 있었고 신화에 나오는 짐승이 전차를 끌었다. 모든 이미지가 선명했고 점점 더 뚜렷해져 왓슨은 현실을 보고 있다는 느낌까지 받았다. 그때였다. 갑자기 그가 매트에 누운 몸에서 빠져나와 자유롭게 떠올랐다. 집을 둘러싼 벽이 녹아내렸고 그의 영혼은 허공을 맴돌며 고대의 아치형 입구를 지나는 낙타 행렬, 향기로운 푸른 호수, 수평선까지 층층이 높아지는 산들을 내려다봤다.

의식이 진행되는 내내 주술사들은 노래를 부르고 기도를 하고 때때로 춤을 췄다. 사비나가 기도하듯 손을 모으고 외쳤다. "저로는 부족한가요? 저는 창조하는 여인입니다. 별의 여인, 달의 여인, 십자가의 여인, 하늘의 여인입니다. 저는 구름의 사람이고 풀잎에 맺힌 이슬의 사람입니다." 가끔씩 목소리가 바뀌었다. 신이 그를 통해 말하고 있었기 때문이다. 신은 애초에 이 버섯 의식을 시작하게 한 질문에 답을 주고 있었다.

이날 믹스텍족은 미국인 손님들과 특별한 밤을 보냈다. 평소에는 의식에 테오나나카틀을 사용하지 않았다. 그들에게 버섯은 무척 귀한 존재였고 문제가 생겼을 때 자문을 구하는 수단이었다. 그 문제는 당나귀를 훔친 범인을 찾거나 마을을 떠난 아들의 안부를 묻는 것처럼 구체적일 때도 있었다. 노래를 부르는 버섯은 주술사를 통해 괴로워하는 부모에게 아들이 떵떵거리고 잘사는지, 감옥에 있는지 알려줄 수 있었다. 건강과 관련된 질문도 있었고—병든 주민이 회복할 것인가, 죽을 것인가?—만약 주술사가 죽는다고 하면 보통 며칠 만에 환자가 사망했다.

왓슨과 리처드슨에게는 완전히 경이로운 경험이었다. 두 사람은 다음 여행에 세계적인 버섯 전문가 로저 하임Roger Heim을 대동했다. 환각버섯의 유형을 전부 파악하고 연구용으로 충분한 물량을 확보하기 위해서였다. 이 버섯들은 스위스 바젤에 있는 제약회사 산도스Sandoz 연구소에서 최초로 LSD를 합성한 앨버트 호프먼Albert Hofmann에게 보내졌다. 호프먼은 버섯 몇 개를 먹어보고 느낌을 기록했고—"하나같이 멕시코의 특징을 보였다."—이후 활성성분 실로

사이빈을 발견했다.

한편 보스턴에는 훗날 "깨어나, 조화를 이루고, 틀에서 벗어나라turn on, tune in, and drop out"라는 슬로건을 외쳐 유명해지는 하버드대 심리학 교수 티머시 리어리Timothy Leary가 있었다. 마술버섯의 정보를 입수한 리어리는 멕시코 쿠에르나바카Cuernavaca로 가서 버섯을 먹고 하버드 실로사이빈 프로젝트Harvard Psilocybin Project를 계획하고 실행한다. 목표는 재소자, 신도, 신학생, 죽어가는 사람 등 다양한 피험자에게 환각버섯의 효과를 시험하는 것이었다.

사이키델릭 심리치료

1957년 왓슨이 잡지 《라이프》에 실로사이빈에 관한 기사를 썼지만, 초기의 사이키델릭 실험은 실로사이빈이 아닌 LSD로 이뤄졌다. 자아초월 심리학transpersonal psychology의 아버지인 체코의 정신의학자 스타니슬라프 그로프Stanislav Grof는 1960년대 초 프라하에서 "사이키델릭 심리치료psychedelic psychotherapy"로 환자를 치료했다. 그로프는 이렇게 썼다. "심리치료와 사이키델릭을 결합하자 병명과 관계없이 모든 환자가 금세 삶의 영역과 개인의 무의식을 초월했다." 그로프는 LSD를 투약한 환자가 심오한 영적·상징적 죽음과 재탄생을 경험하고 프로이트가 묘사한 개념 이상으로 정신이 초월해 뻗어나갔다고 설명한다. 사이키델릭은 약을 먹고 오랜 시간이 흐른 후까지도 사람의 근본을 바꾸는 듯했다. 종종 정신 질환으로 위축되고 갇혀 있던 사람들이 실험을 마치고 몇 주, 몇 달이 지나도 여전히 자유와 "우주적 의식cosmic consciousness"을 느꼈다. 이전에는 전혀 경험하지 못한 것들이었다. 그로프는 환자들이 일명 '상징적 죽음과 재탄생'을 겪는 모습을 수도 없이 목격했다. "몸이 죽어서 사라진다는 두려움이 없어졌고 죽음 이후 의식이 몸에서 나갈 수 있다는 가능성을 받아들였다. 그리고 죽음의 과정을 생물학적 재난과 개인적인 패배로 보기보다는 의식의 모험으로 보려고 했다."

그로프는 1967년 미국으로 이민해 볼티모어 스프링그로브주립병원Spring Grove State Hospital 치료 팀에 들어갔다. 그곳 임상의들은 시한부 환자에게 LSD를 줬을 때의 긍정적 효과에 관심이 많아 1963년에 그와 관련한 실험을 시작했다. 2년 후 40대 초반인 글로리아라는 팀원이 전이성 유방암에 걸리면서 실험의 진행 속도는 더욱 빨라졌다. 글로리아가 통증으로 고통스러워하고 심적으로 스트레스받는 모습을 옆에서 본 동료들은 돕고 싶다는 마음에 LSD 치료를 시도했다. 글로리아는 일주일의 준비 기간 동안 그간 살아온 삶과 대인관계를 중심으로 매일 심리치료를 받았다. 사이키델릭 치료 2주 후 글로리아는 약으로 경험한 내용을 장문으로 묘사하고 다음과 같이 마무리했다.

> 정신을 차리자 상쾌한 바람이 부는 세계로 이동해 있었다. 팀원들은 나를 반겼다. 나도 기뻤지만 나를 아끼는 이 사람들이 원했던 경험을 할 수 있어 더욱 기뻤다. 많은 사람과 아주 가까워진 느낌이었다. 나중에 친척들이 왔을 때도 전에 없던 친밀감을 느꼈다. 그날 밤 부모님이 집으로 오셨다. 다들

내가 달라졌다고 했다. 빛이 나고 평온해 보인다고 했다. 나도 같은 느낌이었다. 무엇이 나를 달라지게 한 걸까? 지금 나는 살아서 존재하고 있다. 있는 그대로 받아들일 수 있다. 극심한 피로, 통증 같은 신체적 증상 일부는 사라졌다. 지금도 때로는 짜증이 나고 소리를 지른다. 여전히 나는 나다. 하지만 전보다 평온해졌다. 가족도 그렇게 느끼고 우리 가족은 전보다 더 가까워졌다. 나를 아는 사람이라면 이 치료가 더없이 좋은 경험이었다고 할 것이다.

5주 후 글로리아는 평온하게 세상을 떠났다. 남은 스프링그로브 의료진은 말기 암 환자에 LSD가 하는 역할을 탐구하는 데 전념했다. 볼티모어 시나이병원Sinai Hospital의 외과와 종양학과에서도 열린 마음으로 환자를 보내줬다. 이 환자들은 그로프 팀의 지도로 LSD 치료를 받기로 했다.

그로프가 근무를 시작한 1967년 스프링그로브는 발터 판케Walter Pahnke라는 젊은 의사도 영입했다(그로프와 판케 모두 1931년생이다). 리어리의 학생이었고 열정적인 연구자이자 정신의학자인 판케는 LSD 프로젝트의 책임자가 됐다. 2년 후 스프링그로브 팀은 실험 장소를 메릴랜드 정신의학연구센터Maryland Psychiatric Research Center로 옮겼다. 감각차단 탱크sensory deprivation tank, 카메라로 모니터할 수 있는 치료실 두 개, 수면 연구소, 감각과부하 연구소를 갖춘 곳이었다. 1960년대 말에서 70년대 초 사이 이 센터에서 100여 명의 말기 암 환자가 LSD 치료를 받았다. 보통 예후가 좋지 않고 다른 치료법을 시도했지만 모두 실패한 환자들로 구성됐다.

판케는 의대를 나왔지만, 철학과 신학에도 일가견이 있었다. 무모한 도전을 즐기는 성격으로도 유명했다. 오토바이 애호가였고 여러 가지 취미를 즐기며 에너지와 삶의 기쁨을 만끽했다. 1971년 여름, 취미 활동 목록에 스쿠버다이빙을 추가하면서 판케는 비극적으로 삶을 마감해야 했다. 아내와 아이들을 데리고 메인 해안으로 휴가를 떠났다가 스쿠버다이빙 사고로 사망한 것이다. 그는 친구에게 구입한 중고 장비를 착용하고 다이빙하는 법도 제대로 모르면서 바다로 들어갔다. 그의 몸은 대서양으로 사라졌다. 해안경비대가 대대적으로 수색을 벌이고 여러 영매가 점을 봤지만, 끝내 시신은 발견되지 않았다. 판케가 젊은 나이에 원인 모를 죽음을 맞으며 스프링그로브 팀은 책임자를 잃었다. 그에 따라 사이키델릭 연구도 잠시 주춤했지만, 얼마 후 판케 생전에 가까이서 함께 일했던 그로프가 책임자로 임명됐다.

그로프가 말하는 목표는 "LSD 치료로 나타나는 극적인 변화를 설명할 이론 체계를 세우는 것"이었다. 그로프는 불안, 우울, 정서적 긴장, 사회적 위축 증상을 보이고 진통제가 듣지 않는 환자를 찾았다. 남은 수명은 최소 3개월이어야 했다. 사이키델릭 치료의 즉각적인 결과뿐 아니라 장기적인 영향에도 관심이 있었기 때문이다.

그로프는 치료를 3단계로 구성했다. (1) 최초 준비 기간, (2) 실제 사이키델릭 치료, (3) 치료 후 과정. 세 번째 단계에서 환자는 약에 취했을 때 본 내용을 정리했다. 대개 2~3주가 소요되는 준비 단계에서 그로프와 치료 팀은 환자의 이력과 현재 사정을 조사했다. 풀리지 않은 갈등이 있다면 특별히 더 주의를 기울였다. 사이키델릭 치료 중에 발생할 수 있는 문제의 표면만 닦아내는 데 그치지 않고 환자와 의료진 사이에 신뢰를 쌓으려 했다. 그로프 팀은 신뢰가 긍정적인 사이키델릭 경험의 본질이라고 믿었다. 환자는 극단적이고 섬뜩한 모습을 볼 수도 있었다. 이 경우 옆에 믿을 만한 사람들이 있음을 알아야 했다. 그로프는 썼다. "환자와 가족이 서로에 대한 감정을 털어놓을 기회를 마련하기 위해 모든 방법을 동원했다. 눈앞에 닥친 죽음을 포함해 상황의 심각성을 솔직히 이야기하기를 바랐다." 그로프는 프라하에 이어 볼티모어에서도 사이키델릭 치료 중에 환자가 죽음과 재탄생을 경험하는 모습을 목격했다. 태어날 때와 태어나기 전의 기억을 떠올리는 환자도 있었다. 그로프는 이를 약이 만든 환상이 아니라 실제의 생생한 기억이라고 믿었다. 사이키델릭은 그 기억에 접근하게 만들어줬을 뿐이다. 최종 준비 단계에서 그로프 팀은 환자들에게 사이키델릭을 통해 전통적인 정신의학에서 묘사하는 영역을 초월해 나아갈 수 있다고 설명했다.

치료실과 준비물은 매우 중요했다. 환자들은 치료 중 대부분의 시간 동안 헤드폰을 착용하고 이동·변화의 수단으로 음악을 들었다. 검은 안대는 물리적인 세계를 차단해 내면으로 여행하도록 도와줬다. 그로프는 내면 깊은 곳에 고대의 전형典型과 상징이 존재한다고 믿었다. 그곳에 가면 얼마 남지 않은 삶 그리고 임박한 죽음과 새로운 관계를 맺을 수 있었다. 치료실은 꽃향기와 향 태우는 냄새로 가득했다. 커튼을 길게 늘어뜨렸고 편안하고 안락한 분위기를 만들기 위해 다른 장식품도 놓아뒀다.

그로프는 환자들에게 LSD를 200~600밀리그램씩 줬다. 적지 않은 양이라 20~40분이면 약의 효과가 나타났다. 초반에 환자들은 스태프와 조용히 앉아 치료 팀에서 가져오라고 했던 가족사진을 봤다. 그러다 약효가 "발동"하면 안대를 쓰고 누워 헤드폰을 통해 음악 치료사가 엄선한 음악을 들었다. 그로프는 선택된 음악들을 아주 중요하게 여겼다. 음악의 힘으로 원시적인 감정이 정신의 표면으로 떠오른다고 믿었기 때문이다. 그러는 동시에 음악은 환자들에게 "심리적인 방어 태세를 내려놓으라 말하고 동적인 반송파carrier wave를 보내 환자가 경험의 교착상태를 뚫게 도와준다." 음악은 보통 클래식 음악과 민속 리듬이었다. 전 세계 각지의 영적 의식에서 나온 기도도 포함됐다. 음악이 너무 자극적이면 헤드폰과 안대를 벗을 수도 있었다. 그럴 경우 치료 팀은 환자를 달래고 "되도록 빨리 내면의 세계로 돌아가라"라고 격려했다.

그로프가 스프링그로브 치료 팀 책임자로 있을 때 치료한 수백 명의 말기 암 환자 중에는 뛰어난 의사이자 운동선수인 매튜도 있었다. 암이 숨통을 조여오면서 매튜는 약해졌고 불안감과 절박함을 느꼈다. 메스꺼움이 심했고 병이 진행되며 몸무게가 몇 킬로그램씩 빠져 쓰러질 지경이었다. 늘 몸과 마음이 건강한 남자였던 매튜에게는 절망적인 변화였다. 병에 걸리기 전만 해도 매튜는 성공적인 삶을 살고 있었다. 아름다운 아내, 세 아이, 흥미진진하고 지루할 틈 없는 직업까지 모자란 게 없었다. 그는 종교를 믿지 않았고 영적인 것에 일말의 관심도 없었다. 그래서 가혹한 병과 죽음에 아무런 대비가 돼 있지 않았다.

매튜는 근육내주사로 LSD 200마이크로그램을 맞았다. 처음 1시간 동안은 아무 일도 일어나지 않았다. 그러다 갑자기 헤드폰으로 쏟아지는 음악을 듣고 매튜는 무아지경이 됐다. 그로프는 설명했다. "음악이 거룩하게 들렸다. 그는 자신의 경계를 내려놓고 음악의 흐름에 융합되고 있었다." 매튜는 누군가가 필요하다는 강한 느낌을 받고 안내자인 조앤 핼리팩스Joan Halifax에게 손을 뻗었다. 공동 연구 팀에 소속된 핼리팩스는 한때 그로프의 아내이기도 했다.

4시간 동안 핼리팩스의 손을 잡고 매튜는 매트에서 몸을 들썩이며 알쏭달쏭한 말들을 중얼거렸다. "하나의 세계는 하나의 우주다", "모든 것이 하나다", "아무것도 아니며 모든 것이다", "진짜든 가짜든 둘 중 하나다"… 그러다 마지막으로 선언했다. "그러니까 나는 영원히 죽지 않는 거야… 맞아!"

치료 중 틈틈이 문 앞으로 와서 남편을 확인하던 매튜의 아내는 남편의 입에서 이런 말들이 나오자 충격을 받았다. 여기서 끝이 아니었다. 평소 차갑고 무뚝뚝하던 남편이 그를 껴안고 "그에게 녹아든다"라는 느낌을 원한다고 했다. 세상을 떠나기 며칠 전 매튜의 몸 상태는 빠르게 악화됐지만, 이전까지 정서적으로 소원했던 남편과 아내는 서로 깊이 연결됐다. 두 사람은 부부가 된 후로 가장 끈끈한 관계가 됐다고 했다. 죽는다는 생각을 하면 견딜 수 없었던 매튜가 이제는 죽음을 예감했지만, 괜찮다고 말했다. 마침내 떠나는 순간에도 그는 준비가 돼 있었다. 얼마 후 매튜는 평화롭게 세상을 떠났다. 투병 생활 내내 그를 고문하던 고통은 없었다. "사이키델릭 치료 이후 암 환자가 보인 변화는 사람마다 극과 극으로 다르고 복잡하며 다차원적이었다." 또한 그로프는 주장했다. "죽음의 공포가 약해지거나 아예 사라졌다. 평소 삶의 철학과 전략, 종교에 대한 태도, 가치관의 순위가 근본적으로 바뀌었다."

매튜와 믿음이 정반대인 사람은 54세 암 환자 제시였다. 제시는 독실한 가톨릭교 신자였다. 16형제 중 하나로 태어났고 어렸을 때 교통사고로 부모님을 잃고 고아가 됐다. 13년 전에도 윗입술에 편평세포암squamous cell carcinoma이 생긴 적이 있었고 현재는 비슷한 암이 재발해 미친 속도로 온몸에 전이되고 있었다. 피부 전체에 궤양이 생겼고 종양에서 고름이 흘렀다. 암 덩어리에서 나온 액체로 축축하게 젖은 붕대는 고약한 냄새를 풍겼다. 제시는 인생의 낙오자인 자신이 여자친구 베티와 누나에게 짐만 된다고 생각했다. 두 여자는 작은 아파트에서 제시를 지극정성으로 간호하고 있었다.

사이키델릭 치료를 준비하며 제시는 죽음에 대한 공포가 너무 커서 숨이 막힌다고 했다. 제시는 죽음을 두 가지로 봤다. 첫째, 몸과 마음이 궁극적인 끝을 맞이하고 완전한 어둠으로 들어간다. 둘째, 만약 의식이 계속 남는다면 그가 믿는 하느님의 심판을 받는다. 심판은 가혹할 것이 분명했다. 지금까지 무수한 죄악을 저질렀다고 생각하기 때문이었다. 그래서 제시는 자신이 지옥 불에 들어갈 것이라고 했다. 이렇게 두 가지 시각으로 죽음을 보다 보니 얼마 남지 않은 삶에 온 힘을 다해 매달리고 있었다.

제시의 사례는 사이키델릭이 확고한 믿음을 반영한다는 사실을 보여준다. 자신이 믿는 종교의 교리를 초월할 수 있는 기회가 생겼는데도 결과는 다르지 않았다. 사이키델릭 치료를 받는 동안 무수한 이미지와 풍경이 제시의 눈앞을 스치고 지나갔다. 비쩍 마른 시체들이 쓰레기장에서 고통으로 몸부림치고 있었다. 지옥에서 불이 솟았고 내장이 썩어가는 모습도 보였다. 그러다 갑자기 거대한 주황색 불덩이가 불쑥 나타났다. 지저분하고 더러운 것들이 전부 불덩이에 쏟아져 들어가 불꽃의 뜨거운 열기로 정화됐다. 제시는 몸이 불에 휩싸이지만, 영혼은 살아남아 최후의 심판을 받는 날 하느님 앞에 서는 모습을 상상했다. 심판을 받는 순간 유년 시절의 모습들이 눈앞을 스쳐 지나갔다. 마침내 제시는 하느님이 육체적인 존재가 아니라 뚜렷하고 순수한 신성과 사랑의 존재임을 경험했다. 하느님은 그의 선행이 악행보다 크다고 판단하며 우호적인 심판을 내리고 있었다. 제시는 강력한 무언의 메시지를 전달받았다. 그가 죽어도 영혼은 살아남고 아직 밝혀지지 않은 형태로 지구에 돌아올 것이라는 메시지였다. 가톨릭교 신자가 동양의 환생 개념을 받아들인 것이다. 그로프와 핼리팩스는 썼다. "다시 태어난다는 가능성이 보이자 육신에 대한 집착에서 자유로워졌다." 치료가 끝나고 닷새 후 제시는 편안히 숨을 거뒀다.

실로사이빈은 치료 도중뿐만 아니라 이후 몇 주, 몇 달까지도 죽음을 예감한 사람의 불안감을 달래줬다. 하지만 연구진은 그 방법을 분명하게 밝히지 못했다고 말한다. "조금은 수수께끼입니다." 하버UCLA 메디컬센터Harbor-UCLA Medical Center에서 말기 암 환자를 대상으로 실로사이빈 실험을 이끄는 찰스 그롭Charles Grob은 인정한다. "약이 왜 죽음에 대한 공포를 지우는지 이유를 확실히 알려줄 답은 찾지 못했습니다. 하지만 영적으로 변화를 경험한 사람이 자신과 주변 세계를 보는 시각이 바뀐다는 건 아주 오랜 옛날부터 알려진 사실이죠. 그래서 죽음을 대하는 태도도 달라지는 겁니다." 맥린병원 통합정신의학 연구소Laboratory for Integrative Psychiatry 소장이었던 존 핼펀John Halpern도 비슷한 생각이다. "사이키델릭을 먹으면 저기 바깥에 나보다 대단한 존재가 있고 나는 그 일부라고 느끼게 됩니다. 눈부시게 찬란한 통일체에 들어가 있는 거예요. 사랑이 가능한 곳이죠. 모든 깨달음은 깊은 의미를 남깁니다. 장담하는데 6개월 후에도 그 느낌을 잊지 않을 거예요. 이 경험을 해보면 죽음을 앞뒀을 때도 희망을 품게 돼요."

환각제와 정신성

실로사이빈이 정신에 미치는 역할을 다룬 연구 중에서는 아마도 성 금요일Good Friday 실험이 가장 유명할 것이다. 실험을 진행한 이는 훗날 스프링그로브에서 LSD 프로젝트를 이끈 발터 판케였다. 1962년 판케는 하버드 신학대 학생 20명을 보스턴대학교 마시채플Marsh Chapel 앞에 불러모았다. 이들은 성 금요일 예배에 참석하기 전 흰 가루가 든 캡슐을 받았다. 알약 10개에는 실로사이빈이, 10개에는 얼굴을 빨갛게 만드는 활성 속임약인 니코틴산이 들어 있었다. 실로사이빈을 받은 학생 10명 중 8명은 신비한 경험을 했다고 말했다. 그들은 마시채플을 돌아다니며 "하느님은 어디에나 계신다", "아아, 영광이여" 같은 말을 했다. 그들의 행동을 본 판케는 실로사이빈이 철학자 윌리엄 제임스William James가 묘사한 신비한 경험과 많은 부분에서 비슷하다고 확신했다.

설득력 있는 실험이었지만, 판케의 연구에서 방법론적 결함을 발견한 사람이 있었다. 캘리포니아주 산타크루즈에 있는 '사이키델릭 연구를 위한 다학제협회Multidisciplinary Association for Psychedelic Studies, MAPS'의 창립자 겸 이사인 릭 도블린Rick Doblin은 1986~89년 성 금요일 실험의 추적 조사를 했다. 첫 번째 실험에 참가한 신학생을 1명만 빼고 모두 찾아냈고 16명이 인터뷰에 응했다. 그중에는 실로사이빈을 먹은 10명 중 7명도 있었다. 7명 모두 도블린에게 같은 이야기를 했다. "그때의 경험으로 삶과 일을 보는 시각이 크게 달라졌고 지금까지 영향을 주고 있다." 그러나 도블린이 확인해보니 학생 일부가 실험 중 극도의 두려움을 느꼈다는 사실은 논문에 빠져 있었다. 한 학생은 심지어 예배당을 뛰쳐나와 거리로 달려 나가기도 했다. 그는 자신이 다음 메시아를 알릴 운명이라고 확신하고 있었다. 결국 그를 예배당으로 돌려보내기 위해 몸을 붙잡고 소라진 주사로 진정시켜야 했다.

실로사이빈을 비롯한 사이키델릭을 비판하는 이들은 약으로 인한 신비한 경험이 해탈의 경지로 가는 부정직한 지름길이라고 주장한다. 일명 "화학적 신비chemical mysticism" 현상으로 며칠 금식을 하거나 몇 시간 동안 명상과 기도를 해서 얻는 깨달음과는 전혀 다르다는 것이다. 평생 경건한 행동을 하고 신을 모셔야 진정한 신비를 얻는다고 믿는 사람들은 알약 하나로 신을 만질 수 있다는 발상에 불쾌감을 드러냈다. 이런 사람들은 무엇이 신비한 경험이고 무엇이 아닌지를 과학자가 결정하는 것도 경계한다. 그들의 주장에 따르면 신비한 경험을 결정하는 이는 신학자, 목사, 랍비, 신부다.

반대 의견도 있다. 이들은 수 세기 전부터 인류가 환각성 식물을 이용해 우리 세계 너머의 세계와 소통했고 그 자체가 신성한 영역에 포함된다고 지적한다. 지름길이 아니다. 신중하게 의미를 담아서 준비하고 경외감을 느끼며 지나가는 통로다. 이 관점에서 보면 사이키델릭을 먹는 행위 자체가 성스러운 의식이기 때문에 사용자는 신비하고 초월적인 신의 몸과 얼굴을 만질 수 있다. 사실 환각성 식물이 모든 종교의 근본이고 종교가 존재하는 이유라고 주장하는 학자들도 있다. 태고의 호모사피엔스가 환각 식물을 먹는 모습을 상상해보자. 분명히 그렇게 했을 것이다. 그리고 우리 세계 밖에 다른 세계가 없다면 설명하지 못할 광경들을 봤다. 받들어 모셔야 할 신성한 곳이 있었다. 아마도 이런 경험을 하면서 일생 동안 기도를 하고 신앙심을 가져야 한다고 생각했을지도 모른다.

리어리도 실로사이빈 같은 사이키델릭이 신비한 경험을 가능하게 해 사람의 몸과 마음, 믿음, 행동을 완전히 바꾼다고 믿는 학자 중 하나였다. 리어리는 1961~63년 사이 하버드에서 연구 하나를 진행했다. 인근에 있는 콩코드주립교도소Concord State Penitentiary에서 재소자 32명이 자원해 이 실로사이빈 실험에 참가했다. 리어리는 석방 후 죄수들의 재범률이 줄어드는지 확인하고 싶었다. 실험에 참가한 재소자들은 몇 개월간 단체 치료 시간에 약을 받았고 저마다 다양한 환각을 경험했다. 리어리 팀은 교도소 내의 엄격한 계급을 깨뜨리기 위해 재소자들과 함께 실로사이빈을 먹고 약 기운이 도는 상태에서 심리치료를 진행했다. 결과를 확인해봤더니 단체로 사이키델릭 심리치료를 받은 그룹이 약을 먹지 않은 그룹보다 재범률이 확연히 낮았다.

S는 리어리가 상습적인 범죄자라고 묘사한 48세 남성이었다. 이 거구의 남자는 도합 14년을 교도소에 있었다. 수년 동안 절도, 사기, 주취 범죄를 벌였고 그 밖에도 다양한 경범죄와 중죄를 저질렀다. 그런데 실로사이빈을 먹은 S는 슬픔이 파도처럼 밀려오는 경험을 하고 성격이 부드러워졌다. 생애 처음으로 착한 행동을 하고 자신의 삶을 있는 그대로 바라봤다. 그동안 너무도 많은 시간을 교도소에서 낭비하고 있었다. 리어리는 설명했다. "딱딱한 범죄자의 껍질을 뚫고 세심하고 외로운 어린아이 같은 인간이 나왔다." 몇 주 후 교도소에서 출소한 S는 처음에는 갈피를 못 잡고 혼란스러워했지만, 공사장 인부로 일을 시작했고 나중에는 십장으로 승진했다. S는 이제 정비소 사장이 됐다. 리어리가 책을 썼을 때는 그로부터 2년이 지난 후였고, S는 교도소로 돌아가지 않았다.

도블린이 조사한 결과 리어리의 연구에도 판케의 성 금요일 실험처럼 결함이 있었다. 그래도 리어리의 실로사이빈 연구가 없었더라면 현재 브라질 열대우림에서 진행 중인 연구는 결코 존재하지 않았을 것이다. 이 연구에서 의식에 참가한 죄수들—살인, 강간, 아동성폭행을 저지른 이들—은 아야와스카ayahuasca 차를 마셨다. 아야와스카는 정신착란과 극도의 흥분을 일으키는 환각제로, 브라질 연구진은 이 차를 마신 냉혈한 범죄자가 과거를 반성하고 책임감 있는 시민으로 다시 태어날 것을 기대한다. 2015년 한 죄수는 기자에게 말했다. "제가 인생을 잘못 살고 있었다는 걸 드디어 깨달았어요. 차를 마실 때마다 피해자에게 연락해 용서를 빌 수 있습니다."

사이키델릭을 연구한 지식인 중에는 저명한 종교학자인 휴스턴 스미스Huston Smith도 있다. 격동의 1960년대에 MIT 철학과 학과장이었던 그는 화학적 신비를 비판하는 의견과 사이키델릭 여정을 지지하는 의견의 중간 지점을 잘 찾아냈다. 스미스도 사이키델릭으로 신비한 경험을 여러 번 했기 때문에 사이키델릭 여정의 진정성을 의심하지는 않는다. 하지만 스미스는 마음가짐set과 환경setting이 결과의 핵심이라고 강조했다. 치료를 받기 전 가슴 깊이 준비하는 사람과 파티에서 술에 들어간 LSD를 먹은 사람 사이에는 큰 차이가 있다고 한다. 전자는 자신을 탐구하려는 의도와 진정한 욕구를 품고 치료에 임하고 약에 의문을 제기할 수 있다. 이렇게 스미스가 길을 잘 닦아놓았기 때문에 도블린과 그리피스 같은 차세대 연구자들이 사이키델릭을 다시 발견한 것일지도 모른다.

마침내 끝나가는 마약과의 전쟁

최근 다양한 분야의 연구자들이 사이키델릭을 소환하고 있다. 하지만 마약과의 전쟁 이후 사이키델릭을 찾아보기 힘든 세계를 사는 우리로서는 1950~70년대에 사이키델릭을 구하기가 얼마나 쉬웠을지 짐작도 되지 않는다. 넘쳐나던 사이키델릭은 실험실에서 나와 격동기를 겪고 있던 문화의 한복판으로 들어갔다. 사이키델릭은 시위와 새로운 생활양식의 일부가 됐고 결국 1970년 10월 리처드 닉슨Richard Nixon 행정부는 규제약물법Controlled Substances Act으로 모든 사이키델릭을 불법화했다. DEA가 사이키델릭을 가장 위험한 1급 약물Schedule 1로 분류하고 엄격한 처벌 규정을 두면서 사이키델릭은 문화계만이 아니라 과학계에서도 사라져버렸다. 닉슨 대통령이 리어리를 "미국에서 가장 위험한 인물"이라고 부른 적도 있다고 하니 오죽했을까. 물론 예외 규정이 있고 그로프 같은 연구자는 단기간이라도 사이키델릭 연구에 자금을 지원받을 수 있었다. 하지만 그마저도 점점 힘들어져 1970년대 중반에는 모든 연구가 중단됐고 그로프, 판케, 리어리, 캐스트 등이 연구해 알아낸 사이키델릭에 관한 수많은 지식은 과거에 묻혀 잊히고 말았다.

마약과의 전쟁이 드디어 끝나고 있는 최근에서야 새로운 세대의 과학자들이 뚜껑을 열고 과거의 연구를 살펴보며 선배들에게서 영감과 아이디어를 얻고 있다. 닉슨 정부가 사이키델릭 연구에 브레이크를 건 후로 거의 50년이 흐른 지금, 국내외에서는 부활 작업이 한창이다. 존스홉킨스대, 뉴욕대, UCLA, 임페리얼 칼리지 런던Imperial College London, 취리히대학교를 비롯해 여러 대학에서 연구를 진행하고 있지만, 1960년대의 무절제로 사이키델릭이 입은 오명 때문에 여전히 허가를 받기는 힘들다. 그러다 보니 연구자들이나 각국 정부나 극도로 조심할 수밖에 없다. 최근 UCLA의 그룹은 존스홉킨스의 그리피스, 맥린병원의 핼펀, 뉴욕대의 스티븐 로스Stephen Ross와 힘을 합쳤다. 이들 팀은 과거의 연구를 발굴해 먼지를 털고 치료 현장으로 돌려보내려 하는 중이다. 뿌리에 흙은 조금 묻었지만 결과를 그대로 간직하고 있어 거기서부터 다시 시작할 수 있다. "럽 반

윙클Rip Van Winkle(미국 소설가 워싱턴 어빙Washington Irving의 단편소설에 나오는 주인공으로 20년 만에 깨어나 완전히 달라진 세상에 놀란다—옮긴이)이 된 기분이에요." 그롭은 말한다. 정말 그런 느낌이다. 감질나는 아이디어를 담은 채로 파묻혀 있던 연구의 뚜껑이 마침내 다시 열리고 있다. 그롭은 말을 이었다. "정말 기대됩니다. 과거의 정보라는 보물을 찾는 거잖아요. 하지만 신중해야죠. '사랑과 평화flower power(1960년대 말에서 70년대 초를 상징하는 슬로건—옮긴이)'와는 엮이고 싶지는 않으니까요. 저희는 진지한 과학자들로 보이기를 원합니다."

최근 실시된 실로사이빈 임종 실험의 목적은 실로사이빈이 죽어가는 말기 암 환자의 두려움을 줄이거나 없앨 수 있는지 판단하는 것이었다. 차후에는 건강한 사람도 실험 대상에 포함할 계획이다. 실로사이빈을 "존재에 관한 약"이라고 부르는 그롭은 죽음을 앞둔 사람이 실로사이빈을 안전한 치료제로 사용하는 치료센터를 꿈꾼다. 그러나 도블린은 실로사이빈을 더욱 광범위하게 활용할 수 있다고 생각한다. "왜 죽어가는 사람에게만 한정합니까? 젊은이들도 이 훌륭한 발명품은 쓸 수 있죠. 더 일찍부터 약의 도움을 받을 수 있습니다." 도블린의 발언은 실로사이빈 치료를 받은 환자들이 남은 삶에 더욱 감사하게 됐다는 사실과 관계가 있다. 인생에서 자신의 역할을 더 깊이 인식하고 하루하루를 더 의미 있게 살겠다는 욕구가 커진다. "앞길이 창창한 젊은 사람들이 이런 치료를 받는다고 상상해보세요." 도블린은 말한다. "그 친구들이 어떻게 살아갈지 상상해보란 말입니다."

지극히 신비한 경험

그리피스는 의심의 여지 없이 판케의 성 금요일 실험을 참고했다. 어떤 의미에서 그리피스가 처음 실시한 실로사이빈 실험은 판케 실험의 후속작이라고도 할 수 있다. 2006년 그리피스는 건강한 성인 지원자 36명을 모집했다. 이전에 사이키델릭을 한 번도 사용하지 않은 사람들이었다. 지원자 모두 두 차례 치료를 받았다. 그리고 첫 번째에는 실로사이빈, 두 번째에는 속임약을 받았다. 그리피스는 판케의 이중맹검 실험에서 드러난 결함을 바로잡고자 주로 주의력 결핍장애attention deficit disorder에 쓰이는 강력한 자극제 리탈린Ritalin이 함유된 활성 속임약을 선택했다. 피험자의 61퍼센트가 실로사이빈 치료로 "지극히 신비한 경험"을 했다. 반면 속임약을 먹었을 때는 그 수치가 11퍼센트에 그쳤다. 게다가 실험 2개월 후 설문 조사를 했더니 지원자 다수가 실로사이빈 치료를 인생에서 가장 소중한 경험으로 꼽고 있었다. 영적으로 가장 의미 있는 5대 사건에 포함하는 사람은 3분의 2나 됐다. 그중에서도 1순위로 평가하는 사람은 약 15퍼센트였다. 살면서 경험한 모든 일을 통틀어 가장 의미 있었다는 뜻이었다.

14개월 후 추적 조사를 했을 때도 순위는 크게 달라지지 않았다. 긍정적으로 변한 성격도 그대로였다. 특히 주목할 만한 부분이었다. 많은 심리학자가 성격의 근본은 성인기 초반에 정해져 쉽게 바뀌지 않는다고 믿는다. 위험을 회피하는 사람이 있고 새로운 경험에 도전하는 사람이 있다. 이런 성향은 극복하기 힘들기 때문에 사람은 기본적으로 갖고 있는 성격의 테두리 안에서 살아간다. 하지만 실로사이빈 실험은 이런 가설에 의문을 던졌다. 약을 먹고 지극히 신비한 경험을 했던 사람들은 14개월 후 심리학에서 말하는 개방성openness도 크게 증가했다. 개방성이 절대 바뀌지 않는 다섯 가지 성격 영역 중 하나라는 믿음과 달리 그리피스의 연구에서는 전혀 다른 결과가 나왔다.

이 말은 우리를 한자리에 고정하는 끈을 사이키델릭이 느슨하게 만들 수 있다는 뜻이다. 사이키델릭은 단단히 동여맨 밧줄을 늘이고 아예 잘라버릴 수도 있다. 개방성이 커지면 달라지는 점이 많다. 더 의미 있는 도전을 한다. 인간관계의 폭이 넓어지고 창의력이 솟아나며 공감 능력도 높아진다. 또한 "타인"을 남이 아닌 친구로 본다. 그렇다면 그리피스의 실로사이빈 실험에 참가한 건강한 사람들은 마음 깊은 곳에서 긍정적이고 지속적인 변화를 경험했을 것이다. 이보다 중요한 연구 소재가 없다고 자신 있게 말하는 그리피스는 실로사이빈 경험이 사람에게 미치는 영향력이 지대하다고 본다.

> 신비한 경험의 핵심 기능은 모든 세계와 연결돼 있다는 강한 느낌이다. 자신감이 강해지고 생각이 명확해질 뿐만 아니라 공동체의 일원으로서 책임감도 커진다. 이타심, 정의감도 향상되며 내가 대우받고 싶은 만큼 남을 대우하라는 황금률을 실감한다. 이런 감정은 전 세계 종교, 윤리, 정신의 핵심에 있다. 이와 같은 변화의 본질과 영향을 이해하는 것이 어쩌면 인류 생존의 비밀을 밝혀줄 열쇠일 수도 있다.

이처럼 실로사이빈으로 인생을 바꾸는 경험을 할 수 있다는데 마약으로 마술버섯을 먹은 미국인 수만 명은 왜 심오한 경험을 하지 못했을까? 그룹은 신비한 경험을 하기 위해서는 신중하게 환경을 통제하고 연구자가 함께 과정에 참여해야 한다고 설명한다. 더 중요한 요인은 약을 먹기 전 세계를 초월하기 위해 준비하는 피험자의 마음가짐이다. "유흥이 목적인 사람과 달리 우리 실험은 약을 먹기 전부터 시작됩니다." 그룹은 말한다. "우리가 원하는 결과가 치료에 도움이 된다고 처음부터 명확하게 밝혀요. 덜 불안해지고, 덜 우울해질 거라고요. 죽음을 더 편안하게 받아들일 수 있다고 말해주죠." 이런 식으로 피험자들은 초월적인 경험을 할 마음을 먹는다.

그룹의 막힘없는 설명에는 설득력이 있었다. 하지만 아직은 개운하지 않은 느낌이다. 이것만으로는 말기 암 환자가 약을 먹고 그 순간만이 아니라 몇 주, 몇 달 후까지도 죽음에 대한 공포를 극복하는 현상을 명확하게 이해하기는 힘들다. 최근 영국에서 나온 연구를 보면 도움이 될 것 같다. 임페리얼 칼리지 런던의 신경정신약리학과 학과장 데이비드 J. 너트David J. Nutt 팀은 MRI로 실로사이빈을 먹은 건강한 지원자의 뇌를 스캔했다. "평소 깨어 있을 때의 의식이 사이키델릭 상태로 전환하는 모습을 포착하기 위해서"였다. 연구 팀은 실로사이빈을 먹고 의식이 억제되지 않을 때 자신에 대한 감각과 인식을 통합하는 뇌 영역의 활동이 멈춘다는 사실을 발견했다. 너트는 우울증 환자의 경우 이 영역에 해당하는 전측 대상피질anterior cingulate cortex의 활동이 과도한데 실로사이빈이 그 활동을 막을 수 있다고 한다. 2016년 너트의 연구 팀은 치료 저항성 우울증 환자

treatment resistant depressive 12명에게 실로사이빈을 투여했다. 피험자들은 평균적으로 약 18년간 우울증을 앓았고 SSRI나 전기경련치료 같은 일반적인 치료법에 반응하지 않았다. 이들도 실로사이빈을 먹은 지 일주일도 되지 않아 우울증 증상이 많이 약해졌고 3개월 후에는 12명 중 5명이 기쁘게도 완치 판정을 받았다.

다양한 연구에 참여한 환자들이 실로사이빈의 혜택을 누릴 수 있었던 이유는 연구진과 전 치료 과정을 함께하며 뇌에서 긍정적인 기억을 암호화하는 방법이 바뀌었기 때문일 수도 있다. 다른 기억의 작동 방식과 비슷하다고 생각하면 된다. 달콤한 냄새를 기억할 때면 뇌의 후신경세포가 움직이고, 달리는 감각을 기억할 때면 운동피질motor cortex이 꿈틀댄다. 만약 실로사이빈도 비슷하게 작용한다면 그때의 경험을 떠올리기만 해도 관련 신경이 되살아날 수 있다. 그래서 그때 이해한 사실, 그때 깨달은 인식, 그때 느낀 희망을 다시 경험하는 것이다.

시한부 판정을 받은 암 환자에게 실로사이빈을 투여하는 연구를 마친 그리피스는 이제 1960~70년대 선배들의 연구를 발굴해 이어가고 있다. 뉴욕대에서도 추가 연구가 이뤄졌다. 뉴욕대 연구를 이끄는 로스는 실로사이빈을 1회분만 투여해도 암 환자가 느끼던 죽음에 대한 공포가 즉각 사라지고 약효가 최소 6개월 지속됐다고 말한다. UCLA에서 말기 암 환자를 대상으로 실로사이빈 실험을 한 그룹도 모든 피험자가 죽음을 평온한 마음으로 대하게 됐다고 했다. 실로사이빈을 먹기 전에는 없던 감정이었다. 그리피스의 실험이 끝난 후 피험자들은 설문지에 이렇게 썼다. "모든 것이 살아 있었다", "모든 것이 의식을 갖고 있는 듯했다", "전부 하나로 통합되는 것만 같았다" 일관적인 반응을 본 그리피스는 실로사이빈이 죽음의 공포를 완화하고 더 나아가 제거하는 이유에 대해 "의식이 살아 숨쉬는 존재로서 모든 것에 스며든다는 직감"을 느꼈기 때문이라고 결론 내렸다. 일단 환자가 그 직감을 이해하면 "의식, 조금 더 전통적인 표현을 사용하자면 불멸의 영혼이 계속된다는 가능성을 떠올린다." 그런 다음 실로사이빈이 마지막으로 "지각의 변화"를 이끌어내면 사람은 신체에 한정됐던 좁은 시각을 버릴 수 있다. 그래서 실로사이빈을 먹은 환자들은 더 이상 죽음을 두려워하지 않는다.

게

이런 역사를 몰랐지만 빈센트는 성인 아들에게 그리피스의 암 환자 연구에 대한 인터넷 기사를 전해 듣고는 생각했다. 이거라면 내가 해볼 수 있겠어. 큰 기대 없이 연구에 지원했지만, 뜻밖에도 좋은 소식이 전해졌다. 존스홉킨스 팀의 철저한 전화 면접을 통과한 빈센트는 볼티모어로 가서 그리피스와 동료들을 만났고 한층 더 엄격한 심리·신체검사를 받았다. 병을 진단받고 6년이 지난 시점이었다. 주어진 수명이 빠르게 줄어들면서 빈센트는 눈에 띄게 우울해졌다. 자연치료도 죄다 시도해봤지만, 혹은 계속 커지면서 미래가 얼마 남지 않았다는 사실을 지속적으로 일깨워줬다. "죽음에 관한 생각을 많이 했어요." 빈센트가 말했다. "생각이 떨쳐지지를 않더군요. 교차로에서 길을 건너던 때가 생각나네요. 차가 저를 향해 오고 있었어요. 본능적으로 뛰어서 차를 피했지만 이후에 이런 생각을 했어요. 그냥 거기 서 있을 걸 그랬다고요."

59세가 된 빈센트는 그리피스의 이중맹검 실험 참가자로 최종 합격했다. 5주 간격으로 실로사이빈을 1회분씩 두 차례 받을 예정이었다. 첫 번째 치료에서는 용량이 높은 약을 먹고 두 번째 치료에서는 용량이 높은 약과 낮은 약 중 하나를 먹는다. 어느 쪽인지는 아무도 알지 못한다. 2014년 4월 빈센트는 존스홉킨스 치료실로 들어갔다. 연구진은 병원 느낌을 내는 장식을 다 제거해 치료실을 안락한 거실처럼 보이게 만들었다. 사이키델릭 치료에 마음가짐과 환경이 가장 중요하다고 했던 스미스의 생각을 따른 조치였다. 빈센트가 여행을 떠나는 동안 곁에 있어줄 안내인은 2명이었다. 빈센트는 두렵지 않았다. 그리피스의 동료인 안내인들이 빈센트에게 여행의 목적을 물었다. "저는 그냥 놀러 온 게 아니에요. 병에 맞서고 평소의 정신 상태로 돌아갈 방법을 찾기 위해 왔습니다."

피험자들은 질문에 답을 함으로써 명확한 의도를 발견했는데 여기서 실로사이빈 경험의 구체적인 영향력과 형태가 결정된다. 연구진은 이런 질문으로 유흥 목적과 치료 목적을 구분했다. 또한 임상 시험을 과거와 접목해 1960~70년대 그룹 등이 사이키델릭을 사용한 방식을 그대로 따랐다. 시간을 더 돌려 고대 인디언 원시 부족처럼 피험자에게 진지하고 성스러운 마음가짐을 이끌어냈다. "새로운" 사이키델릭 연구지만, 그렇게 보면 출발점은 40~50년 전의 연구뿐만 아니라 서기 500년까지 거슬러 올라가는 의식에 있었다. 버섯이 신의 계시를 전하고 비밀을 찾으려는 이들에게 진실을 알려주던 시절로 돌아간 셈이었다.

여행의 지적인 특성을 강조하기 위해 그리피스는 금속 술잔에 실로사이빈을 줬다. 이렇게 하면 약을 먹는 행위가 고대의 뿌리와 더 가까워진다고 믿었기 때문이다. 빈센트는 차분하게 술잔을 쥐었다. 안에는 커다란 실로사이빈 캡슐이 있었다. 안내자인 메리와 타일러가 빈센트의 옆을 지켰다. 사전에 연구진은 사랑하는 사람의 사진이나 골동품처럼 의미 있는 기념품을 집에서 가져오라고 했다. 약을 먹은 빈센트는 메리, 타일러와 함께 기념품을 보며 그 의미를 설명해줬다. 동시에 빈센트는 약효가 나타나기를 고대하며 자신의 마음을 민감하게 의식하고 있었다. 눈앞의 사진이 흐릿해지더니 점으로 흩어지며 머리가 어지러워졌다. 빈센트는 기절할 것 같았다. 메리는 빈센트를 소파에 눕히고 헤드폰과 안대를 씌워줬다. 헤드폰에서는 처음 듣는 아름다운 노래가 흘렀다. 협주곡과 찬송가는 눈에 보이고 손으로 만질 수 있었다. 음악은 빈센트를 보이지 않는 크레센도로 가장 높은 곳까지 들어 올렸다가 깊은 어둠으로 다시 떨어뜨렸다. 처음에는 겁이 났다. 그러다 색이 나타나고 우주가, 그것도 아주 깊은 우주가 느껴졌다. 빈센트는 하나의 암석으로 만든 거대한 조각상과 마주했다. 색이 짙고 감정이 느껴지지 않고 차가웠다. 금색 방패, 커다란 검은 금고, 눈부신 색을 입은 장식이 보였다. 그 아름다움에 빈센트는 눈물을 흘렸다. 하느님은 어디 계시지? 빈센트는 물었다. 인간은 어디 있고? 다 어디에 연결돼 있는 거야? 무한한 공간에 질문을 던졌지만, 처음에는 답이 돌아오지 않았다.

대답 대신 물고기, 토끼, 거대한 해적선, 궁전 같은 여러 가지 이미지가 한데 섞여 나타났다. 잠시 후 칠흑 같은 어둠과 거대한 힘이 가까이 다가왔다. 순간 빈센트는 순수한 용기가 솟아 괴물을 만지려고 손을 뻗었다. 하지만 괴물은 이내 안개처럼 흐릿하게 변해버렸다. 그러는 동안 붉은 망토를 두른 슈퍼히어로가 빈센트 옆을 날았고 만화에 나오는 하얀 게가 이따금씩 등장해 집게를 탁탁 부딪치며 움직였다.

빈센트는 어느 시점에 약 기운이 떨어졌다고 생각해 일어나 안대를 벗고 욕실로 갔다. 돌아와서는 집에서 가져온 사진을 봤다. 다시 안대를 쓰고 더 큰 음악 소리에 귀를 기울였다. 처음에는 그냥 기타 줄을 튕기는 소리였다. 이어 더 깊고 낮은 리듬이 들렸다. "점점 더 무거워지는 음악은 지구의 고통을 짊어지고 있었어요." 빈센트는 말했다. 전 세계 모든 사람의 고통을 느꼈고 복잡하게 얽힌 거대한 고통 속에서 자신의 고통은 한낱 부스러기였다. 게가 다시 나타났다. 나중에야 짐작할 수 있었지만, 이 게는 빈센트의 암이었다. 작고 우스꽝스러운 생물에는 눈부시고 깊은 우주, 색이 물결치는 아름다운 벽걸이 융단, 원대한 역사와 축적된 눈물이 주는 공명이나 의미가 없었다. 의식은 지속되기 때문에 죽은 후에도 계속 존재할 것이라는 느낌이 들었다. 하지만 빈센트를 진정으로 위로한 것은 이런 깨달음이 아니었다. 계기는 게였다. 빈센트는 그 게를 통해, 그 게와 함께 자신의 병과 죽음이 생각만큼 대단한 문제가 아님을 확인했다. "마음을 가볍게 먹으라는 얘기였어요." 그가 말했다. "심각하게 생각하지 말라고요. 유머 감각을 가져보라는 거였죠. 그게가 만화였잖아요."

6시간이 지나 여행이 끝났을 때 빈센트는 달라져 있었다. 무신론자이지만 큰 뭔가에 연결된 기분이었다. "다 함께 공유하는 에너지를 느꼈어요." 빈센트는 자신이 죽어도 세상이 끝나지 않는다는 사실을 이해했다. 그는 웃어넘기기로 했다. "죽으면서 이렇게 말하는 거예요. '나 왔어. 집에 돌아왔어'라고요." 빈센트는 실로사이빈을 통해 우주 한구석에서 포근한 이불을 발견했다. 그곳은 때가 됐을 때 가게 될 안전한 장소였다.

존재에 관한 궁극의 약

빈센트는 그리피스가 진행한 말기 암 환자 연구의 마지막 피험자였다. 하지만 그리피스는 사이키델릭이 어떻게 사람의 뇌를 돕고 치유하는지 계속 추적하고 있다. 현재는 담배에 중독된 사람들에게 실로사이빈을 주며 금연에 도움이 될지 지켜보는 중이다. 아직까지는 도움이 된다는 판단이 가능하다. 니코틴에 중독된 피험자 15명 가운데 80퍼센트가 6개월 넘게 담배에 손을 대지 않았다. 그리피스의 담배 실험에 참가한 윌리엄은 이렇게 설명한다. "실로사이빈을 먹으면 중독이 얼마나 무의미한지 보여요. 원대한 세상을 보고 나면 이 세상과 나 자신을 오염시키는 게 죄악처럼 느껴지죠."

빈센트와 윌리엄은 약을 렌즈 삼아 어떤 세계를 들여다보고 그들이 품은 수수께끼에 새로운 관점을 찾았다. 왓슨이 만난 인디언 부족처럼 무엇이든 한 가지 질문을 던지면 실로사이빈은 상상, 목소리, 입구와 출구로 대답한다. 반짝이는 시험관 안에서 온 정신이 빙글빙글 회전한다. 여행의 뜨거운 열기에 모든 고정관념이 녹아내리며 구석까지 다 훤해지고 전에는 너무 가팔라서 다가가지 못했던 내리막길이 보인다. 빈센트는 실로사이빈에 죽음에 대한 두려움이라는 문제를 던졌다. 대답으로 통일된 우주를 깊이 이해하며 자신은 우주를 구성하는 작은 점이라는 사실을 알 수 있었다. 이 세상을 떠나며 형태는 변화하겠지만, 그의 존재는 영원히 사라지지 않는다. 니코틴 중독 문제를 제기한 윌리엄은 자신과 모든 사람의 삶이 신성하다는 느낌을 답으로 받았다. 자신을 비롯해 모든 이의 삶이 깊이 연결돼 있었다. 타르를 내 폐 주머니에 채우는 행동은 절대 끊을 수 없는 삶의 사슬을 시꺼멓게 태우는 행동이었다. 말로 표현 할 수는 없지만, 그런 느낌을 받았다.

그렇다면 실로사이빈을 거의 모든 문제에 사용할 수 있을 듯하다. 그롭은 실로사이빈이 깨달음을 주는 "존재에 관한 궁극의 약"이라고 말했다. 하지만 지금은 실험실 밖을 나가지 못하는 처지다. 평범한 시민이 실로사이빈 여행을 떠나고 싶어도 합법적인 방법으로는 약을 구할 수 없지만, 언젠가는 여러 가지 문제로 괴로워하는 사람들에게 없어서는 안 될 보조 도구로 널리 보급되는 날이 올 것이다. 도블린은 "질병이 아닌 개인의 성장, 영적 체험, 부부 상담 같은 문제"에 사이키델릭 사용을 합법화하는 것이 목표라고 한다. 이 약을 먹은 사람들은 모든 삶의 형태가 신성하게 연결돼 있다는 느낌을 받았다. 그렇게 보면 실로사이빈은 정말 모든 문제에 도움이 될 것이다. 폭력적·반사회적 행동을 교정하고 만성 통증, 임상 우울, 광장공포증, 범불안장애도 치료할 수 있다.

대체 어떤 이유로 하나의 약을 무수한 문제에 활용할 수 있는 것일까? 대답은 많은 정신 질환의 본질에 존재한다. 정신 질환은 경직된 정신과 전형적인 사고 패턴을 특징으로 보인다. 우울증 환자는 항상 "내가 싫어"라고 생각하고, 강박장애 환자는 몇 번을 씻고도 오염을 두려워한다. 도블린은 "실로사이빈이 이런 문제에 도움이 됩니다"라고 말한다. "약이 신경의 방어벽을 무너뜨리기 때문에 심각한 정신이상 상태에 갇혀 있던 사람도 사고가 유연해지며 개방적으로 변하고 새로운 경험에 도전할 마음이 생기죠."

도블린은 합법적으로 실로사이빈을 사용할 날이 반드시 오며 그렇게 되면 의사와 환자가 가장 큰 이득을 볼 것이라 믿는다. 하지만 조금은 먼 미래의 이야기다. 1960년대의 무절제는 흐려졌어도 여전히 우리 기억에 남아 있다. 그리피스는 영적인 사고를 하는 사람이 사이키델릭을 이용해 더욱 깊고 풍요로운 여정을 경험하기를 꿈꾼다. 그롭은 평온한 마음으로 세상을 떠나고 싶은 사람들에게 안전하게 약을 투여할 수 있는 호스피스센터를 소망한다. 이런 생각이 전에 없었던 것은 아니다. 출발점은 과거의 질문과 탐구이기 때문이다. 연구자들의 상상과 생각의 시작에는 고대의 샤머니즘 전통이 있다. 그보다 최근으로 와서는 사이키델릭이 불법이 아니었던 1950~70년대 연구가 있다.

그리피스는 실로사이빈 같은 약의 효과를 이해하는 길, 모든 사이키델릭의 효과를 이해하는 길이 인간이라는 종의 생존에 필요한 열쇠라고 말했다. 그는 실로사이빈을 정신병 환자나 죽어가는 사람, 영적인 진리를 찾는 사람에게 국한하지 않는다. 우리 인간의 불안정한 세계 한가운데 실로사이빈을 놓고 있다. 실로사이빈이 우리 모두를 괴롭히는 문제의 잠재적인 해답이라고 본다. 하지만 정말로 사이키델릭이 갈기갈기 찢긴 지구에서 우리의 자리를 지켜줄 수 있을까? 이산화탄소로 찌들고 빙하가 녹고 수천 마리 동물이 멸종하는 이 세계에서? 이 세계에서는 평범한 시민이 거리에서 총을 맞고 극단주의 단체가 비행기에 폭탄을 설치해 종교의 이름으로 빌딩을 무너뜨린다. 우리는 부패가 만연하고 폭력으로 얼룩진 시대를 살고 있다. 가난한 자는 더욱 가난해지고, 부유한 자는 더욱 부유해지며, 세계는 깊은 수렁으로 빨려 들어가는 듯하다. 이런 세계에서 실로사이빈이 우리에게 대체 무엇을 해줄 수 있단 말인가?

어쩌면 많은 일을 해줄 수 있다. 그로프와 판케 같은 사이키델릭 연구의 선구자들과 그리피스와 그롭 같은 후발 주자들 덕분에 현재까지 수백, 수천 개의 사례 연구가 쌓였다. 연구에 참여한 사람들은 LSD나 실로사이빈을 먹고 모두 의식의 신성한 본질을 경험했다. 의식이 동그란 두개골을 빠져나가 모든 생명체에 스며드는 모습을 봤다. 그래서 모든 생명체가 서로 연결돼 있음을 절감하고 신에 대한 믿음을 키웠다. 연구진의 지도를 받으며 약을 먹은 사람 중에 신비한 경험을 하고 나서 자신이 위대하고 대단하다 생각하는 사람은 한 명도 없었다. 오히려 정반대였다. 사람들은 자신을 미미한 존재, 더 크고 신성한 체계에 흡수된 작은 점으로 봤다. 너 나 할 것 없이 타인에게 깊이 공감했다고 전했다. 사이키델릭을 먹고 흑인 영가를 들은 빈센트는 우리가 훔쳐 와 강제 노동을 시켰던 모든 노예의 고통을 느끼며 그들의 삶에 눈물을 흘렸다. 다른 이들은 친구, 배우자, 자녀의 마음을 전과 다르게 이해했다고 말한다. 이 약은 약을 먹는 사람에게 선善을 나눠주고 그 사람에게서 최고의 선한 모습을 끌어내는 듯하다. 수많은 고통의 중심에서 자만심을 지우고 관대하고 겸손한 마음을 남기자 사랑과 친절이 쉽게 흘러나왔다.

재미로 상상을 하나 해보자. 우리 정치인들이 실로사이빈을 먹으면 어떻게 될까? 워싱턴의 파티장이 아니라 환경과 마음가짐을 신중하게 설계한 장소에서 말이다. UN이 그렇게 한다고 상상해보라. 테러리스트들이 그 약을 먹는다면? 모든 사람이 긴밀히 연결된 세계에서 자신이 얼마나 미미한 생물인지 보여주자. 우리 지도자들이 그런 깨달음을 얻으려면 어떤 밑그림이 필요할까? 적절한 밑그림을 준비한다 치자. 냉혈한 테러리스트들에게도 그런 진실이 보일까? 혹시 반대의 사태가 벌어지지는 않을까? 이 약은 먹는 사람의 정신을 따르는 것일까? 이미 병으로 쇠약해진 암 환자는 자신이 얼마나 작은지 경험하는 반면, 테러리스트들은 폭력을 사용할 용기를 경험할까? 아니면 정말 모든 사람을 순수한 정신의 세계로 데려다 줄 것인가? 그곳에는 말로 표현할 수 없지만, 확고한 진실이 있다. 의식은 신성하고 사랑이야말로 가장 중요하다는 진실을 보여준다. 만약 그것이 사실이라면 그리피스의 말대로 실로사이빈은 한 사람씩 의식을 바꿔 정말 세상을 바꿀지도 모르겠다.

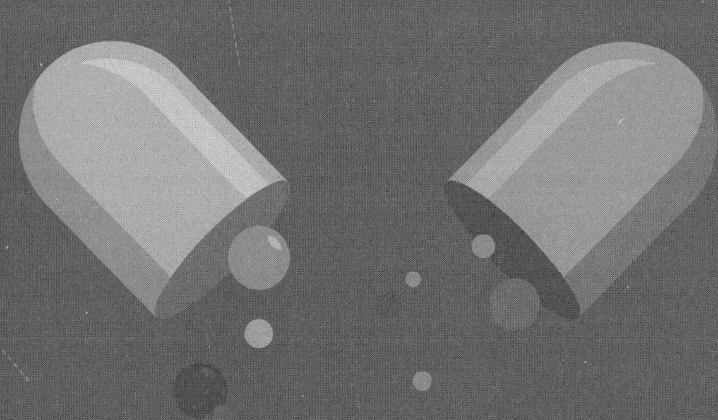

CHAPTER

MDMA(엑스터시): 부부를 위한 약

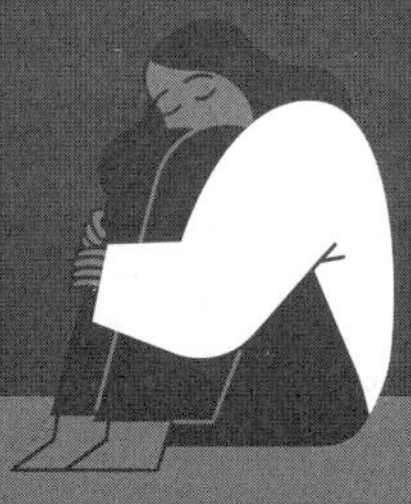

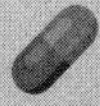

MDMA(Ecstasy): The Marriage Medicine

피난처

부부는 멀어지고 있다. 이런 일, 저런 일로 다투고 삿대질을 한다. 집 안을 돌아다니며 소리 지르고 벽을 친다. 침묵이 흐른다. 어쩌면 끝을 알 수 없는 침묵, 그게 제일 끔찍하다. 몇 분은 몇 시간으로 늘어나고 꼬박 하루를 채운다. 비가 오는 날도, 햇볕이 쨍쨍 내리쬐며 단풍나무 바닥에 빛을 길게 늘어뜨리는 날도 다르지 않다.

부부의 이름은 켈리 슈지Kelley Shuge와 토머스 슈지Thomas Shuge다. 나이는 각각 54세, 53세. 결혼 23년 차다. 금혼식이 코앞이니(은혼식이었나?) 이 결혼은 지켜야 한다. 그건 두 사람도 알고 있었다. 하지만 계속되는 싸움은 머리 위에 먹구름을 드리우고 부부의 사랑을 비좁은 구석으로 몰아넣었다. 말기 암 환자인 켈리의 상태가 나빠지면서 사랑의 크기는 더욱 작아지고 있다. 오랜 세월 함께 일군 삶에 담요를 덮어 숨을 쉬지 못하게 막는다.

켈리는 말이 많았다. 원래 그런 사람이었다. 친구들과 전화로 수다를 떨었다. 주방 카운터 의자에 다리를 꼬고 앉아 포도주 잔을 기울이며 이야기했다. 좋은 일도, 나쁜 일도 편하게 털어놨다. 토머스에게는 불가능한 일이었다. 그는 입을 다물고 고통을 그냥 흘려보냈다. 고통은 비바람처럼 언젠가 물러나는 것이었다. 뭐하러 그걸 일일이 파내고 있어? 어차피 세상은 변함없이 돌아가잖아. 가뜩이나 힘든 삶을 위해 에너지를 아끼는 편이 낫지 않아? 토머스는 솥뚜껑 같은 손으로 목공을 했다. 가공하지 않은 소나무 판자를 배 모양으로 만들 수 있었다. 식탁이나 반원 모양 헤드보드가 달린 침대도

뚝딱 만들었다. 켈리는 남편이 일하는 모습을 좋아했다. 향기로운 용액에 수건을 담그고 나무 위를 닦는 모습이 좋았다. 서서히 원을 그리는 손을 따라 표면은 황동색이나 밤색으로 짙어졌다.

켈리는 5년 전 암 진단을 받았다. 좋은 소식은 아니었지만, 그는 이야기하기를 원했다. 자신의 두려움, 희망, 기쁨과 슬픔에 대해 이야기하고 싶었다. 화학요법에 관한 이야기, 다양한 종양에 관한 이야기를 하고 싶었다. 물에 뭐가 있어서 이런 게 생긴 걸까? 묻고 싶었다. 할 말이 너무도 많았다. 켈리는 쉴 새 없이 말을 했고, 머리가 터질 지경이 된 토머스는 다른 곳에서 마음을 달래야 했다.

"어디 가는 거야?" 켈리가 등에 대고 외쳤지만, 토머스는 대답하지 않았다. 어디에 가는지 자신도 몰랐기 때문이다. 지금 어디를 가고 있는 것일까? 켈리가 없으면 나는 어떻게 해야 하나? 때때로 토머스는 한밤중에 깨어나 옆에서 자고 있는 아내를 봤다. 그림자에 가려진 몸은 꼭 이미 떠난 사람 같았다. 손을 뻗으면 아내의 몸을 통과해 반대편의 빈 공간이 닿을 것만 같았다. 목이 메어 숨을 쉴 수가 없었다. 피난처. 요즘 그 말을 자주 떠올렸다. 토머스는 숲속을 상상했다. 나무에 둘러싸여 아무것도 없는 공간. 어딘가 머리를 기댈 곳이 필요했다. 아내의 머리도 같이. 두 사람이 함께 갈 수 있는 피난처를 찾고 싶었다.

상황은 점점 심각해졌고, 켈리는 병이 들었음에도 이혼을 생각했다. 부부 상담도 해봤지만 소용없었다. 전부 '내가 잘했니, 네가 잘했니'였다. 둘 다 '만약에'에서 벗어나지 못하고 문제의 본질이 아닌 겉만 핥고 있었다. 그러던 어느 날 켈리의 담당의가 MDMA(현행

법상으로는 불법이다)라는 약을 사용하는 치료사를 소개해줬다. 커플이 더 효과적으로 소통하도록 돕고 불치병 진단으로 인한 불안과 트라우마를 달래준다고 했다.

흔히 엑스터시로 알려진 MDMA는 평범한 항불안제가 아니다. 우리의 오랜 벗 아티반Ativan, 바리움, 자낙스Xanax, 클로노핀과 분자를 단 하나도 공유하지 않는다. MDMA는 감각의 세계를 확장한다. 음악이 더 아름답게 들린다. 손길은 더 강렬하고 짜릿한 느낌을 준다. 평범한 생각은 사라지고 더 날카롭게 통찰하고 이해할 수 있게 된다. MDMA와 실로사이빈은 비슷하지만(둘 다 죽음을 앞둔 암 환자의 불안감 완화에 쓰인다) 중요한 점에서 서로 다른 약이다. 실로사이빈은 환각제다. 약을 먹으면 실제로는 이곳에 없는 모습을 보고 소리를 듣는다. 불빛, 과거의 인물, 어두운 물질, 형광색의 소용돌이와 기하학적 패턴이 나타난다. 은색으로 물든 고원과 녹아내리는 초원이 끝없이 펼쳐진다. MDMA로는 이런 경험을 하지 않는다. 사이키델릭이기는 해도 환각제가 아니기 때문이다. MDMA는 뇌를 옥시토신으로 흠뻑 적신다. 그래서 이 약을 사용하면 주변 사람에게 크나큰 애정을 느끼는 것이다. 트라우마 치료에 매우 효과적인 이유이기도 하다. 트라우마 환자는 신뢰할 수 있는 분위기 속에서 MDMA로 그때의 공포를 떠올릴 수 있다. 하지만 실로사이빈을 트라우마 환자에게 권하지는 않는다. 실로사이빈은 자아를 해체하기 때문이다. 자신과 외부 세계 사이의 경계를 무너뜨린다. 외부 세계란 트라우마 피해자에게 극도로 두려운 공간이다.

시작

1912년 독일 제약회사 머크는 MDMA를 합성했다. 그러나 이 약은 특허를 받은 후 방치됐다. 연구 팀의 개발 목표는 출혈을 줄이는 혈관수축약이었는데 MDMA에는 그런 효과가 없었기 때문이다. 그래서 리튬처럼 MDMA도 수년 동안 선반에서 먼지만 뒤집어쓰고 있었다. 누가 최초로 MDMA를 먹었는지는 아무도 모른다. 1950년대 미 육군이 후원한 기밀 연구에 잠시 사용됐지만, 쥐와 원숭이 같은 동물에 쓰였을 뿐이다. 기록상으로 MDMA가 길거리에 처음 등장한 시점은 1970년이다. 시카고에서 MDMA가 들어간 알약이 압수됐고 이 약은 1970년대 초·중반 대중문화에 침투하기 시작했다. "사이키델릭의 아버지"로 불리는 캘리포니아 출신 화학자 알렉산더 슐긴Alexander Shulgin은 직접 MDMA를 조제해 최대량으로 복용했다. 1976년 9월 슐긴은 실험 노트에 적었다. "내면이 티 없이 깨끗해진 기분이다. 여기에는 순수한 행복만이 존재한다. 이렇게 행복한 기분은 처음이다. 이런 느낌이 가능할 줄이야. 이 느낌은 깨끗하고 명료하다. 내면에 단단한 힘이 있다는 믿기 힘든 느낌은 낮을 지나 저녁까지 계속됐다. 가슴이 벅차고 심오한 경험이었다."

슐긴만이 아니었다. 치료사들도 이 약의 진가를 알아차렸다. DEA에서 불법 약물로 지정하기 전이라 많지는 않아도 상당수의 치료사들이 MDMA를 이용해 환자를 치료하기 시작했다. 역시 사이키델릭 연구 분야를 개척한 심리학자 겸 심리치료사 리오 제프Leo Zeff 같은 사람들이 기록을 꼼꼼하게 많이 남겨준 덕분에 우리는

MDMA가 심리치료를 받는 환자에게 어떤 영향을 미치는지 명확히 이해할 수 있다. MDMA를 복용한 환자는 평소에는 접근하지 못했던 기억을 쉽게 떠올렸다. 그중에는 트라우마를 남긴 기억도 있었다. 이들은 아주 평온한 상태로 두려운 기억을 탐색했다. 이전까지 자기혐오에 빠져 있던 환자도 온전히 자신을 받아들이며 기분 좋게 세상을 바라봤다. 신경 문제에 따라오는 지독한 냉소주의는 사라지고 없었다.

슐긴의 아내이자 현직 치료사이던 앤 슐긴Ann Shulgin은 MDMA를 부부 상담에 사용하기 시작했다. MDMA는 질릴 대로 질린 커플에게 활기와 에너지를 되찾아줬다. 약에 취했을 때만이 아니라 약 기운이 떨어진 후에도 유대감으로 결속됐고 많은 환자가 사이키델릭으로 얻은 시각을 일상생활에 적용했다.

아직 양적인 데이터가 없어서 지금까지 몇 커플이 MDMA를 먹었는지는 알 수 없다. 무엇이 문제였고 어떤 결과를 얻었는지도 알지 못한다. 우리에게 남은 것은 이전에 한없이 멀어졌던 커플들이 다시 서로를 깊이 신뢰하게 됐다고 묘사하는 질적인 이야기들뿐이다. MDMA가 타인의 말에 귀를 기울이고 공감하는 능력을 키워줬기 때문일 수도 있다. 그래서 부부 문제의 근원이 말로 쉽게 나왔던 것 아닐까? MDMA는 꽉 막힌 두 사람 사이에 배관을 뚫고 긍정적인 감정이 자유롭게 흐르게 만드는 듯하다.

금지되다

수 세기 전부터 영적인 깨달음을 얻으려는 사람들이 사이키델릭을 먹어왔다. 하지만 티머시 리어리 같은 사람들 덕에 1960년대 저항문화와 엮이며—이 시대 사람들은 실로사이빈과 LSD 같은 약을 한 줌씩 삼켰다—사이키델릭은 금지 약물로서 유배를 떠났다. 대부분의 사람은 사이키델릭 하면 홀치기염색과 데드헤드족Deadheads(사이키델릭 록밴드 '그레이트풀 데드'의 극성팬들을 이르는 말—옮긴이), 무대에서 약에 취해 악기를 연주하던 제리 가르시아Jerry Garcia를 연상한다. MAPS의 도블린은 과거의 실로사이빈 실험을 재검토하는 동시에 이런 부정적인 연상을 끊으려고 부단히 노력하고 있다. 대학에 소속되지 않은 비영리조직인 MAPS는 일반적인 약에 내성을 보이는 신체적·정신적 질환을 치료하는 데 다양한 사이키델릭을 시도하는 임상 시험을 진행하고 연구에 자금을 지원한다. 도블린은 말한다. "리어리가 사이키델릭을 반항의 상징으로 만든 게 이 약에 손해였죠. 리어리는 다소 거만했어요. 사람들에게 사회와 단절하라고, 가서 공동체를 형성하라고, 땅으로 돌아가라고 말했죠. 지배 문화를 극단적으로 거부하라는 얘기였어요."

도블린 말대로 리어리가 정말 사이키델릭을 지배 문화에서 끊어낼 생각이었다면 목표를 완벽하게 달성했다고 할 수 있다. 1972년 실시된 약물 남용에 관한 전국 가정조사National Household Survey on Drug Abuse, NHSDA에 따르면 "조화를 이루고 깨어나라"라는 리어리의 호소에 따라 사이키델릭을 사용한 미국인은 5퍼센트에 불과했다. 게다가 대부분 18세 이하였다. 사이키델릭이 대세가 되지도 않았다. 약 25년 후인 1990년대 중반까지 사이키델릭을 평생 사용했다고 말한 인구는 그중에서도 14퍼센트밖에 되지 않았다. 우리 주변에는 대마초를 피우는 사람이 많다. 하지만 주기적으로 사이키델릭을 먹는 친구는 몇 명이나 되는가? 도블린은 말한다. "이 약은 더럽고 지저분하다는 인상이 박힌 거죠. 이걸 하는 사람은 구제 불능이고 무책임하다고 생각합니다. 늘 멍해서 친구로 옆에 두고 싶은 부류가 아니라고요."

약으로서의 MDMA

대중문화에서는 여전히 리어리와 LSD, 데드헤드, 사이키델릭을 하나로 보는 시각이 지배적이고, 베일에 둘러싸인 이 약은 여전히 따가운 눈총을 받는다. 그럼에도 의학계는 나름대로 혁명을 진행하고 있다. 리어리의 시대에서 50여 년이 지난 지금, 전 세계 연구자들은 진지한 자세로 사이키델릭 연구에 새로운 관심을 쏟고 있다. 사이키델릭에는 죽음에 대한 불안감부터 군발성 두통cluster headache까지 모든 고통을 완화하는 힘이 잠재돼 있다. 중독, PTSD, 자폐증 치료에도 보조 수단으로 사용할 수 있다.

하버UCLA 메디컬센터에서 말기 암 환자를 대상으로 실로사이빈 연구를 진행했던 그룹은 자아초월 심리치료사 알리시아 댄포스Alicia Danforth와 함께 제1상 임상 시험을 하고 결과를 발표했다. 이 실험에서 연구진은 자폐증과 사회불안을 동시에 앓는 성인에게 MDMA를 줬다. 이 약이 타인과의 관계 형성에 도움이 될지 확인하기 위해서였다. 댄포스와 그룹은 자폐증 환자가 직면하는 벽을 무너뜨리는 데 MDMA가 결정적인 역할을 한다고 믿었다. 가장 큰 어려움은 "신경전형적neurotypical" 세계, 즉 비자폐인이 사는 정상적인 세계와의 접촉이었다. 자폐증 환자가 의사의 지도 없이 혼자 MDMA를 먹은 사례는 많이 있었다. 환자들은 약을 먹는 도중만이 아니라 짧게는 몇 주에서 길게는 몇 달까지도 정상적인 기능을 할 수 있었다. 댄포스는 자폐증을 앓는 성인이 MDMA의 주관적인 효과를 어떻게 경험하는지에 대한 연구도 따로 진행하고 있었다. 이 연구에서 약에 반응한 사람의 91퍼센트는 MDMA를 먹고 유대감이 커졌다고 보고했고, 85퍼센트는 타인과의 소통이 수월해졌다고 했다.

대단히 획기적인 연구지만 자폐증 치료에 사이키델릭을 사용한다는 발상은 이전에도 존재했다. 그룹과 댄포스는 조사를 하던 중 1960년대 사이키델릭 실험에 참가한 미성년 자폐증 환자, 그러니까 당시 용어로 "소아 조현병juvenile schizophrenia" 진단을 받은 환자가 100명도 넘는다는 사실을 발견했다. 최소 6건의 연구에서 다섯 살밖에 안 되는 아이에게도 LSD를 투여했다. 충격적이지만, 주목할 내용도 있었다. 연구진은 자폐증을 앓는 아이들이 약을 먹은 후 어휘력이 늘어나고 타인에게 감정적으로 반응하기 시작하는 모습을 관찰했다. 기분이 좋아지고 눈을 피하지 않았으며 강박적인 행동도 줄어들었다. 말을 하지 않는 긴장형 조현병 환자에게 LSD를 줬더니 닫혔던 입이 열렸다. 이런 결과를 계기로 의사소통이 어려운 자폐증 환자를 사이키델릭으로 치료하는 연구는 더욱 늘어났다. 사이키델릭은 자폐증과 긴장증 치료제로 큰 가능성을 보였지만 실로사이빈 연구가 그랬듯 1970년 닉슨의 규제약물법에 따라 사이키델릭 물질을 이용한 연구도 전부 중단됐다.

한때 맥린병원에 있었던 핼펀도 댄포스처럼 정상 세계에 연결되고자 하는 고기능 자폐증(지능지수가 70 이상인 자폐증—옮긴이) 환자에게 MDMA가 미치는 영향을 알아보고 있다. 핼펀은 의사의 지도 없이 스스로 MDMA를 먹은 성인 자폐증 환자들을 조사했다. 나와 직접 만난 핼펀은 이렇게 말했다. "서두르고 싶지는 않습니다. 제대로 된 의학 연구로 입증해야 해요. MDMA가 혁신적인 약이라는 걸 말입니다." 핼펀은 관찰 중인 자폐증 환자 하나가 MDMA를 먹고서 타인의 감정을 인식하고 존중하게 됐다고 주장했다. MDMA의 약효가 떨어진 후에도 약에 취했을 때의 행동을 기억했다고 한다. 핼펀은 잠시 설명을 멈추고 책상 위에 있는 매끈한 돌을 만졌다. 캐러멜색인 평평한 돌은 몸통에서 하얀색 결이 가지처럼 뻗어나갔다. 돌을 수집하는 내 정신과 의사의 선반에서 볼 법한 종류였다. 핼펀은 사람들의 이야기를 확실히 증명할 고품질 의학 연구에 자금을 지원받는 것이 꿈이라고 했다. "사이키델릭은요, 특히 MDMA 같은 약은 강력한 공감성 물질empathogen로 만들면 아주 다양한 질환을 치료할 수 있습니다. 질병은 물론 심한 낯가림 같은 그림자 증후군shadow syndrome도 가능해요."

공감성 물질은 MDMA 같은 정신작용약에 부여하는 이름으로 감정의 교감이나 개방, 다시 말해 공감empathy을 불러일으킨다. 핼펀은 인간의 다양한 문제에 어떤 식으로든 연결의 장애가 포함된다고 지적했다. 핼펀이 "델릭Delic"이라 말하며 컴퓨터에 이 접미사를 입력하고 모니터를 응시했다. "'인식시키다, 보이지 않던 것을 드러내다'라는 뜻입니다. 이 약들도 그래요. 사람들이 모습을 드러내게 합니다. 타인의 신호를 더 잘 인식하게 해요. 친사회적 성격을 끌어올려서 낯가림이 걱정인 사람도 타인과 상호작용할 수 있죠." 앞서 앤슐긴이 그랬던 것처럼 핼펀도 MDMA 같은 사이키델릭을 불법으로 사용한 사람들에게서 증거를 모았다. 이 증거에 따르면 공감성 물질은 사회공포증이나 자폐증 치료뿐만 아니라 부부 상담에도 효과가 있었다.

트라우마를 위하여

실로사이빈과 가장 유사한 LSD에도 교감성이 있다. 하지만 교감성 사이키델릭 중 가장 강력한 약을 꼽자면 역시 MDMA일 것이다. 현재 MDMA는 실로사이빈과 함께 제2의 인생을 살고 있다. 클럽 문화의 전성기였던 1980~90년대 "포옹 마약hug drug"으로 불렸던 과거를 뒤로하고 지금은 청결한 병원에서 사용되고 있다.

그중 한곳을 운영하는 이가 마이클 미토퍼Michael Mithoefer다. 사우스캐롤라이나주 찰스턴에서 개인병원을 운영하는 정신과 의사 미토퍼는 FDA와 DEA의 승인을 받아 MDMA로 중증 PTSD를 치료하는 실험을 완수하고 놀라운 결과를 얻었다. 2011년 미토퍼의 연구팀은 MAPS의 지원을 받아 이중맹검 실험을 시작했다. 심각한 트라우마가 있는 환자 12명은 MDMA와 심리치료를 받았고, 8명은 활성 속임약과 심리치료를 받았다. 연구 팀은 임상가를 위한 외상 후 스트레스 장애 척도Clinician Administered PTSD Scale, CAPS를 이용해 치료 후 증상이 얼마나 나아졌는지 측정했다. 치료 후 CAPS 점수가 크게 낮아진 환자가 속임약 그룹에서는 8명 중 2명에 불과한 반면 MDMA 그룹에서는 12명 중 무려 10명에 해당했다. 2개월 후 후속 조사를 했을 때도 점수는 높아지지 않았다. 게다가 MDMA 그룹의 경우 12명 중 10명이 《DSM》에서 묘사하는 PTSD 기준에 부합하지 않을 정도로 건강해졌다. 연구의 두 번째 단계에서는 이전의 속임약 그룹에 속했던 7명(6명은 속임약에 반응하지 않았고 1명은 속임약 효과를 보이다 재발했다)에게 MDMA를 투약했다. 이들의 임상 반응률은 100퍼센트였고 PTSD 때문에 도저히 일을 못하겠다고 했던 3명도 다시 일을 시작했다.

트라우마 피해자가 MDMA를 먹으면 아주 평온한 마음가짐으로 과거의 공포를 떠올릴 수 있다. 그러는 동안 뇌에서는 새로운 신경 연결이 만들어지는 것으로 추정된다. 핼펀은 말한다. "공감성 물질이 자아력을 높여주기 때문에 두려운 이미지나 생각도 견딜 힘이 생깁니다. 그래서 트라우마를 경험한 사람에게 큰 도움이 되는 거예요." 잔인한 범죄의 피해자와 전쟁에 참전했던 군인도 MDMA로 정신력과 평온함을 되찾고 과거의 일을 두려움 없이 이야기했다. 약을 먹은 피험자는 차분해지고 치료사를 향한 신뢰감도 커져 트라우마를 더욱 깊이 이해할 수 있다. MDMA 덕분에 환자들은 처음으로 트라우마를 돌아보며 무언의 공포가 아니라 말을 표현했다. PTSD가 환자를 괴롭히는 방법은 두려움을 담당하는 뇌 영역인 편도체에 피를 더 많이 흘려보내는 것이다. 반면 추론하고 이야기를 만드는 영역인 피질에 흐르는 혈액량은 줄여 고통스러운 사건을 재구성하고 돌이켜보는 행위를 더욱 어렵게 한다. 전문가들은 MDMA가 이 현상을 바꿀 수 있다고 생각한다. 자책감에 시달리는 트라우마 피해자도 이제 타인만이 아니라 자기 자신에게 깊은 연민을 느낄 수 있다.

사랑 호르몬

켈리 슈지도 MDMA의 도움을 받은 사람 중 하나였다. 켈리의 경험은 특정한 사이키델릭이 어떻게 인간관계를 개선하고 강화하는지 제대로 보여준다. MDMA 치료를 받기 전 켈리와 토머스의 관계는 극한으로 치달은 상태였다. 문제에 대처하는 방식이 서로 다르다 보니 부부 사이에 균열이 생겼고 점점 몸과 마음이 멀어졌다. 켈리는 MDMA 치료—의사의 지도하에 6회 카운슬링을 받는다—를 해보기로 했다. 남편 토머스를 힘들게 하지 않는 방식으로 암 때문에 생긴 불안감을 대처하는 법을 배우고 싶었다. 하지만 결과는 예상 밖이었다. 약으로 도움을 받은 것은 맞지만, 예상과 전혀 다른 결과가 나타났다. 켈리의 치료사는 MDMA를 먹은 켈리가 "그를 잃는 것이 남편에게 어떤 의미인지 진심으로 공감했다"라고 설명했다. "너무도 깊은 공감이 말싸움과 갈등을 순식간에 끊어버렸어요.

켈리는 남편이 속으로 얼마나 괴로워하는지 깨달았고 그 마음을 이해한다고 전할 수 있었습니다. 두 사람에게 남은 시간을 아주 행복하게 바꿔줬죠." MDMA 치료를 받고 4개월 후 켈리는 남편의 품에서 숨을 거뒀다.

MDMA는 어떻게 두 사람 사이에 특별한 유대감을 만들어낸 것일까? 한 가지 이론은 MDMA가 옥시토신 수치를 증가시킨다는 것이다. 2004년 네덜란드의 한 연구 팀은 MDMA 사용자의 혈중 옥시토신 농도를 측정했다. MDMA가 "친사회적" 감정을 끌어올려 인간의 유대 관계를 형성한다면 "사랑의 호르몬"이라는 별명을 가진 옥시토신 수치도 증가할 것이라는 가설을 세웠기 때문이다. 연구진의 추측은 정확했다. MDMA가 들어가면 도블린의 표현을 빌려 뇌에 옥시토신 "홍수"가 난다는 사실이 이미 많은 동물실험으로 증명됐으니 당연한 결과였다. 옥시토신은 인간과 동물의 행동을 바꾸는 매우 강력한 호르몬이다. 그래서 일평생 한 마리와 짝짓기를 하는 동물 프레리들쥐를 이용한 연구가 많았다. 프레리들쥐는 죽을 때까지 하나의 짝만 만드는 몇 안 되는 포유류다. 그러나 암컷 프레리들쥐에 옥시토신 길항제를 주입하면 새로운 짝을 거리낌 없이 받아들인다. 옥시토신 길항제를 줄이면 쥐는 처음 선택한 짝에게 곧바로 돌아가고 서로에게 충실하며 행복하게 살아간다.

인간도 프레리들쥐와 마찬가지로 옥시토신을 분비하는데 분비량이 훨씬 많다. 만약 옥시토신이 없었다면 우리는 자녀를 사랑하기가 쉽지 않았을 것이다. 아이가 태어난 직후에 가장 심했으리라. 아기는 우리 몸을 찢고 나와 인간이 아닌 외계 생명체를 초현실적으로 묘사한 것처럼 생겨서는 악을 쓰며 누워 있다. 그럼에도 우리는 이 작은 생명체에게 사랑을 주고 대부분 보자마자 사랑에 빠진다. 아이를 낳을 때 진통을 일으키는 옥시토신이 출산 후에도 사라지지 않고 수유를 하면서 또 한 번 엄청난 양이 나오기 때문이다. 그보다 양은 적지만 아기를 만지거나 아기의 손길을 느낄 때 나오는 옥시토신도 의미가 있다. 옥시토신이 없으면 우리는 로봇으로 전락했을 것이다.

광란의 파티

옥시토신 약은 어렵지 않게 구할 수 있다. 우편 주문 카탈로그에서 최음제로 팔리고 있는 것이 바로 옥시토신이다. MDMA는 그보다 입수하기가 어렵다. 만약 지금이 1970년대 말이나 80년대 초였다면 쉽게 구할 수 있었을 테지만, 그것이 순수한 물질이라는 보장은 없었을 것이다. DEA가 공감성 물질에 대한 소문을 듣기 전까지는 MDMA를 나이트클럽에서 구할 수 있었고 신용카드 결제도 가능했다. 때로는 "새시프라스Sassyfras"라는 상표가 붙은 갈색 병에 담겨 팔렸다(일부 MDMA는 사사프라스sassafras라는 식물에서 얻었다). 마약으로 널리 유행하기 전에는 "보스턴 그룹Boston Group"이라고 해서 보스턴 부근에서 활동하는 화학자들이 환자를 치료할 목적으로 약을 만들었다. 하지만 점점 돈이 되기 시작하자 치료제가 아니라 공감성 물질만 제작·유통하는 대규모 연구소가 전국 각지에 생겨났다.

성공한 상품이 다 그렇듯 MDMA, 일명 "아담Adam"(에덴동산 같은 상태를 만들어준다고 해서 붙은 이름이다)은 입소문을 탔다. 곧 유명해져 《뉴스위크》에서도 기사로 다뤘고 시사만화 《둔즈베리Doonesbury》에도 언급됐다. 사람들은 약을 남용하기 시작했다. 밤새도록 몇 회분씩 먹으며 광란의 파티를 벌였다. MDMA 댄스파티는 통제가 불가능할 정도로 요란해졌다.

MDMA를 만드는 화학자들의 사업은 순탄했다. 순탄한 정도가 아니었다. 걱정이라고 해봐야 이 물건의 이름을 어떻게 짓느냐 하는 정도였다. 뭐라고 불러야 경이로운 성질을 가장 잘 나타낼까? 결국 이 약은 경찰, 의회, 병원의 주목을 받게 됐다. 의사들은 밤새도록 춤을 추고 약을 하느라 파티 후 탈수 증세를 보이며 우울해진 환자들에게 시달려야 했다. 엑스터시가 이들의 레이더망에 포착된 이유가 꼭 이름 때문만은 아니겠지만, 이름도 관련이 없지는 않았다. 초기에 약을 유통한 사람 중 하나가 1981년 "엑스터시"라는 이름을 짓고 이 이름을 붙이면 더 팔릴 것이라고 했다. "그보다는 '엠퍼시Empathy'라는 이름이 어울렸을 겁니다." 그는 말했다. "하지만 그게 무슨 뜻인지 아는 사람이 몇이나 되겠어요?" 엑스터시를 발음하면 미끄러지는 듯한 소리가 났다. 게다가 우리 미국인들은 자동차부터 초콜릿까지 모든 것을 특대로 만드는 사람들 아닌가. 사람들은 엑스터시의 미끄럼틀을 타고 내려가며 약을 과다 복용하고 소동을 일으키기 시작했다. 보스턴 그룹 남서부 구역에서 가장 잘나가는 유통업자가 텍사스에 독자적인 제조소를 차리며 생산량은 폭증했고, 절정기인 1985년에는 새로운 "텍사스 그룹"에서 생산되는 양만 매달 약 25만 개였다. 버클리 과학분석연구소Institute of Scientific Analysis의 제롬 벡Jerome Beck과 약물연구센터Center for Drug Studies 센터장 마샤 로젠바움Marsha Rosenbaum은 책에 이렇게 썼다. "치료 목적으로 소수만 조용히 사용하던 아담이 사회현상으로 변모했다. 엑스터시는 텍사스 여피족(대도시에 사는 젊은 전문직 종사자들—옮긴이)의 '스타 마약'이 됐다."

엑스터시가 유행하고 광란의 파티가 벌어지자 곧 민주당의 부통령 후보가 될 텍사스 상원의원 로이드 벤슨Lloyd Bentsen의 우려는 깊어졌다. 특히 오스틴과 댈러스포트워스 지역이 심했고—그의 주 전체가 미쳐버린 듯했다—벤슨은 가만히 보고 있을 수만은 없었다. 1985년 벤슨은 DEA에 엑스터시 문제를 제기하며 응급조치로 일시적인 금지를 요청했다. 같은 시기 존스홉킨스대 신경학 연구원인 조지 리카우르테George Ricaurte는 MDMA를 투약한 쥐에 신경독증neurotoxicity이 생겼다는 연구 결과를 발표했다. 전략이 먹히며 그해 5월 31일 DEA는 엑스터시에 1년간 금지 조치를 내렸다. "예상했던 결과입니다." 도블린은 말한다. "우리의 소중한 약이 불법 약물이 될 줄 알았어요. 그래서 다 같이 힘을 모으고 그걸 막으려고 온갖 수단을 다 동원했죠."

DEA에서 사이키델릭을 불법 약물로 지정한 후 도블린이 소송을 제기하며 이 문제는 법정 싸움으로 갈 수밖에 없었다. 행정법원 판사는 MDMA에 유리한 증거와 불리한 증거를 꼼꼼히 살펴봤다. 도블린 쪽은 리카우르테가 초인의 뇌도 불태울 양을 실험 쥐에 투여했다고 주장했고 MDMA로 인한 사망 사례가 아직 1건도 없으며 인간에게 뇌 손상을 일으키는 증거도 없다고 지적했다. 도블린과 MAPS가 MDMA를 길거리에서 마구 남용하던 과거로 돌아가기를 바란 것은 아니었다. 그들은 MDMA가 연구자와 의사의 임상 시험에 정식으로 사용 가능한 합법 약물로 지정되기를 원했다. 판사는 도블린의 손을 들어줬고 DEA에 MDMA를 3급 약물로 분류하라 권고했다. 3급 약물은 강력한 규제를 받지만 임상 시험에 사용할 수 있는 약을 말한다. 그러나 DEA는 판결을 무시하고 MDMA를 영구적으로 1급 약물에 올렸다. 1급 약물에는 헤로인과 퀘일루드quaalude 같은 위험 약물이 포함됐다. 다시 말해 DEA가 임상 시험이나 연구에 적절하지 않다고 판단한 약물들이었다.

사기 연구

도블린은 말했다. "목표만 생각했다면 우울해졌을 겁니다. 저는 목표가 아니라 이 싸움의 의미를 보고 달렸어요." 그리고 도블린은 정말 치열하게 싸웠다. 수단과 방법을 가리지 않고 DEA에 맞섰다. 연구자로서의 모든 경력을 걸고 MDMA와 그 밖의 공감성 물질을 제한적이나마 합법적인 처방약으로 만들기 위해 노력했다.

리카우르테의 신념도 도블린을 힘들게 했다. MDMA를 쥐에게 주고 신경독증 가능성을 제기했던 리카우르테는 약 20년 후 더욱 충격적인 논문을 발표했다. MDMA를 영장류에게 먹였더니 몇 마리가 죽었다는 내용이었다. 사인이 신경독증이라는 증거도 있다고 했다. 리카우르테의 연구는 MDMA 논쟁에 결정적인 한 방을 먹였다. 당시 도블린과 미토퍼는 MDMA로 중증 PTSD를 치료하는 연구로 임상 시험 심사위원회의 승인을 받기 직전이었다. 하지만 그때 리카우르테가 새로운 MDMA 연구 결과를 발표한 것이다. 도블린은 말한다. "곧바로 탈락됐죠." 어떻게 반박을 하겠는가? 인간과 유전적으로 가장 비슷한 동물이 사랑의 약으로 급사했단다. 그렇다면 그 약을 그만 사랑해야 옳지 않겠는가. 리카우르테는 논문을 발표하며 MDMA에 노출된 영장류의 뇌 사진을 공개했다. 흐릿해서 으스스한 분위기를 풍기는 흑백사진에는 여기저기 찢겨서 구멍 난 뇌가 있었다. 무시무시한 상처에 사람들은 겁을 먹었다. 오프라 윈프리Oprah Winfrey는 방송에서 MDMA와 심각한 부작용을 소개하고 명백한 메시지를 전했다. "마지막으로 한 번만 더 말할게요. 제발 이제 그만 마약에 '안 해'라고 말합시다."

하지만 반대 의견을 표명하는 목소리도 꾸준했다. "우리는 MDMA를 안전하게 사용하는 사람을 수천 명은 봤어요. 40번 넘게 먹어도 아무 일 없었다고요." 벨뷰병원Bellevue Hospital 정신과 응급실 책임자로 마약과 관련한 응급 상황을 수백 번 목격한 줄리 홀랜드Julie Holland는 말한다. "제가 봤을 때 리카우르테의 연구에 타당한 부분은 하나도 없었어요. 공개된 데이터와 제 임상 경험으로 자신 있게 말할 수 있어요. 정신의학의 위기를 초래한 원인은 절대 MDMA가 아닙니다." 도블린도 머리만 긁적일 수밖에 없었다. 하지만 얼마 후 누군가 리카우르테의 연구를 파헤치며 엄청난 오류가 드러났다. 리카우르테가 오랑우탄과 난쟁이 침팬지에게 준 약은 MDMA가 아니었다. 그는 동물들에게 전혀 다른 약—독성으로 유명한 메스암페타민—을 다량으로 투여하고 동물들의 뇌가 지글지글 타는 모습을 보며 범인을 MDMA로 지목했다.

어떻게 그럴 수 있었을까? 리카우르테는 약품 공급 업체에서 약병 라벨을 잘못 붙였다고 해명했지만, 업체는 지금껏 약병에 라벨을 잘못 붙인 일이 단 한 번도 없었다고 받아쳤다. 결국 리카우르테는 논문을 철회했지만 부질없는 일이었다. 이미 물은 엎질러진 후였기 때문이다. 동물의 뇌 사진을 본 윈프리 쇼 시청자는 수백만 명이었지만, 철회 성명서를 본 사람은 극히 일부였다. "리카우르테 연구는 MDMA에 완전히 오명과 허위 정보를 뒤집어씌웠습니다." 도블린은 말했다. "그래서 싸움은 더 힘들어졌고요."

리카우르테가 논문 철회를 발표한 후 DEA는 도블린과 미토퍼의 연구를 승인했다. 두 사람의 2011년 연구를 계기로 콜로라도대학교 볼더 캠퍼스를 포함해 추가로 4곳에서도 연구를 시작했고 희망적인 결과를 얻어냈다. 피험자 28명 가운데 속임약이 아닌 유효한 약을 받은 사람 중 4분의 3의 증상이 완화됐다. 이제는 PTSD 진단 기준에 부합하지도 않았다. 또한 미토퍼는 최대 40개월 동안 피험자를 대상으로 추적 조사를 실시하고 약의 효과가 여전히 강력하다는 사실을 발견했다. MDMA는 약효가 빠르게 들며 장기간 유지되는 약이라는 뜻이었다. PTSD/MDMA 실험에 관한 긍정적인 기사들이 쏟아지면서 리카우르테의 확성기가 일으킨 피해는 일부 수습됐다. 도블린은 이제 DEA과 FDA가 MDMA를 합법적인 PTSD 치료제로 인정할 때까지 모든 힘을 집중하고 싶다고 말한다. 그러려면 몇 건의 연구로 알아낸 사실들을 반복해서 증명할 더 많은 연구에 승인을 받아야 했다.

MDMA를 찾아서

도블린은 MDMA가 PTSD 치료 외에 다양하게 활용된다고 당당히 인정한다. 그만큼 MDMA의 가능성은 넓고도 깊지만, 도블린 연구팀은 당장 그쪽 방향으로는 연구를 진행하지 않을 계획이다. 생명을 위협하는 질병과 성인 자폐증 환자의 사회불안을 치료하는 목적이 아니라면 당분간 요원하다고 한다.

지극히 개인적인 이유로 실망감을 느꼈다. 도블린을 처음 만났을 무렵, 지금은 헤어진 남편과의 갈등이 고비에 있었다. 하지만 나는 우리의 이야기를 끝내고 싶지 않았다. 자료를 다 읽은 후 남편과 MDMA 한두 알을 먹어보려 했다. 사랑이라는 감정은 오래전에 사라졌지만, 한때 우리가 사랑했다는 사실은 기억에 남아 있었다. 그 사랑을 되찾으려면 2개월짜리 휴가를 가야 한다는데 휴가보다는 약이 더 싸고 빨리 효과를 발휘할 거라 생각했다. 우리는 공감성 물질과 소개팅하기에 완벽한 상대였다. 하지만 내가 소개팅의 결과를 알아내기는 힘들 모양이다. 적어도 MAPS의 후원을 받은 연구로는 불가능하다. 현재 이 나라에서 유일한 선택지는 MAPS 말고 없다. 최소한 합법적인 영역에서는 말이다. 남편과 직접 MDMA를 "입수"할 방법이 없지는 않았지만, 뒷골목에서 나온 마약은 사절이었다.

"그럼 MDMA는 대체 어디 있어요?" 도블린에게 물었다. "DEA에서 연구를 승인했을 때 그게 불법이라면 어디서 구하셨어요?"

답은 퍼듀대학교Purdue University였다. 1985년 퍼듀대 약학과 과장이었던 데이비드 니콜스David Nichols가 DEA의 허가를 받고 MDMA를 만들었다고 한다. 도블린은 말했다. "MDMA는 무척 안정적인 화합물입니다." 그렇다면 MDMA로 가득한 커다란 유리병이 화학자의 금고 선반에 앉아 지식의 전당에 오랜 세월 보관돼 있었다는 뜻이다. 더위, 추위, 빛, 어둠의 영향을 받지 않는 이 화학물질은 분해되지 않는다. 그런 점에서 병 옆면에 유통기한이 찍혀 나오는 약들과 다르다고 할 수 있다. 실제 감정보다 짧게 스치고 사라지는 상태인 "엑스터시"가 분자 형태 덕분에 대단히 안정적인 물질이라니 참 아이러니한 일이다.

대화가 어색하게 중단됐고 내 얼굴은 뜨겁게 불타올랐다. 왜 그랬는지 모르겠지만, 질문이 튀어나왔다. "혹시 남편과 써볼 수 있게 조금 주실 수 있나요?" 어떻게 이런 질문을 했지? 약 생각이 지나쳐 이제는 약을 하는 사람처럼 행동하는구나.

우리는 매사추세츠주 벨몬트에 있는 도블린의 자택 옥상에 앉아 있었다. 아름다운 초가을 날이었다. 아직 단풍이 들기 전으로 바람은 선선했고 푸르른 나무가 무성했다. 어디선가 강아지가 짖었고 옆집에서 음악이 흘러나왔다.

도블린이 대답할 새도 없이 내가 말했다. "제가 다른 약을 먹고 있어요. 이팩사 같은 우울증 약이요." 도블린이 대답했다. "MDMA는 SSRI와 같이 먹을 수 없습니다."

이유를 설명했지만 내 귀에는 들리지 않았다. 소리를 듣고는 있었지만, 그의 말은 아니었다. 나는 이웃집에서 들리는 라디오 소리, 스타카토처럼 짖는 강아지 소리에 귀를 기울이며 도블린에게 느낀 실망감을 곱씹었다. MDMA는 무수한 문제를 해결할 가능성이 있다고 했다. 사람의 관계를 다양한 방법으로 의미 있게 진전시킬 수 있다고 했다. 그런데 MAPS는 단 하나의 목표만 노리고 있었다. 조금 전 도블린이 했던 말을 떠올렸다. PTSD를 겪는 피해자—참전용사, 잔혹한 강간 사건 생존자—에게 사용할 경우에는 MDMA를 중요하고 애국적인 약으로 보는 시각이 생긴다. 반면 부부 상담에 사용한다면 히피 시대로 회귀하는 느낌을 준다. 도블린 입장에서 그것만은 피하고 싶었다. "결혼은 질병으로 볼 수 없습니다." 도블린이 말했다. "더 키우거나 줄이거나 안정시킬 증상이 없잖습니까. 그러니 연구를 계획할 수가 없죠. 그리고 부부 상담이라고 하면 대중에게 무게감을 주지 않습니다. 우리는 대중을 고려해야 해요. 대중의 시각이 중요합니다."

도블린의 논리를 납득할 수 있었다. 그가 맡은 두 가지 역할이 얼마나 힘들지 이해할 수 있었다. 연구자와 홍보 매니저 사이에서 조심스럽게 외줄타기를 해야 했다. 도블린이 말했다. "사이키델릭을 처방약으로 만드는 게 제 인생 목표예요." 그는 2021년까지는 목표를 이루고 싶다고 한다. 하지만 일단은 목표의 일부분, PTSD와 그 치료제로서의 MDMA에 집중하기로 했다. 이유를 들으니 고개가 끄덕여졌다. 하지만 결혼이 연구 대상으로 자격이 없다는 의견에는 동의할 수 없었다. 나는 무너지는 결혼의 증상을 확인할 척도가 어딘가에 있다고 확신한다. MDMA를 먹기 전과 먹은 후의 결혼을 측정할 방법이 있을 것이다.

"제가 측정 도구를 찾아볼게요." 내가 말했다. "못 찾겠으면 제가 만들고요." 도블린이 웃음을 터뜨렸다.

여름이 끝났다는 느낌이 뚜렷한 시기였다. 공기가 가을 냄새로 가득했다. 우리가 대화를 나누는 동안 저물어가는 태양이 조금씩 아래로 움직였다. 움직임이 느려서 눈에 보이지 않고 알아차릴 수도 없었지만 어느새 사방에 그림자가 내려앉고 저녁이 됐다. 정말 순식간이었다. 많은 결혼도 그런 식으로 끝을 본다. 빛이 아주 서서히 흐려져 아무도 눈치채지 못한다. 그러다 결혼 12년 차가 된 어느 날 입에 씁쓸한 맛만 남고 어쩌다 이 지경까지 왔는지 돌아보려 하지만 즐거웠던 것 같은 사건들밖에 보이지 않는다. 아기가 태어났을 때, 아이를 처음 유치원에 보냈을 때 등등. 그러다 정신없이 20년을 맞는다.

이혼이 질병이라고, 무너지고 빛을 잃은 결혼 생활이 병과 같다고 주장할 생각은 없다. 과학자들 말마따나 "이 논문의 범위를 벗어난" 주제이기 때문이다. 하지만 이혼이 질병과 다르다 해도 이혼까지 이르는 길에는 많은 증상과 증후군이 뿌려져 있다. 부부가 갈라설 때 자주 나타나는 우울증도 한 가지 예다. 부모가 각자의 길을 갈 때 아이들은 범불안장애를 겪기도 한다. 한때 슐긴과 제프 같은 치료사들은 MDMA를 이용해 한계에 몰린 부부 관계를 치료하려 했었다. 언젠가 그때와 같은 시대가 오기를 빈다. 도블린은 "가벼운 문제"를 멀리하고 구체적인 질환으로 고생하는 사람들에게만

MDMA를 사용하기를 원한다. 하지만 한편으로는 MDMA가 다양한 문제에 도움을 줄 수 있다는 사실을 이해한다. 어쩌면 그래야 한다고 생각하는지도 모르겠다. 왜냐하면 부부 상담에 MDMA를 사용하는 치료사의 이름을 알려줬기 때문이다.

차를 타고 치료사를 만나러 갔다. 이혼을 앞두고 있고 벼랑 끝에서 있는 느낌이 괴롭다고 설명했다. 고통은 불안정하고 날카로웠다. 치료사의 진료실은 온통 꽃으로 장식돼 있었다. 연영초, 붓꽃, 금색 술을 길게 늘어뜨린 백합도 보였다. 웃는 부처상이 놓여 있고 어디선가 보글보글 소리를 내며 분수가 뿜어져 나왔다. 길게 늘어뜨린 금발을 보니 동물의 매끄러운 가죽이 연상됐다. 내가 원하는 것은 알약 두 개가 전부였다. 나 하나, 남편 하나. 하지만 치료사는 나와 생각이 날랐다. 우리 부부 사이가 이렇게 되기까지의 한심한 이야기를 다 듣고자 했다. 매주 찾아가 이야기를 들려준 후에도 그는 내게 약을 주지 않았다.

"지금 민감한 상태일 수 있어요." 치료사가 말했다. "이미 다른 약을 먹고 계셔서 약을 어떻게 드려야 할지 감이 안 잡히네요."

"적은 양부터 시작해봐요." 내가 말했다. "조금씩 늘려가는 거예요." 하지만 치료사는 완강했고 나도 두 손을 들었다. 결국 나는 공감성 물질을 먹어보지 못했다. 사이키델릭을 하나도 먹어보지 못한다고 생각하니 엄청난 손해를 본 기분이었다. MDMA는 내 결혼을 살릴 수 있었을까? 아니면 가뜩이나 많은 약에 하나 더 추가되는 약에 불과했을까? 답을 알 방법은 없다.

그사이 계절은 또 바뀌었다. 나뭇잎이 전부 떨어지고 있었다. 해가 점점 짧아져 이제는 오후 4시에도 하늘이 어두워진다. 태양은 작은 점으로 작아지고 있고 서리가 내려 잔디가 얼어붙었다. 낙엽이 깔린 길은 빙판이 됐다. 사랑이 끝났을 때 우리는 무엇을 할 수 있을까? 기온이 뚝 떨어지고 눈보라가 불어닥쳐 소중한 추억도 보이지 않을 때 어떻게 해야 하나? 언젠가는. 어디선가는. 어떻게든. 나는 그렇게 스스로를 달랬다. '델릭'은 드러내 보이라는 뜻이다. 이 세상의 경이로움을 보는 데는 굳이 약이 필요하지 않을 수도 있다. 하지만 약을 먹지 않아도 두 사람의 관계가 산산이 부서져 조각조각 발밑에 쌓이는 모습이 보인다.

이혼은 질병이 아닐 수 있다. 하지만 질병처럼 사람의 영혼을 마비시킨다. 나는 언젠가 남편과 다시 만나 MDMA의 힘으로 잃었던 사랑을 다시 찾는 꿈을 꾼다. 오후에 잠깐만이라도 좋다. 남편이 예전처럼 나를 봐주기를 원하고 나도 그렇게 하고 싶다. 쉰네 살이 아니라 스물네 살 때처럼. 어떤 사람은 MDMA를 먹고 울기만 했다고 한다. 가능한 이야기다. 하지만 나도 한 번쯤은 옥시토신에 흠뻑 젖은 렌즈로 세상을 보고 싶다. 그때까지는 기다려야겠지. 2021년까지 MDMA를 합법적인 처방약으로 만드는 것이 도블린의 목표라면 이제 4년밖에 남지 않았다. 그때쯤이면 나도 남편도 다른 사람과 재혼했을지도 모른다. 하지만 아직 사랑이 남아 있다. 그 사랑에 다시 불을 붙이지는 않아도 추억은 해야 하지 않겠는가.

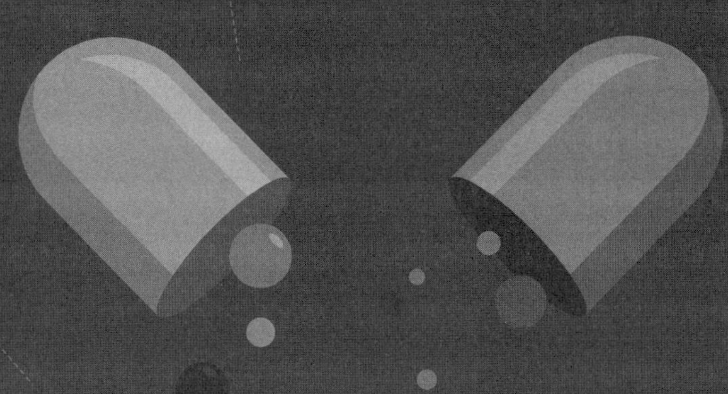

CHAPTER

8

PKM제타/ZIP (기억이 좋아지는 약): 순백의 정신

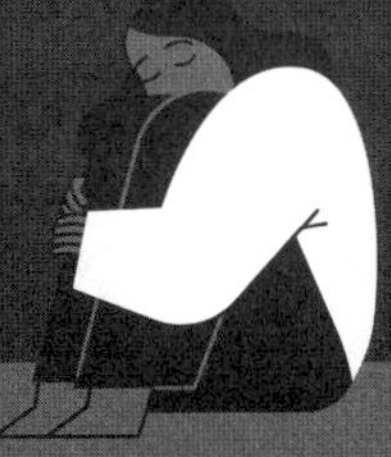

PKMzeta/ZIP(Memory Drugs):
The Spotless Mind

기억의 지우개

내게 이상한 일이 벌어지고 있었다. 집에 놀러 온 친구들에게 말했다. "집 구경시켜줄게." 친구들의 묘한 시선을 보고서야 알았다. 이미 몇 달 전, 몇 주 전에, 심지어 며칠 전에 새집 투어를 해줬다는 것을. 구부러진 복도와 짙은 색 문은 집을 미로로 만들었다. 꼬박 6개월을 살았는데도 구조가 기억나지 않았다. 6개월은 침실 네 개와 욕실 두 개가 있는 단층집 구조를 익히기에 충분한 시간이다. 너무 흉해서 잊고 싶었던 것일까? 남편에게 말했다. "우리 욕실 다시 꾸미자." 어떻게 디자인하면 좋을지 아이디어를 쏟아냈고 남편은 하품을 했다. 이미 다 들었던 얘기였기 때문이다. 하지만 언제? 내 정신이 숲길을 걸어가는 것만 같았다. 울퉁불퉁하고 모진 비바람을 맞은 길 곳곳에는 땅이 파여 있었다. 뇌에 너덜너덜하게 구멍이 났고 그 틈으로 사실과 허구가 빠르게 새어나가는 기분이었다.

급속도로 노령화되는 사회—2025년에 60세 이상 인구는 약 4,300만 명이었던 2012년보다 2배 증가해 9,000만 명에 육박할 것이라 한다—에서 기억은 사람들의 최대 관심사 중 하나다. 비록 나는 이른 나이에 인지력 감퇴를 맞았지만, 머지않아 내 또래 친구들도 뇌가 예전처럼 반짝거리지 않는다는 사실을 인정할 것이다. 사회 전체가 나이를 먹어가며 노화로 인한 건망증의 속도를 늦추거나 기억력을 되돌리는 치료가 돈이 될 전망이다. 그래서 연구자들은 우리를 두려움에 떨게 하는 알츠하이머병의 치료법을 부지런히 찾고 있다. 알츠하이머병으로 발전하기 쉬운 경도인지장애Mild Cognitive

Impairment, MCI도 연구 대상에 포함된다.

하지만 알츠하이머병이 기억에 관한 연구의 전부는 아니다. 과학자들은 fMRI를 이용해 인간의 뇌를 깊이 들여다보고 초파리의 뇌도 연구하고 있다. 그렇게 기억을 하는 방식뿐만 아니라 기억을 잃는 방식도 이해하려 한다. 이들의 목표는 중독자나 트라우마 생존자를 위한 약이다. MDMA는 트라우마를 둘러싼 감정적인 분위기를 바꿔 피해자가 기억을 떠올려도 괴로움이나 두려움을 느끼지 않게 해준다. 하지만 과학자들은 거기서 그치지 않고 끔찍한 사고를 완전히 잊게 해줄 약을 만들고 있다. 중독자가 먹는다면 계속 반복하다 결국 습관으로 굳어져 도저히 떨쳐낼 수 없는 연상 작용과 행동을 끊어줄 것이다.

그렇다면 현재의 기억 연구는 우리의 모순적인 요구를 반영한다고 하겠다. 우리 사회는 과거를 잊을까 봐 두려워하는 동시에 정신을 깨끗하게 지울 방법을 찾고 있다. 칠판을 다 지우지는 못하더라도, 최소한 악몽을 유발하는 낙서는 지우고자 한다. 그것은 쌍둥이 빌딩의 붕괴로 생긴 집단 트라우마일 수도 있고 비 오는 날 강간을 당해 생긴 개인의 트라우마일 수도 있다. 우리는 기억의 지우개가 뛰어난 기술로 나머지는 그대로 두고 특정 부분만 깨끗이 지워주기를 바란다. 물론 지금 이 순간에는 꿈이고 야망일 뿐이다. 때때로 우리가 원하는 기억은 흐릿해지고, 차라리 잊고 싶은 기억은 들러붙어 떨어지지 않는다. 과학자들은 우리가 어떻게 하면 이 기억이라는 지뢰밭을 잘 헤치고 나아갈지 방법을 찾고 있다.

아직 우리가 바라는 마법이 이뤄지지는 않았지만, 깜짝 놀랄 연구 결과가 없지는 않다. 몬트리올 맥길대학교McGill University 임상심리학자 알랭 브뤼네Alain Brunet는 어떤 약의 용도를 바꾸면 기억의 지우개로 만들 수 있겠다는 아이디어를 떠올렸다. MDMA는 특별히 승인을 받지 않는 한 불법 약물이라 구하기 어렵지만, 브뤼네의 약은 전국의 1차 병원 어디를 가도 서랍에서 찾을 수 있었다. 이 약의 이름은 프로프라놀롤propranolol. 대개 고혈압이나 수행불안performance anxiety 환자에게 처방하는 베타차단제beta-blocker다. 이 약은 투쟁-도피 반응flight-or-flight이 나타날 때처럼 강한 감정을 불러일으키는 화학물질 노르에피네프린의 작용을 차단한다. 브뤼네는 트라우마 기억이 계속해서 위세를 떨치는 이유가 사건을 회상할 때마다 두려움의 회로망이 재가동하기 때문이라고 봤다. 손은 땀으로 끈끈해지고 심장박동은 빨라진다. 놀람반응startle response도 강하게 나타난다. 브뤼네는 궁금했다. 트라우마 환자가 끔찍하고 두려운 이야기를 다시 떠올릴 때 트라우마에 강력한 힘을 주는 투쟁-도피 반응을 억제할 수 있을까?

MDMA와 달리 프로프라놀롤은 평화와 사랑의 감정을 증진하는 호르몬인 옥시토신 수치를 높이지 않는다. 그보다는 아드레날린을 억제해 트라우마 생존자의 기억을 덜 두렵게 만들어준다. 2011년 브뤼네는 트라우마 환자 19명에게 프로프라놀롤을 주고 약을 먹기 전 트라우마를 상세히 묘사하는 글을 써달라고 했다. 일주일 후 피험자들을 연구실로 다시 불러 직접 쓴 트라우마에 대한 글을 읽어줬다. 속임약을 먹은 피험자들은 언제나처럼 두려워했지만, 베타차단제를 먹은 이들은 전과 달랐다. 트라우마 이야기를 큰 소리로 들려주는데도 스트레스 반응이 크게 줄어 있었다. 브뤼네를 비롯한 과학자들은 베타차단제가 트라우마 기억을 약화한다고 믿는다. 사건과 연관된 두려움과 불안감을 억누르기 때문에 이제는 기억을 떠올려도 편도체—두려움을 담당하는 뇌 영역—가 과열되지 않는다.

프로프라놀롤은 "기억을 잊는 약"이 아니다. 기억을 파괴하지는 않고 기억의 감정적인 의미를 바꿔줄 뿐이다. 어쨌든 장족의 발전이었고 새로운 발견이 나올 발판을 마련해줬다. 다음 해인 2012년 나는 신경과학자 토드 색터Todd Sacktor와 처음 만났다. 색터는 브루클린 실험실에서 망각을 유발하는 화합물의 작은 입자를 연구하느라 분주했다. 생화학자였던 색터의 아버지는 거의 30년 전 아들에게 단백질 키나아제 Cprotein kinase C라는 분자를 조사해보라고 했다. 색터는 아버지의 뜻을 받들어 조사에 착수했고 장장 3년을 투자해 효소를 정제하고 분리했다. 그리고 마침내 단백질 키나아제 C의 일종인 PKM제타PKMzeta가 인간의 기억 형성에 핵심 역할을 한다는 사실을 밝혀냈다.

빠르게 사라지는 기억

사람들은 기억이 캠코더처럼 작동한다고 생각한다. 뇌라는 울퉁불퉁한 덩어리에 사건들이 각인되고 거기서 중요도에 따라 빛을 받거나 빛을 잃는다고 본다. 이런 통념은 플라톤Platon까지 거슬러 올라간다. 플라톤은 기억이 밀랍판wax tablet(종이와 양피지가 귀하던 시절에는 나무에 밀랍을 발라 글을 썼다—옮긴이)에 새긴 글씨와 비슷하다고 했다. 이 비유는 수 세대가 지나고 견해가 바뀌며 조금씩 수정되고 확대됐다. 그래도 끝까지 중심에 남아 있던 확고한 이미지는 기억을 기억하는 방법과 이유에 관한 새로운 믿음에 자리를 내줬다. 1970년대 캠코더-밀랍판 관념을 깨부순 최초의 인물 중에는 기억을 연구하는 엘리자베스 로프터스도 있었다. 로프터스는 목격자의 이야기가 신뢰할 수 없고 타인의 암시에 쉽게 휘말린다는 사실을 증명했다. 아예 존재하지 않는 사건에 대한 기억을 창조할 수 있음을 보여준 실험은 정말 획기적이었다. 로프터스는 피험자들이 쇼핑몰에서 길을 잃었다고 말해줬다. 실제 그런 일은 없었지만, 아무것도 모르는 피험자들은 정말로 당황스러운 사건을 겪은 양 상세히 설명했다.

최근에는 뉴욕 뉴스쿨대학교 사회연구대학New School for Social Research의 윌리엄 허스트William Hirst와 뉴욕대 엘리자베스 펠프스Elizabeth Phelps가 섬광기억flashbulb memory에 대한 연구를 진행했다. 섬광기억이란 케네디 전 대통령의 암살이나 챌린저 우주왕복선 폭발 사고 같은 충격적인 사건과 연관된 강렬한 기억을 말한다. 그 소식을 들었을 때 어디에 있었는가 하는 기억들 말이다. 2001년 9월 11일 미국인이라면 누구나 두 개의 빌딩이 붕괴되는 모습, 비행기가 저공으로 새파란 하늘을 날아가는 모습, 연기와 재가 기둥처럼 솟아오르는 모습에 관한 섬광기억을 얻었을 것이다. 비극적인 사건이지만, 9·11은 섬광기억이 어느 정도로 변하지 않는지 확인할 수 있는 전례 없는 기회이기도 했다.

펠프스와 허스트는 10년 동안 9월 11월에 대한 수백 명의 기억을 조사했다. 피험자들의 기억은 시간이 흐르며 왜곡됐지만, 정작 본인들은 가슴을 울리는 이야기가 바뀌는지도 모르고 있었다. 펠프스와 허스트의 실험에 참가한 모든 사람은 9·11 테러로 섬광기억을 형성했다. 생략하거나 살을 붙이는 오류로 인한 기억의 왜곡은 대개 사건이 일어난 첫해에 발생했다. 사소한 부분만 바뀐 오류부터 대대적으로 내용을 뜯어고친 오류까지 종류도 다양했다. 기억이 극단적으로 바뀐 피험자들은 자신이 이야기를 해체했다가 재조립한다는 사실을 모르고 확실한 이야기를 들려준다고 생각했다. 연구진은 이야기를 반복하는 과정에서 이야기가 오염된다고 봤다. 우리 뇌에 훼손되지 않은 기억을 영구히 보관하는 영역이 없다는 뜻이었다. 아무리 확실하다고 느껴도 기억은 달라졌다. 두 사람의 이론을 바탕으로 이후 기억 연구에는 핵심적인 개념이 성립됐다. 가령 배가 몹시 고플 때 바트미츠바bat mitzvah(유대인 여성이 12세에 치르는 성년 의식—옮긴이)를 떠올리면 기억은 그때 읽었던 하프타라haftarah(유대인이 읽는 예언서 중 하나—옮긴이) 분량보다 그때 나온 맛있는 샌드위치에 초점을 맞출 가능성이 크다. 그런 식으로 머릿속에서 추의 위치가 바뀌면 기억을 암호화하는 신경세포망이 변화하고 이야기를 반복할 때마다 같은 현상이 일어난다. 서글픈 일이지만, 신경 한구석에 과거의 조각들이 저장돼 있고 개인 금고 같은 그곳의 열쇠를 나만이 갖고 있다는 생각은 이제 버려야겠다. 현실은 그렇지 않다. 쉽게 망가지고 깨지는 것이 우리의 기억이다.

뇌를 씻다

그러니 실험실로 돌아가 색터가 수년 동안 조사한 PKM제타의 역할을 알아보자. 우리가 어떤 사건을 떠올릴 때면 서로 연결된 뉴런들이 불꽃을 튀겨 불을 일으키며 소통한다. 청각과 관련된 기억은 뇌의 청각 영역에 있는 뉴런에 저장된다. 마찬가지로 후각과 관련된 기억은 뇌의 후각 영역에 있는 뉴런에 저장된다. 또 움직임과 관련된 기억은 운동피질의 뉴런과 연결된다. 모든 뉴런이 서로 연결돼 완전한 기억을 형성한다. 색터는 PKM제타가 뇌에 항상 존재한다는 사실을 깨달았다. 이 효소가 유독 바쁠 때는 세포들이 서로 대화하며 기억을 만들 때, 기억이 존재할 수 있도록 서로에게 가지를 뻗어 뉴런 사이의 틈을 이을 때였다. 하나의 연상 작용에 다른 연상 작용이 결합되며 한 사람의 과거가 만들어진다.

색터는 PKM제타를 분리해 정제하고 PKM제타가 기억의 신경망에 늘 존재하며 활동하는 것을 확인했다. 대단한 발견이 나오겠다는 예감이 들었다. 하지만 정확히 무엇이란 말인가? 기억의 성배Holy Grail(원하지만 이루기 어려운 목표에 비유하는 말—옮긴이)는 PKM제타였나? 그것이 과거의 기억을 보존하게 해주는 핵심 물질인 것일까? 그런 듯 보인다. 최근에는 쥐의 뇌에 PKM제타를 추가했더니 기억력이 강화됐다는 연구 결과도 나왔다. 위스콘신대학교 신경과학자 제리 인Jerry Yin도 초파리로 비슷한 실험을 해 비슷한 결과를 얻었다. 체내에 PKM제타의 양이 늘어날수록 기억을 지속하는 시간이 길어졌다. 푸에르토리코대학교 생리학 연구원 마리아 에우헤니아 벨레스Maria Eugenia Velez는 PKM제타가 중독의 발생과 유지에 결정적인 역할을 한다는 사실을 발견했다. PKM제타가 연상 작용을 강화하며 욕구는 더욱 강해지고 안 그래도 적응력이 높은 뇌에 중독 행위가 깊이 각인됐다.

색터는 PKM제타를 양치기 개에 비유한다. 분자들이 한 가지 행동을 집요하게 반복하기 때문이다. PKM제타의 분자들은 개가 양을 몰듯 신경 신호를 수용할 때 필요한 막 단백질membrane protein AMPA 수용체를 "몰이herd"한다. AMPA 수용체를 신경세포 사이에 샌드위치처럼 끼운 기억 분자가 다음으로 할 일은 수용체가 표류하지 못하게 만드는 것이다. 그래서 화학물질이 쇄도하는 중에도 수용체는 기억에 달라붙어 떨어지지 않는다.

하지만 최근 들어 PKM제타가 기억을 유지한다는 색터의 이론에 반대하는 움직임이 심상치 않다. 존스홉킨스대 신경과학과 과장인 리처드 휴거니어Richard Huganir는 쥐의 태아에서 PKM제타 관련 유전자 하나와 PKC제타라고 하는 단백질 관련 유전자 하나를 제거했다. 텍사스대학교 약학 연구소 책임자인 로버트 메싱Robert Messing도 기억에 중요하게 작용하는 유전자가 없는 쥐를 만들었다. 결과는 어땠을까? PKM제타를 생산하지 않도록 쥐의 유전자를 변형했어도 기억이 흐려지거나 사라지지 않았다. 중요한 기억 유전자를 제거한 메싱의 쥐도 별 어려움 없이 사물을 기억하고 두려움이나 장소에 관한 기억을 뇌에 각인시켰다. 건강한 기억을 가장 잘 보여주는 신호는 "장기 강화long-term potentiation"라고 해서 뉴런 사이의 시냅스가 강하게 발달했을 때 나타나는 현상이다. 모든 학습과 기억이 이뤄지는 바탕이기도 하다. 장기 강화를 기준으로 휴거니어의 실험 쥐들을 평가했을 때도 평범하게 표준 수치가 나왔다.

색터는 자신의 가설이 도전을 받았어도 흔들리지 않았다. 하버드대와 알버트 아인슈타인 의과대학Albert Einstein School of Medicine을 졸업한 그는 자신감이 하늘을 찔렀다. 이런 자신감은 2006년까지 별로 주목을 받지 못한 연구에 열심히 매진할 수 있게 해준 원동력이었다. PKM제타가 기억에 중요한 역할을 한다는 주장에 최근 연구자들이 의문을 제기했지만, 색터는 연구 결과가 "그렇게 놀랍지 않다"라고 말한다. 쥐가 행동을 전부 기억했던 이유를 설명해줄 다른 유전자가 있을지도 모른다는 뜻이었다. 색터는 PKM제타가 약해지거나 사라졌을 때 기억에 발동되는 백업 시스템이 있다고 했다. 구체적으로 설명하자면 색터는 PKM제타와 긴밀히 연결된 분자가 PKM제타 부재 시 백업 시스템을 작동시킨다고 믿는다. "쥐의 PKM제타 유전자를 제거할 경우 PKC이오타/람다PKCiota/lambda라는 유전자가 PKM제타의 기능을 대신해 장기간 기억을 저장한다."

자신의 가설에 확신이 있는 만큼 색터는 계속해서 과학 연구에 열정을 바치고 있다. 어렸을 때는 학교가 싫은, 뚱뚱하고 수줍음 많은 소년이었다고 한다. 그래도 머리가 좋아서 책과 공부로 위안을 얻었다. 색터는 연구를 바탕으로 PKM제타가 기억 형성과 보존에 중요한 역할을 한다는 믿음을 키웠지만, 완전히 새로운 방법으로 가설을 검증했다. PKM제타를 차단하는 제타 억제 펩티드Zeta Inhibitory Peptide인 ZIP를 사용해 결과를 관찰하기로 했다. 색터는 실험 쥐의 뇌에 ZIP를 직접 주입했다. 그 전에 첫 번째 그룹의 쥐들은 우리 안에서 약하게 전기충격이 일어나는 지점을 피해 다니도록 훈련받았다. 두 번째 그룹은 메스꺼움을 연상시키는 음식을 먹지 않는 훈련을 받았다. 쥐들은 훈련을 빠르고 완벽하게 흡수해 작은 지뢰밭을 조심스럽게 걸어 다니거나 폴짝폴짝 뛰어다녔다. 공간 기억이 뇌에 각인됐다는 증거였다.

색터와 대학원생들이 지켜보는 가운데 뇌에서 PKM제타가 차단된 쥐들은 기억을 잃었다. 신기하게도 쥐들은 우리에서 전기가 흐르는 부분과 싫어하도록 학습받은 음식도 전부 잊어버렸다. 역겨운 맛을 느꼈던 사료를 먹어치웠다. 우리 안을 누비며 약한 전기충격을 그대로 다 받는 모습은 가히 충격적이었다. ZIP가 쥐들의 기억을 지운 것이 분명했다. 뇌가 세차장을 다녀온 것만 같았다. 앞에서 본 프로프라놀롤은 광범위한 부분에 은근히 작용하는 약이었다. 무엇보다도 트라우마의 감정적 분위기를 희석할 뿐 기억을 지우지는 않았다. ZIP는 반대였다. 기억에 핵폭탄을 떨어뜨렸고 선택적으로 공격했다. 이 실험 쥐들은 다양한 재주를 부릴 줄 알았고 다양한 종소리에 반응하는 훈련도 받은 상태였다. 이런 능력은 사라지지 않았다. 우리에서 전기가 흐르는 곳과 특정 음식에 대한 부정적인 연상작용을 잊었을 뿐이다. ZIP는 지우개처럼 기억을 세밀하게 지웠고 편집기처럼 쥐의 뇌에서 특정 부분만을 잘라냈다. 이후 색터의 연구 팀은 쥐에게 ZIP가 지웠던 훈련을 다시 가르쳐 ZIP가 뇌를 손상시키지는 않는다는 사실도 증명해냈다.

쥐는 인간과 매우 다른 동물이다. 최소한 겉모습은 다르게 생겼다. 체구는 인간의 165분의 1 크기이고 뇌도 겨우 인간의 새끼손까

락 끝마디만 하다. 이렇게 인간과 하얀 실험 쥐의 생김새는 차이가 나지만, DNA는 충격적으로 유사하다. 이 말은 ZIP가 인간에게도 비슷한 작용을 할 가능성이 크다는 뜻이다. 어쩌면 색터 덕분에 우리는 역사상 처음으로 기억을 잊는 약을 이미 손에 넣었을지도 모르겠다. 그 약을 사용하려면, 사용하려면… 어떻게 해야 하지?

하나의 과학 연구에서 출발한 이야기는 확실한 형체가 없는 철학적인 질문에 도달했다. 우리는 어떻게 하면 ZIP처럼 강력한 약을 사용할 수 있을까? 게다가 ZIP를 마음대로 이용하는 데는 윤리적인 문제도 있다. 우선 중독에서 헤어 나오지 못하는 사람에게 이 약을 쓴다고 상상해보자. 참을 수 없는 중독을 "상기"시키는 뉴런의 연상 작용을 지우는 것이다. 트라우마를 경험한 생존자라면 기억이 왜곡되는 장애, PTSD를 피할 수 있다. 의외로 만성 통증에도 사용이 가능하다. 만성 통증과 기억이 밀접한 관련이 있다는 연구 결과가 있기 때문이다. ZIP는 통증의 기억을 없애 오랫동안 고통 속에 살았던 사람들이 간절히 원하던 깊은 안도감을 줄 수 있다. 색터는 ZIP를 대상회절개술cingulotomy 대신 사용할 수 있다고 제안한다. 대상회절개술이란 뇌에서 작은 영역을 파괴해 환자의 삶을 망가뜨렸던 우울증이나 집착을 없애고자 하는 수술이다. 색터는 신경조직을 파괴하는 대신 "ZIP를 주입해 그 영역의 시냅스를 '재설정'할 수 있다"라고 말한다. ZIP는 주사를 놓은 지점에서 1~2밀리미터 밖으로 퍼져 나가지 않으니 시도해봄 직한 제안이다.

약이 비도덕적으로 사용될 가능성도 있다. 사악한 의도로 국민을 통제하려는 정부의 손에 ZIP가 들어간다면 어떻게 되겠는가? 하지만 잠재적인 문제를 그렇게 멀리서 찾을 것도 없다. PTSD는 대단히 파괴적이고, PTSD에 걸린 사람은 몇 년이나 정상적으로 생활하지 못한다. 하지만 그렇다고 사람의 뇌에서 과거의 경험을 지우는 것이 바람직할까? 죄책감으로 괴로워하는 범죄자의 기억을 편집하면 어떻게 될까? 가슴을 무겁게 짓누르던 양심의 가책을 마침내 훌훌 털고 다시 범죄를 저지르지는 않을까? 혹시 우리의 나쁜 기억은 앞으로 행동을 똑바로 하라고 붙잡아주는 족쇄 아닐까? 고통스러운 기억은 현재와 미래의 상황을 어떻게 헤치고 나아가야 하는지 단서와 신호를 제시하는 것일까? 다시는 실수를 반복하지 말라고? 도저히 잊지 못하는 기억까지 완전히 제거하면 한 사람의 인생에서 핵심적인 부분이 다 사라진다. 과거의 기억에서 의미를 찾을 기회도 빼앗긴다. 의미는 우리가 찾으려 애쓰는 보물이다. 의미를 찾지 못하면 인간이라는 존재에 존엄성을 부여할 수 없다. ZIP가 가시 돋친 기억을 다 지운다면 우리는 너무 많은 것을 잃을 수 있다. 우리가 인간답게 살고 싶다면 놓지 말아야 할 것들이다.

사우스캐롤라이나주에서 트라우마 생존자가 MDMA로 심한 PTSD를 극복하도록 돕는 실험을 했던 정신과 의사이자 연구자 미토퍼는 ZIP 같은 약의 가능성에 언짢은 기색을 드러낸다. ZIP와 다르게 MDMA는 기억의 뿌리를 뽑지 않는다. 미토퍼의 피험자들은 MDMA를 먹고 기분이 좋아졌고 더 넓은 의미로 행복해졌다. 행복한 감정으로 트라우마를 이야기하며 그 사건에 새로운 신경 연결을 만들어냈다. 기억장애를 치료하는 데는 이 방법이 더 적절해 보인다. 경험을 잊는 것이 아니라 그 경험으로 연상되는 감정을 다시 쓰는 법을 배운다. 하지만 ZIP를 사용하면 기억이 어딘가의 블랙홀에 빨려 들어가며 연상, 분위기, 명암 모두 바람에 휘날려 사라진다. 기억은 완전히 파괴돼 자취를 감춘다. 많은 사람이 미토퍼처럼 우려를 표한다. 2009년 4월 〈뉴욕타임스〉에 색터와 PKM제타에 관한 기사가 실린 후 노벨상 수상자이자 유대인 강제수용소 생존자인 엘리 위젤Elie Wiesel도 회의적인 의견을 내놨다. “기억을 잊게 한다는 치료법은 어쩐지 신뢰가 가지 않는다. 기억을 잊는다 치자. 언제, 어디서 멈춰야 한단 말인가?”

현재 우리는 그렇게 할 수 있는 수단을 손에 넣었다. 지금까지 인간이 이토록 강력한 힘을 가졌던 적은 없고 아직 그 힘을 사용할 준비가 되지도 않았을 것이다. 하지만 이론이나 철학 문제를 차치하고 극히 일부라도 과거를 잊는 데는 실용적인 문제가 있다. 하버드에서 기억을 연구하는 대니얼 샥터Daniel Schacter는 미래를 실현하기 위해 과거가 필요하다는 입장이다. “과거를 기억하는 데 필요한 신경 체계가 미래에 대한 상상을 좌우한다고 증명하는 연구가 최근 빠르게 늘어나고 있다.”

이렇게 많은 문제가 잠재돼 있으니 평범한 시민이라면 ZIP 같은 약을 꺼린다고 생각할 것이다. 하지만 현실은 그렇지 않은 모양이다. 최소한 2009년 4월 13일까지 2주에 걸쳐 올라온 샥터의 〈뉴욕타임스〉 인터뷰에 댓글을 단 독자들은 그렇다.

> 굉장히 흥미롭네요. 우리 세대에 활용될 가능성이 있을까요? 조만간에? 저도 비극적인 경험을 한 사람으로서… 기본적으로 1년 전까지 기억을 지울

수 있었으면 합니다. 안 그러면 남은 평생 다시는 사회에 나가지 못할 거예요… 이 시술이 곧 현실화될지 궁금합니다. —잭

저도 기억을 지우고 싶어요. 불안장애가 심하고 우울증을 앓고 있습니다. 세 번쯤 자살을 시도했는데 이분의 도움을 받고 싶어요. 약을 실험할 때 인간이 필요하면 제가 첫 번째로 지원할래요. 빨리 연락해주세요. 감사합니다. —프란시스코 벨레스

결혼했던 기억을 지울 수 있을까요? 그게 내 인생을 망치고 있거든요. 하루 종일 그 인간만 생각하느라 건강도 나빠졌어요. 그 사람을 잊고 싶습니다.

—데브라

인간도 실험에 받아줍니까? 저도 실험에 참가하고 싶습니다. 과거에 너무나 큰 트라우마를 겪었고 25년 동안 치료를 받았지만, 도저히 기억을 지울 수가 없습니다. PTSD 때문에 너무 괴롭고 삶의 질이라는 게 아예 없어요.

—코니 버건

어떤 일로 트라우마를 경험하고 몇 주 동안 침대에서 일어나지 못한 적 있는 사람? 몇 달 동안 말을 못하고? 아침에 일어날 때마다 심한 공황 발작이 일어난 적은? 몇 년 동안 상담을 받고 약을 먹었는데도? …뭘 "학습"하는 건 고사하고 사람으로서 제 구실 하기도 힘들어진다… 당장이라도 실험에 참가해야겠어. 후회는 없다. —시아라버그

이런 실험에 참가하려면 어떻게 해야 하지? 정말로 기억을 지워야 하는데. 내가 다 지워져도 상관없음. 괴로운 기억 없이 그냥 새롭게 살고 싶다.

—리넷

안 좋은 기억 때문에 하루하루 약해지고 있습니다. 자살 생각도 벌써 몇 번이나 했어요. 제발, 미래에 인간으로 실험할 거라면 꼭 참가하고 싶습니다. 망해봤자 지금만큼 기분이 최악이지는 않겠죠. —T

여섯 살에서 열여섯 살까지 학대를 당한 아들이 있습니다. 범인은 유죄를 받지 않았어요. 별별 노력을 다해봤지만, 아들의 인생은 엉망이 됐습니다. 비싼 치료도 열심히 받아봤는데 아들은 포기하고 싶다고 해요. 아들이 이 약은 시도해보고 싶다네요. 인생을 되찾을 수 있을 거예요. 그러려면 뭘 해야 하나요? —S. 스미스

임상 시험 지원자를 뽑으려면 멀었나? 나도 해보고 싶다. 정말로 지우고 싶은 2년간의 기억이 있거든. —밥 T.

제발 나한테 실험해주세요! 기억을 지우고 싶어요. —스텔라

기억을 지우는 약의 인간 실험에 자원하고 싶습니다. 100퍼센트 진심이에요. 이 약 실험을 받겠습니다. 이메일로 연락 주세요. —토머스

가능하다면 저도 테스트 프로그램에 참가하고 싶어요. 로스앤젤레스에 살

지만, 기회를 얻을 수 있다면 어디든 갈게요. 실험 중 발생하는 비용도 지불하겠습니다. 제발 연락 주세요. 감사합니다. 복 받으세요. —리처드

개인적인 의견이지만, 사람들에게 아주 좋은 일이라고 생각한다… 나도 연구에 자원하고 싶네. 어렸을 때의 기억 일부를 지우면 얼마나 좋을까. 지금도 귀신처럼 따라다니면서 괴롭혀 잠도 못 자고 일상생활을 하면서도 집중이 되지 않는다. —데이비드 M.

선생님 연구에 관심이 있습니다. 이 약을 살 수 있는지, 남아프리카에서는 어디에 가야 구할 수 있는지 알려주세요. 정말로 도움이 필요합니다.

—타리라 바키사이

기억의 스테로이드

하지만 이제 우리는 한 바퀴를 돌아 이야기의 원점인 기억을 잊는 병으로 돌아왔다. 아직까지 알츠하이머병 치료제는 많지 않은 실정이다. 알츠하이머병은 100여 년 전 독일의 정신병원에서 일하던 의사 알로이스 알츠하이머Alois Alzheimer가 발견했다. 그에게는 이유 모를 장애를 앓는 환자가 있었는데 환자가 사망한 직후 알츠하이머는 그의 두개골을 열었다. 뇌를 자르자 단백질 섬유가 이상하게 엉켜 있고 아밀로이드amyloid라는 끈적끈적한 침전물이 있었다. 한마디로 유독한 잼이 환자의 뇌를 뒤덮어 기억을 짓누르고 있는 상태였다.

사망 전 환자는 모든 기능이 망가져 음식을 삼키지도 못했다.

그래도 반가운 소식이 들린다. 어쩌면 우리는 머지않은 미래에 약으로 과거를 수정할 수 있을지도 모른다. 반대도 가능하다. ZIP는 기억을 없애지만, PKM제타에는 기억력을 향상하는 힘이 잠재돼 있다고 한다. 이 약들은 날이 갈수록 필요성이 더 커지고 있다. 알츠하이머병의 치료제가 없다면 2050년까지 미국인 1,600만 명 이상이 알츠하이머병이나 그 밖의 노령성 치매로 고생하게 된다. 신경과학자들은 세포가 PKM제타를 더 많이 만들어낼 방법을 찾아 머리를 맞대고 있다. 뇌에 있는 PKM제타의 양이 훨씬 늘어나면 신경의 기억회로가 쇠퇴하지 않는다는 가정을 했기 때문이다. "지금은 아이디어에 불과합니다." 그렇게 말하는 삭터의 목소리에는 기대감이 섞여 있었다. 학계 전체가 기대 중이다.

현재 시중에 나와 있는 알츠하이머병 치료제는 실제 병의 메커니즘을 차단하는 약이 아니라 증상을 차단하는 약이다. 기껏해야 기억상실을 6개월에서 1년 늦출 뿐이다. PKM제타가 발견되고 많은 사람이 흥분한 것도 그 이유 때문이다. 과학자들이 PKM제타를 약으로 만들 방법을 찾는다면, 그래서 뇌가 PKM제타 분자를 더 많이 생산해낸다면 수많은 사람을 괴롭히는 무시무시한 질병을 치료할 길이 드디어 열린다고 볼 수 있다.

기억을 연구하는 과학자들은 단순히 약만 찾지 않는다. 최근 뇌심부자극술DBS이 알츠하이머병 같은 기억장애 치료에 희망을 비췄다. 존스홉킨스 노인정신과와 신경정신과 과장인 그웬 스미스Gwenn Smith는 샘플이 여섯 개밖에 없지만, 일단은 안정성을 입증하는 것이 연구의 주된 목표라고 말한다. "현재 그 정도로 뇌 기능을 개선해줄 [알츠하이머병] 치료제는 또 없다."

기억장애에 DBS를 사용한다는 아이디어는 묘하게도 다른 영역에서 출발했다. 한 비만 남성을 치료하던 연구자들이 식욕 억제와 관련이 있다고 생각하는 뇌 영역에 전극을 주입했다. 살이 빠지지는 않았지만, 기억력이 크게 좋아진 남성을 보고 연구진은 치매 치료에 전류도 사용할 수 있겠다는 아이디어를 떠올렸다. 이후 토론토대학교 신경외과 과장인 앙드레 M. 로자노Andres M. Lozano 연구 팀은 알츠하이머병 환자의 뇌에 전극을 주입했다. 전극은 뇌에 전기자극을 지속적으로 방출했고 PET 스캔을 해보니 경증 알츠하이머병 환자의 포도당 대사가 증가했다는 일관적인 결과가 나왔다. 매우 의미 있는 발견이었다. 포도당 대사의 감소는 알츠하이머병에 동반되는 증상이기 때문이다. 전극을 이식하고 전극에서 전류를 흘려보내면 사람을 망가뜨리는 이 병의 주된 증상 하나를 바꿀 수 있다는 소리였다.

물론 이전 시대에도 기억상실은 큰 관심사였다. 16세기 예수회 선교사 마테오 리치Matteo Ricci는 《기법記法》에서 생각을 이미지와 연결하고 이미지를 "방"에 가져다놓는 기법을 소개했다. 방은 "기억의 궁전memory palace"이 돼 이 세상 것이 아니고 단단한 반죽보다 여린 거미줄로 만들어진 인간의 경험을 저장한다고 한다. 기억의 궁전 기법은 지금도 사용된다. 특히 기억력 챔피언이라는 사람들은 기억의 궁전 기법을 활용해 방대한 양의 임의 정보(카드의 순서 등)를 기억하는 훈련을 하고 전 세계에서 열리는 시합에 참가한다.

하지만 기억을 보존하기 위해 기억력 챔피언 같은 훈련을 할 필요는 없다. 기억력에 좋다고 평이 자자한 가로세로 퍼즐 같은 방법만으로도 기억력에 차이가 생겼다는 연구 결과가 많다. 또 최근 연구에 따르면 나이 들 때까지 새로운 기술—악기 연주, 외국어 회화—을 습득하는 것이 침침한 정신을 예방하는 최고의 약이라고 한다. 새로운 기술을 배우면 신경 경로가 새로 만들어져 죽을 때까지 뇌가 형태를 유지한다. 뭔가를 배우면 호기심이 유지되고—반대가 아니다—호기심이 많으면 다른 사람들과 끈끈한 인연을 맺을 확률이 더 높아(배운 것을 공유해기 위해) 노령성 치매 예방에 도움이 된다.

결국 모든 사람은 마지막—끝이 존재한다는 사실을 모르는 사람은 없으리라—에 노화의 장벽 앞에 무릎을 꿇을 것이다. 앞에서 설명한 대로 기억력을 아무리 발달시켜도 달라지지 않는다. 어쩌면 그것이 기억 연구라는 분야를 이끄는 힘인지도 모르겠다. 우리 사회는 미래를 예감하고 최근 들어 기억 연구에 거액을 투자하고 있다. 정제한 분자를 약으로 만들면 언젠가는 빠르게 흐려지는 과거와 문제 해결 능력을 붙잡을 날이 올 수도 있다. 반대편에서는 "편집" 기능을 가진 약들이 마음의 트라우마를 삭제할 수 있다, 정말로 꿈이 현실로 이뤄진다면 수천 년부터 도구를 만들어온 우리 호모사피엔스의 도구 보관소에 아주 중요한 도구가 추가될 것이다. 문제는 우리에게 이 도구를 제대로 사용할 지혜와 분별이 있냐는 것이다. 적어도 산업혁명 이후로 인류는 발명품을 만들어놓고 책임감 있는 행동을 하지 못했다. 그 점을 감안했을 때 비록 과학이 정상에서 기대감을 빛내고 있어도 누군가는 미래가 암울하다고 말할 것이다.

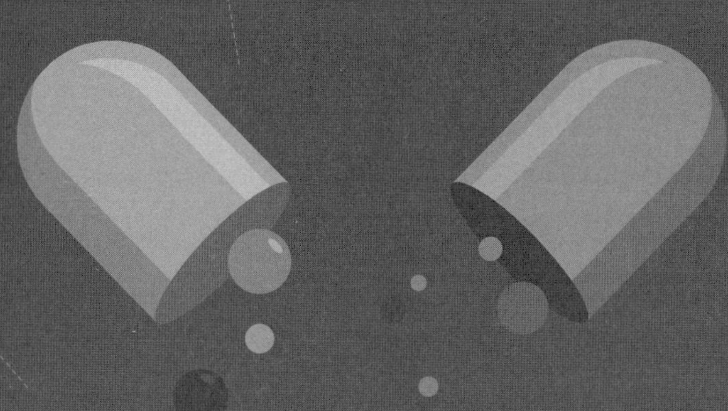

CHAPTER

뇌심부자극술:
리모컨을 쥔 사람은?

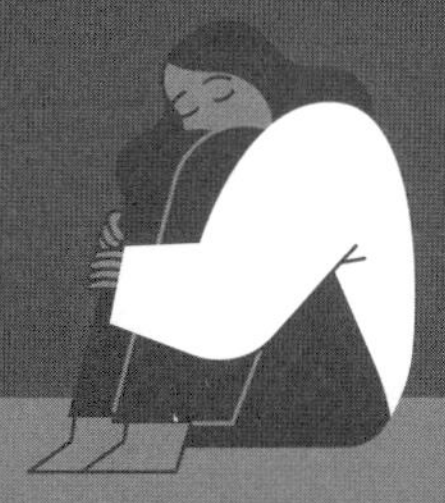

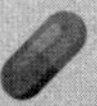

Deep Brain Stimulation:
Who Holds the Clicker?

인공 뇌

2005년 나와 처음 만났을 때 마리오 델라 그로타Mario Della Grotta는 서른여섯 살이었다. 머리카락을 군인처럼 짧게 깎았고 오른쪽 팔뚝에 장미 문신을 새겼으며 허벅지만큼 두꺼운 목에 금목걸이를 걸고 있었다. 주로 노동자들이 사는 동네의 술집에서 볼 법한 남자였다. 입꼬리에 담배를 끼우고 술잔에 호박색 술을 가득 채운 그런 남자. 처음 봤을 때는 으스대며 세상을 활보하는 사람이라고 생각했다. 하지만 그로타에게 그 말은 사실이 아니었다. 4년 전까지만 해도 그로타는 공포증 때문에 셌던 수를 또 세고 봤던 것을 또 확인하는 행동으로 매일 18시간을 소모했다. 오염에 대한 공포로 수도 없이 샤워를 했다. 대칭이 맞는지 확인했다. 차문을 잠갔나? 숫자를 제대로 셌을까? 그로타의 정식 진단명은 강박장애였다. 프랑스에서는 이 병을 '의심의 광기folie de doute'라 부르며 걱정이라는 존재의 핵심을 정확히 찌른다. 악마같이 마음에 찰싹 달라붙어 증거, 경험론, 당연한 상식을 무시하는 의심을 말한다. 그로타의 인생 전체가 하나의 삐죽삐죽한 물음표를 빼곡 채우고 있었다.

불안장애를 앓은 지 14년이 지났지만, 그로타의 상태가 갈수록 심각해지고 치료를 해도 낫지 않자 결국 로드아일랜드주 프로비던스에 있는 버틀러병원Butler Hospital 정신과에서는 수술을 제안했다. 본질적으로는 정신장애를 치료하는 신경외과 수술이지만, 현재 의학계는 정신수술이라는 중립적인 명칭으로 부르고 있다. 새로운 수술법인 대상회절개술에 전두엽 절제술이라는 오명을 씌우지 않기 위해서였다. 방식은 다르지만, 1930년대 중반에도 강박장애 등의 불안장애와 우울증 치료에 정신수술을 사용했다. 하지만 당시의 수술은 양날의 검이었다. 메스를 사용했을 때 정신 질환 증상은 완화되지만, 감정이 단순해지고 개성이 사라졌기 때문이다. 하지만 이제는 그럴 필요가 없다. 1990년대 들어 파킨슨병 환자의 운동장애를 치료하기 위해 뇌의 아주 작은 영역에 이식을 하는 수술이 개발됐고 현재 이 수술 기법은 흔하지만 치료하기 까다로운 몇 가지 정신질환에 쓰이고 있다. 불안장애와 우울증 말이다. 등장한 지 20년이 지났지만 신경이식은 아직 실험 단계이고 다른 치료법을 모두 시도했어도 효과를 보지 못한 환자에게만 사용한다. 하지만 불안장애나 우울증이 심한 환자가 가까운 미래에는 약이 아닌 다른 선택을 할 수 있다는 희망을 보여주고 있다.

새로운 정신수술은 전화선을 끊는 것처럼 여기와 저기 사이의 신경 경로를 전부 잘라 신경조직을 파괴하던 과거의 수술과는 다르다. 예전의 방법 대신 의사들은 뇌에 보철 같은 것을 끼운다. 일명 전극 이식이다. 설정만 제대로 한다면 전극—보통 각 반구에 네 개씩 총 여덟 개가 들어간다—이 지속적으로 전류를 내보내 짜증을 유발하는 뇌 회로를 차단한다는 것이 수술의 이론이다. 즉, 환자에게 '나는 최악이야 나는 최악이야 나는 최악이야' 아니면 '안 돼 안 돼 안 돼'라고 말하는 부분을 공략한다.

설명을 들은 그로타는 이해가 된다고 생각했다. 그에게 병은 무시무시한 롤러코스터를 타는 기분이었다. 그는 수술을 하기로 했다. 신경이식을 해보고 마음에 들지 않으면 그냥 전원을 끄면 된다는 말도 수술을 결심한 한 가지 이유였다. 그렇게 그로타는 미국에서 최초로 이 수술을 받은 정신병 환자가 됐다.

정신수술의 개척자들

신경이식은 새로운 개념이 아니라 예전에 있던 수술의 재활용이다. 1861년 프랑스 신경학자 피에르 폴 브로카Pierre Paul Broca는 뇌 기능장애가 일어나는 위치를 확인할 수 있다는 사실을 처음으로 발견했다. 브로카는 하나의 단어—"tan"—밖에 말하지 못했던 환자를 부검하던 중 손상된 뇌 부위를 보고 그곳이 언어중추라는 이론을 세웠다. 하지만 75년 동안 이론으로만 남았던 브로카의 언어중추 이론을 정신병에 적용한 인물은 에가스 모니스라는 포르투갈 신경학자였다. 전두엽 절제술 발명으로 노벨상까지 탄 모니스는 리스본의 정신병원을 돌아다니며 전두엽 수술에 적합한 환자를 물색했다. 처음에 모니스와 동료 의사들은 뇌에 에터ether를 주입해 알코올이 뇌를 말 그대로 태워 없애는 방법을 사용했고, 이후에는 얼음송곳처럼 생긴 기구인 류코톰leucotome에 전선을 달아 회백질을 훽 끌어당겼다. 런던에서 열린 신경학 컨퍼런스에 참가했던 모니스는 전두엽을 제거한 후 온순해진 침팬지를 보고 이 수술을 고안했다.

리스본에서 최초의 수술이 실시된 직후인 1936년 전두엽 절제술은 바다 건너 미국으로 왔고, 미국인들은 열정적으로 이 수술을 받아들였다. 1950년대 말까지 수술을 받은 사람이 2만 명을 넘었을 정도였다. 전두엽 절제술은 정신지체부터 동성애, 범죄자의 심신 상실까지 모든 것을 "치료"하는 데 쓰였다. 전두엽 절제술의 열렬한 옹호자였던 월터 프리먼은 공장의 생산 라인처럼 환자를 줄 세워놓고 수술을 했다. 전두엽 절제술을 받은 환자는 죽을 때까지 얌전하게 변했다. 생김새는 똑같았지만, 인격이 약하고 흐릿해졌다.

모니스와 제자들이 두개골을 톱으로 자르기 시작한 지 몇 년 후에는 정신 질환 치료에 이식술을 실험하는 연구자들이 나타났다. 그중 한 사람인 로버트 히스Robert Heath는 툴레인대학교Tulane University에서 다른 형태의 정신수술—뇌심부자극술DBS—을 연구했다. 히스는 루이지애나주의 정신병원 폐쇄 병동에서 환자를 선정한 후 환자의 두개골을 갈라 열고 안쪽 깊이 전극을 넣었다. 정신수술이 아직 공장처럼 운영되던 1950년대에 6년여 동안 100개가 넘는 전극을 이식했다. 히스는 휴대용 자극기를 사용하면 해마나 시상thalamus, 피개tegmentum에 이식된 전극이 분노나 공포를 유발한다는 사실도 발견했다. 반대로 뇌의 중격부와 편도체의 한 부분에 전극을 심으면 기분을 유쾌하게 만들 수 있었다. 히스는 쾌락중추에 전극을 이식하고 전류를 보내 한 동성애자 남성(식별 번호 B-19)을 "치료"했다. 시술하는 동안에는 이성 간의 성관계가 나오는 영화를 보여줬다. 17일도 되지 않아 B-19는 완전히 다른 남자가 됐다. 남자는 히스가 확인차 고용한 여성 매춘부와 동침해 수술의 효과를 증명했다.

이런 실험이 윤리적이냐 비윤리적이냐, 동기가 숭고하냐 천박하냐 하는 논쟁이 있을 수 있다. 하지만 신경이식은 시작부터 특별한 수술이었다. 병을 치료하지 못해 절망에 빠진 사람들에게 희망을 주기 때문만은 아니었다. 브로카의 국재설을 확인해주며 인간이 뇌를 생각하는 방식을 바꿨기 때문이다. 잘못 판단한 부분도 있었지만, 히스와 브로카 같은 연구자들은 작은 피질 조직을 찌르면 특정한 반응이 나온다는 사실을 증명했다. 입에서 자두 맛이 나게 할 수도, 허공에서 노란 얼룩을 보게 할 수도 있었다. 엄청난 패러다임의 변화였다. 이전 세대 사람들은 텅 빈 터널을 통해 생각과 감정이 머리를 지나간다고 믿었다. 하지만 현대인은 뇌를 별개의 구획들로 이어진 부동산처럼 본다. 늪처럼 질퍽질퍽한 부분도, 빌딩처럼 위풍당당하게 서 있는 부분도 있지만, 모두 인간이 개조할 수 있다.

이렇게 뇌를 개조하는 수술은 전두엽 절제술과 달리 조절이 가능하고 영구적이지도 않다. 예일대학교 호세 델가도José Delgado는 스페인 투우장에서 공개 실연을 진행하며 신경이식을 한 황소를 투우사의 붉은 천으로 자극했다. 격분한 동물은 고개를 낮추고 전속력으로 달려오다가 사람을 들이받기 직전에 멈췄다. 델가도가 버튼을 눌러 이식 장치에 전원을 넣자 공격성이 사라진 황소가 뒤로 성큼성큼 멀어졌다. 신경이식이 어떻게 활용·남용될지 눈에 선하다. 이 수술은 사람을 통제할 수 있다. 폭력성도 깨끗이 지울 수 있다.

1960년대 말 의료계와 공권력 집단이 이식술에 관심을 보였다. 그들은 도시의 폭동과 빈곤의 원인을 사회적 억압이 아닌 "폭력 성향"에서 찾았고 사람들의 성향을 감시하거나 바꿀 수 있다고 믿었다. 연방 법집행지원국Law Enforcement Assistance Administration은 이식술을 비롯한 행동수정 기법 연구자들에게 거액을 지원했다. UCLA의 루이스 졸리언 웨스트Louis Jolyon West는 이때 연구비를 지원받고 1971년

'폭력연구&근절센터Center for the Study and Reduction of Violence'를 세워 캘리포니아에 있는 여러 교도소에서 연구를 진행했다. 계획은 수감자들에게 이식술을 하고 석방 이후 뇌 활동을 모니터하는 것이었다. 이 연구를 취재하던 〈워싱턴포스트Washington Post〉 기자는 1968년 캘리포니아 바카빌교도소Vacaville Prison 관계자들이 군의관의 도움으로 수감자 3명(미성년자 1명 포함)에게 전극을 이식한 전례를 발견했다.

1970년대 중반 상원에서 잇따라 청문회가 열렸고 위의 사례뿐만 아니라 정부에서 행동수정을 시도한 모든 사례가 만천하에 드러났다. 사회 불평등이나 범죄의 해결책으로 마인드컨트롤이 사용됐다는 데 대중은 충격을 받았다. CIA가 전쟁 포로를 고문하거나 반정부 인사의 평판을 떨어뜨리기 위해 이식 실험을 한다는 소문이 돌았고(히스는 CIA의 접근을 받은 적이 있다고 인정했다), 뇌전증으로 이식술을 받은 주인공이 사이코패스로 변하는 마이클 크라이튼Michael Crichton의 소설 《터미널맨》은 베스트셀러가 됐다. 여기에 반정신의학 운동이 가세하며 신경이식의 명예는 땅으로 추락했다.

최적의 접점

그러나 이식술은 부활했다. 1987년 프랑스 신경외과의 알랭루이 베나비드Alim-Louis Benabid는 파킨슨병 환자를 수술하던 중 전기 탐침으로 시상을 건드리자 환자의 떨림이 멎었다는 사실을 발견했다. 10년이 지나 신경이식은 떨림, 근육긴장 이상증, 일부 통증의 치료법으로 FDA 승인을 받았고 이후 전 세계적으로 15만 명이 운동장애로 이식 수술을 받았다.

그런데 이식을 받은 파킨슨병 환자들에게서 다른 변화가 관찰됐다. 기분이 긍정적으로 변하고 근심이 사라졌다고 하는 사람이 많았다. 신체의 떨림을 통제하는 회로가 정신의 떨림과도 관련이 있다는 표시였다. 기억할지 모르겠지만, 앞에서 알아본 MAOI의 전신인 이프로니아지드도 결핵을 치료할 뿐만 아니라 환자를 더 행복하고 활력 넘치게 바꿔줬다. "많은 약이 그렇게 출발합니다." 매사추세츠주 벌링턴에 있는 레이히클리닉Lahey Clinic의 제프 아를Jeff Arle이 내게 말했다. "역으로 추론을 해요. 그러고 나서 누군가가 뻔뻔하게 말하는 거죠. '흠, 이걸 어떤 정신이상 문제에 시도해봐야겠는데.' 위험을 감수할 가치가 있다고 믿는 겁니다. 해보기 전까지는 아무도 모를 일이죠."

1990년대 중반 세계의 신경학자, 정신과 의사, 신경외과 의사 몇 명이 모여 정신 질환 치료법으로의 이식술 사용 문제를 논의했다. 주된 의문 하나는 이거였다. 환자의 뇌 중 정확히 어디에 전극을 넣어야 하나? 히스와 델가도의 연구는 변연계 영역을 자극하면 일반적인 정서 상태—공포와 분노 등—를 불러일으킬 수 있다는 사실을 증명했다. 하지만 연구자들은 더 미묘한 정신 건강 혹은 정신 질환을 담당하는 영역이 있기를 바랐다. 복잡한 뇌 회로에서 밀리미터 크기의 영역을 발견한 사람은 지금까지 한 명도 없었다. 에모리대에서 DBS 우울증 연구를 이끄는 메이버그가 말했다. "최적의 접점을 찾아 거기에 갈 수 있다면 소원이 없겠다고 생각했어요."

우울증이나 강박장애의 정확한 위치를 찾기가 어렵다면 그냥 쾌락중추를 자극해 정신적인 고통을 억누르면 되지 않을까? 신경과학자들은 그 방법이 불완전하다고 믿는다. 환자를 약에 취하게 하는 방법과 다를 바가 없다는 것이다. 뉴욕주 정신의학연구소New York State Psychiatric Institute 해럴드 색하임Harold Sackheim은 덧붙였다. "외과수술—출혈 혹은 감염의 가능성이 조금은 따른다—없이 병을 치료할 수 있다면 그 길부터 먼저 가보고 싶죠."

그 길이란 과연 무엇일까? 당연히 약이다. 그리고 우리는 그 길을 이미 밟은 적이 있다. 약을 하도 많이 먹어서 항우울제로 인한 청소년의 자살 충동은 이제 심각한 문제가 됐다. FDA가 의사와 환자에게 위험을 알리고자 약의 라벨에 의무적으로 경고문을 쓰도록 규정했을 정도다. 게다가 항우울제를 먹어도 우울증이 전혀 사라지지 않는 사람의 수가 충격적이라는 통계 자료도 있다. "저희는 줄곧 성배를 찾아다녔습니다." 네브래스카대학교 메디컬센터University of Nebraska Medical Center 연구원 윌리엄 버크William Burke가 말했다. "아무리 찾아도 없더군요."

그 말이 사실이다. 국립정신건강연구소는 추적 조사를 실시해 우울장애가 완화된 환자의 비율이 14주 후 31퍼센트, 6개월 후 65퍼센트라는 결과를 발표했다. 하지만 핼펀이 알아보니 우울증이 나았다는 65퍼센트 중에서도 완치된 느낌이라고 응답한 환자는 30퍼센트에 불과했다. 항우울제를 먹은 환자의 20퍼센트에도 미치지 않는 수치였다. 나머지는 증상이 조금만 나아진 상태로 여전히 힘겹게 살아가고 있다. 그런 사람들에게 의사는 약을 바꾸거나 다른 약을 추가해보라고 조언하지만 어떤 약을 먹어도 10~20퍼센트는 아무 효과를 보지 못한다.

그로타도 이렇게 저렇게 조합해 먹은 약만 40개가 넘었던 환자로서 이 사실을 너무나 잘 알았다. 한 번이라도 평범하게 살고 싶었다. 일주일에 딱 한 번만이라도 잔디를 깎을 수 있으면 좋겠다고 생각했다. 조금 지저분해도 참을 수 있고 아이들을 만질 수 있기를 원했다. 그로타는 이식 수술을 해도 손해 볼 게 없다고 판단했다.

수술

2001년 2월 초 월요일, 그로타가 임신한 아내 옆에서 잠을 깼을 때 버틀러병원 신경외과 의사들은 그로타의 수술을 앞두고 수술복을 입고 있었다. 그로타는 일주일 전 수술을 대비하는 뜻으로 타투이스트를 찾아가 손목에 "아이"라는 뜻의 한자를 새겼다. "만약 제가 깨어나지 못하고 딸이 태어나는 걸 보지 못할 경우 이 문신이라도 있어야 했어요." 그로타가 말했다. "아이라는 말을 피부에 새겼으니 땅에 묻히더라도 인생의 의미를 안고 가는 셈이니까요."

수술실에 들어간 그로타는 국소마취제를 맞았다. 머리카락을 밀고 1밀리미터도 어긋나지 않도록 MRI로 정확한 뇌의 영역을 찾았다. 머리에 부착한 정위 장치stereotactic frame는 의사들에게 정확한 좌표와 지도 같은 이미지를 제공했다. 그로타는 장시간 신경심리검사를 받으며 전극을 이식할 위치를 정하고 수술 전 기본적으로 가능한 활동에 대해 들었다. 의사들은 과거 전두엽 절제술과 대상회 절개술 결과를 통해 어느 지점을 건드렸을 때 환자의 증상이 완화됐는지 검토하는 방법으로 목표를 선택했다. 문제는 오른쪽, 왼쪽, 위, 아래 어디든 모든 병소가 똑같았다는 점이다. 어느 곳을 공략하든 가망성 없던 환자의 불안장애와 우울증이 완화됐다. 최적의 접점을 찾지 못하는 상태에서는 후보만 심각하게 많았다. 선장이 배를 어디로 움직일지 모르는데 제정신이 박힌 사람이 배에 오를 리 없다. 하지만 그것이 핵심이었다. 이 수술을 받는 정신병 환자들은 제정신이 아니었다. 마지막 구명보트로 이 배를 탔을 뿐이다.

그로타를 수술한 버틀러병원 의사들은 속섬유막internal capsule의 전각anterior limb을 이식 부위로 선택했다. 그러나 과거 신경외과 의사들은 대상회cingulate gyrus를 선호했고 미상핵caudate nucleus을 선택하는 의사들도 있었다. 모두 뇌의 변연계에 존재하는 영역들로 전두엽 아래 접혀 있다. 메이버그가 선택한 일명 '25번 영역'은 전각 앞에 있는 슬하 대상회subgenual cingulate이고 그로타의 정신과 의사인 벤저민 그린버그Benjamin Greenberg와 클리블랜드클리닉Cleveland Clinic의 돈 말론Don Malone도 이 지점을 목표로 삼았다. 말론이 내게 말했다. "전각을 선택한 건 전극이 가장 딱 맞는 자리였기 때문이죠." 어쩐지 불안한 이 발언은 이런 결정이 얼마나 제멋대로 이뤄지는지 보여준다.

성공

DBS를 받은 환자는 수술이 끝나고 몇 가지 핵심 질문으로 구성된 검사를 받는다. 증상이 개선됐는가? 아니면 더 심해졌는가? 아니면 변함이 없는가? 전극을 이식해 인지 기능이 바뀌었다면 얼마나 바뀌었는가? 2017년 기준 미국에서 약 70명이 강박장애로 DBS를 받았다. 그린버그는 다른 나라의 동료들과 함께 환자 26명을 샘플로 선정했는데 그중 73퍼센트의 예일-브라운 강박 척도Yale-Brown Obsessive Compulsive Scale 점수가 최소 25퍼센트 떨어졌다. 중증 불안장애가 완전히 사라진 환자도 있었다. 수술 자체의 성공률도 높은 데다 그린버그가 임상 시험을 위해 임상의들에게 제안하고 환자를 모집하려 애를 썼지만, 수술받는 사람 수는 빠르게 증가하지 않았다. 그린버그는 말했다. “현실적으로 선별 기준에 맞는 환자가 몇 명 없습니다.”

우울증의 경우에는 이야기가 달라진다. DBS를 받은 치료 저항성 우울증 환자 수는 약 4배 더 많다. 에모리대 메이버그도 다수의 수술에 참여했다. DBS 도입 초기 메이버그는 토론토에서 환자 6명을 수술했다. 이때 메이버그는 25번 영역이라고 부르는 백질에 전극을 심었다. 이곳이 부정적인 기분 상태를 조절하는 핵심 영역이라고 믿었기 때문이다. SSRI 같은 항우울제를 먹었을 때 메이버그가 목표로 지정한 영역의 활동이 줄어들며 약효가 나타났다는 사실도 그의 가설을 뒷받침했다. 환자 6명은 수술을 받을 때와 전류를 흘려보냈을 때 “빠른 효과”를 느꼈다고 입을 모아 이야기했다. 느낌을 묘사해보라고 하니 "마음이 가벼워지고 공허함이 사라진다"라고 했다. 누워 있는 방이 갑자기 더 밝아지고 시야도 더 예리해졌다. 집으로 돌아갔을 때 가족은 환자의 에너지가 증가하고 이전까지 불가능했던 활동에 다시 관심을 보이더라고 전했다. 이제는 계획을 짜고 실행에 옮길 수도 있었다. 계획과 실행은 우울증이 나타나며 사라졌던 능력이었다. 1개월 후 추적 조사를 하자 이식 수술을 받은 환자 6명 중 2명이 우울증 진단 기준에 부합하지 않았다. 2개월 후에는 6명 중 5명의 증상이 개선됐다. 6개월 후 실시한 추적 조사에서는 이식 수술을 받은 6명 중 4명에게서 강력한 항우울 반응이 지속되고 있다는 결과가 나왔다. 3분의 2라는 반응률은 어떤 치료를 해도 소용이 없던 중증 우울증과 강박장애에 DBS가 효과적이라는 의미를 담고 있었다. 메이버그에게는 "아주 고무적인 결과"였다.

메이버그는 연구 대상을 총 20명으로 늘렸다. 전부 치료 저항성 우울증 환자였으며 연구진은 1년간 추적 검사를 실시했다. 대규모 연구에서 DBS에 반응한 환자는 6개월 후 60퍼센트, 1년 후 55퍼센트였다. 3년 동안 장기간에 걸쳐 자극을 가한 연구진은 반응률 60퍼센트, 치료율 50퍼센트라는 결과를 얻었다. 이번에도 용기를 얻은 메이버그는 계속해서 심한 치료 저항성 우울증 환자에게 이식술을 실시했다. 2008년부터는 연구 범위를 넓혀 제2형 양극성우울증 환자도 샘플에 포함했고 우선 그중 30명에게 이식 수술을 했다.

25번 영역

메이버그는 수십 년째 뇌를 연구하며 우울증을 일으키는 뇌 회로를 찾고 있다. 처음에는 PET 스캔을 이용해 우울증을 앓는 파킨슨병 환자의 뇌를 보다가, 이후에는 우울증 증상이 심하지만 파킨슨병을 앓지 않는 사람으로 연구 방향을 전환했다. 메이버그는 일명 25번 영역에 집중했다. 사람이 우울할 때면 25번 영역의 활동이 증가했다. 그와 동시에 추론·감정 표현·기억 및 학습을 담당하는 전두엽과 변연계 활동은 감소했다. 항우울제로 우울증이 나은 사람들을 연구해보니 침체됐던 전두엽의 활동이 증가하고 25번 영역의 활동은 급감해 있었다. 메이버그는 우울감이 없는 피험자에게 슬픈 기억을 떠올리라고 요청한 후 뇌를 스캔했다. 결과는 놀랍도록 일관적이었다. 우울하지 않은 피험자가 우울한 생각을 하자 전두엽의 활동은 감소했고 작고 민감한 25번 영역의 활동은 증가했다. 25번 영역은 사람이 일상생활에서 기쁨을 찾는 능력에 중요한 역할을 하는 곳이 분명했다. 메이버그는 치료 저항성 환자의 경우 약이나 전기경련치료 같은 일반적인 치료법을 사용해도 여전히 25번 영역의 활동이 높고 전두엽 활동량은 낮다고 믿는다. "상담을 해도 우울증이 낫지 않고 약을 먹어도 안 되고 전기충격을 줘도 안 되면 곧장 뇌의 25번 영역으로 가서 전원을 꺼야 해요." 메이버그가 전극을 이식하는 곳은 그가 수십 년 전부터 연구한 뇌 영역이다. 그렇게 생각하면 본인에게는 위험을 감수하는 행위가 아니라고 한다. 메이버그는 지금까지 200건 이상의 이식 수술을 했고 정확도가 갈수록 증가하면서 임상 성공률도 따라서 늘고 있다.

최근 메이버그는 DBS 결과의 정확도로 연구의 초점을 옮겼다. 그는 뇌에서 영역이 전부라고 생각하지 않는다. 예를 들어 25번 영역의 활동이 과도했다는 이유만으로 하루가 우울해지지 않는다는 뜻이다. 메이버그는 말했다. "우울증이 25번 영역 하나의 문제라고 생각해본 적은 한 번도 없어요. 예전부터 쭉 여러 뇌 영역 사이의 소통 문제였죠." 메이버그는 25번 영역을 "전기 배선함"에 비유한다. 그 안에서 뇌의 여러 영역이 함께 작용하며 부정적인 기분과 우울한 감정을 줄여준다고 한다.

직접 참가한 이식 수술만 200건이 넘는 메이버그는 25번 영역을 선택한 이식 수술 90건과 다른 뇌 영역을 선택한 수술 약 80건도 알고 있다. 참가하지 않은 수술 중에는 2013년 중년의 네덜란드 환자가 받은 DBS도 있었다. 그 전까지 22년 동안 정신과 치료를 받았던 환자는 DBS로 헤로인 중독을 치료해보기로 결심했다. 수술은 암스테르담대학교에서 진행됐다. 연구 팀은 그의 두개골 양쪽에 구멍을 뚫고 끝에 전극이 달린 긴 탐침을 넣었다. 전극을 넣을 위치는 중격의지핵nucleus accumben, 즉 중독과 중독을 유발하는 갈망을 담당한다고 알려진 뇌 영역이었다. 전극을 심은 후 환자의 가슴 밑에 삽입한 배터리 팩에 전선을 연결했다. 전원이 들어오면 전극은 지속적으로 전류를 방출했다. 연구진이 중독에 관여한다고 가정한 뇌 회로를 차단할 목적이었다. 처음에는 전극이 헤로인에 대한 환자의 욕구를 더 높이는 듯 보였지만—헤로인 복용량이 2배로 늘었다—연구진이 전극을 조절하고 전극에서 내뿜는 리듬의 타이밍을 맞추자 정말로 욕구가 가라앉았다. 헤로인을 완전히 끊지는 못했지만, 거의 안 한다고 봐도 무방할 만큼 사용량이 줄어들었다.

위험

현재까지 DBS로 운동장애를 치료한 환자는 약 15만 명이고 2017년 기준 전 세계에서 500명 이상이 다양한 정신 질환 장애를 치료하기 위해 실험적으로 이식 수술을 받았다. 15년 동안 겨우 500명이면 DBS가 널리 사용될 치료법은 아니라는 뜻이라고 주장할 수도 있다. 그 수술을 받을 자격을 얻기 위해 통과해야 하는 수많은 관문을 떠올리면 더 그런 생각이 들 것이다. 그렇게 보면 정신 수술이 아무리 안전하다고 해도 정신과 약을 실질적으로 대체할 수는 없을 것 같다. 최소한 아주 많은 사람이 받을 수술은 아니라는 생각이 든다. 하지만 우리는 어떤 치료법을 써도 반응하지 않는 우울증 환자가 30퍼센트라는 사실을 잊어서는 안 된다. 많아도 너무 많은 수치다. 사회는 수백만 달러에 해당하는 노동력을 잃고 있고 극단적인 경우 자살률이 증가하는 비극도 생긴다. 이렇게 봤을 때 DBS는 정신장애에 제격인 치료법이다. 당장은 일반적이지 않지만 조금만 더 연구하면 그렇게 될 수 있다. 아무리 노력해도 고통이 줄어들지 않는 이들에게 새로운 방법을 제시하고 한 줄기 희망을 비춰주는 것이 DBS다.

대체로 좋은 소식이 들리지만, 안타깝게도 부작용을 경험했다는 환자도 적지 않다. 자살하고 싶다는 생각과 기분이 들고 아무 이유도 없이 살인 충동이 솟구친다. 반대로 극도의 무감각이나 수면장애가 생기기도 하고 우울증이 악화되거나 갑자기 공황 발작이 일어나는 경우도 있다. UCLA의 DBS 확대 실험에 참가했던 한 환자는 심각한 부작용으로 하마터면 생명을 잃을 뻔했다. 텔레비전을 보고 있던 그는 갑자기 기계로 만든 인형처럼 자리에서 일어나 온몸에 끓는 물을 쏟았다. 한번은 칼로 몸을 난도질하고 싶다는 충동을 느꼈고 상처에서 피가 뚝뚝 흘러나오는 동안 미친 사람처럼 웃어댔다. 이름을 밝히지 말아달라고 요청한 이 환자는 기기를 제거했지만, 이 수술 때문에 뇌가 영구적으로 손상된 기분이라고 했다. "[에모리대학교에] 메일을 썼어요. 'DBS의 효과를 연구하고 계시죠. 그럼 저를 연구하세요. 사람들이 배에서 추락하는데 당신들은 배를 돌려 그 사람들을 구하지 않고 있습니다. 배를 돌려서 뭐가 잘못됐는지 보십시오.' 답장은 없었어요."

의사들이 DBS와 과거의 정신수술을 분리하고자 하는 마음은 충분히 이해한다. 그때는 얼음송곳 같은 도구로 눈구멍을 쑤시고 칼로 뇌를 휘저었다. 뇌 기능을 미세한 부분까지 다 밝히지는 못했지만, 현재의 수술 방식은 훨씬 정확하고 기술도 정교해졌다. 모니스나 히스도 이 정도까지 발전할 줄은 몰랐을 것이다. 그럼에도 변하지 않는 사실들이 있다. 모든 뇌수술에는 섬뜩한 절차가 따른다. 거대한 드릴이 나선 모양 스크루로 뼈를 갈고 두개골 양쪽에 깔쭉깔쭉한 구멍 두 개를 뚫는다.

그로타의 두개골에 구멍을 뚫는 일은 몇 분 만에 끝났다. 이후 몇 시간 동안 의사들은 전극의 위치를 잡았다. 모든 뇌수술이 그렇듯 그로타는 처음부터 끝까지 깨어 있었고 반복적으로 질문을 받았다. "괜찮으세요? 의식 있으시죠?" 머리에 후광처럼 얹은 강철 기구는 두개골 6곳에 구멍을 내고 나사로 고정한 상태였다. 의사가 1.27밀리미터 두께의 전선 두 개를 삐죽한 구멍에 넣었다. 전선 끝에는 자그마한 백금 이리듐platinum-iridium이 달려 있었다. 얼음낚시를 상상하면 된다. 표면이 매끄러운 호수에 구멍을 내면 짙은 색 물이 구멍 가장자리에 찰랑거린다. 이제는 서서히 낚싯줄을 내려 물고기가 있을 법한 곳을 찾을 차례였다.

그러는 내내 그로타는 아무것도 느끼지 못했다. 모든 감각을 주관하는 뇌에서 감각신경이 사라졌기 때문이었다. 의사들은 약 5~8센티미터 크기의 배터리 팩 두 개를 그로타의 양쪽 쇄골 아래에 하나씩 심고(배터리는 몇 개월에 한 번씩 갈아줘야 한다) 전선을 목의 피부 아래로 통과시켜 이식 장치에 연결했다. 의사가 리모컨으로 스위치를 켜고 전류를 조절하면 배터리가 전극에 전원을 공급하는 구조였다. 그로타는 가만히 누워 그때를 기다리고만 있었다.

기다림은 길었을 것이다. 의사들은 수술 직후 전극을 켜지 않는다. 그 전에 머리의 부기가 가라앉고 멍든 뇌가 자연히 치유되고 새로운 살이 삐죽한 구멍을 막아야 한다. 그때가 돼야 그린버그가 그로타의 가슴에 대고 리모컨을 누르고 그때가 돼야 전선의 생명이 튀어 오른다.

돌아올 준비

정신수술 중에서 유일하게 조절할 수 있고 원상태로 되돌릴 수도 있는 신경이식 수술이 재등장하고 최첨단 촬영 장치와 정위 도구가 매우 정밀해지자 정신수술은 우리 곁으로 돌아오려 하고 있다. 초창기 전두엽 절제술이 남긴 오명을 씻고 세계로 나와 존중과 신뢰를 받을 준비를 마쳤다. 전에는 전두엽을 광범위하게 절제했고 손상 부위를 되돌릴 방법도 없었다. 그래서 인격도 둔화됐지만, 환자들은 이제 그런 문제를 겪지 않고도 정신수술의 알짜배기 혜택을 전부 취할 수 있다. 막연한 개념처럼 느껴진다면 이렇게 생각해 보자. 현재 일상이 된 수술인 심장절개술과 장기이식술도 처음에는 이와 다르지 않았다.

정신수술이 돌아올 가능성이 보이고 정신수술을 받아들이는 사회 분위기도 무르익었다. 하지만 이런 현상이 새로운 치료법의 융통성 때문만은 아니다. 근본적인 이유를 파고들어 보면 사회 전체가 약의 한계를 깨닫고 제약회사에 환멸을 느끼고 있기 때문일 것이다. 현재 미국은 정신과 약에 매년 수십억 달러를 소비한다. SSRI가 겉면에 사용자 30퍼센트에게 아무 효과가 없다는 경고를 달고 나와도 달라지는 것은 없다. 제약회사들은 약을 만들려면 연구와 개발을 해야 하니 약이 비쌀 수밖에 없다고 주장하지만, 앞에서 봤듯 지난 수십 년간 진정한 의미의 신약은 소수에 불과했다. 말로는 신약이라고 하지만, 사실은 업계에서 말하는 미투 약이다. 이미 출시돼 성공을 거둔 약을 살짝 변형한 약 말이다. 어떻게 하면 기존의 약을 새롭게 수정해 수익성 높은 상품으로 만들지 눈에 불을 켜고 있다. 그뿐 아니라 이제 우리는 제약회사가 유리한 결과가 나온 연구만을 선별해 발표한다는 사실도 알게 됐다. 내용을 생략하는 방법으로 거짓말도 한다. 또 제약회사는 컨퍼런스에서 초호화 호텔 방과 갖가지 고급 선물을 바치며 의사들을 꾀어낸다고 했다. 임상시험으로 확인하지 않은 용도로 약을 팔기 위해—화이자Pfizer의 뉴론틴Neurontin이 떠오른다—영업 사원을 쪼아대는 모습도 봤다. 약을 만드는 사람을 믿을 수 없는데 어떻게 약을 믿겠는가?

정신수술이 미국에서 처음 유행하기 시작했을 때, 프리먼과 부대원들은 공장식으로 전두엽 절제술을 실시했다. 이 병원, 저 병원을 돌아다니며 환자들을 뽑았고 환자들은 발길질을 하고 비명을 지르며 수술대로 끌려갔다. 호텔 방을 빌려 수술을 한 적도 있었다. 내부에 심의위원회나 윤리위원회도 없었다. 수술을 확실하게 뒷받침할 과학적 연구도 없었다. 무엇보다도 환자의 동의 여부에 관심이 없었다. 해리 드러커Harry Drucker 같은 환자의 극찬밖에 보이지 않았다. 드러커는 1938년 "정신수술이 나를 낫게 했다"라고 주장했다. 실제로 정신수술은 사람들을 낫게 했다. 병을 치료했다고는 못해도 환자의 삶의 질을 조금 높여줬다. 하지만 때로는 가혹한 대가를 치러야 했고, 그렇게 된 환자는 존엄성이 충격적으로 짓밟혔다. 정신수술을 받은 환자 일부는 수술 후 대소변을 가리지 못했고, 최악의 경우는 모니스의 말을 빌려 "생명의 빛"을 잃었다.

현대에 정신수술을 하는 의사들은 프리먼 등 초창기 전두엽 절제술을 남용했던 의사들과 엮이기를 거부한다. 부도덕한 선배들과 멀어지기 위해 엄청나게 노력했다. 오늘날 사이키델릭 옹호자들은 대중의 인식이 얼마나 중요한지 알고 있다. 정신수술을 하는 의사들도 정신수술이 사악하다거나 수상하다는 시선을 받지 않도록 세련된 모습을 보여야 한다고 믿는다. 물론 DBS가 정말로 우울증과 불안장애를 치료하는지 동물실험으로 평가할 방법은 없다. 그 말은 그로타 같은 사람들을 기니피그로 이용할 수밖에 없다는 뜻이다. 하지만 신경이식술을 받을 자격을 얻으려면 현재 시중에 나와 있는 약을 적정량이나 그 이상의 용량으로 하나도 빠짐없이 시도해봐야 한다. 행동치료 20시간은 기본이고 전기경련치료도 여러 차례 받아야 한다. 이 수술의 위험성과 영향력을 다 이해하고 동의를 해야 한다. 그로타의 사례는 별도의 심의위원회 3곳에서 검토했다. 마지막으로 의료기기를 규제하는 FDA에서 실험을 승인했다. "과거의 잘못을 반복하고 싶지는 않습니다." 그린버그가 말했다. 그는 서커스쇼 같던 전두엽 절제술의 망령에서 아직 벗어나지 못한 듯했다. "이 치료법을 마구잡이로 사용하지는 않을 거예요. 다른 방법을 다 시도했지만 실패한 사람들을 위해 남겨두고 싶습니다."

그렇게까지 조심할 이유가 있을까? 어쨌거나 약을 먹을 때도 사람의 뇌는 달라진다. 신경이식술만큼은 아니어도, 약은 뇌에 큰 변화를 일으킨다. 그리고 많은 정신병 환자는 한 번에 약을 여러 개씩 먹으며 파킨슨병과 그 밖의 심각한 부작용을 부르고 있다. "그렇기는 하죠." 그린버그가 내게 말했다. "맞아요, 저도 동감합니다." 하지만 동의를 받았다고 조심스러운 태도를 바꿀 수는 없었다. 그린버그에게 과거는 아직 너무 가까이 있었다.

조율하기

3주 후 그로타는 그린버그의 사무실에 돌아왔다. 무릎에 프로그램 작동기를 얹은 의사와 환자는 서로를 마주 봤다. 그린버그가 노트북 같은 기기를 열고 소형 리모컨을 꺼내 이식 장치를 켰다. 그로타는 전원이 들어온 순간을 정확히 기억했다. "묘한 슬픔이 온몸을 감싸는 느낌이었어요." 그린버그는 손가락으로 키보드를 두드리며 전류와 펄스 폭, 주파수를 조절했다고 한다. 몇 번 키보드를 두드리자 슬픔이 사라졌다. 이전에 그로타를 담당했던 정신과 의사 스티븐 라스무센Steven Rasmussen은 이렇게 말했다. "DBS는 즉각 작용한다는 것이 특징입니다. 행동을 아주, 아주 빠르게 바꿀 수 있어요. 그런 면에서 위험하죠. 일종의 마인드컨트롤이니까요."

이렇게 인정하는 의사는 흔치 않다. 대부분의 연구자는 DBS가 마인드컨트롤이나 사회적 형성social shaping(사회를 지배하는 가치와 요구에 따르는 것—옮긴이)과 관련이 없다고 주장한다. 정신의학자로서 환자의 증상만 겨냥한다고 말한다. 정신병 환자의 눈물겨운 고통을 지켜봤기에 증상의 완화는 곧 축복이라고 한다. 하지만 환자의 정신을 건드릴 때 정신과 의사는 사회의 기대를 따르기 마련이다.

톡톡. 그로타는 몸속에서 전류가 높아지는 것을 느꼈다. 이후 밖으로 나와 전원이 들어오고 거꾸로 뒤집힌 세계를 봤다. 정말 다르게 보였다. 잔디는 경쾌한 초록색이었고, 수선화는 환한 노란색이었다. 집으로 돌아가서는 이야기를 하고 싶었다. 해야 할 일들이 쌓여 있었다. 잠을 잘 이유가 있나?

"당신 꼭 건전지 광고에 나오는 토끼 인형 같아." 아내가 말했다.

"힘이 솟는 기분이야." 그로타도 동의했다.

전선을 달고 지나치게 행복해진 사람은 그로타만이 아니었다. "그것도 조금 위험하죠." 그린버그가 말했다. 말론도 생각이 같았다. "저희는 환자를 경조증hypomania(조증보다는 약하지만 기분이 비정상적으로 들떠 있는 상태—옮긴이)으로 만들고 싶지는 않습니다. 그런 상태를 좋아하는 환자도 있어요. 기분이 좋거든요. 하지만 약물 처방과 똑같습니다. 양, 시기, 방법은 의사가 결정해요."

하지만 약물 처방과 똑같지 않다. 환자는 멋대로 약을 건너뛸 수도, 다섯 알을 먹을 수도 있다. 약을 배우자에게 나눠줄 수도, 개에게 먹일 수도 있다. 다른 의사를 찾아갈 수도 있다. 처방 규정이 있지만, 약을 먹는 환자는 대단히 자유로운 편이다. 이식 수술은 그렇지 않다. 물론 예전처럼 공포를 느끼며 수술대로 끌려가는 일은 없다. 수술 전이든 수술 중이든 정확하고 신중한 생각이 우선한다. 도구는 정교해졌고 촬영 기구도 발달했다. 그럼에도 환자는 수술 이후 자신이 어느 정도로 의사의 지배를 받는지 충분히 이해하거나 인식하지 못하고 그럴 수도 없다. DBS 환자는 반드시 1개월에 한 번씩 정신과 의사를 찾아가 조정을 받아야 한다. (하지만 메이버그는 우울증 환자에게 규칙이란 "정해놓고 잊어버리는 것"이라 말한다.) 조정 결정—"자극 지표stimulation parameter"를 변경하는 행위—은 환자가 종이와 연필로 주관적인 증상 강도를 테스트해 그 점수를 반영한다. 하지만 궁극적으로 통제권은 치료를 하는 의사에게 있다.

2004년 생명윤리에 관한 대통령 자문위원회President's Council on

Bioethics 회의에서 매사추세츠종합병원 신경외과의이자 하버드대 교수인 G. 리스 코스그로브G. Rees Cosgrove가 DBS를 둘러싼 문제에 대한 발표를 마무리했을 때 다른 하버드 교수가 물었다. "리모컨을 쥔 사람은 누구입니까?" 코스그로브는 대답했다. "의사입니다."

장기적인 전망과 수수께끼

그로타의 행복은 계속됐다. 집착과 강박 증상이 사라지지는 않았지만, 전보다 줄어들었고 삶에 완벽하게 스며든 엄청난 에너지가 증상을 억눌렀다. 그로타는 2주 동안 매일 그린버그를 찾아갔다. 그린버그는 설정을 조정하고 주파수, 전류, 펄스를 위아래로 조율했다. 설정이 변하며 묘하게 슬픈 감정이 솟아오르는 때도 있었다. 그러나 슬픔은 이내 잠잠해졌다.

6주가 지났다. 딸 케일리가 태어났다. 케일리는 전형적으로 완벽한 아기였다. 악을 쓰고 똥을 싸고 침을 흘렸다. 온몸이 통제되지 않는 작은 혼돈의 소용돌이 같았다. 기저귀를 갈다가 뭉개진 황금색 덩어리를 봤을 때 그로타의 심장이 뛰었다. 그것도 아주 높이. 그로타는 청결에 강박이 있는 사람이었다. 그날 이후 몇 달 동안 그로타의 기분은 가라앉았다. 아기에게 우유를 먹이려 씨름해야 했다. 밥을 먹이는 데 너무 오래 걸려서 아침을 다 먹이면 벌써 점심시간이었다. 처음부터 또다시 시작해야 했다. 완벽. 그로타는 완벽해야 했다. 유아용 의자에 앉은 아기가 입가에 지저분한 음식을 묻히고 비명을 질렀다. '저걸 닦아야 해.' 그로타는 생각했다. '지금 당장.' 많이 좋아진 것은 사실이었다. 하지만 이 정도로는 부족했다.

그로타는 그린버그를 다시 찾아갔다. 지난 몇 달 동안 그로타가 증상이 심해지거나 약해졌을 때 보고한 내용을 바탕으로 그린버그는 마침내 알맞은 설정을 찾아냈다. 그로타는 더러운 것도 손으로 집어 들기 시작했다. 드디어 괜찮아졌다.

회복 초기를 이야기하던 그로타의 눈에 눈물이 고였다. "기적 같았어요." 그로타가 말했다. "지금도 강박장애 증상이 조금은 남아 있지만, 전보다 많이, 아주 많이 없어졌죠. 그린버그 박사님과 라스무센 선생님은 제 인생의 구원자예요. 가끔 두 분이 같은 비행기를 타고 컨퍼런스에 갈 때가 있는데 저는 그렇게 하지 말라고 해요. 생각만 해도 정말 불안해집니다. 만약 비행기가 추락하면 누가 저를 조정해주죠? 이 나라에 그걸 할 줄 아는 사람은 또 없어요. 그건 대통령과 부통령이 같은 비행기를 타는 것과 같다고요."

미니애폴리스에 있는 이식 장치 제조회사 메드트로닉Medtronic은 신경 전극을 최초로 개발한 기업으로 시장이 커지기를 기대하는 만큼 크나큰 희망을 품는다. 메드트로닉은 신경이식이 식이장애부터 약물 남용, 조현병까지 다양한 정신 질환을 치료할 날을 기대한다. 하지만 인위적인 도구가 확산되면 거센 바람처럼 윤리적인 문제가 불어닥친다. 정신적으로 심하게 아픈 환자가 정보를 다 이해하고 수술에 동의할 수 있을까? 수술을 하고 나면 누구의 머리가 되는가? 직접적으로 뇌를 조작한다면 의사가 세탁기 회사의 기술자로 전락하는 꼴 아닐까? 쾌속 회전과 헹굼 시간을 프로그램으로 만드는 것과 같지 않나? 정말로 사람이 다른 사람의 기분 상태뿐 아니라 생각까지 통제할 수 있을까? 이런 공상과학 같은 걱정은 제쳐두고 아직 정신병이 생긴 정확한 위치를 찾지 못했다면서 의사 마음대로 건강해 보이는 뇌 조직을 건드려도 되는 것일까?

이런 걱정을 하는 사람은 정신수술 비평가들만이 아니다. 신경 이식을 지지하는 사람들조차 윤리 문제가 민감하다고 본다. 2004년 회의에서 코스그로브는 정신수술의 가능성을 믿으면서도 딜레마를 인정했다. 대규모로 이중맹검 속임약대조군 실험을 할 수 없다는 문제가 대표적이다. "우리는 DBS가 어떻게 작용하는지 아직 이해하지 못했습니다." 코스그로브가 고백했다. "최적의 지점도 명확하게 찾지 못했어요. 가장 적합한 자극 지표도 모릅니다. 장기적인 영향도 아는 게 없고… 말처럼 간단한 문제는 아닙니다."

의문이 한두 개가 아니지만, 일부 비평가는 다른 문제도 걱정한다. 신경이식은 항우울제가 바로잡지 못하는 문제를 치료할 수 있다며 등장했다. 하지만 이식 산업이 치료는커녕 제약 산업의 추태를 그대로 답습하지 않을까 우려하는 것이다. 물론 신경외과와 정신과 의사들은 더없이 신중한 태도로 불안장애와 우울증 치료에 이식 수술을 사용하고 있고 지금까지 대단한 성과를 올렸다. 그럼에도 DBS를 둘러싼 우려는 사라지지 않고 있다. 정부나 과로에 시달리는 교도소의 손에 들어가 관리 장치로 쓰일 수도 있다는 두려움이 존재한다. 두 가지 모두 20세기에 현실이 될 수 있었던 시나리오다. "실력 좋은 신경외과 의사라면 누구라도 당장 쉽게 할 수 있습니다." 코스그로브도 문제를 지적했다. "그래서 위험하다는 거예요.

쉽기 때문에요." 수술을 하기가 쉽다면 돈을 더 벌고 싶다거나 호기심을 충족하고 싶어 하는 의사가 당장 나서서 평온한 마음을 갈구하는 환자에게 수술을 해주지 않을까? 얼마나 더 기다려야 이식술이 가벼운 정신 질환 치료에도 사용될까? 필연적인 한 걸음을 더 내딛지 않고 더 행복하게 해줄 이식 수술을 망설일 이유가 있을까? 코스그로브는 한 환자가 이식 수술을 받은 후 더 창의적으로 변했다고 설명했다. 위대한 "프로작: 안녕한 상태보다 더 좋아지다" 논쟁에서도 자주 들었던 이야기다. 피터 크레이머의 책은 많은 사람에게 영향을 줬지만, 25년이 지난 지금 안녕한 상태보다 더 좋아진 사람은 별로 없는 것 같다. 프로작의 약속은 퇴색됐다. 그러니 신경이식도 실망만 안길 가능성이 있다.

하지만 그로타에게는 간단한 문제였다. "저는 그동안 힘들게 살았어요. 부모님은 이혼하셨죠. 아버지는 돌아가시고요. 발이 부러졌어요. 강박장애가 생겼습니다." 그가 잠시 말을 멈췄다가 다시 입을 열었다. "하지만 저는 도움을 받았어요."

1958년 스위스 외과 의사 오케 세닝Åke Senning이 세계 최초로 삽입형 심장박동기cardiac pacemaker를 이식했을 때 불안해하는 사람들도 있었다. 당시 43세였던 첫 번째 환자는 이후 40년을 더 살았고 현재 심장박동기 삽입술은 심장절개술이나 장기이식술만큼 일반적이지는 않지만, 그렇다고 특별한 수술도 아니다. 언젠가 신경이식도 그처럼 흔해지는 날이 올 수도 있다. 그때가 되면 우리는 감탄하고 가슴 졸이지 않고도 뇌를, 뇌수술을 볼 수 있을 것이다. 하지만 의사가 직접 환자의 뇌를 건드리는 행위에는 섬뜩한 가능성이 있다. 기억이 증발한다. 꿈이 날아간다. 손가락이 얼어붙는다. 희망의 바람이 빠진다. 신장이 우리의 전부라고 하지는 않지만, 동그란 두개골 안의 뇌에는 우리의 모든 삶이 들어 있지 않은가.

그로타에게는 이 말이 경험해보지도 않고 전문가인 척 떠들어대는 소리로 들렸다. 그의 상황과는 아무 상관없는 이야기였다. "그게 무슨 의미든 저는 신경 안 써요." 그로타가 말했다. "제가 나아졌으면 그만이죠. 다 낫지는 않았지만, 정말 좋아졌어요." 얼마나 좋아졌는지 그로타는 가끔씩 이식 장치의 배터리를 끄기도 한다. 그린버그는 DBS로 병이 다 나은 것인지, 단순히 강박장애 증상이 약해진 것인지 아직 판단할 때가 아니라고 했다.

어쨌든 그로타는 수술 이후 발전한 자신의 모습에 자부심을 느꼈다. 그사이 아내는 둘째 아이를 낳았다. 그는 작은 딸과 찍은 사진을 늘 간직하고 다닌다. 정말 예쁜 아이였다. 딸과 그로타는 아침에 "텐트" 놀이를 자주 한다. 담요 아래로 기어 들어가 딸에게 그림자 인형을 보여준다. 이건 하늘을 나는 새야. 이건 기어가는 거미. 이건 교회고 이건 뾰족탑이야. 열어봐, 여기 사람들이 있지? 아내가 샤워를 하는 동안 물줄기가 수화기 잡음 같은 소리를 내며 벽을 때린다. 바깥 도로에서는 자동차들이 큰 소리를 내며 달린다. 담요 텐트 속에서 딸과 바짝 붙어 있으면 아이의 숨소리까지 들렸다. 딸의 손을 잡아도 두렵지 않았다. 누군가는 이식 수술로 그로타가 기묘한 노예 계약에 동의했다고 말할지도 모른다. 하지만 그로타는 생각이 다르다. 사랑할 수 있는 자유를 찾았다고 말할 것이다.

에필로그

우리는 어디로 가고 있는가

이 질문은 누구에게 묻느냐에 따라 답이 달라진다. 제프리 A. 리버먼이라면 정신의학이 오로지 추측에만 이론의 근본을 뒀던 프로이트의 족쇄를 제 손으로 끊고 마침내 진정한 과학이 됐다고 할 것이다. 최첨단 도구를 받아들이며 정신과 의사들은 다른 의사들과 동등한 위치에 올라섰다. 현재 정신의학은 PET 스캔과 fMRI를 활용하고 있다. 이 기계들로 의사는 두개골이라는 창문을 열고 안을 들여다보는 것을 넘어 기억, 언어, 두려움, 사랑도 엿볼 수 있게 됐다. 미래의 정신의학은 이 외에도 많은 도구를 사용해 인간의 정신과 더욱더 가까워질 것이다. 의사들은 두개골을 갈라서 열고 정신적 고통을 야기하는 뇌 영역에 배터리 팩으로 전원이 들어오는 작은 전극을 삽입해 환자를 치료할 것이다.

뇌는 대단히 복잡하다. 신경 연결이 은하수에 있는 별들보다도 많다는 얘기가 있으니 뇌는 우주에서 가장 복잡하게 얽힌 구조인 셈이다. 그렇다면 우리가 뇌를 완벽하게 정복하는 날이 오기는 할까? 사람의 뇌가 뇌를 이해할 수 있을까? 혹시 우리의 회백질을 이해하는 데 더 고도의 지능이 필요한 것은 아닐까? 고도의 지능이란 또 무엇일까? 슈퍼컴퓨터? 엄청난 대역폭과 RAM과 처리 속도로 인간보다 먼저 인간을 이해해 삶에 혼돈을 일으키는 장애의 원인을 설명해주려나? 현대의 정신의학은 아직도 이런 장애에 대해 아는 것이 별로 없다.

예를 들어 조현병의 원인은 무엇인가? 도파민 가설은 어느 정도로 믿을 만한가? 도파민 분비량을 줄이는 약은 환각을 줄이고 도파민 분비량을 높이는 약은 조현병 증상을 악화한다. 하지만 소위 정상적인 피험자와 조현병을 앓는 피험자의 도파민 수치를 비교한 연구진은 정상인 그룹에서 높은 도파민 수치와 정신이상의 상관관계를 찾지 못했다. 이것은 무슨 의미일까? 낮은 세로토닌 신화도 비슷한 처지다. 지금껏 우리는 뇌에 세로토닌이 너무 적으면 우울증과 강박장애가 생긴다는 말을 들어왔다. 그래서 프로작처럼 세로토닌 분비를 촉진하는 약이 효과적이라고 했다. 그런데 우울증 환자이면서 세로토닌이 많은 사람이 있고 정서적으로 안정됐으면서 세로토닌이 적은 사람도 있다.

미래의 정신의학은 이런 현상을 설명해낼 것이다. 내 머릿속에만 존재하는 이상일지 모르겠지만, 미래의 정신의학은 병이 있는 지점, 분출되는 화학물질, 구부러진 분자나 갈라진 신경 경로도 다 찾아내 약이나 수술로 병을 치료할 것이다. 어쩌면 운동만으로 고칠 날이 올지도 모른다. 나는 치료법보다 병의 원인을 더 알고 싶다. 장애가 마침내 질병이 돼 조직 샘플, 시험관에 든 혈액, 뺨 안쪽에 존재하는 작은 세포로 병을 진단하는 정신의학을 원한다. 어쩌면 미래의 정신의학은 유전자를 십분 활용해 DNA를 기초로 그 사람의 문제를 놀랍도록 정확히 예측할지도 모른다.

거의 1세기 전인 1930년대 초 신경외과 의사 와일더 펜필드Wilder

Penfield가 뇌전증 환자의 두개골을 열고 탐침으로 뇌를 건드렸다. 호박처럼 두개골 윗부분을 톱으로 둥글게 잘라서 열었지만 환자는 또렷하게 의식이 있는 상태였다. 펜필드는 탐침을 뇌의 여러 부분으로 옮겨봤다. 운동피질을 건드리자 환자의 발가락이 말렸고 언어중추를 간질였을 때는 환자가 주절주절 말을 하기 시작했다. 펜필드는 시각, 청각, 후각과 관련한 기억을 자극할 수 있었다. 그 모습이 어땠을지 상상해보라. 펜필드의 조종에 따라 낮은 돌담을 떠올리며 흐느껴 울던 환자는 탐침을 왼쪽으로 움직이자 분노로 몸을 떨었다. 뇌의 특이성은 이때 처음으로 증명됐다. 1.36킬로그램의 장기가 여러 영역들로 이뤄졌다는 증거였다. 영역마다 각기 다른 역할을 하고 모든 영역은 아주 정교한 네트워크로 연결돼 있다. 웃음도 뇌의 특정 부분에서 담당한다. 덧없고 믿기 어렵다는 기억조차도 물리적인 공간이 따로 있다. 기억은 해마에 숨어 있다가 녹슬고 구멍 난 낡은 서류 캐비닛 같은 장기 저장소로 이동된다. 미래의 정신의학은 이런 영역을 완벽하게 이해할 것이다. 찰나의 회상이 어떻게 알츠하이머병의 약탈 행위에도 살아남을 만큼 확실하고 의미 있는 기억으로 발전하는지도 알아낼 것이다.

하지만 지금으로서는 전부 꿈에 불과하다. 정신의학이 프로이트의 허물을 벗고 원위치로 돌아왔다는 리버먼 같은 정신의학자가 있는 반면 다른 의견도 있다. 대니얼 칼랫은 특정 향정신약을 밀어달라고 정신과 의사에게 돈을 주는 행태를 논하며 그럴 거면 정신과 의사가 의대에 갈 필요가 있냐고 의문을 제기한다. 15분밖에 안 되는 진료 시간에 정신과 의사가 하는 일이라고는 본인도 이해하지 못하는 약을 처방하는 것뿐이라고 했다. 그래, 미래의 정신의학은 계층 의식을 버리고 역할의 범위를 넓힐 수도 있다. 정신약리학자만이 아니라 심리치료사도 약을 처방할지 모른다. 이미 여러 주에서는 심리치료사도 약을 처방할 자격을 얻고 있다. 그리고 솔직한 정신약리학자라면 추리게임으로 약을 처방하고 있다는 사실을 인정할 것이다. 렉사프로Lexapro? 아니면 셀렉사? 프로작을 선호하는 의사도 있고 공포증이나 우울증에 팍실부터 쓰는 의사도 있다. 어차피 환자는 많다. 만약 약 처방이 추리게임이라면 처방 자격을 완화하지 못할 이유도 없다.

현재 나는 수련 중인 심리학자다. 약을 처방할 수 있게 되면 가계에 보탬이 되겠지만, 미래에 그런 일이 없기를 바란다. 무슨 뜻이냐면 내가 약을 처방할 자격을 얻는다는 것은 정신의학이 과학으로서, 더 나아가 의학으로서 실패했다는 뜻이기 때문이다. 나는 그렇게 되기보다는 정신의학이 정확한 이론을 제기하기를 희망한다. 우울증의 생리와 원인이 무엇인지, 조현병의 구조는 무엇인지, 자폐증이 그토록 자주 재발하는 이유가 무엇인지 밝혀줄 이론 말이다. 지금까지 많은 의사가 여러 이론을 내놨다. 설득력 있는 이론도 있었지만 대부분 틀렸거나 잘못 판단했거나 어딘가 부족했다.

앞에서 이야기한 우울증의 모노아민 가설이 대표적이다. 모노아민 가설은 도파민, 에피네프린, 노르에피네프린, 세로토닌 같은 신경전달물질인 모노아민이 부족해 우울증이 생긴다고 말했다. 그러나 모노아민 가설은 최소 세 가지 이유로 이론의 자격을 잃었다. 첫째, 인간의 뇌에 모노아민을 늘리는 약을 먹으면 즉시 모노아민 수치가 높아지지만, 환자의 상태에 영향을 주기까지는 6~8주가 걸린다. 기존 가설로는 왜 이렇게 차이가 나는지 설명하지 못했다. 게다가 삼환계 항우울제 이프린돌iprindole처럼 뇌의 모노아민 수치를 전혀 높이지 않는 약이 항우울제로 성공한 이유도 설명하지 못한다. 결국 프로작과 유사 약물이 출시된 후 모노아민 가설은 그보다 단순한 세로토닌 가설로 대체됐다. 세로토닌 가설에서는 세로토닌이라는 하나의 신경전달물질 수치가 낮을 때 우울증과 강박장애가 생긴다고 본다. 하지만 세로토닌 가설도 모노아민 가설과 같은 약점이 있다. 약을 먹은 후 세로토닌 수치는 곧바로 올라가는데 어째서 환자의 기분이 좋아지기까지는 최대 8주가 걸리는지 적절한 설명을 제시하지 못한 것이다. 뇌척수액으로 신경전달물질을 측정했을 때 세로토닌 수치가 낮지 않은 우울증 환자가 있었다는 사실도 설명하지 못한다.

혈액, 조직, 세포를 활용하지 못하는 정신의학은 약 처방으로 되돌아갈 수밖에 없다. 혈액이 든 시험관을 들고 그 안에서 절망이나 망상을 유발하는 바이러스나 낮은 신경전달물질 수치를 찾을 방법이 없기 때문에 병의 원인을 전혀 모르는 채로 증상에 의존한다. 많은 정신의학자가 다양한 정신 질환의 증상을 설명하기 위해 꾸준히 노력하고 있고 연구 결과는 《DSM》에 반영된다. 1952년 출간된 최초의 《DSM》은 정신분석학 언어로 가득했다. 초조하게 손톱을 물어뜯는 환자는 오늘날 지배적인 의견처럼 반응성 우울증 환자reactive depressive로 분류됐다. 새로운 진단명이 나타나고 기존의 진단명이 사라지면서 1952년 이후 《DSM》은 대략 10년에 한 번씩 개정을 거쳤고 그 결과 의미가 불분명한 매뉴얼이 됐다. 《인격장애저널Journal of Personality Disorders》을 창간한 편집자이자 1980년 세 번째 《DSM》을 정리한 위원회에서 활동했던 시어도어 밀론Theodore Millon은 "우수하고 확실한 과학을 바탕으로 한 결정은 그리 많지 않았다"라고 고백했다. 조사 과정이 없지는 않았다. 하지만 밀론은 이렇게 말한다. "뒤죽박죽이다. 산만하고 일관성이 없고 애매하다."

1970년대 초 스탠퍼드대 교수이며 심리학자인 데이비드 로젠한David Rosenhan은 정신병 진단 근거가 얼마나 빈약한지 보여주는 천재적인 실험을 고안했다. 로젠한은 동료 7명을 모았고 이들 8명은 전국의 정신병원으로 흩어졌다. 병원에 간 이들은 "털썩thud", "텅 비어 있다empty", "뻥 뚫려 있다hollow"라는 목소리가 들린다고 말했다. 가짜 환자들은 이 증상만 이야기하고 그 외에는 아주 평범하게 행동했다. 하나의 "증상"을 근거로 가짜 환자 8명 전원이 조현병 진단을 받고 병원에 입원했다. 1명만 조울정신병 진단을 받았을 뿐이었다. 가짜 환자들은 각자의 병동에 평균 19일 동안 머무르며 평소처럼 행동했다. 이들이 메모하는 모습을 본 의료진은 대부분 병에 기인한 행동이라고 판단했다. (한 병동의 간호사가 썼다. "환자가 글을 쓰고 있다.") 연기라고 의심한 정신과 의사는 단 1명도 없었다. 계략을 금세 알아차린 쪽은 오히려 실제 정신병 환자들로 이들이 병원을 점검하러 온 기자나 교수라고 욕을 했다. 모두 퇴원한 후 로젠한이 연구 결과를 발표하자 학계에서는 한바탕 소란이 일어났다. 로젠한의 연구는 정신과 진단이 소름 끼치도록 주관적이며 타당성이 거의 없어 절대 신뢰할 수 없다고 증명한 것이나 다름없었기 때문이다.

여기에 특히 찜찜함을 느낀 정신의학자가 있었다. 컬럼비아대 로버트 스피처Robert Spitzer는 사명감을 갖고 1980년에 나온 《DSM》 제3판을 처음부터 끝까지 샅샅이 검토하며 내용을 점검했다. 제3판은 정신역학적 진단에 의존하지 않고 인구조사 통계에 더 가깝게 그림을 그리려 했다는 점에서 앞의 두 가지 버전과 완전히 달랐다. 스피처는 인간의 고통을 정량화할 수 있는 덩어리로 나눴다. 그때까지 밝혀진 주요우울증, 범불안장애, 정신장애의 증상을 전부 나열했고 환자가 그중 몇 가지 증상을 충족해야 해당 진단명으로 진단할 수 있는지 임상의에게 기준을 제시했다. 스피처와 협회는 정말로 신뢰할 수 있는 진단 매뉴얼을 만들어냈다. 문제는 그렇다고 타당성이 생기진 않았다는 것이다. 우울증에 대한 설명은 다른 진단명과 마찬가지로 순간의 기분과 의제에 휘둘리기 쉬운 위원회가 결정했다. 오늘날의 《DSM》에서도 병의 원인을 찾을 수 없다. 방법만 있을 뿐이다. 모든 유형의 병을 묘사하지만, 근원과 이유를 밝히는 데는 완벽하게 실패했다.

최신판인 《DSM》 제5판은 2013년 출간됐다. 이때 여러 신경과학자, 생물정신의학자, 저명한 의사가 《DSM-5》의 기분장애위원회에 청원을 했다. 줄곧 예전의 이름으로 부르고 있는 멜랑콜리아 melancholia의 새로운 진단명을 생각해달라는 내용이었다. 멜랑콜리아는 아주 오래전부터 우리 곁을 지키고 있었다. 히포크라테스도 멜랑콜리아에 관해 글을 쓰며 과도한 흑담즙 때문에 생기는 현상이라고 설명했다. 청원한 의사들은 《DSM-5》에 멜랑콜리아가 빠지는 것이 큰 실수라고 생각했다. 멜랑콜리아는 다른 우울증과 뚜렷하게 다르기 때문이었다. 기분저하증을 정의하는 설명을 보면 낮은 우울감이라고 나와 있다. 하지만 멜랑콜리아 환자는 정신적인 증상(깊은 죄책감과 의존 성향)뿐만 아니라 신체적 증상까지 보인다. 정신운동 지연—몸과 마음의 속도가 모두 느려지는 것—이 나타나고 수면 패턴이 눈에 띄게 망가진다. 스트레스 호르몬인 코르티솔의 대사도 "과열"된다. 이는 우울하지 않은 사람과 다르고 여타 우울증 환자와도 확연히 다르다. 우울증의 다른 증상과 달리 코르티솔 수치는 실제로 검사가 있다. 그렇다면 코르티솔 같은 스트레스 호르몬을 측정하는 덱사메타손 억제 검사Dexamethasone Suppression Test, DST가 정신 질환 최초의 생물학적 지표가 될 수 있다. 객관적인 지표야말로 정신의학계가 오랫동안 찾아 헤매던 것 아닌가. 작가이자 심리치료사인 게리 그린버그Gary Greenberg는 말한다. "멜랑콜리아가 성배는 아닐지라도 과학의 성배로 들이켤 한 모금의 양은 됐다. 겉으로 보이는 증상을 초월할 수 있는 단 하나의 장애였다."

그러나 《DSM-5》의 기분장애위원회는 우울증 유형과 하위 유형에 멜랑콜리아를 추가하지 않겠다고 했다. 분명 멜랑콜리아는 한 가지 생리학적 테스트를 통해 최소한 하나의 정신 질환이 의학에서 말하는 질병이라는 사실을 증명해줄 터였다. 위원회 소속인 윌리엄 코옐William Coryell은 청원한 의사들에게 답변을 썼다. 그들의 의견에 동감하지만 "생물학적 척도를 포함하자고 기분장애위원회를 설득하기가 몹시 힘들다"라고 해명하는 내용이었다. 무슨 말일까? 코옐의 설명에 따르면 문제는 DST의 신뢰도가 아니었다. 코옐은 DST가 매우 정확한 검사라고 믿었다. 그보다는 "위원회에서 고려하는 모든 진단을 통틀어 유일한 생물학적 검사"라는 사실이 문제였다. 그린버그는 그에 관해 이렇게 썼다. "가장 큰 장애물은 멜랑콜리아의 강점이라고 생각하는 생물학적 검사, 특히 DST였다… 단 하나의 장애가 현재의 과학적 요구를 충족한다고 하면 나머지 《DSM》 항목이 과학적 요구를 충족하지 못한다는 사실만 더 돋보이기 때문이다." 그렇게 미래의 정신의학으로 한 걸음 내디딜 수 있었던 《DSM-5》 위원회는 제안을 거부하고 과거의 패턴에 주저앉았다.

어쩌면 정신의학은 언제까지고 과거에 머무르는 삶에 만족하는지도 모르겠다. 코넬대 정신의학자 리처드 프리드먼에 따르면 지난 30년 동안 진정한 신약은 하나도 나오지 않았다. 이 책에서 이야기한 것처럼 뜻하지 않게 우연히 신약을 발견한 시점은 1949~59년 사이였다. 그러다 1987년 프로작이 나타나 우울증을 타파했다. 프로작은 선풍적인 인기를 얻었지만, 시간이 흐르며 이전의 삼환계 항우울제보다 특별히 더 효과적이진 않은 약으로 판명 났다.

수십 년째 정신과 약에 진정한 혁신이 없었다니 개인적으로 받아들이기 힘든 현실이다. 내 경험상 삼환계 항우울제는 입을 마르게 하는 실패작이었다. 프로작은 나를 두 번 빙그르르 돌리더니 무도회로 데려가 줬다. 극도의 행복감에 휩싸여 춤을 추며 30대를 보내다 보니 자연히 걱정이 들었다. 그리고 정말로 걱정해야 할 문제가 있었다. 로버트 휘태커와 조셉 글렌멀린은 약을 장기간 먹었을 때 어떻게 되는지 알려진 부작용이 없다고 경고했다. 하지만 부작용 이전에 내게는 약효가 점점 떨어진다는 문제가 있었다. 바꿔 표현하자면 약에 내성이 생긴 것이다. 사랑스러운 약을 점점 더 많이 먹어야 했고 종국에는 하늘 높은 줄 모르고 치솟은 양을 다 먹어도 아무 효과가 나타나지 않았다.

내성 문제에 정신의학이 내놓은 답은 다중약물요법polypharmacy이다. 다른 사람들처럼 나도 두 가지 변화를 맞았다. 우선 SSRI에서 SNRI인 이팩사로 약을 바꿨다. 세로토닌 수용체만이 아니라 노르에피네프린 수용체도 건드리는 약이었다. 그리고 이팩사의 효과를 높여줄 항정신병제를 추가해 먹는 약이 두 개로 늘었다. 하지만 나는 정신의학의 미래가 다중약물요법이라고 생각하지 않는다. 다중약물요법은 환자에게 이거 조금, 저거 많이 먹여보고 의자에 기대앉아 어떻게 되는지 지켜보는 치료법이다. 그렇다고 30년 동안 새로운 약이 하나도 나오지 않았다는 프리드먼 등의 의견에 동의하지도 않는다. 기술적인 의미로 근래 향정신약에 실질적인 발명이 적거나 없었다고 말할 수는 있겠지만, 실제로는 엄청난 혁신이 일어났다. 학계의 변두리에서 놀라운 연구를 하는 정신의학자들이 있기 때문이다. 연구 주제가 꼭 새로운 약일 필요는 없다. 그들은 과거의 약, 심지어 고대의 약을 아주 새로운 방식으로 사용하고 있다. 이상한 소리일지 모르겠지만, 나는 정신의학의 미래가 여기에 있다고 본다. 미래는 아야와스카, 실로사이빈, MDMA 같은 사이키델릭이라는 성배와 작은 LSD 캡슐에 들어 있다.

이미 앞에서도 봤지만 알리시아 댄포스와 찰스 그룹 덕분에 UCLA 메디컬센터의 수많은 자폐증 환자는 생전 처음으로 두려움 없이 정상 세계와 상호작용하는 경험을 했다. 이때 경험한 바람직한 효과는 "도취" 상태보다 훨씬 오래 남는다. 알다시피 MDMA는

PTSD 환자들에게 놀라운 효과를 증명해 보였다. 댄포스는 경계성 인격장애Borderline Personality Disorder, BPD에도 MDMA를 활용해보고 싶다고 한다. 주로 젊은 여성인 BPD 환자는 버림받는다는 극도의 두려움에 시달리고 자해를 하며 끊임없이 공허함을 느낀다. BPD의 대표적인 특징에는 자기혐오가 있고 외부와 소통하는 능력도 손상된다. 과거의 정신의학은 BPD를 기다리면 저절로 사라지거나 사라지지 않으면 평생 달고 다녀야 하는 병으로 여겼다. 미래의 정신의학은 MDMA로 BPD에 해답을 줄 수 있다. BPD 환자에게 새로운 세계를 보여줄 수 있다. 자신의 가치를 지키고 보존하는 것이 가능한 세계, 자신과 타인을 향한 관심이 손상되지 않는 세계를 보여준다.

정신의학의 변두리에서 용감무쌍한 의사들은 고대의 사이키델릭이나 합성 사이키델릭을 연구하며 자폐증, 중독, PTSD, 우울증뿐만 아니라 죽음에 대한 두려움으로 고생하는 수많은 사람이 이 약으로 진정한 변화를 경험하는 모습을 확인하고 있다. 다양한 환자를 대상으로 여러 사이키델릭을 시험 중이지만, 종류와 상관없이 모든 사이키델릭은 환자에게 통찰력을 줬다. 자기파괴적인 생각이나 행동 패턴에 빠졌던 환자도 전혀 다른 시각으로 우주의 구성원인 자신의 모습과 자신이 맡은 역할을 본다. 죽음이나 삶의 유한성을 이해하고 그 과정에서 삶의 소중함을 찾는다. 시간이라는 개념은 두드러지는 한편 흔적 없이 사라진다. 그래서 환자들은 무한한 우주에 살고 있지만, 이 지구에서 누리는 시간이 한없이 짧으니 사랑하고 노력해야 한다는 사실을 이해한다. 덩굴식물과 잎으로 만들어진 아야와스카 같은 사이키델릭은 환자에게 술이나 마약 남용이 얼마나 무익한지 보여주고 타인에 대한 공감 능력을 높이며 내 행동으로 가까운 사람이 어떤 상처를 입는지 느끼게 해준다. 그런 식으로 새로운 결심이 탄생한다.

최근의 정신의학이 관심을 쏟는 새로운 사이키델릭은 케타민 ketamine이다. 오랫동안 뒷골목에서는 "스페셜 KSpecial K"로 알려져 있었다. 수술 중 마취과 의사가 사용하는 약이지만, 1990년대부터는 케타민에 사람의 기분을 좋게 하는 효과가 있는지 연구하면서 다른 치료법이 모두 실패한 환자에게 케타민을 사용하기 시작했다. 대개 케타민은 전국 여기저기에 생겨나고 있는 클리닉에서 정맥주사로 인체에 주입하기 때문에 일반적인 우울증 치료와 많이 다르다. 현재로서는 그 밖의 모든 치료에 반응하지 않아야만 케타민 주사 치료를 받을 기회가 생긴다. 짧게는 몇 개월, 길게는 몇 년 동안 무수한 약을 조합해 써보고 간헐적인 경련치료를 받아도 아무 소용이 없는 환자에게만 허락되는 치료법이다.

자살은 미국의 10대 사망 원인 중 하나이고 스스로 목숨을 끊는 사람의 대부분은 이와 같은 치료 저항성 우울증 환자다. 케타민 치료에 선발된 치료 저항성 환자는 가까운 케타민 클리닉으로 간다. 클리닉을 꼭 정신과 의사가 운영할 필요는 없고 다년간 수술실에서 케타민 주사를 놓은 경험이 있는 마취과 의사도 클리닉을 운영할 수 있다. 환자는 처방전을 받는 대신 안내에 따라 안락의자에 앉아서 두드러진 정맥에 주삿바늘을 꽂고 45분~1시간 동안 주사를 맞는다. 웬만해서 환각 증세는 나타나지 않지만, 몸과 마음이 분리되는 듯한 느낌을 경험하기도 한다. 조금 어지럽고 혼란스러울 수도 있다. 하지만 심각한 정도는 아니라서 1시간 반이나 2시간 후면 클리닉을 떠난다. 케타민 치료 직후에는 자동차나 불도저 운전이 금지되지만, 얻는 효과에 비하면 사소한 대가일 것이다.

지금까지 밝혀진 케타민의 가장 놀라운 특징은 약효가 나타나는 속도다. 전통적인 항우울제와 달리 케타민은 곧바로 효과를 발휘한다. 주사를 맞고 몇 분이나 몇 시간이 지나면 마음에 고여 있는 절망감이 싹 사라진다. 이렇게 편안한 마음이 얼마나 오래가느냐고? 답은 아직 분명하지 않다. 명확한 답을 말하기에는 너무 새로운 방법이기 때문이다. 케타민 치료를 받은 환자는 이후 12주 동안 4~6차례 다시 클리닉으로 와서 주사를 맞고 이후에도 필요하면 클리닉에 와서 촉진제를 맞는다. 어떻게 보면 케타민은 우울증 치료제의 미래라고도 할 수 있다. 특별한 부작용도 없고 다른 약과 병행해도 괜찮다. 그 말은 기존에 먹고 있는 다른 약을 몸에서 완전히 빼내지 않아도 케타민 치료 자격을 얻을 수 있다는 뜻이다.

정신과 약이 다 그렇듯 케타민이 잘 듣는 이유는 아무도 모른다. 그토록 빨리 효과를 보이는 이유도 알려지지 않았다. 약에 신경영양성이 있기 때문이라는 이론이 있기는 하다. 즉, 뉴런이 이웃 뉴런에 가지를 뻗어 새로운 연결을 만들며 본질적으로 뇌를 개조한다는 이야기다. 그래서 환자는 치료를 받은 직후 완전히 새로운 시각으로 삶을 바라본다. 케타민 주사가 들어가고 몇 분도 되지 않아 뇌에서 바쁘게 가지가 뻗어나가고 그 길을 따라 뉴런들은 새롭고 적응력이 뛰어난 지각과 이미지를 전달한다. 그리고 새로 만들어진 길은 어둡고 절망적인 기분을 해소해준다. 케타민에 잠재된 신경영양성은 이 책에서 알아본 다른 사이키델릭과도 다르다. 지금까지 알려진 바에 따르면 쭈글쭈글한 덩어리인 뇌가 새로운 가지를 뻗도록 만들어주는 약은 하나도 없었다. 치료 저항성 우울증에 실로사이빈을 시도한 연구가 1~2건 있었지만 오로지 치료 저항성 우울증을 목적으로 사용한 사이키델릭은 케타민이 최초다. 우울증은 수많은 사람에게 영향을 미치는 병이니 이 약에 굉장한 힘이 있다는 뜻으로 풀이된다. 심지어 케타민이 자살 관념을 줄이거나 아예 없앤다는 사실을 증명한 연구도 있다. 하지만 너무 새로운 치료법이다 보니 FDA에서 조사만 조금 했을 뿐 아직 약으로 승인받지는 못했다. 또 최후의 수단으로 케타민 주사를 맞으려 해도 현금밖에 받지 않고 주사를 한 번 맞을 때마다 약 500달러를 지불해야 한다.

릭 도블린은 사이키델릭—특히 MDMA—을 2021년까지 합법적인 처방약으로 만들고 싶다고 했다. 무척 야심찬 목표이고 이 목표를 이루려면 거대한 장벽을 뛰어넘어야 할 것이다. 현재 DEA에서 모든 사이키델릭을 "의료 목적으로 사용이 불가하며 남용될 가능성이 크다"는 약으로 분류하고 있기 때문이다. 그럼에도 물밑에서 확실한 변화의 움직임이 감지되고 있다. 2016년 11월 FDA는 MAPS가 MDMA를 이용한 PTSD 심리치료의 3상 시험을 진행해도 좋다고 허락했다. 이렇듯 사이키델릭이 있는 한 귀퉁이에서 정신의학은 진정한 의미로 활기를 되찾고 있다. 별 쓸모도 없는 정신분석학 이론의 찌꺼기를 걷어내고 프로작의 물 빠진 푸른 하늘 아래를 벗어나 신비하고 강력한 약들이 있는 곳으로 나아가고 있다. 그곳에서 1960년대 저항문화의 분위기를 여전히 몰고 다니는 불법 약물을 아주 조심스럽게 부활시키는 중이다. 조심스럽지만, 조금은 기쁘다. 이 약들의 효과가 가히 대단하기 때문이다.

사이키델릭은 약의 작용 방식에 관해 정신의학에 완전히 새로운 모델을 제시하고 정신약리학을 바라보는 관점을 뒤엎는다. 현재 모델을 따르는 환자는 매일 하나 이상의 약을 먹는다. 가장 큰 수혜자인 제약회사는 환자의 고통을 이용해 수십 억 달러를 벌어들인다. 언제라도 SSRI 같은 항우울제가 아니라 사이키델릭을 광범위하게 사용하는 날이 온다면 돈을 긁어모으는 제약회사의 수는 크게 줄어들 것이다. 그 자리를 차지한 MAPS 같은 소규모 비영리회사는 수익성이 낮은 약을 환자에게 나눠줄 것이다. 규칙적으로 먹지 않아도 효과가 나타나기 때문이 아니다. 전부는 아니라도 일부 사이키델릭이 리튬처럼 자연에서 발생하는 물질이기 때문이다.

미래의 정신약리학은 순수하게 통찰 지향적 학문이 돼야 하고 모순적이지만 과거로 한 발 돌아가야 한다. 정신을 완전히 뒤집을 힘이 있는 강력한 약을 먹은 후 그 과정에서 깨달은 것들에 대해 10회 동안 이야기하는 치료를 받는다고 생각해보자. 컬럼비아대 종양학자이며 퓰리처상 수상자인 싯다르타 무케르지Siddhartha Mukherjee를 비롯한 많은 연구자는 항우울제와 대화요법을 결합했을 때 최상의 결과가 나온다는 데 주목했다. 이유가 명쾌하게 밝혀지지는 않았다. 무케르지는 이렇게 썼다. "세포를 키우라고 뇌와 '대화'하는 것은 불가능하다. 그러나 이야기를 하면 뇌의 의식 영역에서 세포의 죽음을 인식하는 방식이 바뀐다. 대화를 하면 다른 화학물질이 나와 신경세포가 성장하는 유사한 길을 열어줄 수도 있다." 하지만 이유가 어떻든 간에 이 치료법은 현재 우리의 치료 모델과 많이 다르다. 환자는 한 달에 한 번씩 의사를 찾아가고 처방전을 새로 받으면 진료는 모두 끝난다. 사이키델릭 치료에는 과거의 오점과 치욕이 남아 있지만, 정신약리학에 존엄성을 높일 기회를 준다. 의사와 환자는 환자의 마음을 깊은 곳까지 들여다보고, 의사의 역할은 안내자로 바뀐다. 단순히 처방전을 휘갈겨 쓰는 사람이 아니라 훨씬 많은 일을 하는 진정한 의료인이 되는 것이다.

그렇다면 미래의 정신과 의사는 주술사가 될 수 있고 반대로 주술사가 정신과 의사 역할을 맡아 사이키델릭 여정 도중과 이후에 상담을 해줄 수 있다. 《DSM》의 어려운 용어는 "환경과 마음가짐" 같은 표현으로 대체될 수도 있다. 지시에 따라 환자는 사랑하는 사람의 사진, 의미 있는 기념품을 가져온다. 심오한 사이키델릭 여행에 도움이 될 물건이라면 뭐든 좋다. 그렇다고 《DSM》이 사라진다거나 전통적인 항우울제의 명맥이 끊긴다고 생각하지는 않는다. 사라지지는 않지만, 유일한 방법이 아닌 치료 보조 도구가 될 것이다. 매달 검진을 받으러 가는 데 익숙한 환자뿐만 아니라 신성한 안내자로 다시 태어나야 할 정신약리학자도 엄청난 변화를 맞을 것이다. 그리고 대다수는 안내자 역할을 거부할 것이다. MAPS도 그런 이유로 치료사들에게 사이키델릭 치료 방법을 가르치고 있는 모양이다. 그러니 지금 당장 과거로 회귀해도 우리는 준비가 됐다고 할 수 있다.

나도 준비가 됐을 것이다. 아니, 이미 준비를 다 마쳤다. 처음에 MDMA를 얻어보려다 실패했던 나는 몇 달 전 사이키델릭 공부를 다시 하고 사이키델릭을 사용하는 치료사를 찾아갔다. 치료사는 내게 이름과 사무실 주소만 알려줬다. 번잡한 도시 한 귀퉁이에 있는 진료소는 계단을 한참 올라가야 나왔다. 전에 만났던 치료사의 진료소와 마찬가지로 마음을 차분하게 하는 색으로 벽을 칠하고 동양풍 장식을 많이 뒀다. 치렁치렁한 커튼도 여러 개 달려 있었다. 어떤 약을 먹고 있는지 나열하고 정신병원에 여러 번 입원한 적 있다는 이야기(30년 사이에는 한 번도 없던 일이지만)를 포함해 병력을 대강 설명했다. 이번에야말로 실로사이빈을 구할 생각이었지만, 치료사는 거절했다.

"효과가 없을 거예요." 치료사가 말했다. "지금 먹고 계시는 약이 효과를 차단할 겁니다."

하늘을 만지려면 선반에 가득한 약을 몸에서 다 빼내는 방법밖에 없었다. 지금 당장은 불가능한 일이었다. 제정신을 잃을지도 모를 위험을 감수하고 싶지는 않았다. 그러기에는 이걸 얻으려고 투자한 노력이 너무나 아까웠다. 하지만 케타민은 정신과 약을 끊지 않아도 사용할 수 있다. 보스턴 도심에 케타민 클리닉이 벌써 두 곳이나 생겼다고 하니 다음 목적지는 그곳이 될 수도 있겠다.

나는 무엇을 바라는 것일까? 누군가는 그렇게 물을 것이다. 말로 표현하기는 힘들다. 마음가짐과 환경을 제대로 준비하고 사이키델릭을 사용하면 우주를 알 수 있다고 한다. 시간에서 벗어나 거대한 우주를 느낄 수 있다고 한다. 모든 생명체와 깊이 연결되는 느낌이 든다고 한다. 사이키델릭을 사용한 사람은 의식을 초월한다. 완전히 새로운 의식을 얻고 감각은 유리 조각처럼 예리해진다. 나도 그런 경험을 해보고 싶다. 내 삶의 한계를 똑바로 보고 경계가 녹아내리는 것을 느끼고 싶다. 우주와 함께 회전하고 고동칠 정도로 강렬한 색깔들을 보고 싶다. 모든 색은 우리가 평소 알아차리지 못하는 본연의 색으로 빛난다. 내 상황을 생각하면 평생 이런 기회가 올 것 같지는 않다. 하지만 MAPS가 사이키델릭을 합법적인 처방약으로 만드는 목표에 점점 가까워지고 있다고 하니 나는 못해도 다른 많은 사람은 기회를 얻으리라. 누가 아는가? 우울증 진단을 받으면 가장 먼저 케타민이나 실로사이빈으로 치료를 받고 현재의 항우울제는 예비용으로만 사용하는 날이 올지? 이것이야말로 진정한 패러다임의 변화 아닐까.

1950~60년대 초까지는 많은 사람에게 "정신약리학의 황금기"였다. 그 시절 우리는 소라진의 탄생을 목격했다. 소라진은 고통에 찬 정신을 완전히 뒤집어 괴성과 악마를 죄다 바닥에 내던졌고 간호사는 기다리고 있다가 쓰레기를 재빨리 쓸어 갔다. 케이드가 리튬을 재발견하며 조증과 조울증 환자는 마침내 평온한 삶을 누릴 기회를 얻었다. 다음으로 나온 이미프라민과 MAOI는 그 시대에 나온 약 중에서 가장 의미 있는 발견이었다. 깊은 우울증의 족쇄를 끊을 약이 마침내 세상에 나온 것이다. 전 세계에서 3억 명이 앓고 있는 장애를 치료할 수 있었다. 1950년대는 새로운 발견으로 넘쳐나는 시기였다. 전부 뜻하지 않은 우연이었고 로켓 연료로 쓰이던 화학물질이 정신보강제로 용도가 바뀌는 경우도 있었다. 누가 감히 상상이나 했을까?

그러나 1950년대가 지나면서 발견에 가뭄이 왔다. 한 줄기 빛

같은 예외가 조현병 치료제인 클로자핀clozapine과 피터 크레이머가 미용 약cosmetic medicine이라 부른 SSRI다. SSRI는 과민한 사람의 뾰족한 성격을 둥글게 갈아줬다. 즉, 사람이 아니라 성격을 치료했다. 더 용감하게, 더 매력적이게, 더 끈기 있게, 더 친절하게 만들어주는 약이었다. 물론 SSRI의 역할은 그뿐만이 아니었다. 지금도 그렇겠지만, 당시 SSRI는 온갖 가벼운 질병에 펑펑 쓰였고 나 같은 사람들에게 평범한 삶, 정신병원 밖의 삶을 선물했다. 그러나 앞에서 봤듯이 삼환계 항우울제와 비교했을 때 불안장애와 우울증 치료제로 더 효과적이지 않았고 자살 충동도 유발했다. 하지만 그 사실을 모르는지 SSRI는 계속해서 쓰였고 아무도 SSRI의 장기적인 부작용에 관심이 없는 듯하다. 다시 말해 성배는 아직 발견되지 않았다.

하지만 사이키델릭이 남아 있다. 샤머니즘 색깔이 짙은 문화에서 오래전부터 신성한 약으로 사용된 사이키델릭은 우리가 내내 찾고 있던 평온한 마음에 더 가까이 데려다줄 것이다. 사이키델릭은 아주 강력해서 사랑이라는 감정을 만들어낼 수도 있다. MDMA는 자폐증 환자—뇌 안의 상자에 갇혀 사는 사람—가 정상 세계와 대화를 시작하게 돕는다. 아야와스카와 실로사이빈은 매우 효과적인 중독 치료제로 증명됐다. 약물을 남용하는 사람에게 자신의 행동이 가까운 사람들에게 어떤 영향을 끼치는지 똑바로 보여주기 때문이다. 참으로 모순적이게도 DEA에서 사악하고 위험하다고 지정한 약을 먹은 중독자가 아편으로 만든 조제약 헤로인, 펜타닐처럼 중독성이 심한 약을 끊고 있다. 헤로인과 펜타닐은 첫 단추부터 잘못 꿰었던 마약과의 전쟁에서 최대의 적이었다.

나는 정신약리학의 다음 황금기가 사이키델릭과 함께 찾아올 것이라 본다. 약은 발견이 아니라 재발견될 것이다. 더없이 순수하고 강력한 약은 우리가 현실이라 부르는 얇은 합판을 부수고 우리에게 잊지 못할 쇼를 보여줄 것이다. 사이키델릭은 현재 사용되는 약보다 더 강력한 힘으로 수많은 정신장애를 치료할 것이고, 이상하다고 생각하겠지만, 사이키델릭을 통해 우리는 정신분석학의 아버지와 다시 만날 것이다. 프로이트는 사람의 의식이 병을 치료할 수 있는 수단이라고 믿었다. 새롭지만 한편으로는 오래된 약인 사이키델릭은 우주의 구성원으로서 우리의 위치와 목적에 대한 근본적인 의식을 찾아준다. 홀치기염색으로 대표되는 히피 문화는 오래전에 사라졌지만, 그 시절의 약은 우리의 의식을 바로잡아 줄 것이다.

마침내 올바른 행동을 할 수 있게 된 우리는 그러기 위해 약에 취해야 할지도 모르겠다. 그렇지만 나는 우리가 초기의 치료제를 발견한 사람들까지 잊지는 않았으면 한다. 그 약들은 전혀 완벽하지 않았다. 이 책에서 소개한 약들에는 하나같이 결점이 있다. 하지만 어떤 식으로든 무수한 사람이 살 수 있게 도와줬다. 그것만으로 충분하지 않겠는가. 터무니없는 대가를 요구하고 가혹한 부작용을 안겼지만, 첫 번째 황금기는 사람들에게 정신과 인생을 돌려줬다. 오래도록 빛과 물을 즐길 수 있는 시간을 줬다. 날카로운 비명만 들렸던 휴식 시간이 고요해졌다. 순수하고 무한한 가능성이 보였다. 비록 잠시뿐이었을지라도.

감사의 말

우선 리틀브라운 출판사 담당 편집자 벤 조지Ben George에게 감사를 전합니다. 벤은 처음부터 끝까지 곁에서 지켜보며 저 스스로 이 책을 완성하게 도와줬습니다. 이후에는, 비유를 하자면 이 책의 모난 부분들을 오랫동안 힘겹게 직접 대패질해줬어요. 벤은 보는 눈이 있고 믿음이 강한 편집자입니다. 그래서인지 작품을 혼자 썼다기보다 같이 노력해서 만들어낸 기분이에요. 물론 책에 오류나 허점, 불편하거나 거슬리는 부분이 있다면 그건 전적으로 제 책임입니다.

이 책은 최고의 에이전트 도리언 카치마Dorian Karchmar가 없었다면 세상에 나오지도 못했을 겁니다. 5년 전 도리언은 실오라기처럼 가느다란 아이디어를 듣고 그 실오라기에서 부드러운 실타래를 한 뭉치 뽑아냈습니다. '기획서' 말이죠. 지금까지 책 여덟 권을 썼고 그중 일곱 권이 기획서를 바탕으로 했지만, 형체조차 없이 떠돌아다니던 조각들을 모아 계획과 구조를 갖춘 완전한 문서를 쓰도록 도와준 사람은 도리언이 처음이었어요. 참고 견디며 침착하고 단호하게 이끌어준 점에 깊이 감사합니다.

책의 초안을 읽고 제가 자신감을 잃었을 때도 계속할 수 있다고 응원한 애나 자페Anna Jaffe도 있죠. 앨버타 내시Alberta Nassi도 그렇고요. 제 아이들도 겉으로 드러나게 도와주지는 않았지만, 용기를 불어넣어 줬습니다. 아이들은 저라는 사람도 아름다운 생명을 적어도 둘은 낳을 수 있다는 것을 보여준 산증인이잖아요. 그 덕분에 이 원고에도 일말의 가능성이 있다고 생각했습니다. 물론 책이 사람은 아니죠. 그래도 좋은 책에는 심장도 있고 다리도 달렸습니다. 책은 고동치고 뛰어야 해요. 책이 정말로 맡은 바 역할을 다한다면 당신의 마음, 그러니까 독자의 마음에 어떤 힘을 발휘할 겁니다. 그래서 독자에게도 감사드립니다. 이 책을 당신의 손이나 태블릿에 담아줬다는 것만으로도 큰 영광이에요. 저도 성원에 보답할 수 있기를 바랍니다.

— 로렌 슬레이터

CHAPTER 1 소라진: 깨어나!

26 정신 건강 치료 정책의 급격한 변화: Taylor, "Caught in the Continuum," 218–30.

27 소라진 이전에 시행된 치료의 역사: Valenstein, *Great and Desperate Cures*, 15–20.

27 만프레드 사켈의 혼수치료: Healy, *The Creation of Psychopharmacology*, 52–53.

27 깊은 저혈당 혼수: Lehmann and Ban, "The History of the Psychopharmacology of Schizophrenia," 152.

28 메두나의 실험: 위의 책.

29 루치오 비니의 전기경련치료: Endler, "The Origins of Electroconvulsive Therapy(ECT)," 5–23.

30 발열을 이용한 레만의 치료: Muldoon, "From Psychiatrist-Researcher to Psychiatrist and Researcher," 222.

30 정신수술을 발명한 모니스: Healy, *The Creation of Psychopharmacology*, 40–41. 또한 Raz, *The Lobotomy Letters*, 5–7.

31 조종사가 된 의사와 거장 바이올리니스트: El-Hai, *The Lobotomist*, 196, 277.

31 얼음송곳을 사용한 최초의 뇌엽 절제술: Johnson, *American Lobotomy*, 24.

34 클로르프로마진의 화학구조: Healy, *The Creation of Psychopharmacology*,

80–81.

35 메틸렌블루의 알츠하이머병 예방 효과: Atamna and Kumar, "Protective Role of Methylene Blue in Alzheimer's Disease via Mitochondria and Cytochrome C Oxidase," 439–52.

35 개구리의 신경세포를 물들인 메틸렌블루: Healy, *The Creation of Psychopharmacology*, 44.

35 메틸렌블루를 이용한 신경통 치료: 위의 책.

35 메틸렌블루로 조증 환자를 치료한 피에르토 보도니: 위의 책.

35 클로르프로마진으로 변환된 메틸렌블루: 위의 책, 39.

36 "제약회사 입장에서는 효과가 있다 한들 한물간 약을 팔 이유가 없다": 위의 책, 45.

37 "치료법이나 이익 단체와 경쟁하고 있었다": 위의 책, 44-45.

38 페노티아진 핵의 항히스타민 효과: Swazey, *Chlorpromazine in Psychiatry*, 58.

38 1947년에 합성된 프로메타진: 위의 책, 77.

38 소라진의 전신인 프로메타진: 위의 책, 78.

39 시로코호의 침몰: Laborit, *L'esprit du grenier*, 103–53.

39 동면요법과 라보리의 프로메타진 사용: Swazey, *Chlorpromazine in Psychiatry*, 62.

40 라보리의 프로메타진 사용: Alemanno and Auricchio, "Sedation in Regional Anesthesia," 233.

40 "행복한 고요": Laborit in La Press Medicale (1950), 위의 책에서 인용, 79.

40 "긴장하고 불안해하는 지중해계": 위의 책.

41 수술 쇼크 묘사: 위의 책, 62.

42 쿠르부아지에와 샤르팡티에가 실험으로 발견한 것들: Healy, *The Creation of Psychopharmacology*, 82.

43 "완전히 다른 분자": 위의 책, 81.

45 피에르 쿠체가 말하는 소라진의 유용성: Swazey, *Chlorpromazine in*

Psychiatry, 96.

45 당시에 "항정신병약이라는 개념은": Healy, *The Creation of Psychopharmacology*, 84.

45 라보리의 "무기력 칵테일": 위의 책, 79.

45 군인의 전투용품에 포함된 소라진: 위의 책, 82.

46 "제품을 정신과에서도 사용할 수 있을 듯하다": Swazey, *Chlorpromazine in Psychiatry*, 106.

47 카르티가 이야기하는 소라진의 효과: 위의 책, 117-18.

48 자크의 치료: 위의 책, 119-20.

50 장 들레의 명성: Healy, *The Psychopharmacologists*, 1:2.

52 환자에게 실시된 관장 치료: Thullier, *Ten Years That Changed the Face of Mental Illness*, 5.

52 생탄 욕조에서 2도 화상을 입은 여성: 위의 책.

53 시그왈드와 부티에: Swazey, *Chlorpromazine in Psychiatry*, 126.

53 고브 부인: Owens, *A Guide to the Extrapyramidal Side Effects of Antipsychotic Drugs*, 7.

53 아몽의 결과: 위의 책, 112.

53 소라진에 대해 처음 알게 된 들레와 드니케: 위의 책, 7.

55 필리프 뷔르그의 사례: Healy, *The Creation of Psychopharmacology*, 91.

55 소라진을 투약한 긴장증 환자의 반응: Valenstein, *Blaming the Brain*, 25.

56 소라진 치료를 받은 이발사의 반응: Healy, *The Creation of Psychopharmacology*, 91.

56 정신과 의사에게 면도를 해주는 이발사: 위의 책, 93.

56 저글링 곡예사가 소라진 치료에 반응한 이야기: 위의 책, 91.

58 장 튈리에와 생선 장수의 대화: Healy, *The Psychopharmacologists*, 3:551.

58 일거리가 사라진 유리장이들: Healy, *The Antidepressant Era*, 63.

59 라보리가 제안한 이름은 라각틸: Swazey, *Chlorpromazine in Psychiatry*, 141.

59 론풀랑크의 문의에 대한 스미스 클라인 앤드 프렌치SK&F의 답변: Valenstein, *Blaming the Brain*, 160.

60 SK&F의 마케팅: 위의 책, 141.

60 소라진을 선뜻 받아들이지 않는 북미 치료 프로그램: Swazey, *Chlorpromazine in Psychiatry,* 196.

60 소라진에 대한 반발을 언급하는 헨리 브릴: 위의 책.

62 "제정신인 사람은 약을 쓰지 않았습니다": 위의 책, 196-97.

63 환자는 2년 동안 삶을 되찾을 것이다: Healy, *The Creation of Psychopharmacology*, 97.

64 "벽에서 라디에이터를 뜯어낸 환자도 있었다": Heinrichs, *In Search of Madness*, 151.

64 깨끗하며 신체적인 접근법: Swazey, *Chlorpromazine in Psychiatry*, 217.

65 "이보다 훌륭한 증거가 또 있을까": 위의 책, 201.

66 "데시벨이 전부는 아니었다": 위의 책.

67 SK&F 주식을 사기 위해 집을 저당 잡히다: Healy, *The Creation of Psychopharmacology*, 98.

67 1년 안에 쓰인 소라진 처방전: Starks and Braslow, "The Making of Contemporary American Psychiatry," 181.

68 정신병원 환자 수: Swazey, *Chlorpromazine in Psychiatry*, 222.

70 에이드의 환자를 "히스테리성"으로 치부하다: Healy, *The Creation of Psychopharmacology*, 110.

70 억압된 분노가 파킨슨병의 원인이라 보는 시각: 위의 책, 112-13.

71 이중구속 이론의 이름과 역사: Bateson 외, "Toward a Theory of Schizophrenia," 251–64.

72 조현병 환자에게 아세틸콜린을 주다: Shorter, *A History of Psychiatry*, 247.

73 화학작용 대 전기작용: Valenstein, *The War of the Soups and the Sparks*, 3.

73 인도사목에서 추출한 알칼로이드: Healy, *The Creation of Psychopharmacology*, 102.

73 보면이 개발한 형광분광광도계라는 기계: Harden and Lefant, "The AMINCO-Bowman Spectrophotofluorometer."

73 새 기계를 사용한 브로디: Healy, *The Creation of Psychopharmacology*, 106.

74 토끼가 기력과 관심을 잃다: Stossel, *My Age of Anxiety*, 174.

75 도파민을 발견한 아르비드 칼손: Yeragani, "Arvid Carlsson, and the Story of Dopamine," 87–88.

75 "조현병의 도파민 가설": Brisch, "The Role of Dopamine in Schizophrenia from a Neurobiological and Evolutionary Perspective," 47.

76 조현병 환자는 태어날 때 분만 트라우마를 훨씬 크게 겪는다: Geddes, "Schizophrenia and Complications of Pregnancy and Labor," 413–23.

76 조현병의 원인은 오류: Shorter, *A History of Psychiatry*, 270.

76 뉴런이 뒤죽박죽 엉켜 있었다: 위의 책, 268.

76 PET 스캔과 fMRI 기술: 위의 책, 269.

77 2011년, 비정형적 항정신병제가 처방됐다: Friedman, "A Call for Caution on Antipsychotic Drugs."

78 "치료사에게 정신을 조종당했다": Healy, *The Creation of Psychopharmacology*, 148.

79 소라진은 동물이나 쓰는 약으로 밀려났고: Estrada, "Clinical Uses of Chlorpromazine in Veterinary Medicine," 292–94.

79 "항정신병제란 말입니다": Alexander Vuckovic과의 인터뷰, 2015년 2월 19일.

81 우테나 히로시를 쫓아내다: Agar, *Science in the 20th Century and Beyond*, 243.

81 생탄 정신병원을 기습한 프랑스 학생들: 위의 책.

82 엉망이 된 장 들레의 사무실: Healy, *The Creation of Psychopharmacology*, 176–77.

83 환각제를 거미에게 투여했을 때: Siegel, *The Search for Unusual Substances*, 73.

CHAPTER 2 리튬: 돌에서 나온 소금

89 우주에서 발견된 리튬: Pidwirny, *Understanding Physical Geography*, 3.

89 이 원소는 공기와 접촉하면 원자화한다: Lowe, "I Don't Believe in God."

89 조제 보니파시우 지 안드라다 이 실바: Enghag, *Encyclopedia of the Elements*, 291.

89 우퇴에서 발견된 리튬: Johnson, *The History of Lithium Therapy*, 3.

89 리튬이 리티온이라 불리게 된 이유: 위의 책.

90 소변의 과도한 산성을 알칼리화하는 리튬의 능력: 위의 책, 8.

90 과도한 요산을 둘러싼 의사들의 믿음: Healy, *Mania*, 90.

91 수돗물 내 리튬 수치: Sugawar, "Lithium in Tap Water and Suicide Mortality in Japan," 6044–48.

91 일본의 수돗물 조사: Ohgami 외, "Lithium Levels in Drinking Water and Risk of Suicide," 464–65.

92 "저는 1917년에 태어났습니다": Johnson, *The History of Lithium Therapy*, 18.

92 약으로서의 리튬의 발견과 발달: 위의 책, 5-22.

93 리튬 스파의 인기: 위의 책, 18-19.

94 "병을 치료할 수 있을 만큼의 리튬을 섭취하려면": Valenstein, *Blaming the Brain*, 41.

95 리튬을 예방약으로 처음 사용한 랑게: Shorter, "The History of Lithium Therapy," 4–9.

95 존 올드의 치료: Johnson, *The History of Lithium Therapy*, 12.

96 코코넛그로브 화재 사건: Kowalski, *Attack of the Superbugs*. 또한 Levy, *The Antibiotic Paradox*, 1–4.

98 1940년대부터는 정제 리튬을 구할 수 없었다: Johnson, *The History of Lithium Therapy*, 31. 또한 Healy, Mania, 96.

99 전쟁포로로 붙잡혀 있었던 케이드: Johnson, *The History of Lithium*

Therapy, 32–34. 또한 de Moore and Ann Westmore, *Finding Sanity*, 그리고 Cade, "John Frederick Joseph Cade," 615–16. 수용소의 상태는 Roland Perry, *The Changi Brownlow*를 참고할 것.

100 케이드가 아이디어를 구상한 방법과 시기: Healy, *Mania*, 100; Johnson, *The History of Lithium Therapy*, 32–34.

100 "헛되이 보낸 세월을 애도하고": Johnson, *The History of Lithium Therapy*, 34.

101 케이드의 관찰력: David Healy, *The Psychopharmacologists*, 2:262.

102 "저는 몰랐습니다": Johnson, *The History of Lithium Therapy*, 35.

102 가족 냉장고에 소변 샘플을 보관한 케이드: 위의 책, 36.

102 "조증 환자의 소변이": Valenstein, *Blaming the Brain*, 44.

103 "지금까지 증명된 것은": Gershon, *Lithium*, 9.

103 많은 양을 주입한 케이드: Johnson, *The History of Lithium Therapy*, 36.

103 "동물들은 의식이 또렷했지만": 위의 책, 36.

103 직접 리튬을 시험해본 케이드: Cade, "John Frederick Joseph Cade."

112 "병이 자연 치유될 가능성이 매우 낮다": Cade, "Lithium Salts in the Treatment of Psychotic Excitement," 518–20.

113 "어떻게 진행할 것인가?": Johnson, *The History of Lithium Therapy*, 108.

113 "우리 집 냉장고": 위의 책, 37.

113 케이드는 환자 총 19명을 치료했다: Mitchell, "On the 50th Anniversary of John Cade's Discovery," 624.

114 "전형적인 조증 환자의 흥분 상태를 보였다": Cade, "Lithium Salts in the Treatment of Psychotic Excitement," 350.

114 "제일 성가신 환자라는 평판을 즐기고": Valenstein, *Blaming the Brain*, 44.

114 케이드의 "기대감이 만든 상상": 위의 책, 46.

114 "처음에는 정상적인 환경에서 몸을 자유롭게 움직일 수 있는 현실이 어색할 따름이었다": Healy, *Mania*, 102.

115 "재입원시켜야 했다": Johnson, *The History of Lithium Therapy*, 39.

115 "과학적 증거를 최초로 제시했다": Blackwell, *Bits and Pieces of a Psychiatrist's Life*, 218.

116 "E.A.는 46세 남성으로": Cade, "Lithium Salts in the Treatment of Psychotic Excitement," 2.

117 리튬의 도움을 받은 환자와 그러지 못한 환자: Johnson, *The History of Lithium Therapy*, 38.

117 리튬 결핍 효과에 대한 케이드의 가설: Cade, "Lithium Salts in the Treatment of Psychotic Excitement," 3.

117 영이 리튬염에 대해 발견한 사실: Johnson, *The History of Lithium Therapy*, 59.

118 W.B.는 "예전 모습으로 돌아가 있었다": Cade, "Lithium Salts in the Treatment of Psychotic Excitement," 349–52.

118 케이드가 기록한 W.B.의 피부 상태: Johnson, *The History of Lithium Therapy*, 40.

119 별 관심을 얻지 못한 논문: Healy, *Mania*, 105.

120 "발포성 구연산리튬 재고를 발견했다": Johnson, *The History of Lithium Therapy*, 58–59.

121 쇼우가 회상한 아버지: Healy, *The Psychopharmacologists*, 2:259.

121 쇼우는 선명히 기억했다: 위의 책.

121 케이드의 논문을 읽은 쇼우: 위의 책, *263*.

122 최초였던 쇼우의 연구: 위의 책.

122 케이드와 일치하는 연구 결과를 발표한 쇼우: Shorter, "The History of Lithium Therapy." 또한 Johnson, *The History of Lithium Therapy*, 68.

122 불꽃분광광도계의 사용법을 배우는 덴마크 연구자들: *Johnson, The History of Lithium Therapy*, 61.

123 환자 35명에 대한 논문 2개: 위의 책, 69.

123 조증과 우울증의 공통적인 기질: 위의 책, 70.

124 리튬을 계속 사용하기로 선택한 환자들에 대한 보스트루프의 의견: 위의 책, 71. 또한 Healy, *Mania*, 113.

124 보스트루프의 발견: Healy, *Mania*, 114.

125 제프리 P. 하티건은 환자 20명에게 리튬을 줬다: 위의 책.

125 7명 중 5명이 회복했다: Johnson, *The History of Lithium Therapy*, 72.

125 남편의 변화에 대한 아내의 발언: G. P. Hartigan, "Experience of Treatment with Lithium Salts," 위의 책에서 인용, 187.

126 "이후로도 건강하게 지내고 있고": 위의 책.

127 1961년 하티건에게 편지를 쓴 쇼우: 위의 책.; Johnson, *The History of Lithium Therapy*, 75.

127 "제 동생은 스무 살 때부터": Johnson, *The History of Lithium Therapy*, 75.

135 리튬으로 만든 대체 소금의 위험: 위의 책, 49.

136 대부분의 정신병원에는 19세기에 쓰다 남은 리튬이 대량 보관돼 있었다: 위의 책.

138 쇼우에 대한 셰퍼드와 블랙웰의 비판: Healy, *Mania*, 115–19.

138 느낌을 받았다: Healy, *The Psychopharmacologists*, 2:267.

138 "감사하다고 말했을 때, 내가 '신봉자'라는 걸 눈치챘던 듯했다": 위의 책.

139 쇼우와 보스트루프를 비판한 블랙웰과 셰퍼드: Johnson, *The History of Lithium Therapy*, 80.

139 "어떻게 … 임상 시험을 하란 말인가": 위의 책, 87.

140 "성품이 온화한 사람이다": Healy, *The Psychopharmacologists*, 2:249–50.

141 "비평 토론은 과학 발전의 거름이 되므로": 위의 책, 268.

141 쇼우의 경력 전체를 언급하며 반박한 블랙웰: Johnson, *The History of Lithium Therapy*, 85.

141 쇼우의 연구 계획과 실험: 위의 책, 88.

142 "돈벌이의 기회를 봤다": Healy, *The Psychopharmacologists*, 2:250.

144 FDA에 청원을 하기 시작한 미국의 임상의들: Johnson, *The History of Lithium Therapy*, 102.

144 미국에서 승인된 리튬: 위의 책.

151 "복합 화합물의 치료 효과": 위의 책, 67.

152 "단 한 번도 신경과학자들의 관심을 끈 적은 없었어요": Alexander Vuckovic과의 인터뷰, 2015년 5월 21일.

152 "허점을 여실히 보여주는 사례": Healy, *Mania*, 168.

152 효과적인 조증 치료제로서의 세미소듐 밸프로에이트: Goleman, "2 Drugs Get a New Use: Soothing Mania."

152 용도가 바뀐 무수한 항경련제: Healy, *Mania*, 168.

153 "기분안정제"라는 용어: 위의 책, 174.

153 가바펜틴은 13억 달러를 벌어들인다: 위의 책.

155 "리튬도 아주 효과적입니다": Alexander Vuckovic과의 인터뷰, 2015년 5월 21일.

CHAPTER 3 초기의 항우울제: 삼환 분자와 정신활력제

162 우울증이 유전이라는 증거: Neves-Pereira 외, "The Brain Derived Neurotrophic Factor Gene Confers Susceptibility to Bipolar Disorder," 651.

170 가이기 사무실에 대한 브로드허스트의 첫 인상: Broadhurst, "The Discovery of Imipramine from a Personal Viewpoint," 69.

171 "본질적으로 특별한 점은 없다": Healy, *The Creation of Psychopharmacology*, 37.

171 "개입하지 않아도 생명체를 만들 수 있다": 위의 책.

172 브로드허스트와 가이기 임원진은 새로운 발견을 알고 있었다: Broadhurst, "The Discovery of Imipramine from a Personal Viewpoint," 69.

172 "미투 약물"을 만들고 싶지는 않았던 브로드허스트: 위의 논문.

174 "집중 조명을 받은 약은 이미노디벤질이었다": 위의 논문, 71.

174 물질의 파생물을 만든 가이기의 유기화학자들: Kramer, *Ordinarily Well*, 5.

174 G22150으로 선택지를 좁힌 연구 팀: 위의 책, 72.

175 뮌스터링엔 환자들에게 G22150을 시험하는 데 동의한 쿤: Broadhurst, "The Discovery of Imipramine from a Personal Viewpoint," 69.

175 쿤이 생각하는 최선의 약물 테스트 방법은 임상 시험이 아니었다: Steinberg and Himmerich, "Roland Kuhn," 48–50.

176 G22150을 버린 가이기: Healy, *The Psychopharmacologists*, 2:72.

176 과학자들은 곧 새로운 연구 대상으로 G22355를 택했다: Broadhurst, "The Discovery of Imipramine from a Personal Viewpoint," 69.

176 "뮌스터링엔으로 가는 길" 그리고 G22355의 실험: 위의 책, 72-73.

179 "항우울제"라는 단어는 존재하지 않았다: Healy, *The Creation of Psychopharmacology*, 52.

179 "눈에 띄게 기분이 좋아질 것인가": 위의 책, 73.

179 "의심과 불신으로 가득했던 표정을 생생하게 기억한다": Broadhurst, "The Discovery of Imipramine from a Personal Viewpoint," 74.

179 쿤의 새로운 임상 시험: 위의 논문.

180 쿤의 환자 접근법: Kramer, *Ordinarily Well*, 30.

180 처음으로 변화를 보인 환자는 폴라 J. F.였다: Healy, *The Antidepressant Era*, 52.

180 "틀림없이 G22355는": Broadhurst, "The Discovery of Imipramine from a Personal Viewpoint," 74.

182 "절대 관심을 보이지 않을 사람": 위의 논문, 75.

182 "에이브러햄은 깜짝 놀랐다": 위의 논문.

183 쿤의 주장과 평판: 위의 논문, 50.

184 쿤의 심리치료 스타일: Healy, *The Antidepressant Era*, 49.

186 저활력 우울증을 앓는 사람들: Steinberg and Himmerich, "Roland Kuhn."

187 샘플을 간신히 손에 넣은 레만: Healy, *The Antidepressant Era*, 57.

188 가장 유용하다고 믿던 약: 위의 책, 52.

188 세계보건기구의 연구들: 위의 책, 59.

189 가이기의 G22355 연구에 대해 알고 있던 뵈링거: Kramer, *Ordinarily Well*, 8.

189 이미프라민이 된 G22355; 클라인과 MAOI: Healy, *The Antidepressant Era*, 54–69.

192 역시나 효과적인 항정신병제 레세르핀: Baumeister, Hawkins, and Uzelac, "The Myth of Reserpine-Induced Depression," 207–20.

193 레세르핀을 포기한 클라인: Healy, *Let Them Eat Prozac*, 1–40. 또한 Ramachandraih 외, "Antidepressants," 180–82.

193 레세르핀은 연구에 필수적인 도구가 됐다: Healy, *The Antidepressant Era*, 64.

193 사전에 이미프라민이나 MOI 치료를 받은 토끼: 위의 책, 66.

193 사전에 치료를 받은 토끼의 시냅스: Lebrand 외, "Transient Uptake and Storage of Serotonin in Developing Thalamic Neurons," 823–35.

194 3분의 2가 눈에 띄게 호전됐다: Healy, *The Antidepressant Era*, 64.

194 회사 임원진에 자신이 발견한 사실을 알린 클라인: 위의 책, 67.

194 <뉴욕타임스>에 연구 결과를 제보한 클라인: 위의 책.

194 1년 안에 40만 명이: Kreston, "The Psychic Energizer!"

194 클라인은 "정신활력제"라는 용어를 선호했다: Rapley, Moncrieff, and Dillon 편집, *De-Medicalizing Misery*, 179.

196 다른 연구에서 증명된 레세르핀: Ramachandraih 외, "Antidepressants," 180.

196 레세르핀 치료를 받고 더 활발해진 쥐들: Boulton 외, *Neurobiology of the Trace Amines*, 221.

197 우울한 사람들의 세로토닌 수치 차이: Valenstein, *Blaming the Brain*, 104.

198 삼환계 항우울제와 MAOI의 부작용: Healy, *The Antidepressant Era*, 116–17.

198 데이비드 포스터 월리스의 분투기: Max, *Every Love Story Is a Ghost Story*, 297–301. 또한 Max, "The Unfinished"; Lipsky, "The Lost Years and Last Days of David Foster Wallace"; 로스앤젤레스 카운티 검시관의 보고서,

2008년 9월 13일.

202 블랙웰에게 편지를 쓴 약사: Blackwell, "Adumbration," 201.

202 치즈를 먹은 블랙웰과 동료: 위의 논문, 208.

202 MAOI를 먹고 치즈에 거부 반응을 보이는 환자들: Blackwell, *Bits and Pieces of a Psychiatrist's Life*, 156.

202 블랙웰은 사망한 사례가 40건을 기록했다고 주장했다: Blackwell, "Adumbration."

203 영국의 탁월한 연구: Healy, *The Antidepressant Era*, 119.

207 약의 안정성을 둘러싼 논쟁: Whitaker, *Anatomy of an Epidemic*, 54.

CHAPTER 4 SSRI: 프로작의 탄생

213 우울증의 모노아민 가설: Delgado, "Depression," 7–11.

213 아르비드 칼손이 개선하기 전까지 시대를 풍미한 이론: Healy, *The Antidepressant Era*, 165–66.

214 젤미딘을 먹고 병이 난 일부 환자들: 미국 국립생물공학정보센터(National Center for Biotechnology Information), "Zimelidine."

214 세로토닌은 인체 어디에나 존재한다: DePoy and Gilson, *Human Behavior Theory and Applications*, 107.

214 프로작을 체중 감량제로 고려한 일라이 릴리: Healy, *Let Them Eat Prozac*, 31.

216 "많은 사람에게 고통을 주는 병은 우울증이다": Kline, "The Practical Management of Depression," 732–40.

218 세로토닌은 가장 오래된 신경전달물질이다: Azmitia, "Serotonin and Brain," 31–56.

219 3억 5,000만 달러에 달한 연간 매출액: Glenmullen, *Prozac Backlash*, 15.

219 장애수당을 받는 미국인의 수: Whitaker, *Anatomy of an Epidemic*, 6–7.

220 우울증 발병률은 1,000배로 뛰었다: Healy, *Let Them Eat Prozac*, 31.

223 스트레스 호르몬 코르티솔을 분비하는 아기 동물들: Feng 외, "Maternal Separation Produces Lasting Changes," 14312–17.

224 "왕에게 재산을 몰수당해": Solomon, *The Noonday Demon*, 386.

225 "인류의 가장 큰 수수께끼의 비밀": Belic, *Happy*.

226 딸이 태어난 후로 우울해진 볼로: 앤 볼로와의 인터뷰, 2014년 7월 7일.

229 "심리치료를 하는 정신과 의사는 멸종 위기에 있다": Carlat, *Unhinged*, 4–5.

229 "심리치료는 돈이 되지 않는다": 위의 책, 5.

229 일라이 릴리가 발표한 연구를 봐도: Kirsch, "Antidepressants and the Placebo Effect," 128–34.

229 제약회사는 단 두 가지 연구로: Glenmullen, *Prozac Backlash*, 287.

230 주요 항우울제 6종이 속임약을 능가하다: Greenberg, "Is It Prozac?"

230 항우울제와 속임약의 차이는 "미미"하고 "임상적으로 의미가 없다": 위의 논문.

230 FDA는 불과 6~8주의 임상 시험으로 프로작을 승인했다: Insel, "Antidepressants." 또한 Rossi, Barraco, and Donda, "Fluoxetine"; Buchman and Strous, "Side Effects of Long-Term Treatment with Fluoxetine," 55–57.

230 세로토닌 촉진제의 장기적인 부작용에 관한 연구는 많지 않다: Glenmullen, *Prozac Backlash*, 10.

231 "이 산업은 장기적인 위험을 찾을까 봐 걱정하고 있습니다": 위의 책, 105.

231 세로토닌 촉진제를 먹으라는 말을 들었던 볼로: 앤 볼로와의 인터뷰, 2015년 1월 25일.

231 정신 질환이 화학적 불균형과 연관성이 있다는 증거는 별로 없다: Kirsch, *The Emperor's New Drugs*, 5–6.

234 일라이 릴리의 프로작 사용설명서: 프로작 약상자에 삽입된 사용설명서, 일라이 릴리 앤드 컴퍼니, 인디애나폴리스, 2017.

234 60~75퍼센트가 성기능장애를 경험한다: Ferguson, "SSRI Antidepressant

Medications: Adverse Effects and Tolerability," 22.

235 세로토닌이 증가하며 도파민은 감소한다: Glenmullen, *Prozac Backlash*, 122.

235 프로작으로 인한 안면 및 신체 경련: 위의 책.

238 세로토닌 뉴런을 파괴한 리덕스: 위의 책, 95.

238 강박장애를 앓는 23세 남성에 관한 혼사리릭의 보고서: 위의 책, 102.

241 프로작을 먹으면 발기 상태를 유지하기 힘들어진다: Slater, "How Do You Cure a Sex Addict?" 또한 Montague, "Pharmacologic Management of Premature Ejaculation," 290.

241 지극히 평범한 삶: 위의 논문.

242 약에 대한 의존성으로 약해진다: Alonso 외, "Use of Antidepressants and the Risk of Parkinson's Disease," 671–74.

242 미국 여성의 통계: Pratt, Brody, and Gu, "Antidepressant Use in Persons Aged 12 and Over."

243 이 약들이 "감정의 둔화"를 일으킬 수 있다: Fisher and Thomson, "Lust, Romance, Attachment," 245.

243 "세로토닌 분비를 촉진하는 항우울제는": 위의 논문, 245-65.

244 여성들은 오르가슴을 더 많이 느낀다: Fink 외, "Facial Symmetry and Judgments of Attractiveness, Health and Personality," 491–99.

245 옥시토신과의 긴밀한 연관성: Breed and Moore, *Animal Behavior*, 3–4. 또한 Freudenheim, "The Drug Makers Are Listening to Prozac."

246 1993년 프로작 판매 수익은 10억 달러 이상: Breggin and Breggin, *Talking Back to Prozac*.

247 "자살을 하고 싶다는 생각이 강하고 격렬했다": Teicher, Glod, and Cole, "Emergence of Intense Suicidal Preoccupation during Fluoxetine Treatment," 207–10.

247 "죽음은 반가운 결말": 위의 논문.

247 바닥에 반복적으로 머리를 찧은 여성: 위의 논문.

247 약을 먹고 흥분했다: Glenmullen, *Prozac Backlash*, 146.

248 웨스베커와 프로작: 위의 책, 137.

248 웨스베커의 총기난사 사건: Ames, *Going Postal*, 7–8.

249 "좀비처럼, 기계처럼": Glenmullen, *Prozac Backlash*, 181.

249 웨스베커의 재판 이야기: 위의 책, 170–74. 또한 DeGrandpre, *The Cult of Pharmacology*, 35–38.

253 "우리 의사들은 이제": Lieberman, *Shrinks*, 310.

254 증거를 찾으려 애쓴 과학자들: Kirsch, *The Emperor's New Drugs*, 4–5.

254 행복한 집단이라고 해서: Whitaker, *Anatomy of an Epidemic*, 72–73.

255 "몇 주가 지나면": 위의 책, 81.

256 재발할 확률: 위의 책, 158, 169.

256 쥐의 뉴런이 "팽창"하고 "코르크스크루처럼 꼬여 있었다": 위의 책, 170. 또한 Kalia, "Injury and Strain-Dependent Dopaminergic Neuronal Degeneration," 92–105.

258 2013년 헬렌 메이버그의 발표: Mayberg 외, "Toward a Neuroimaging Treatment Selection Biomarker," 821–29. 또한 Friedman, "To Treat Depression, Drugs or Therapy?"

258 코르티솔에 장기간 노출되면: Bergland, "Cortisol."

258 우울증 "환자의 회백질 밀도가 크게 감소했다": Frodl 외, "Depression Related Variation in Brain Morphology over 3 Years," 1156–65.

259 항우울제에 신경영양성 효과가 있을 가능성: Sairanen 외, "Brain-Derived Neurotrophic Factor and Antidepressant Drugs," 1089–94.

261 거짓 기억 유도에 대한 엘리자베스 로프터스의 의견: Loftus and Pickrell, "The Formation of False Memories," 720–25.

261 진단 표류의 또 다른 원흉인 바리움: MacLaren and Lautieri, "Valium History and Statistics."

262 수전이라는 환자에 대한 잡지 《타임》 기사: Toufexis, "The Personality Pill."

263 프로작을 처방하는 정신과 의사들: Pettus, "Psychiatry by Prescription."

263 과학만능주의를 구분한다: Shorter, *A History of Psychiatry*, 324.

264 "약물 쾌락주의": Carlat, *Unhinged*, 104–5.

265 세로토닌 촉진제는 피험자를 더 활기차게 만든다: Sobo, "Psychotherapy Perspectives in Medication Management."

265 새끼 쥐가 울 때 나오는 초음파의 주파수를 낮춘다: 위의 논문.

266 프로작을 끊은 앤 볼로: 앤 볼로와의 인터뷰, 2016년 12월 18일.

267 "의사들이 지적으로 젊어지고 있다": Lieberman, *Shrinks*, 234.

267 "진정한 의미로 새롭게 등장한 정신과 약은 단 하나도 없다": Friedman, "A Dry Pipeline for Psychiatric Drugs."

274 머리가 어지럽다고 호소하는 환자들: Solomon, *The Noonday Demon*, 288.

274 우울증 치료제로 사용한 콜리플라워: 위의 책.

275 에페수스의 루푸스가 치료한 환자들: 위의 책, 305.

275 생식기를 성적으로 자극하는 치료 행위: 위의 책, 291.

275 우울증을 죄악으로 봤다: Asch, "Depression and Demonic Possession," 149.

275 루푸스의 "신성한 치료약": Solomon, *The Noonday Demon*, 290.

CHAPTER 5 플라세보: 춤추는 병

280 "속임약은 아주 특별한 약이다": Buckman and Sabbagh, Magic or Medicine? An Investigation of Healing and Healers, 246.

281 "침대에서 일어나지도 못하고 열이 올라 간신히 숨을 쉬고 있었다": Klopfer, "Psychological Variables in Human Cancer," 331.

282 엑스레이상으로 종양이 줄어들어 있었다: 위의 논문.

283 재발한 라이트 씨의 종양: 위의 논문, 333.

284 고대의 약은 대부분 속임약이었다: Shapiro and Shapiro, "The Placebo: Is It Much Ado about Nothing?" 12–36.

285 특히 인기 있는 속임약이었던 테리아카: 위의 논문, 13.

285 1970년대 엔도르핀이 발견됐다: Hughes 외, "Identification of Two Related Pentapeptides," 577–80.

286 대부분의 환자가 속임약을 받았다: Moerman, *Meaning, Medicine and the "Placebo Effect,"* 103–4, 125.

286 속임약의 작용 방식, 색의 상관관계: 위의 책, 104.

288 이미트랙스 대 플라세보: 위의 책, 52.

288 알츠하이머병 환자들: Trivers, *The Folly of Fools*, 73.

289 바리움이 사람에게 미치는 영향: Poole, *Rethink*, 214. 또한 Beth Israel Deaconess Medical Center, "Knowingly Taking Placebo Pills Eases Pain."

290 확실하게 속임약에 반응하는 성향이 없다: Moerman, *Meaning, Medicine and the "Placebo Effect,"* 33–34.

291 가짜 수술의 결과: 위의 책, 59.

291 67퍼센트가 주관적으로 상태가 나아졌다고 보고: 위의 책, 33-34.

291 자신이 95퍼센트는 다 나았다고 추측한 환자: 위의 책. 이후 치료에 관한 통계는 Moerman, "Explanatory Mechanisms for Placebo Effects," 86을 참고할 것.

292 "기계에는 환자를 혹하게 하는 매력이 있다": Alan G. Johnson, "Surgery as a Placebo," *The Lancet*, October 22, 1994, Moerman, *Meaning, Medicine and the "Placebo Effect,"* 64에 인용.

293 수술에 대한 믿음은 도파민 분비량을 늘린다: Marchant, "Parkinson's Patients Trained to Respond to Placebos."

294 속임약보다 더 강력한 약 만들기: Greenberg, "Is it Prozac?" 또한 Kirsch, *The Emperor's New Drugs*, 78.

296 미국의 심리치료: Moerman, *Meaning, Medicine and the "Placebo Effect,"* 89.

296 모든 심리치료가 효과적인 듯하다: 위의 책, 90.

296 심리치료를 받은 사람들: 위의 책, 90-92, 96-97.

297 학부생을 대상으로 한 펜네베이커의 실험: 위의 책, 96-97.

297 "인과관계를 나타내는 단어"를 사용하면 건강이 좋아진다: Wapner, "He Counts Your Words."

298 치료사의 경험과 치료 결과 사이의 상관관계가 0.01: Moerman, *Meaning, Medicine and the "Placebo Effect,"* 92.

298 숙련된 치료사와 다정한 비치료사를 다룬 연구: 위의 책, 93.

299 "온정적인 인간관계에서 비롯된 치유의 힘": Strupp and Hadley, "Specific vs. Nonspecific Factors in Psychotherapy," 1135.

300 가짜 항우울제 남용 사례: Stromberg, "What Is the Nocebo Effect?" 또한 Reeves 외, "Nocebo Effects with Antidepressant Clinical Drug Trial Placebos," 275–77.

301 부두 죽음 이야기: Cannon, "'VOODOO' Death," 1593.

302 연구자들은 노세보에 촉진 작용이 있다고 믿는다: Häuser, Hansen, and Enck, "Nocebo Phenomena in Medicine," 26.

303 신문에 자살 기사가 실리면: Goleman, "Pattern of Death." 또한 Gould, Jamieson, and Romer, "Media Contagion and Suicide among the Young," 1269–84.

303 교통사고가 보도되면: Harrington, *The Placebo Effect*, 65.

303 트로피아 부인과 스트라스부르의 무도병 이야기: Viegas, "'Dancing Plague' and Other Odd Afflictions Explained"; Sirois, "Perspectives on Epidemic Hysteria," 217–36.

305 환자에게 관심을 더 많이 쏟을수록: Kaptchuk 외, "Components of Placebo Effect," 999. 또한 Schattner, "The Placebo Debate."

315 이상한 혹을 발견한 캐럴 빈센트: 캐럴 빈센트와의 인터뷰, 2016년 4월 14일.

317 그는 약이 "정신의 창문을 열고": Brown and Reitman, "An Interview with Roland Griffiths." 또한 Khazan, "The Life-Changing Magic of Mushrooms."

317 약에 대한 그의 획기적인 연구: Griffiths 외, "Psilocybin Can Occasion Mystical-Type Experiences," 284–92.

317 주사를 부탁하는 헉슬리의 편지: Huxley, *This Timeless Moment*, 320.

318 캐스트의 통계 분석: Grof, *The Ultimate Journey*, 204–6.

318 암 환자 128명을 연구한 캐스트: 위의 책, 205.

318 80명을 대상으로 한 캐스트의 연구: 위의 책.

319 버섯을 싫어한 왓슨: Wasson, "Seeking the Magic Mushroom." 또한 Wasson and Wasson, *Mushrooms, Russia, and History,* 22.

319 왓슨이 들은 이야기: Wasson, "Seeking the Magic Mushroom."

320 "환호성을 지르며 감탄했다": 위의 논문.

322 "저는 구름의 사람이고 풀잎에 맺힌 이슬의 사람입니다": 위의 논문.

322 버섯을 신성시하는 사람들: 위의 논문.

322 "하나같이 멕시코의 특징을 보였다": Pollan, "The Trip Treatment."

323 마술버섯에 대해 알게 된 티머시 리어리: Parker, "Intelligent People Keep Growing and Changing," 12–19.

323 그로프가 묘사하는 "사이키델릭 치료": Grof, *The Ultimate Journey*, 207.

323 "모든 환자가 … 삶의 영역과 개인의 무의식을 초월했다": 위의 책.

324 "몸이 죽어서 사라진다는 두려움": 위의 책, 209-10.

324 "정신을 차리자 상쾌한 바람이 부는 세계로 이동해 있었다": 위의 책, 213-14.

326 발터 판케의 최후: 위의 책, 196-97, 215.

326 그로프가 사이키델릭 치료를 실시한 방법과 절차: 위의 책, 215-28.

328 매튜의 사례 연구: Grof and Halifax, *The Human Encounter with Death*, 66–68.

328 매튜의 사이키델릭 치료: Grof, *The Ultimate Journey*, 239–41.

330 제시의 사례 연구: Grof and Halifax, *The Human Encounter with Death*, 80–81.

330 제시의 사이키델릭 치료: Grof, *The Ultimate Journey*, 253.

331 "다시 태어난다는 가능성이 보이자": 위의 책.

331 "확실이 알려줄 답은 찾지 못했습니다": 찰스 그로브와의 인터뷰, 2012년 2월 3일.

332 "사이키델릭을 먹으면 … 느끼게 됩니다": 존 핼펀과의 인터뷰, 2012년 2월 8일.

332 판케의 성 금요일 실험: Roberts and Jesse, "Recollections of the Good Friday Experiment," 99–103.

332 8명은 신비한 경험을 했다고 말했다: Pollan, "The Trip Treatment."

332 실로사이빈이 많은 부분에서 비슷하다: 위의 논문.

333 방법론적 결함을 찾은 도블린: 위의 논문.

333 자신이 다음 메시아를 알리게 됐다고 생각한 학생: Doblin, "Pahnke's 'Good Friday Experiment,'" 1–25.

333 "화학적 신비"에 대한 비판: Grof, *The Ultimate Journey*, 222.

334 반론의 지적: 위의 책.

334 환각성 식물이 모든 종교의 근본이라는 의견: Miller, "Religion as a Product of Psychotropic Drug Use."

334 리어리의 교도소 실험: Metzner, "Reflections on the Concord Prison Experiment and the Follow-Up Study," 427–28. 또한 Leary 외, "A New Behavior Change Program Using Psilocybin," 61–72.

335 브라질의 아야와스카 실험: Romero, "In Brazil, Some Inmates Get Therapy with Hallucinogenic Tea."

336 마음가짐과 환경이 핵심: Smith, *The Huston Smith Reader*, 165.

337 "립 반 윙클이 된 기분이에요": 찰스 그룹과의 인터뷰, 2012년 3월 18일.

338 "정말 기대됩니다": 위의 인터뷰.

338 "존재에 관한 약"인 사일로시빈": 위의 인터뷰.

338 그룹이 상상하는 치료센터의 모습: 위의 인터뷰.

338 "왜 죽어가는 사람에게만 한정합니까": 릭 도블린과의 인터뷰, 2012년 3월 3일.

339 그리피스의 2006년 실로사이빈 연구: Griffiths 외, "Psilocybin Can Occasion Mystical-Type Experiences," 268.

340 14개월 후 추적 조사: 위의 논문.

340 그리피스의 연구와 성격 영역: 위의 논문.

341 "신비한 경험의 핵심 기능": Brown and Reitman, "An Interview with Roland Griffiths."

341 세계를 초월할 준비를 하는 피험자들: 찰스 그룹과의 인터뷰, 2012년 3월 18일.

341 너트와 동료들의 MRI 연구: David Nutt 외, "Neural Correlates of the Psychedelic State," 2138–43.

342 모든 환자가 우울증 증상이 많이 약해졌고 5명이 완치됐다: Cormier, "Magic -Mushroom Drug Lifts Depression in First Human Trial."

342 뉴욕대의 추가 연구: Pollan, "The Trip Treatment."

342 그룹이 실로사이빈 연구에서 발견한 것들: Grob, "Commentary on Harbor-UCLA Psilocybin Study," 28–29.

343 "의식이 살아 숨 쉬는 존재로서 모든 것에 스며든다는 직감": Brown and Reitman. "An Interview with Roland Griffiths."

347 실로사이빈의 역할을 탐구하는 그리피스: Griffiths 외, "Pilot Study of the 5-HT2AR Agonist Psilocybin in the Treatment of Tobacco Addiction," 983–92. 또한 Nelson, "Hallucino0gen in 'Magic Mushrooms' Helps Longtime Smokers Quit."

347 그리피스의 연구에 참가한 윌리엄의 경험: 롤런드 그리피스와의 인터뷰, 2015년 10월 10일.

348 "존재에 관한 궁극의 약": 찰스 그롭과의 인터뷰, 2012년 3월 18일.

348 사이키델릭을 합법화하겠다는 릭 도블린의 목표: 릭 도블린과의 인터뷰, 2017년 4월 8일.

349 실로사이빈의 유용성에 관한 도블린의 의견: 위의 인터뷰.

350 흑인 영가를 듣는 캐럴 빈센트: 캐럴 빈센트와의 인터뷰, 2016년 3월 3일.

CHAPTER ❼ MDMA(엑스터시): 부부를 위한 약

355 토머스와 켈리 슈지 부부의 문제: 토머스와 켈리 슈지와의 인터뷰, 2014년 11월 8일.

358 MDMA의 역사와 개발 과정: Freudenmann, Oxler, and Bernschneider-Reif, "The Origin of MDMA (Ecstasy) Revisited," 1241–45. 또한 Shulgin, "History of MDMA," 1–20, 특히 4–6, and Shulgin, "The Background and Chemistry of MDMA," 291–304, 특히 291, 297.

358 "티 없이 깨끗해진 기분이다"라고 느낀 슐긴: Shulgin and Shulgin, *Pihkal*, entry 109.

358 MDMA를 사용하는 치료사들: Stolaroff, *The Secret Chief Revealed*.

359 부부 상담에 효과적인 MDMA: Baggott 외, "Intimate Insight," 669–77.

360 리어리에 대한 도블린의 비판: 릭 도블린과의 인터뷰, 2015년 10월 11일.

360 사이키델릭을 사용한 미국인의 비율: Travis, "Rise in Hallucinogen Use."

361 사이키델릭의 사회적 낙인에 대해 이야기하는 도블린: 릭 도블린과의 인터뷰, 2016년 8월 24일.

361 사회불안이 있는 성인 자폐증 환자에 MDMA를 사용하는 것에 대한 찰스 그롭과 알리시아 댄포스의 의견: Danforth, "MDMA-Assisted Therapy: A New Treatment Model for Social Anxiety in Autistic Adults," 242.

362 응답자 91퍼센트가 유대감이 커졌다고 보고했다: 위의 논문.

362 1960년대 자폐아를 대상으로 한 LSD 실험: 위의 논문, 242-43.

362 말을 하지 못하는 긴장증 조현병 환자에게 LSD를 주다: 위의 논문.

363 "제대로 된 의학 연구"의 필요성: 존 핼펀과의 인터뷰, 2015년 5월 8일.

364 미토퍼의 PTSD 치료에 대한 MDMA 연구: Mithoefer 외, "Durability of Improvement in Posttraumatic Stress Disorder Symptoms."

365 미토퍼가 실시한 연구의 2상 단계: Mithoefer 외, "The Safety and Efficacy of {+/-}3,4-Methylenedioxymethamphetamine-Assisted Psychotherapy."

365 MDMA로 트라우마를 재구성할 수 있게 된 환자들: Young 외, "3,4-Methylenedioxymethamphetamine Facilitates Fear Extinction Learning."

366 MDMA의 도움을 받은 켈리 슈지: 토머스와 켈리 슈지와의 인터뷰, 2015년 1월 3일과 2016년 4월 15일.

367 MDMA가 옥시토신 수치를 증가시킨다: Dumont 외, "Increased Oxytocin Concentrations and Prosocial Feelings in Humans." 782–89.

367 MDMA가 들어가면 뇌에 옥시토신 "홍수"가 난다: 릭 도블린과의 인터뷰, 2016년 5월 11일.

367 프레리들쥐와 옥시토신: Insel and Hulihan, "A Gender-Specific Mechanism for Pair Bonding," 782–89.

368 보스턴과 텍사스에서 만들어진 MDMA: Passie and Benzenhöfer, "The History of MDMA as an Underground Drug in the United States," 67–75. 또한 Eisner, Ecstasy, 6, 14–15.

370 MDMA에 대한 걱정이 커지는 텍사스 상원의원: Associated Press, "U.S. Will Ban 'Ecstasy.'" 또한 Beck and Rosenbaum, *Pursuit of Ecstasy*, 18–20.

370 쥐에 신경독증을 일으킨 MDMA: Ricaurte 외, "(±)3,4-Methylenedioxymethamphetamine ('Ecstasy')-Induced Serotonin Neurotoxicity," 5–10.

370 "예상했던 결과입니다": 릭 도블린과의 인터뷰, 2013년 10월 14일.

370 리카우르테의 연구에 도전한 도블린: 위의 인터뷰.

371 도블린의 승소: 위의 인터뷰.

371 "저는 목표가 아니라": 릭 도블린과의 인터뷰, 2013년 11월 5일.

372 도블린과 DEA의 싸움: 위의 인터뷰.

372 MDMA로 영장류가 죽었다고 주장하는 리카우르테: Ricaurte 외, "Severe Dopaminergic Neurotoxicity in Primates."

372 "곧바로 탈락됐죠": 릭 도블린과의 인터뷰, 2013년 11월 5일.

372 "우리는 MDMA를 안전하게 사용하는 사람을 수천 명은 봤어요": 줄리 홀랜드와의 인터뷰, 2013년 11월 6일.

372 "정신의학의 위기를 초래한 원인은 절대 MDMA가 아닙니다": 위의 인터뷰.

373 리카우르테의 철회 성명: Ricaurte 외, "Letters: Retraction," 1479. 또한 John, "RTI Denies It Made Mistake."

373 "리카우르테 연구는 MDMA에 완전히 오명과 허위 정보를 뒤집어씌웠습니다": 릭 도블린과의 인터뷰, 2016년 3월 10일.

374 PTSD 치료제로서 MDMA의 효과: Mithoefer 외, "The Safety and Efficacy of {+/-}3,4-Methylenedioxymethamphetamine-Assisted Psychotherapy."

374 MDMA는 PTSD 치료 외에 다양하게 활용된다: 릭 도블린과의 인터뷰, 2013년 10월 12일.

375 퍼듀대학교에서 보관 중인 MDMA: 위의 인터뷰.

376 부부 상담에 MDMA 사용을 반대하는 도블린: 위의 인터뷰.

376 결혼은 질병으로 볼 수 없다: 위의 인터뷰.

376 "제 인생 목표예요": 위의 인터뷰.

CHAPTER 8 PKM제타/ZIP (기억이 좋아지는 약): 순백의 정신

383 2배로 증가한 인구: Ortman and Velkoff, "An Aging Nation."

385 사건을 회상할 때마다 두려움의 회로망이 재가동한다: Brunet 외, "Trauma Reactivation under the Influence of Propranolol," 547–50.

385 프로프라놀롤은 아드레날린을 억제한다: Brunet 외, "Effect of Post-Retrieval Propranolol on Psychophysiologic Responding," 503–6.

386 트라우마 기억을 약화하는 베타차단제: 위의 논문.

386 토드 색터의 단백질 키나아제 C 연구: 토드 색터와의 인터뷰, 2014년 2월 12일.

386 아버지의 영향을 받은 색터: 위의 인터뷰.

387 회상에서 피암시성을 발견한 로프터스: Loftus and Pickrell, "The Formation of False Memories," 720–25.

387 펠프스와 허스트의 섬광기억 연구: Hirst 외, "Long-Term Memory for the Terrorist Attack of September 11," 161–76. 또한 Hirst 외, "A Ten-Year Follow-Up of a Study of Memory for the Attack of September 11, 2001," 604–23.

388 이야기를 반복하는 과정에서 이야기가 오염된다: Loftus, "Our Changeable Memories," 231–34.

388 머릿속에서 추의 위치가 바뀌면 신경세포망이 변화한다: Buchanan, "Retrieval of Emotional Memories," 761–79. 또한 Lehrer, "The Forgetting Pill Erases Painful Memories Forever."

389 PKM제타는 뇌에 항상 존재한다: 토드 색터와의 인터뷰, 2015년 5월 30일.

389 제리 인의 초파리 실험: Solomon, *The Quest for Human Longevity*, 130.

390 PKM제타와 중독: 토드 색터와의 인터뷰, 2014년 2월 12일.

390 PKM제타를 양치기 개에 비유한 색터: Humphrey, "Todd Sacktor's Search for the Memory Enzyme."

390 쥐의 기억은 흐려지지 않았다: Volk 외, "PKM-ζ Is Not Required for Hippocampal Synaptic Plasticity," 420–23.

391 기억의 백업 시스템: 위의 논문.

391 "쥐의 PKM제타 유전자를 제거할 경우": 토드 색터의 이메일, 2015년 5월 31일.

391 그는 학교를 싫어했다고 한다: 토드 색터와의 인터뷰, 2015년 5월 30일.

392 쥐의 뇌에서 기억을 지우는 ZIP: Callaway, "Long-Term Memory Gets Wiped."

392 ZIP가 쥐의 뇌를 손상시키지는 않는다: Sacktor, "Memory Maintenance by KMζ."

393 만성 통증과 기억의 관계: Choi 외, "Sudden Amnesia Resulting in Pain Relief," 206–10.

393 "ZIP를 주입해 그 영역의 시냅스를 '재설정'할 수 있다": Sacktor, "Erasing Your Memories."

395 "어쩐지 신뢰가 가지 않는다": Elie Wiesel, "Never Forget," *New York Daily News* 논평, April 11, 2009.

395 "미래에 대한 상상을 좌우한다고": Schacter 외, "Remembering the Past to Imagine the Future," 657.

395 색터의 인터뷰를 본 독자들의 댓글: Sacktor, "Erasing Your Memories."

399 2050년까지 미국인 1,600명 이상이 치매로 고생하게 된다: Scommegna, "Dementia Cases Expected to Triple by 2050."

399 뇌가 분자를 더 많이 생산해낸다면: 토드 색터와의 인터뷰, 2015년 5월 30일.

400 "[알츠하이머병] 치료제는 또 없다": Smith, "A Stimulating Finding in Mild Alzheimer's."

400 한 비만 남성을 계기로 기억장애에 DBS를 사용하는 아이디어가 나오다: Hamani 외, "Memory Enhancement Induced by Hypothalamic/Fornix Deep Brain Stimulation," 119–23. 또한 Fisher, "Psychiatrists Embrace Deep-Brain Stimulation."

400 알츠하이머병 환자에게 전극 이식: Lozano 외, "A Phase II Study of Fornix Deep Brain Stimulation," 777–81.

CHAPTER 9 뇌심부자극술: 리모컨을 쥔 사람은 누구?

405 마리오 델라 그로타의 사례: 마리오 델라 그로타와의 인터뷰, 2003년 6월 ~2004년 9월.

407 1861년 위치화 이론을 확인한 피에르 폴 브로카: Konnikova, "The Man Who Couldn't Speak."

407 적당한 전두엽 절제술 환자를 물색하는 모니스: Gross and Schäfer, "Egas Moniz (1874–1955) and the 'Invention' of Modern Psychosurgery," E8.

407 1950년대 말까지 수술을 받은 사람이 2만 명을 넘었을: Govan, "Lobotomy."

408 인간에게 전극을 이식한 히스: Hamblin, "Deep Brain Stimulation for the Soul."

408 전극의 위치에 따라 달라지는 분노, 공포, 쾌락의 감정: Slater, "Who Holds the Clicker?"

408 히스의 동성애자 치료: Heath, "Pleasure and Brain Activity in Man," 6–9. 또한 Horgan, "What Are Science's Ugliest Experiments?"

409 생각과 감정에 대한 사람들의 믿음: Sweeney, "Brain."

409 이식술을 받은 황소를 자극한 호세 델가도의 이야기: Osmundsen, "'Matador' with a Radio Stops Wired Bull."

409 루이스 졸리언 웨스트, 바카빌교도소, CIA: Martin and Caul, "Mind Control." 또한 Chavkin, *The Mind Readers*, 13–15, 60–63, 96–109.

410 1987년 이식술의 부활: Benabid 외, "Combined (Thalamotomy and Stimulation) Stereotactic Surgery of the VIM Thalamic Nucleus for Bilateral Parkinson Disease," 344–46.

411 전 세계적으로 15만 명이 운동장애로 이식 수술을 받았다: 헬렌 메이버그의 이메일, 2017년 6월 13일.

411 "많은 약이 그렇게 출발합니다": 제프 아를과의 인터뷰, 2005년 1월 21일.

411 "소원이 없겠다고 생각했어요": 헬렌 메이버그와의 인터뷰, 2005년 1월 5일.

412 "외과 수술 없이 병을 치료할 수 있다면": 해럴드 색하임과의 인터뷰, 2005년 2월 7일.

412 "줄곧 성배를 찾아다녔습니다": 윌리엄 버크와의 인터뷰, 2003년 6월 17일.

412 14주 후 증상이 완화된 비율은 31퍼센트: Insel, "Antidepressants."

412 우울증이 나았다는 65퍼센트 중: 존 핼펀과의 인터뷰, 2016년 8월 19일.

412 10~20퍼센트는 아무 효과를 보지 못한다: 위의 인터뷰.

414 이식술을 진행할 뇌 영역을 선택하는 의사들: 벤 그린버그와의 인터뷰,

2005년 3월 13일.

414 "전각을 선택한 건": 돈 말론과의 인터뷰, 2005년 3월 14일.

415 그린버그와 동료들은 최소 25퍼센트 떨어지는 모습을 봤다: Orenstein, "Deep Brain Stimulation Helps Severe OCD."

415 "현실적으로 선별 기준에 맞는 환자가": 위의 논문.

415 25번 영역의 활동이 줄어들다: Mayberg 외, "Deep Brain Stimulation for Treatment-Resistant Depression," 651–60.

415 "빠른 효과"를 느꼈다는 메이버그의 환자들: 위의 논문.

416 추적 연구의 결과: 위의 논문.

416 메이버그의 25번 영역에 대한 연구 범위가 넓어지다: Wrobel, "Flipping the Switch."

418 네덜란드 환자의 DBS: Fisher, "Psychiatrists Embrace Deep-Brain Stimulation."

419 전 세계에서 500명 이상이: 헬렌 메이버그와의 인터뷰, 2017년 5월 21일.

420 "사람들이 배에서 추락하는데": Egan, "Adverse Effects."

422 매년 수십억 달러를 소비하는 미국인들: Holtzheimer and Mayberg, "Deep Brain Stimulation for Treatment-Resistant Depression," 1437–44.

423 약을 파는 영업사원: Neighmond, "That Prescription Might Not Have Been Tested for Your Ailment."

423 프리먼의 공장식 뇌엽 절제술: Valenstein, *Great and Desperate Cures*, 268.

423 "정신수술이 나를 낫게 했다": H. A. Dannecker, "Psychosurgery Cured Me," Coronet, October 1942, De Young, Madness, 225–26에 인용.

423 정신외과 수술을 받은 환자는 모니스의 말을 빌려 "생명의 빛"을 잃었다: Johnson, "A Dark History," 367.

424 "과거의 잘못을 반복하고 싶지는 않습니다": Personal interview with Ben Greenberg, March 3, 2005.

425 "DBS는 즉각 작용한다는 것이 특징입니다": 스티븐 라스무센과의 인터뷰, 2005년 3월 4일.

426 "그것도 조금 위험하죠": 벤 그린버그와의 인터뷰, 2005년 3월 3일.

426 "경조증으로 만들고 싶지는 않습니다": 돈 말론과의 인터뷰, 2005년 3월 4일.

427 코스그로브의 답변: "의사입니다.": Cosgrove, "Session 6: Neuroscience, Brain, and Behavior V: Deep Brain Stimulation."

429 "가장 적합한 자극 지표도 모릅니다": 위의 논문.

429 "실력 좋은 신경외과 의사라면 누구나라도 당장 쉽게 할 수 있습니다": 위의 논문.

430 코스그로브의 환자 묘사: Slater, "Who Holds the Clicker?"

430 최초의 삽입형 심장박동기: Cooley, "In Memoriam: Tribute to Åke Senning," 234–35.

에필로그: 우리는 어디로 가고 있는가

433 도파민을 줄이는 약: Steeds, Carhart-Harris, and Stone, "Drug Models of Schizophrenia," 43–58.

433 높은 도파민 수치와 상관관계를 찾지 못했다: Whitaker, *Anatomy of an Epidemic*, 75.

433 일부 우울증 환자는 세로토닌이 많다: 위의 책, 71.

434 뇌의 특이성을 보여주는 펜필드의 다양한 증거: Kumar and Yeragani, "Penfield," 277. 또한 Penfield and Boldrey, "Somatic Motor and Sensory Representation in the Cerebral Cortex of Man as Studied by Electrical Stimulation," 389, 그리고 Penfield and Gage, "Cerebral Localization of Epileptic Manifestations," 709.

434 정신과 의사가 의대에 갈 필요가 있냐는 대니얼 칼랫의 질문: Carlat, *Unhinged*, 63.

435 모노아민 가설의 지지자: Delgado, "Depression," 7–11.

436 "우수하고 확실한 과학을 바탕으로": Spiegel, "The Dictionary of

Disorder."

437 로젠한의 실험: Rosenhan, "On Being Sane in Insane Places," 250–58.

439 "멜랑콜리아가 성배는 아닐지라도": Greenberg, "Does Psychiatry Need Science?"

439 DST 사용을 거부한 《DSM-5》: 위의 논문.

440 "가장 큰 장애물은": 위의 논문.

440 신약은 하나도 나오지 않았다: Friedman, "A Dry Pipeline for Psychiatric Drugs."

440 프로작은 선풍적인 인기를 얻었지만: Hockenbury and Hockenbury, *Discovering Psychology*, 612.

441 많은 자폐증 환자의 경험: Danforth 외, "MDMA-Assisted Therapy," 237–49.

442 MDMA가 두루 활용되기를 바라는 댄포스: Danforth, "Findings from a Collective Case Study."

444 약에 신경영양성이 있다는 이론: Ibla 외, "Prolonged Exposure to Ketamine," 11.

445 증명하는 연구: Diazgranados 외, "Rapid Resolution of Suicidal Ideation," 1605–11.

449 전 세계에서 3억 명이 우울증을 앓고 있다: World Health Organization, "Depression"; Martin, "Working through Depression."

450 아야와스카와 실로사이빈은 매우 효과적인 중독 치료제로 증명됐다: Thomas 외, "Ayahuasca-Assisted Therapy for Addiction," 6. 또한 Nelson, "Hallucinogen in 'Magic Mushrooms' Helps Longtime Smokers Quit."

참고 문헌

Adam, David. "Truth about Ecstasy's Unlikely Trip from Lab to Dance Floor." *The Guardian*, 2006. Web.

Agar, Jon. *Science in the 20th Century and Beyond*. Malden, Mass.: Polity Press, 2012.

Alemanno, Fernando, and Auricchio, Ferdinando. "Sedation in Regional Anesthesia," in *Anesthesia of the Upper Limb: A State of the Art Guide*, eds. Fernando Alemanno, Mario Bosco, and Aldo Barbati. New York: Springer, 2014.

Alexander, Bruce. *The Globalization of Addiction*. New York: Oxford University Press, 2010.

———. *Peaceful Measures: Canada's Way Out of the "War on Drugs."* Toronto: University of Toronto Press, 1990.

Alonso, Alvaro, et al. "Use of Antidepressants and the Risk of Parkinson's Disease: A Prospective Study." *Journal of Neurology, Neurosurgery, and Psychiatry* 80, no. 6 (2009): 671–74.

American Psychiatric Association. *Diagnostic and Statistical Manual of Mental Disorders. 5th ed. (DSM-V)*. Arlington, Va.: American Psychiatric Association Press, 2013.

Ames, Mark. *Going Postal: Rage, Murder, and Rebellion from Reagan's Workplaces to Clinton's Columbine and Beyond*. New York: Soft Skull Press, 2005.

Andrews, Evan. "What Was the Dancing Plague of 1518?" History.com, September 14, 2015. Web.

Angell, Marcia. *The Truth about the Drug Companies: How They Deceive Us and What to Do about It*, (한국어판: 마르시아 안젤, 《제약회사들은 어떻게 우리 주머니를 털었나》, 강병철 옮김, 청년의사, 2007.)

Asch, S. S. "Depression and Demonic Possession: The Analyst as an Exorcist." *Hillside Journal of Clinical Psychiatry* 7, no. 2 (1985): 149.

Associated Press. "U.S. will Ban 'Ecstasy,' a Hallucinogenic Drug." *New York Times*, June 1, 1985.

Atamna, H., and Kumar, R. "Protective Role of Methylene Blue in Alzheimer's Disease via Mitochondria and Cytochrome C Oxidase." *Journal of Alzheimer's Disease* 20, no. 2 (2010): 439–52.

Austin, Paul. *A Quick Guide to Microdosing Psychedelics: Everything You Want to Know about This Cutting-Edge Method of Psychedelic Use*. Seattle: Amazon Digital Services, 2016.

Ayd, Frank. *Discoveries in Biological Psychiatry*. Ayd Medical Communications, 1984.

Azmitia, Efrain C. "Serotonin and Brain: Evolution, Neuroplasticity, and Homeostasis." *International Review of Neurobiology* 77 (2006): 31–56.

Baggott, Matthew J., et al. "Intimate Insight: MDMA Changes How People Talk about Significant Others." *Journal of Psychopharmacology* 29 (April 2015): 669–77.

Bateson, Gregory, Don D. Jackson, Jay Haley, and John Weakland. "Toward a Theory of Schizophrenia." *Systems Research and Behavioral Science* 1, no. 4 (1956): 251–64.

Baumeister, A. A., M. F. Hawkins, and S. M. Uzelac. "The Myth of Reserpine-Induced Depression: Role in the Historical Development of the Monoamine Hypothesis." *Journal of the History of the Neurosciences* 12, no. 2 (2003): 207–20.

Baumeister, Alan. "The Tulane Electrical Brain Stimulation Program: A Historical Case Study in Medical Ethics." *Journal of the History of the Neurosciences* 9, no. 3 (2000): 262–78.

Beck, Jerome, and Marsha Rosenbaum. *Pursuit of Ecstasy: The MDMA Experience.* Albany, N.Y.: SUNY Press, 1994.

Belic, Roko, dir. *Happy*. Wadi Rum Productions, 2011.

Benabid, A. L., et al. "Combined (Thalamotomy and Stimulation) Stereotactic Surgery of the VIM Thalamic Nucleus for Bilateral Parkinson Disease." *Applied Neurophysiology* 50, nos. 1–6 (1987): 344–46.

Benedictus, Leo. "End of the Affair." *The Guardian*, 2004. Web.

Bergland, Christopher. "Cortisol: Why 'the Stress Hormone' Is Public Enemy No. 1." *The Athlete's Way* (blog), *Psychology Today*, January 22, 2013. Web.

Beth Israel Deaconess Medical Center. "Knowingly Taking Placebo Pills Eases Pain, Study Finds." *ScienceDaily*, October 14, 2016. Web.

Blackwell, Barry. "Adumbration: A History Lesson." International Network for the History of Neuropsychopharmacology, 2014. Web.

———. *Bits and Pieces of a Psychiatrist's Life*. Bloomington, Ind.: Xlibris, 2012.

Boodman, Sandra G. "Running Out of Wonder Drugs." *Washington Post*, March 16, 1993.

Boulton, Alan A., Glen B. Baker, William G. Dewhurst, and Merton Sandler, eds. *Neurobiology of the Trace Amines: Analytical, Physiological, Pharmacological, Behavioral, and Clinical Aspects*. New York: Springer Science and Business Media, 2013.

Breed, Michael D., and Janice Moore. *Animal Behavior*. Cambridge, Mass.: Academic Press, 2015.

Breggin, Peter, and Ginger Ross Breggin. *Talking Back to Prozac: What*

Doctors Won't Tell You about Prozac and the Newer Antidepressants. New York: Open Road Media, 2014 (paperback and e-book).

Brisch, Ralf. "The Role of Dopamine in Schizophrenia from a Neurobiological and Evolutionary Perspective: Old Fashioned, but Still in Vogue." *Front Psychiatry* 5 (2014): 47.

Broadhurst, Alan D. "The Discovery of Imipramine from a Personal Viewpoint." In *The Rise of Psychopharmacology and the Story of CINP*, edited by T. A. Ban, D. Healy, and E. Shorter, 69–73. Budapest: Animula Press, 1998.

Brown, David Jay, and Louise Reitman. "An Interview with Roland Griffiths, Ph.D." *MAPS Bulletin* 20, no. 1, 22–25.

Brunet, A., et al. "Effect of Post-Retrieval Propranolol on Psychophysiologic Responding during Subsequent Script-Driven Traumatic Imagery in Post-Traumatic Stress Disorder." *Journal of Psychiatric Research* 42, no. 6 (2008): 503–6.

Brunet, Alain, Ph.D., Joaqin Poundja, B.Sc., Jacques Tremblay, M.D., Éric Bui, M.D., Émilie Thomas, B.Sc., Scott P. Orr, Ph.D., Abdelmadjid Azzoug, B.Sc., Philippe Birmes, M.D., Ph.D., and Roger K. Pitman, M.D. "Trauma Reactivation under the Influence of Propranolol Decreases Posttraumatic Stress Symptoms and Disorder: 3 Open-Label Trials." *Journal of Clinical Psychopharmacology* 31, no. 4 (2011): 547–50.

Buchanan, Tony W. "Retrieval of Emotional Memories." *Psychological Bulletin* 133, no. 5 (2007): 761–79.

Buchman, Nili, and Rael D. Strous. "Side Effects of Long-Term Treatment with Fluoxetine." *Clinical Neuropharmacology* 25, no. 1 (January 2002): 55–57.

Buckman, Robert, and Sabbagh, Karl. *Magic or Medicine? An Investigation of Healing and Healers*. Toronto: Key Porter, 1993.

Cade, Jack F. "John Frederick Joseph Cade: Family Memories on the Occasion of the 50th Anniversary of His Discovery of the Use of Lithium in Mania." *Australian and New Zealand Journal of Psychiatry* 33, no. 5 (1999): 615–16.

Cade, John F. "Lithium Salts in the Treatment of Psychotic Excitement." *Bulletin of the World Health Organization* 78, no. 4 (2000): 518–20.

Callaway, Ewen. "Long-Term Memory Gets Wiped." *Nature*, August 16, 2007. Web.

Cannon, Walter Bradford. " 'VOODOO' Death." *American Journal of Public Health* 92, no. 10 (October 2002): 1593–96.

Carlat, Daniel. *Unhinged: The Trouble with Psychiatry—A Doctor's Revelations about a Profession in Crisis*. New York: Free Press, 2010.

Chavkin, Samuel. *The Mind Readers: Psychosurgery and Mind Control*. Boston, Mass: Houghton Mifflin, 1978.

Choi, D. S., et al. "Sudden Amnesia Resulting in Pain Relief: The Relationship between Memory and Pain." *Pain* 132, nos. 1–2 (November 2007): 206–10.

Cooley, Denton A., M.D. "In Memoriam: Tribute to Åke Senning, Pioneering Cardiovascular Surgeon." *Texas Heart Institute Journal* 27, no. 3 (2000): 234–35.

Cormier, Zoe. "Magic-Mushroom Drug Lifts Depression in First Human Trial." *Nature*, May 17, 2016. Web.

Cosgrove, G. Rees, M.D. "Session 6: Neuroscience, Brain, and Behavior V: Deep Brain Stimulation." President's Council on Bioethics, June 25, 2004. Transcript.

Danforth, Alicia. "Findings from a Collective Case Study on the MDMA/ Ecstacy Experiences of Adults on the Autism Spectrum." Lecture. Psychedelic Science 2013, Institute of Transpersonal Psychology, Oakland, Calif., April 20, 2013.

Danforth, Alicia, et al. "MDMA-Assisted Therapy: A New Treatment Model for

Social Anxiety in Autistic Adults." *Progress in Neuro-Psychopharmacology and Biological Psychiatry* 64, January 4, 2016: 242.

Davidson, L. M. *Willow Weep for Me*. New York: W. W. Norton, 1988.

DeGrandpre, Richard. *The Cult of Pharmacology: How America Became the World's Most Troubled Drug Culture*. Durham, N.C.: Duke University Press, 2006.

Delgado, P. L. "Depression: The Case for a Monoamine Deficiency." *Journal of Clinical Psychiatry* 61, no. 6 (2000): 7–11.

De Moore, Greg, and Westmore, Ann. *Finding Sanity: John Cade, Lithium, and the Taming of Bipolar Disorder*. Melbourne: Allen & Unwin, 2017.

DePoy, Elizabeth, and Stephen French Gilson. *Human Behavior Theory and Applications: ACritical Thinking Approach*. New York: Sage Publications, 2012.

De Young, Mary. *Madness: An American History of Mental Illness and Its Treatment*. Jefferson, N.C.: McFarland & Company, 1949.

Diazgranados, Nancy, M.D., M.S., et al. "Rapid Resolution of Suicidal Ideation after a Single Infusion of an NMDA Antagonist in Patients with Treatment-Resistant Major Depressive Disorder." *Journal of Clinical Psychiatry* 71, no. 12 (2010): 1605–11.

Doblin, Rick. "Pahnke's 'Good Friday Experiment': A Long-Term Follow-Up and Methodological Critique." *Journal of Transpersonal Psychology* 23, no. 1 (1991): 1–25.

Dumont, G. J., F. C. Sweep, R. van der Steen, R. Hermsen, A. R. Donders, D. J. Touw, J. M. van Gerven, J. K. Buitelaar, and R. J. I. Verkes. "Increased Oxytocin Concentrations and Prosocial Feelings in Humans after Ecstasy (3,4-Methylenedioxymethamphetamine) Administration." *Journal of Behavioral Neuroscience* 109, no. 4 (1995): 782–89.

Egan, Danielle. "Adverse Effects: The Perils of Deep Brain Stimulation for

Depression." Mad in America: Science, Psychiatry and Social Justice, September 24, 2015. Web.

Ehrenberg, Alain. *Weariness of the Self: Diagnosing the History of Depression in the Contemporary Age*. Montreal: McGill–Queen's University Press, 2010.

Eisner, Bruce. *Ecstasy: The MDMA Story*. Berkeley, Calif.: Ronin Publishing, 1989, 1994.

El-Hai, Jack. *The Lobotomist: A Maverick Medical Genius and His Tragic Quest to Rid the World of Mental Illness*. New York: Wiley, 2005, 2007.

Endler, Norman S. "The Origins of Electroconvulsive Therapy (ECT)." *Convulsive Therapy* 4, no. 1 (1988): 5–23.

Enghag, Per. *Encyclopedia of the Elements: Technical Data–History–Processing–Applications*. New York: Wiley, 2004.

Estrada, E. "Clinical Uses of Chlorpromazine in Veterinary Medicine." *Journal of the American Veterinary Medical Association* 128, no. 6 (1956): 292–94.

Evans, Dylan. *Placebo, Mind over Matter in Modern Medicine*. New York: Oxford University Press, 2004.

Fadiman, James. *The Psychedelic Explorer's Guide: Safe, Therapeutic, and Sacred Journeys*. New York: Park Street Press, 2011.

"Fascists in White Coats: The CIA's Dr. Louis Jolyon West and the UCLA Neuropsychiatric Institute." *Constantine Report*, n.d. Web.

Feng, Xiaoli, et al. "Maternal Separation Produces Lasting Changes in Cortisol and Behavior in Rhesus Monkeys." *Proceedings of the National Academy of Sciences of the United States of America* 108, no. 34 (2011): 14312–17.

Ferguson, James M. "SSRI Antidepressant Medications: Adverse Effects and Tolerability." *Journal of Clinical Psychiatry* 3, no. 1 (February 2001): 22.

Fink, B., N. Neave, J. T. Manning, and K. Grammer. "Facial Symmetry and Judgments of Attractiveness, Health and Personality." *Personality and*

Individual Differences 41 (2006): 491–99.

Fisher, Carl Erik. "Psychiatrists Embrace Deep-Brain Stimulation: Brain-Stimulation Procedures for Psychiatric Disorders Are on the Rise. Should We Be Concerned?" *Scientific American, January* 1, 2014. Web.

Fisher, H. E., and J. A. Thomson. "Lust, Romance, Attachment: Do the Sexual Side Effects of Serotonin-Enhancing Antidepressants Jeopardize Romantic Love, Marriage, and Fertility?" In *Evolutionary Cognitive Neuroscience*, edited by S. Platek, J. Keenan, and T. Shackelford, 245–83. Cambridge, Mass.: MIT Press, 2006.

Fisher, Helen. *Anatomy of Love: A Natural History of Mating, Marriage, and Why We Stray*. New York: Ballantine, 1994.

Fisher, Helen, and Andrew J. Thompson Jr. "Prozac and Sexual Desire." *New York Review of Books*, March 20, 2008.

Freudenheim, Milt. "The Drug Makers Are Listening to Prozac." *New York Times*, January 1994. Web.

Freudenmann, Roland W., Florian Öxler, and Sabine Bernschneider-Reif. "The Origin of MDMA (Ecstasy) Revisited: The True Story Reconstructed from the Original Documents." *Addiction* 101, no. 9 (2006): 1241–45.

Friedman, Richard A. "A Call for Caution in the Use of Antipsychotic Drugs." *New York Times*, September 24, 2012.

———. "A Dry Pipeline for Psychiatric Drugs." *New York Times*, August 19, 2013.

———, M.D. "To Treat Depression, Drugs or Therapy?" *New York Times*, January 8, 2015.

Frodl, T., M.D., et al. "Depression Related Variation in Brain Morphology over 3 Years." *Archives of General Psychiatry* 65, no. 10 (2008): 1156–65.

Fukada, Christine, M.Sc., Jillian Clare Kohler, Ph.D., Heather Boon, Ph.D., Zubin Austin, Ph.D., and Murray Krahn, M.D., M.Sc., FRCPC. "Prescribing

Gabapentin Off Label: Perspectives from Psychiatry, Pain and Neurology Specialists." *Canadian Pharmacists Journal* 145, no. 6 (November 2012): 280–84, E1.

Gardner, John. "A History of Deep Brain Stimulation: Technological Innovation and the Role of Clinical Assessment Tools." *Social Studies of Science* 43, no. 5 (October 2013): 707.

Geddes, J. R. "Schizophrenia and Complications of Pregnancy and Labor: An Individual Patient Data Meta-Analysis." *Schizophrenia Bulletin* 25, no. 3 (1999): 413–23.

Gershon, Samuel. *Lithium: Its Role in Psychiatric Research and Treatment.* New York: Springer, 1973.

Glenmullen, Joseph. *Prozac Backlash: Overcoming the Dangers of Prozac, Zoloft, Paxil, and Other Antidepressants with Safe, Effective Alternatives.* New York: Simon & Schuster, 2001.

Goleman, Daniel. "Pattern of Death: Copycat Suicides among Youths." *New York Times*, March 18, 1987.

———. "2 Drugs Get a New Use: Soothing Mania." *New York Times*, July 13, 1994.

Gould, Madelyn, Patrick Jamieson, and Daniel Romer. "Media Contagion and Suicide among the Young." *American Behavioral Scientist* 46, no. 9 (2016): 1269–84.

Govan, Fiona. "Lobotomy: A History of the Controversial Procedure." *Telegraph*, August 2011. Web.

Greenberg, Ben, Loes Gabriels, D. A. Malone Jr., and Bart Nuttin. "Deep Brain Stimulation of the Ventral Internal Capsule/Ventral Striatum for Obsessive-Compulsive Disorder: Worldwide Experience." *Molecular Psychiatry* 15, no. 71 (2010): 64–79.

Greenberg, Gary. *The Book of Woe: The DSM and the Unmaking of Psychiatry.*

New York: Blue Rider Press, 2013.

———. "Does Psychiatry Need Science?" *The New Yorker*, April 23, 2013.

———. "Is It Prozac? Or Placebo?" *Mother Jones*, November–December 2003.

Griffiths, Roland, et al. "Pilot Study of the 5-HT2AR Agonist Psilocybin in the Treatment of Tobacco Addiction." *Journal of Psychopharmacology* 28, no. 11 (2014): 982–92.

———. "Psilocybin Can Occasion Mystical-Type Experiences Having Substantial and Sustained Personal Meaning and Spiritual Significance." *Psychopharmacology* 187, no. 3 (2006): 268, 284–92.

Grob, Charles S. "Commentary on Harbor-UCLA Psilocybin Study." *MAPS Bulletin* 20, no. 1 (2010): 28–29.

Grof, Stanislav. *Realms of the Human Unconscious: Observations from LSD Research*. London: Souvenir Press, 1996.

———. *The Ultimate Journey: Consciousness and the Mystery of Death*. Ben Lomand, Calif.: MAPS, 2006.

Grof, Stanislav, and Joan Halifax. *The Human Encounter with Death*. New York: Dutton, 1977.

Grof, Stanislav, and Albert Hofmann. *LSD Psychotherapy: The Healing Potential of Psychedelic Medicine*. Ben Lomand, Calif.: MAPS, 2008.

Gross, Dominik, Ph.D., M.D., D.D.S., and Gereon Schäfer, Ph.D. "Egas Moniz (1874–1955) and the 'Invention' of Modern Psychosurgery: A Historical and Ethical Reanalysis under Special Consideration of Portuguese Original Sources." *Journal of Neurosurgery* 30, no. 2 (February 2011): E8.

Halem, Dann. "Altered Statesman: Ecstasy Pioneer Alexander Shulgin Defends His Work; Making Mind-Bending Drugs Right Here in Contra Costa." *Time Out*, 2002. Web.

Hamani, C., et al. "Memory Enhancement Induced by Hypothalamic/Fornix Deep Brain Stimulation." *Annals of Neurology* 63, no. 1 (2008): 119–23.

Hamblin, James. "Deep Brain Stimulation for the Soul." *The Atlantic*, June 25, 2013.

Hammock, Elizabeth A. D. "Developmental Perspectives on Oxytocin and Vasopressin." *Neuropsychopharmacology Reviews* 40, no. 1 (2015): 24–42.

Harden, Victoria A., Ph.D., and Claude Lefant, M.D. "The AMINCO-Bowman Spectrophotofluorometer." Stetten Museum Office of NIH History. Web.

Harrington, Anne, ed. *The Placebo Effect: An Interdisciplinary Exploration*. Cambridge, Mass.: Harvard University Press, 1999.

Harris, Ian. *Surgery, the Ultimate Placebo: A Surgeon Cuts through the Evidence*, (한국어판: 이안 해리스, 《가짜 수술: 누구도 말해주지 않는 비과학적 수술의 진실》, 정유선 옮김, 메디치미디어, 2017.)

Häuser, W., E. Hansen, and P. Enck. "Nocebo Phenomena in Medicine: Their Relevance in Everyday Clinical Practice." *Deutsches Ärzteblatt International* 109, no. 26 (2012): 459–65.

Healy, David. *The Antidepressant Era*. Cambridge, Mass.: Harvard University Press, 1997.

———. *The Creation of Psychopharmacology*. Cambridge, Mass.: Harvard University Press, 2002, 2004.

———. *Let Them Eat Prozac: The Unhealthy Relationship between the Pharmaceutical Industry and Depression*. New York: NYU Press, 2004, 2006.

———. *Mania: A Short History of Bipolar Disorder*. Baltimore: Johns Hopkins University Press, 2008.

———. *Pharmageddon*. Berkeley, Calif.: University of California Press, 2012.

———. *Psychiatric Drugs Explained*. London: Churchill Livingstone, 2016.

———. *The Psychopharmacologists*. Vol. 1. Boca Raton, Fla.: CRC Press, 1998.

———. *The Psychopharmacologists*. Vol. 2. 2nd ed. Boca Raton, Fla.: CRC Press, 1998.

———. *The Psychopharmacologists*. Vol. 3. 3rd ed. Boca Raton, Fla.: CRC Press, 2000.

Heath, Robert G., M.D., D.M.Sci. "Pleasure and Brain Activity in Man: Deep and Surface Electroencephalograms during Orgasm." *Journal of Nervous and Mental Disease* 154, no. 1 (January 1972): 3–18.

Heinrichs, R. Walter. *In Search of Madness: Schizophrenia and Neuroscience*. New York: Oxford University Press, 2001.

Higgins, Agnes, Michael Nash, and Aileen M. Lynch. "Antidepressant-Associated Sexual Dysfunction: Impact, Effects, and Treatment." *Drug, Healthcare, and Patient Safety* 2 (2010): 141–50.

Hirst, William, et al. "Long-Term Memory for the Terrorist Attack of September 11: Flashbulb Memories, Event Memories, and the Factors That Influence Their Retention." *Journal of Experimental Psychology: General* 138, no. 2 (2009): 161–76.

———. "A Ten-Year Follow-Up of a Study of Memory for the Attack of September 11, 2001: Flashbulb Memories and Memories for Flashbulb Events." *Journal of Experimental Psychology* 144, no. 3 (March 2015): 604–23.

Hockenbury, Don H., and Sandra E. Hockenbury. *Discovering Psychology*. New York: Macmillan, 2010.

Hoffman, Albert. *LSD, My Problem Child: Reflections on Sacred Drugs, Mysticism and Science*. Santa Cruz, Calif.: MAPS, 2009.

Holtzheimer, Paul E. III, M.D., and Helen S. Mayberg, M.D. "Deep Brain Stimulation for Treatment-Resistant Depression." *American Journal of Psychiatry* 167, no. 12 (2010): 1437–44.

Hooper, Judith, and Dick Teresi. *The Three Pound Universe*. New York: Tarcher, 1991.

Horgan, John. "What Are Science's Ugliest Experiments?" *Cross-Check* (blog),

Scientific American, May 14, 2014. Web.

Hughes, J., T. W. Smith, H. W. Kosterlitz, L. A. Fothergill, B. A. Morgan, and H. R. Morris. "Identification of Two Related Pentapeptides from the Brain with Potent Opiate Agonist Activity." *Nature* 258 (December 18, 1975): 577–80.

Humphrey, Michael. "Todd Sacktor's Search for the Memory Enzyme." *Forbes*, May 25, 2011.

Hunt, Morton. *The Story of Psychology*. New York: Doubleday, 1994.

Huxley, Laura. *This Timeless Moment: A Personal View of Aldous Huxley*. San Francisco: Mercury House, 1991.

Ibla, J. C., H. Hayashi, D. Bajic, and S. G. Soriano. "Prolonged Exposure to Ketamine Increases Brain Derived Neurotrophic Factor Levels in Developing Rat Brains." *Current Drug Safety* 4, no. 1 (2009): 11.

Insel, Thomas. "Antidepressants: A Complicated Picture." Blog post, National Institute of Mental Health, December 6, 2011. Web.

Insel, Thomas R., and Terrence J. Hulihan. "A Gender-Specific Mechanism for Pair Bonding: Oxytocin and Partner Preference Formation in Monogamous Voles." *Behavioral Neuroscience* 109, no. 4 (1995): 782–89.

Ironside, Wallace. "Cade, John Frederick Joseph (1912–1980)." In *Australian Dictionary of Biography*. Vol. 13. Melbourne: Melbourne University Press, 1993.

Jackson, Sarah. "Alim-Louis Benabid and Mahlon DeLong Win the 2014 Lasker-DeBakey Clinical Medical Research Award." *Journal of Clinical Investigation* 124, no. 10 (2014): 4143–47.

John, Leo. "RTI Denies It Made Mistake That Torpedoed Results of a $1.3M Study." *Triangle Business Journal*, November 10, 2003. Web.

Johnson, F. Neil. *The History of Lithium Therapy*. New York: Macmillan, 1984.

Johnson, Jenell. "A Dark History: Memories of Lobotomy in the New Era of Psychosurgery." *Medicine Studies* 1, no. 4 (2009): 367.

———. *American Lobotomy: A Rhetorical History.* Ann Arbor: University of Michigan Press, 2014.

Kalia, M. "Injury and Strain-Dependent Dopaminergic Neuronal Degeneration in the Substantia Nigra of Mice after Axotomy or MPTP." *Brain Research* 858 (2000): 92–105.

Kaptchuk, Ted J., John M. Kelley, Lisa A. Conboy, Roger B. Davis, Catherine E. Kerr, Eric E. Jacobson, et al. "Components of Placebo Effect: Randomised Controlled Trial in Patients with Irritable Bowel Syndrome." *BMJ* 336 (2008): 999.

Keene, Michael T. Mad House: *The Hidden History of Insane Asylums in 19th-Century New York.* Fredericksburg, Va.: Willow Manor Publishing, 2013.

Khazan, Olga. "The Life-Changing Magic of Mushrooms." *The Atlantic*, December 1, 2016. Web.

Kirsch, Irving. "Antidepressants and the Placebo Effect." *Zeitschrift fur Psychologie* 222, no. 3 (2014): 128–34.

———. *The Emperor's New Drugs: Exploding the Antidepressant Myth*. New York: Basic Books, 2010, 2011.

Kleinman, Arthur, M.D. *The Illness Narratives: Suffering, Healing, and the Human Condition*. New York: Basic Books, 1998.

Kline, Nathan S., M.D. "The Practical Management of Depression." *JAMA* 190, no. 8 (1964): 732–40.

Klopfer, B. "Psychological Variables in Human Cancer." *Journal of Projective Techniques* 21, no. 4 (December 1957): 331–40.

Knight, Jonathan. "Agony for Researchers as Mix-Up Forces Retraction of Ecstasy Study." *Nature*, September 11, 2003. Web.

Konnikova, Maria. "The Man Who Couldn't Speak and How He Revolutionized Psychology." *Scientific American*, February 8, 2013.

Kowalski, Kathiann M. *Attack of the Superbugs: The Crisis of Drug-Resistant Diseases*. New York: Enslow Publishing, 2005.

Kramer, Peter. *Listening to Prozac*. New York: Penguin, 1997.

———. *Ordinarily Well: The Case for Antidepressants*. New York: Farrar, Straus and Giroux, 2016.

Kreston, Rebecca. "The Psychic Energizer!: The Serendipitous Discovery of the First Antidepressant." *Discover*, January 27, 2016. Web.

Kumar, Rahul, and Vikram K. Yeragani. "Penfield—A Great Explorer of Psychesoma-neuroscience." *Indian Journal of Psychiatry* 53, no. 3 (2011): 276–78.

Laborit, Henri. *L'esprit du grenier*. Paris: Grasset, 1992.

Lambert, Craig. "The Downsides of Prozac." *Harvard Magazine*, May–June 2000.

Leary, Timothy. *The Psychedelic Experience: A Manual Based on the Tibetan Book of the Dead*. New York: Citadel, 2000.

Leary, Timothy, Ralph Metzner, Madison Presnell, Gunther Weil, Ralph Schwitzgebel, and Sarah Kinne. "A New Behavior Change Program Using Psilocybin." *Psychotherapy* 2, no. 2 (July 1965): 61–72.

Lebrand, C., et al. "Transient Uptake and Storage of Serotonin in Developing Thalamic Neurons." *Neuron* 17, no. 5 (1996): 823–35.

Lehmann, Heinz, and Thomas Ban. "The History of the Psychopharmacology of Schizophrenia." *Canadian Journal of Psychopharmacology* 42, no. 2 (1997): 152.

Lehrer, Jonah. "The Forgetting Pill Erases Painful Memories Forever." *Wired*, February 17, 2012.

Levy, Stuart B. *The Antibiotic Paradox: How the Misuse of Antibiotics Destroys Their Curative Powers*, (한국어판: 스튜어트 B. 레비, 《항생물질 이야기: 기억의 약이 기적을 파괴하고 있다》, 남두현 옮김, 전파과학사, 1995.)

Lieberman, Jeffrey. *Shrinks: The Untold Story of Psychiatry*. New York: Little, Brown, 2015, 2016.

Lipsky, David. "The Lost Years and Last Days of David Foster Wallace." *Rolling Stone*, October 30, 2008.

Loftus, E. "Our Changeable Memories: Legal and Practical Implications." *Nature Reviews Neuroscience* 4 (March 2003): 231–34.

Loftus, E. F., and J. E. Pickrell. "The Formation of False Memories." *Psychiatric Annals* 25, no. 12 (1995): 720–25.

Loftus, Elizabeth F. *Memory: Surprising New Insights into How We Remember and Why We Forget*. Boston: Addison-Wesley, 1980.

Lowe, Jaime. "I Don't Believe in God, but I Believe in Lithium." *New York Times*, June 25, 2015.

Lozano, Andres M., et al. "A Phase II Study of Fornix Deep Brain Stimulation in Mild Alzheimer's Disease." *Journal of Alzheimer's Disease* 54, no. 2 (2016): 777–81.

MacLaren, Eric, Ph.D., and Amanda Lautieri. "Valium History and Statistics." Sober Media Group, DrugAbuse.com, December 21, 2016. Web.

Magni, Laura R., Marianna Purgato, Chiara Gastaldon, Davide Papola, Toshi A. Furukawa, Andrea Cipriani, and Corrado Barbui. "Fluoxetine versus Other Types of Pharmacotherapy for Depression." Cochrane Common Mental Disorders Group, July 17, 2013. Web.

Marchant, Jo. "Parkinson's Patients Trained to Respond to Placebos." *Nature*, February 10, 2016. Web.

Martin, Harry V., and Caul, David. "Mind Control," thirteen-part series. *Napa Sentinel*, August 13–November 22, 1991.

Martin, Rachel. "Working through Depression: Many Stay on the Job, Despite Mental Illness." *Weekend Edition Sunday: Mental Health*, NPR, April 12, 2015. Web.

Max, D. T. *Every Love Story Is a Ghost Story: A Life of David Foster Wallace*. New York: Viking, 2012.

———. "The Unfinished." *The New Yorker*, March 9, 2009.

Mayberg, Helen S., et al. "Deep Brain Stimulation for Treatment-Resistant Depression." *Neuron* 45, no. 5 (March 2005): 651–60.

———. "Toward a Neuroimaging Treatment Selection Biomarker for Major Depressive Disorder." *JAMA Psychiatry* 70, no. 8 (2013): 821–29.

Meade, Stephanie. "The West's Strange Relationship to Babies and Sleep." *InCultureParent*, August 6, 2011. Web.

Merkin, Daphne. *This Close to Happy*, 《나의 우울증을 떠나보내며》, 김재성 옮김, 뮤진트리, 2018.

Metzner, Ralph, Ph.D. "Reflections on the Concord Prison Experiment and the Follow-Up Study." *Journal of Psychoactive Drugs* 30, no. 4 (1998): 427–28.

Meyer, Jerrold S., and Linda F. Quenzer. *Psychopharmacology: Drugs, the Brain, and Behavior*. 2nd ed. Sunderland, Mass.: Sinauer Associates, 2013.

Miller, Richard J. "Religion as a Product of Psychotropic Drug Use." *The Atlantic*, December 27, 2013.

Mitchell, Philip B. "On the 50th Anniversary of John Cade's Discovery of the Anti-Manic Effect of Lithium." *Australian and New Zealand Journal of Psychiatry* 33, no. 5 (1999): 623–28.

Mithoefer, M., et al. "The Safety and Efficacy of {+/- } 3,4-Methylenedioxymethamphetamine-Assisted Psychotherapy in Subjects with Chronic, Treatment-Resistant Posttraumatic Stress Disorder: The First Randomized Controlled Pilot Study." *Journal of Psychopharmacology* 25, no. 4 (2011): 439–52.

Mithoefer, Michael C., Mark T. Wagner, Ann T. Mithoefer, Lisa Jerome, Scott F. Martin, Berra Yazar-Klosinski, and Yvonne Michel. "Durability of Improvement in Posttraumatic Stress Disorder Symptoms and Absence of Harmful Effects or Drug Dependency after 3,4-Methylenedioxymethamphetamine-Assisted Psychotherapy: A Prospective Long-Term Follow-Up Study." *Journal of Psychopharmacology*, November 20, 2012. Web.

Moerman, Daniel. "Explanatory Mechanisms for Placebo Effects: Cultural Influences and the Meaning Response." In *Science of the Placebo: Toward an Interdisciplinary Research Agenda*, edited by Harry Guess, Linda Engel, Arther Kleinman, and John Kusek, 77–107. Hoboken, N.J.: Wiley, 2002; London: BHJ Books, 2002.

———. *Meaning, Medicine and the "Placebo Effect."* New York: Cambridge University Press, 2002.

Montague, Drogo K. "Pharmacologic Management of Premature Ejaculation." American Urological Association, *Journal of Urology* 172, no. 1 (July 2004): 290.

Muldoon, Maureen. "From Psychiatrist-Researcher to Psychiatrist and Researcher: Heinz Lehmann." *Journal of Ethics in Mental Health* 6 (2011): 222.

Nassar, Sylvia. *A Beautiful Mind*, (한국어판: 실비아 네이사, 《뷰티풀 마인드》, 신현용·이종인·승영조 옮김, 승산, 2002.)

National Alliance on Mental Health. "Depression," n.d. Web.

National Center for Biotechnology Information. "Zimelidine." PubChem Compound Database. CID-5365247. Web.

Neighmond, Patti. "That Prescription Might Not Have Been Tested for Your Ailment." *Morning Edition: Your Health*, NPR, May 12, 2014. Web.

Nelson, Lauren. "Hallucinogen in 'Magic Mushrooms' Helps Longtime Smokers Quit in Hopkins Trial." Johns Hopkins University, *The Hub*, September 11, 2014. Web.

Neves-Pereira, Maria, Emanuela Mundo, Pierandrea Muglia, Nicole King,

Fabio Macciardi, and James L. Kennedy. "The Brain Derived Neurotrophic Factor Gene Confers Susceptibility to Bipolar Disorder: Evidence from a Family Based Association Study." *American Journal of Human Genetics* 71, no. 3 (September 2002): 651.

Nutt, David. *Drugs without the Hot Air: Minimising the Harms of Legal and Illegal Drugs*. Cambridge: UIT Cambridge, 2012.

Nutt, David, et al. "Neural Correlates of the Psychedelic State as Determined by fMRI Studies with Psilocybin." *PNAS* 109, no. 6 (February 2012): 2138–43.

Ohgami, Hirochika, et al. "Lithium Levels in Drinking Water and Risk of Suicide." *British Journal of Psychiatry* 194, no. 5 (2009): 464–65.

Orenstein, David. "Deep Brain Stimulation Helps Severe OCD, but Pioneer Advises Caution, Compassion." AAAS presentation, Brown University, *News from Brown*, February 16, 2011. Web.

Ortman, Jennifer M., and Victoria A. Velkoff. "An Aging Nation: The Older Population in the United States." United States Census Bureau, May 2014.

Osmundsen, John A. "'Matador' with a Radio Stops Wired Bull: Modified Behavior in Animals the Subject of Brain Study." *New York Times*, May 17, 1965.

Owens, D. G. Cunningham. *A Guide to the Extrapyramidal Side Effects of Antipsychotic Drugs*. New York: Cambridge University Press, 1999.

Park, Denise C. "The Impact of Sustained Engagement on Cognitive Function in Older Adults: The Synapse Project." *Psychological Science* 25, no. 1 (January 2014): 103–12.

Parker, Jim. "Intelligent People Keep Growing and Changing: The DSN Interview with Dr. Timothy Leary, Part 1." *Drug Survival News* (September–October 1981): 12–19.

Passie, Torsten, M.D., and Udo Benzenhöfer. "The History of MDMA as an Underground Drug in the United States, 1960–1979." *Journal of*

Psychoactive Drugs 48, no. 2 (2016): 67–75.

Penfield, Wilder, and Boldrey, Edwin. "Somatic Motor and Sensory Representation in the Cerebral Cortex of Man as Studied by Electrical Stimulation." *Brain* 60 (1937): 389.

Penfield, Wilder, and Gage, Lyle. "Cerebral Localization of Epileptic Manifestations." *Archives of Neurological Psychiatry* 30 (1933): 709.

Peroutka, S. J., ed. *Ecstasy: The Clinical, Pharmacological and Neurotoxicological Effects of the Drug MDMA*. Boston: Kluwer, 1990.

Perry, Roland. *The Changi Brownlow.* Sydney: Hachette Australia, 2012.

Pettus, Ashley. "Psychiatry by Prescription." *Harvard Magazine,* July–August 2006.

Pidwirny, Michael. *Understanding Physical Geography.* Oakland, Calif.: Our Planet Earth Publishing, 2015.

Pollan, Michael. "The Trip Treatment." *The New Yorker*, February 9, 2015.

Poole, Steven. *Rethink: The Surprising History of New Ideas*, (한국어판: 스티븐 풀, 《리씽크: 오래된 생각의 귀환》, 김태훈 옮김, 쌤앤파커스, 2017.)

Porter, Roy. *Madness: A Brief History*. New York: Oxford University Press, 2003.

Pratt, Laura A., Ph.D., Debra J. Brody, M.P.H., and Quiping Gu, Ph.D. "Antidepressant Use in Persons Aged 12 and Over: United States, 2005–2008." National Center for Health Statistics Brief, 2011.

"Profiles in Cardiology, Åke Senning." *Clinical Cardiology* 32, no. 8 (2009): 66–67.

Ramachandraih, Chaitra T., Narayana Subramanyam, Karl Jurgen Bar, Glen Baker, and Vikram K. Yeragani. "Antidepressants: From MAOIs to SSRIs and More." *Indian Journal of Psychiatry* 53, no. 2 (2011): 180–82.

Rapley, M., J. Moncrieff, and J. Dillon, eds. *De-Medicalizing Misery: Psychiatry, Psychology and the Human Condition*. New York: Palgrave Macmillan,

2011.

Rasmussen, Nicolas. *On Speed: The Many Lives of Amphetamine*. New York: NYU Press, 2009.

Raz, Mical. *The Lobotomy Letters: The Making of American Psychosurgery*. Rochester, N.Y.: University of Rochester Press, 2013.

Reeves, R. R., et al. "Nocebo Effects with Antidepressant Clinical Drug Trial Placebos." *General Hospital Psychiatry* 29, no. 3 (2007): 275–77.

Ricaurte, G. A., et al. "(±)3,4-Methylenedioxymethamphetamine ('Ecstasy')-Induced Serotonin Neurotoxicity: Studies in Animals." *Neuropsychobiology* 42 (2000): 5–10.

Ricaurte, G. A., J. Yuan, G. Hatzidimitriou, B. J. Cord, and U. D. McCann. "Letters: Retraction." *Science*, September 12, 2003.

———. "Severe Dopaminergic Neurotoxicity in Primates after a Common Recreational Dose Regimen of MDMA ('Ecstasy')." *Science*, September 27, 2002.

Riedlinger, Thomas J., *Sacred Mushroom Seeker: Tributes to R. Gordon Wasson*. New York: Park Street Press, 1997.

Roberts, Thomas B., and Robert N. Jesse. "Recollections of the Good Friday Experiment: An Interview with Huston Smith." *Journal of Transpersonal Psychology* 29, no. 2 (1997): 99–103.

Roccatagliata, Giuseppe. *A History of Ancient Psychiatry*. New York: Praeger, 1986.

Romero, Simon. "In Brazil, Some Inmates Get Therapy with Hallucinogenic Tea." *New York Times*, March 28, 2015.

Rosenhan, David L. "On Being Sane in Insane Places." *Science*, January 19, 1973: 250–58.

Rossi, Andrea, Alessandra Barraco, and Pietro Donda. "Fluoxetine: A Review on Evidence Based Medicine." *Annals of General Hospital Psychiatry* 3, no. 2 (February 2004).

Sacktor, Todd. "Erasing Your Memories." Consults (blog), *New York Times*, April 13, 2009. Web.

Sacktor, Todd Charlton. "Memory Maintenance by KMζ—An Evolutionary Perspective." *Molecular Brain*, September 18, 2012.

Sairanen, M., G. Lucas, P. Ernfors, M. Castrén, and E. Castrén. "Brain-Derived Neurotrophic Factor and Antidepressant Drugs Have Different but Coordinated Effects on Neuronal Turnover, Proliferation, and Survival in the Adult Dentate Gyrus." *Journal of Neuroscience* 25, no. 5 (2005): 1089–94.

Saks, Elyn R. *The Center Cannot Hold: My Journey through Madness*. New York: Hachette, 2008.

Schacter, Daniel L. *Searching for Memory: The Brain, the Mind, and the Past.* New York: Basic Books, 2008.

Schacter, Daniel L., et al. "Remembering the Past to Imagine the Future: The Prospective Brain." *Nature Reviews Neuroscience* 8 (September 2007): 657.

Schattner, Elaine. "The Placebo Debate: Is It Unethical to Prescribe Them to Patients?" *The Atlantic, December* 19, 2011.

Scommegna, Paola. "Dementia Cases Expected to Triple by 2050 as World Population Ages." Population Reference Bureau, November 2012. Web.

Scull, Andrew. *Madhouse*, (한국어판: 앤드류 스컬, 《현대 정신의학 잔혹사: 현대의술과 과대망상증에 관한 슬픈 이야기》, 전대호 옮김, 모티브북, 2007.)

Seminowicz, D.A., H. S. Mayberg, A. R. McIntosh, K. Goldapple, S. Kennedy, Z. Segal, and S. Rafi-Tari. "Limbic-Frontal Circuitry in Major Depression: A Path Modeling Metanalysis." *Neuroimage* 22, no. 1 (May 2004): 409.

Shapiro, Arthur K., and Elaine Shapiro. "The Placebo: Is It Much Ado about Nothing?" In *The Placebo Effect: An Interdisciplinary Exploration*, edited by Anne Harrington, 12–36. Cambridge, Mass.: Harvard University Press,

1997.

Shorter, Edward. "The History of Lithium Therapy." *Bipolar Disorders* (2009): 4–9.

———. *A History of Psychiatry: From the Era of the Asylum to the Age of Prozac*, (한국어판: 에드워드 쇼터, 《정신의학의 역사: 광인의 수용소에서 프로작의 시대까지》, 최보문 옮김, 바다출판사, 2009.)

Shulgin, Alexander T. "The Background and Chemistry of MDMA." *Journal of Psychoactive Drugs* 18 (1986): 291–304.

———. "History of MDMA." In *Ecstasy: The Clinical, Pharmacological, and Neurotoxicological Effects of the Drug MDMA*, edited by S. J. Peroutka, 1–20. Boston: Kluwer, 1990.

Shulgin, Alexander, and Ann Shulgin. *Pihkal: A Chemical Love Story*. Berkeley, Calif.: Transform Press, 1991.

Siegel, Ronald K. *The Search for Unusual Substances*. New York: Park Street Press, 1989.

Sirois, F. "Perspectives on Epidemic Hysteria." In Mass Psychogenic Illness: *A Social Psychological Analysis*, edited by M. J. Colligan, J. W. Pennebaker, and L. R. Murphy, 217–36. Abingdon-on-Thames: Routledge, 1982.

Slater, Lauren. "How Do You Cure a Sex Addict?" *New York Times*, November 19, 2000.

———. "Who Holds the Clicker?" *Mother Jones*, November 2005.

Smith, Gwenn. "A Stimulating Finding in Mild Alzheimer's." *Hopkins Medicine Magazine*, Spring–Summer 2012.

Smith, J. Huston. *The Huston Smith Reader*. Berkeley: University of California Press, 2012.

Sobo, Simon. "Psychotherapy Perspectives in Medication Management." *Psychiatric Times*, April 1, 1999.

Solomon, Andrew. *The Noonday Demon: An Atlas of Depression*, (한국어판: 앤드

류 솔로몬, 《한낮의 우울: 내면의 어두운 그림자 우울의 모든 것》, 민승남 옮김, 민음사, 2004.)

Solomon, Lewis D. *The Quest for Human Longevity*. Livingston, N.J.: Transaction Publishers, 2006.

Spiegel, Alix. "The Dictionary of Disorder." *The New Yorker*, January 3, 2005.

Stahl, Stephen. *Prescriber's Guide: Stahl's Essential Psychopharmacology*. New York: Cambridge University Press, 2017.

Starks, Sarah Linsley, and Joel T. Braslow. "The Making of Contemporary American Psychiatry, Part 1: Patients, Treatments, and Therapeutic Rationales Before and After World War II." *History of Psychology* 8, no. 2 (May 2005): 176–93.

Steeds, H., R. L. Carhart-Harris, and J. M. Stone. "Drug Models of Schizophrenia." *Therapeutic Advances in Psychopharmacology* 5, no. 1 (2015): 43–58.

Steinberg, Holger, and Hubertus Himmerich. "Roland Kuhn—100th Birthday of an Innovator of Clinical Psychopharmacology." *Psychopharmacology Bulletin* 45, no. 1 (2012): 48–50.

Stolaroff, Myron J. *The Secret Chief Revealed*. Sarasota, Fla.: MAPS, 2004.

Stossel, Scott. *My Age of Anxiety: Fear, Hope, Dread, and the Search for Peace of Mind*. New York: Knopf, 2013.

Stromberg, Joseph. "What Is the Nocebo Effect? For Some Patients, the Mere Suggestion of Side Effects Is Enough to Bring on Negative Symptoms." Smithsonion.com, July 23, 2012. Web.

Strupp, Hans H., and Suzanne W. Hadley. "Specific vs. Nonspecific Factors in Psychotherapy: A Controlled Study of Outcome." *Archives of General Psychiatry* 36 (1979): 1135.

Sugawar, N. "Lithium in Tap Water and Suicide Mortality in Japan." *International Journal of Environmental and Public Health* 10, no. 11 (2013): 6044–48.

Swazey, Judith. *Chlorpromazine in Psychiatry: A Study of Therapeutic Innovation*. Cambridge, Mass.: MIT Press, 1974.

Sweeney, Michael S. "Brain, the Complete Mind." *National Geographic*, November 17, 2009.

Talbot, Margaret. "The Placebo Prescription." *New York Times Magazine*, January 3, 2000.

Tan, Siang Yong, M.D. "António Egas Moniz (1874–1955): Lobotomy Pioneer and Nobel Laureate." *Singapore Medical Journal* 55, no. 4 (April 2014): 175.

Tansey, E. M., and D. A. Christie. "Drugs in Psychiatric Practice." *Wellcome Witnesses to Twentieth Century Medicine* 2 (September 1998).

Taylor, Steven J. "Caught in the Continuum: A Critical Analysis of the Principle of the Least Restrictive Environment." *Research and Practice for Persons with Severe Disabilities* 29, no. 4 (2004): 218–30.

Teicher, M., M.D., Ph.D., C. Glod, R.N., M.S.C.S., and J. Cole, M.D. "Emergence of Intense Suicidal Preoccupation during Fluoxetine Treatment." *American Journal of Psychiatry* 147, no. 2 (1990): 207–10.

Thomas, Gerald, et al. "Ayahuasca-Assisted Therapy for Addiction: Results from a Preliminary Observational Study in Canada." *Current Drug Abuse Reviews* 6, no. 1 (2013): 6.

Thullier, Jean. *Ten Years That Changed the Face of Mental Illness*. Boca Raton, Fla.: CRC Press, 1999.

Toufexis, Anastasia. "The Personality Pill." *Time*, June 24, 2001.

Travis, Jeremy. "Rise in Hallucinogen Use." *Natural Institute of Justice Research in Brief*, October 1997. Web.

Trivers, Robert. *The Folly of Fools: The Logic of Deceit and Self-Deception in Human Life*, (한국어판: 로버트 트리버스, 《우리는 왜 자신을 속이도록 진화했을까: 진화 생물학의 눈으로 본 속임수와 자기기만의 매커니즘》, 이한음 옮김, 살림, 2013.)

Valenstein, Elliot. *Blaming the Brain: The Truth about Drugs and Mental*

Health. New York: Free Press, 1988, 2002.

———. Brain Control: *A Critical Examination of Brain Stimulation and Psychosurgery*. New York: Wiley-Interscience, 1973.

———. *Great and Desperate Cures: The Rise and Decline of Psychosurgery and Other Radical Treatments for Mental Illness*. New York: Basic Books, 1986; New York: Free Press, 1988.

———. *The Psychosurgery Debate: Scientific, Legal, and Ethical Perspectives*. New York: W. H. Freeman, 1980.

———. *The War of the Soups and the Sparks: The Discovery of Neurotransmitters and the Dispute over How Nerves Communicate*. New York: Columbia University Press, 2005.

Viegas, Jennifer. " 'Dancing Plague' and Other Odd Afflictions Explained." *Discovery News*, August 1, 2008.

Volk, Lenora J., Julia L. Bachman, Richard Johnson, Yilin Yu, and Richard L. Huganir. "PKM-ζ Is Not Required for Hippocampal Synaptic Plasticity, Learning and Memory." Letter. *Nature* 493 (January 17, 2013): 420–23.

Wapner, Jessica. "He Counts Your Words (Even Those Pronouns)." *New York Times*, October 13, 2008.

Wasson, R. Gordon. "Seeking the Magic Mushroom." *Life*, June 10, 1957.

Wasson, Valentina Pavlova, and R. Gordon Wasson. *Mushrooms, Russia, and History*. Vol. 1. New York: Pantheon, 1957.

Watkins, John. *Hearing Voices: A Common Human Experience*. Melbourne: Michelle Anderson Publishing, 2008.

Whitaker, Robert. *Anatomy of an Epidemic: Magic Bullets, Psychiatric Drugs, and the Astonishing Rise of Mental Illness in America*. New York: Crown, 2010, 2011; New York: Broadway Books, 2010.

———. *Mad in America*. New York: Basic Books, 2010.

Wiesel, Elie. "Never Forget," op-ed, *New York Daily News*, April 11, 2009.

World Health Organization. "Depression." Media Centre Fact Sheet, February 2017. Web.

Wrobel, Sylvia. "Flipping the Switch." *Emory Medicine*, Spring 2015.

Yeragani, Vikram K. "Arvid Carlsson, and the Story of Dopamine." *Indian Journal of Psychiatry* 52, no. 1 (2010): 87–88.

Young, M. B., R. Andero, K. J. Ressler, and L. L. Howell. "3,4-Methylenedioxymethamphetamine Facilitates Fear Extinction Learning." *Translational Psychiatry* (September 15, 2015).

색인

《ㄴ》

《ㄷ》

《 ㅁ 》

(ㅂ)

《 ㅇ 》

〔ㅊ〕

〔ㅋ〕

(ㅎ)

〈A-Z〉